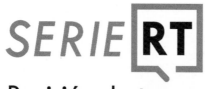

SERIE RT

Revisión de temas

Psiquiatría y ciencias del comportamiento

8.ª EDICIÓN

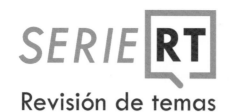

Revisión de temas

Psiquiatría y ciencias del comportamiento

8.ª EDICIÓN

Barbara Fadem, PhD

Professor Emerita
Department of Psychiatry
Rutgers New Jersey Medical School
Newark, New Jersey

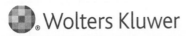

Av. Carrilet, 3, 9.ª planta, Edificio D - Ciutat de la Justícia
08902 L'Hospitalet de Llobregat, Barcelona (España)
Tel.: 93 344 47 18   Fax: 93 344 47 16   e-mail: consultas@wolterskluwer.com

Revisión científica

J. Nicolás Iván Martínez López MD, MSc, PhD.
Psiquiatra Forense; Investigador Nacional SNI I, CONACYT; Investigador en Ciencias Médicas en el Instituto Nacional de Psiquiatría Ramón de la Fuente Muñiz, México.

Traducción

Israel Luna Martínez
Cirujano oftalmólogo.

Dirección editorial: Carlos Mendoza
Editora de desarrollo: Núria Llavina
Gerente de mercadotecnia: Simon Kears
Cuidado de la edición: Doctores de Palabras
Adaptación de portada: Jesús Esteban Mendoza
Impresión: C&C Offset Printing Co. Ltd. / Impreso en China

Copyright de la edición en español © 2021 Wolters Kluwer
ISBN de la edición en español: 978-84-18257-20-9
Depósito legal: M-25747-2020
Edición en español de la obra original en lengua inglesa *Behavioral Science*, 8.ª edición, de Mary Elizabeth Peyton Gupta, publicada por Wolters Kluwer.
Copyright © 2021 Wolters Kluwer

Two Commerce Square
2001 Market Street
Philadelphia, PA 19103
ISBN de la edición original: 978-19-75118-36-5

Dedico la 8.ª edición de este libro a Daniel, Jonathan, Terri, Sarah, Joseph y Miles Fadem, así como a Tom Chenal, mi amado y competente esposo, quien siempre me apoya.

Revisores

Instructores

Frank Middleton, PhD
Department of Neuroscience and Physiology
Upstate Medical University

Karen Thrasher, MS, RPA-C
College of Health Professions
Upstate Medical University

William Walker, PhD
Department of Psychiatry
Louisiana State University Health Sciences Center, School of Medicine

Estudiantes

Saira Bari
Florida State University College of Medicine

Samantha Brown
Eastern Virginia Medical School

Perani Chander
Wayne State University School of Medicine

Cole Haskins
University of Iowa Carver College of Medicine

Kathryn Markland
The George Washington University School of Medicine and Health Sciences

Daniel Powell
Georgetown University School of Medicine

Michael J. Rivera Ríos
University of Puerto Rico School of Medicine

Adriana Falcón Vázquez
University of Puerto Rico School of Medicine

Prefacio

La función y el estado de la mente tienen una importancia significativa para la salud física de un individuo. El *United States Medical Licensing Examination* (USMLE), el examen que debe pasar todo médico para poder ejercer su profesión en Estados Unidos, está bastante sintonizado con el significativo poder de la relación cuerpo-mente, y es un área ampliamente evaluada en todos los pasos del examen. Este libro de revisión fue preparado como una herramienta de aprendizaje para ayudar a los estudiantes a recordar rápidamente la información que han aprendido en los primeros dos años de los estudios de medicina en cuanto a ciencia conductual, psiquiatría, epidemiología y materias relacionadas.

La 8.ª edición de *Revisión de temas. Psiquiatría y ciencias del comportamiento* contiene 26 capítulos. Todos ellos comienzan con una **Pregunta Típica de Examen**, que sirve como ejemplo de la forma en la que se evalúa el material de ese capítulo en el USMLE. Cada capítulo ha sido actualizado para incluir información actual.

Al final de cada capítulo se han incluido, sumando las preguntas de todos los capítulos, unas 775 preguntas de tipo USMLE con respuestas y explicaciones detalladas. Una **Autoevaluación general** incluye, además, 176 preguntas adicionales. Un número significativo de estas preguntas fueron escritas explícitamente para esta 8.ª edición, y reflejan el estilo del USMLE, también con el uso de viñetas clínicas. En el libro se incluyen muchas tablas que proporcionan un acceso rápido a información esencial.

Agradecimientos

La autora desea agradecer a Ashley Pfeiffer, Andrea Vosburgh y Crystal Taylor, de Wolters Kluwer, por su apoyo y asistencia con el manuscrito. Como siempre, la autora agradece con mucho cariño y respeto a los estudiantes de medicina involucrados con quienes ha tenido el honor de haber trabajado a lo largo de los años.

Contenido

4. GENÉTICA, ANATOMÍA Y BIOQUÍMICA DE LA CONDUCTA

32

5. EVALUACIÓN BIOLÓGICA DE LOS PACIENTES CON SÍNTOMAS PSIQUIÁTRICOS

46

6. TEORÍA PSICOANALÍTICA Y MECANISMOS DE DEFENSA

54

7. TEORÍA DEL APRENDIZAJE

62

8. EVALUACIÓN CLÍNICA DE LOS PACIENTES CON SÍNTOMAS CONDUCTUALES

71

El comienzo de la vida: desde el embarazo hasta preescolar

Pregunta típica de examen

Un niño de 4 años sobrevive a un incendio en su hogar en el que su padre falleció. El niño no presenta lesiones visibles y la exploración médica no muestra alteraciones. Aunque se le ha dicho que su padre ha muerto, en las semanas posteriores al incendio, el niño sigue preguntando por su padre. La mejor explicación a la conducta de este niño es:

(A) Reacción aguda a estrés intenso
(B) Reacción típica para su edad
(C) Retraso en el desarrollo
(D) Negación a creer en la verdad
(E) Lesión no diagnosticada en la cabeza

(*Véase* "Respuestas y explicaciones" al final del capítulo.)

I. NACIMIENTO Y PERÍODO POSPARTO

A. **Tasa de natalidad en Estados Unidos**
  1. En Estados Unidos nacen alrededor de 4 millones de niños cada año.
  2. La tasa de natalidad ha ido disminuyendo. En el año 2018, fue la más baja que se ha presentado en los últimos 30 años.
  3. Alrededor de la tercera parte de estos nacimientos son por cesárea.

B. **Nacimiento pretérmino**
  1. Los *nacimientos pretérmino* se definen como aquellos que se presentan tras una gestación de **menos de 37 semanas. El nacimiento pretérmino** *tardío* **y pretérmino** *temprano* **se definen como aquellos nacimientos de 34 a 36 semanas y menos de 34 semanas de gestación**, respectivamente.
  2. El nacimiento pretérmino aumenta las probabilidades de muerte del neonato durante el primer año de vida, así como de problemas físicos, emocionales, conductuales y de aprendizaje.
  3. Los nacimientos pretérmino se asocian con bajos ingresos, enfermedad o desnutrición materna, y edad materna joven; se presentan casi el doble de veces en lactantes afroamericanos que en lactantes caucásicos no latinos.

C. **Mortalidad infantil**
  1. El **bajo estatus socioeconómico**, que se relaciona en parte con la etnicidad en Estados Unidos, se asocia con parto pretérmino y una alta tasa de mortalidad infantil (tabla 1-1).
  2. En parte, dado que en Estados Unidos no se dispone de un sistema de salud para todos los ciudadanos pagado por el gobierno a través de los impuestos (*véase* cap. 24), las tasas de prematuridad y mortalidad infantil en aquel país son altas en comparación con las tasas en otros países desarrollados (fig. 1-1).

Tabla 1-1	Etnicidad y mortalidad infantil en Estados Unidos en 2015
Grupo étnico	**Muertes infantiles por cada 1000 nacidos vivos totales**
Todos los grupos étnicos	5.87
Asiáticos o isleños del pacífico	4.19
Caucásicos no hispanos	4.90
Latinos	4.96
Nativos americanos	8.26
Afroamericanos	11.25

Conjunto de datos sobre nacimiento/muerte infantil. *Natl Vital Stat Rep.* Dept Health and Human Services, período de 2015.

3. La puntuación **Apgar (denominada así por la Dra. Virginia Apgar, pero útil como nemotecnia): Apariencia (color), Pulso (latido cardíaco), *Grimace* (muecas, en inglés) (reflejo), Actividad (tono muscular) y Respiración (respiración regular)**, cuantifica el funcionamiento físico en los recién nacidos prematuros y de término (tabla 1-2) y puede usarse para predecir la probabilidad de supervivencia inmediata. Los lactantes son evaluados al minuto 1 y al minuto 5 (o 10) después de nacer. Cada una de las cinco mediciones tiene una puntuación de 0, 1 o 2 (puntaje total más alto = 10). Puntuación > 7 = no hay amenaza inminente para la supervivencia; puntuación < 4 = amenaza inminente para la vida.

D. **Reacciones maternas posparto**
   1. *Baby blues* **(tristeza posparto)**
      a. Muchas mujeres experimentan una reacción emocional típica llamada *baby blues* o "tristeza posparto" que puede durar hasta 2 semanas tras el nacimiento.
      b. Esta reacción es resultado de **factores psicológicos** (p. ej., el estrés emocional del parto, los sentimientos de mayor responsabilidad) y de **factores fisiológicos** (p. ej., cambios en las concentraciones hormonales, fatiga).

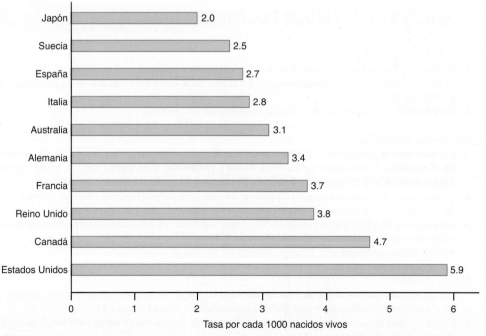

FIGURA 1-1. Tasas de mortalidad infantil (Información de Organisation for Economic Co-operation and Development [OECD] Health Statistics Database, 2017).

T a b l a **1-2**	Sistema de puntuación de Apgar		
	Puntuación		
Medición	**0**	**1**	**2**
Latido cardíaco	Ausente	Lento (< 100/min)	Rápido (> 100/min)
Respiración	Ausente	Irregular, lenta	Adecuada, llanto
Tono muscular	Flácido, inmóvil	Débil, inactivo	Fuerte, activo
Coloración del cuerpo y las extremidades	Cuerpo y extremidades pálidas o azules	Cuerpo rosado, extremidades azules	Cuerpo rosado, extremidades rosadas
Reflejos, p. ej., pellizco del talón o cosquilleo en la nariz	Sin respuesta	Muecas	Retiro del pie, llanto, estornudos, tos

    c. El tratamiento implica apoyo emocional por parte del clínico, así como sugerencias prácticas para el cuidado del bebé.

   2. El **trastorno depresivo mayor con inicio en el período periparto y el trastorno psicótico breve con inicio en el posparto** (**psicosis posparto**) son reacciones más graves que la depresión posparto, y se tratan con medicamentos antidepresivos y antipsicóticos (tabla 1-3) (*véanse* caps. 11 y 12).

      Las mujeres que han experimentado estas reacciones una vez tienen riesgo de presentar reacciones similares en partos posteriores.

II. LACTANCIA: DEL NACIMIENTO A LOS 15 MESES

A. Apego de los progenitores al lactante

   1. El apego entre la persona cuidadora y el lactante se ve reforzado por el contacto físico entre ambos.

   2. El apego puede verse afectado negativamente si:

     a. El lactante es prematuro, **con bajo peso al nacer o está enfermo**, lo que conduce a la **separación de la madre** después del parto.

     b. Existen problemas en la relación entre ambos progenitores.

   3. Las mujeres con educación y preparación para el parto tienen trabajos de parto más cortos, menos complicaciones médicas, menos necesidad de recibir medicamentos e interacciones iniciales más cercanas con sus lactantes.

T a b l a **1-3**	Reacciones maternas posparto			
Reacción materna	**Incidencia**	**Inicio de los síntomas**	**Duración de los síntomas**	**Características**
Tristeza posparto ("baby blues")	33-50%	En los primeros días tras el parto	Hasta 2 semanas después del parto	Emotividad y llanto exagerados Interactúa bien con amigos y familiares Buena higiene personal
Trastorno depresivo mayor	5-10%	En las primeras 4 semanas después del parto	Hasta 1 año sin tratamiento; 3-6 semanas con tratamiento	Sentimientos de desesperación e indefensión Falta de placer o interés en las actividades cotidianas Mala higiene personal Puede incluir síntomas psicóticos ("trastorno depresivo mayor con características psicóticas"), p. ej., alucinaciones y delirios (tabla 11-1) La madre puede dañar al bebé
Trastorno psicótico breve (inicio posparto)	0.1-0.2%	En las primeras 4 semanas después del parto	Hasta 1 mes	Síntomas psicóticos no explicados por un trastorno depresivo mayor con características psicóticas La madre puede dañar al bebé

B. Apego del lactante a los progenitores
   1. La principal tarea psicológica de la infancia es la **formación de un apego íntimo** hacia la persona cuidadora principal, usualmente la madre.
   2. Hacia el final del primer año de vida, **la separación de la persona cuidadora principal** conduce a protestas ruidosas por parte del lactante (la típica "ansiedad de la separación").
   3. Con la ausencia continua de la madre, el lactante entra en riesgo de **depresión**.
      a. Los lactantes pueden experimentar depresión incluso cuando están viviendo con su madre si la madre es física o emocionalmente distante e insensible a sus necesidades.
      b. Los lactantes deprimidos pueden presentar **mala salud** y un **crecimiento físico lento**.
      c. Los términos de la 5.ª edición del *Manual diagnóstico y estadístico de enfermedades mentales* (DSM-5®) para las alteraciones en los niños, por lo demás normales, debidos a una atención francamente patológica son **trastorno de apego reactivo** y **trastorno de relación social desinhibida**.
         (1) Trastorno de apego reactivo: los niños son retraídos y no responden.
         (2) Trastorno de relación social desinhibida: los niños se acercan y se apegan de forma indiscriminada a extraños como si los estos les resultasen familiares.

C. Estudios sobre el apego
   1. Harry Harlow constató que los lactantes de simio criados en aislamiento relativo por **madres sustitutas artificiales** no desarrollan las típicas conductas de apareamiento, maternas y sociales en su vida adulta.
      a. Los **machos** pueden verse más afectados que las hembras por este tipo de aislamiento.
      b. La **duración** y el **momento del aislamiento** son importantes. Los simios jóvenes aislados durante menos de 6 meses pueden rehabilitarse jugando con simios jóvenes típicos.
   2. **René Spitz** documentó que los niños sin una crianza materna apropiada (p. ej., aquellos en orfanatos) muestran **retraso grave del desarrollo**, mala salud y tasas de muerte más elevadas ("**hospitalismo**" o **depresión anaclítica**) a pesar de recibir cuidados físicos adecuados.
   3. En parte debido a estos hallazgos, en Estados Unidos se estableció el **sistema de cuidado sustituto** para los niños pequeños que no tienen situaciones adecuadas en el hogar. Las familias sustitutas son aquellas que han sido aprobadas por el estado de residencia, y reciben una compensación económica por parte del estado para cuidar de un niño en sus hogares.

D. Características del lactante
   1. **Conducta reflexiva.** Al nacer, el lactante típico posee reflejos simples tales como el **reflejo de succión**, el **reflejo de sorpresa** (reflejo de Moro), el **reflejo de prensión palmar**, el **reflejo de Babinski** y el **reflejo de búsqueda**. Todos estos reflejos desaparecen durante el primer año de vida (tabla 1-4).
   2. **Desarrollo motriz, social, verbal, y cognitivo** (tabla 1-5)
      a. Aunque existe una sonrisa refleja al nacimiento, la **sonrisa social** es uno de los primeros indicadores de la respuesta del bebé a otro individuo.
      b. El llanto y la retirada ante la presencia de personas desconocidas (**ansiedad ante los extraños**) son típicos y comienzan alrededor de los 7 meses de edad.
         (1) Esta conducta indica que el bebé ha desarrollado un apego específico a la madre y es capaz de distinguirla de un extraño.
         (2) Los lactantes expuestos a varios cuidadores tienen menos probabilidades de mostrar ansiedad ante los extraños en comparación con aquellos con pocos cuidadores.
      c. Más o menos al año de edad, el lactante puede mantener la imagen mental de un objeto o de la madre sin verla ("**permanencia del objeto**").

T a b l a   **1-4**   Reflejos presentes al nacimiento y edad a la que desaparecen

Reflejo	Descripción	Edad a la que desaparece
Prensión palmar	Los dedos del niño se cierran sobre los objetos colocados en la palma de la mano	2 meses
Reflejos de búsqueda y succión	El niño gira la cabeza en dirección del lado que recibe un roce en la mejilla al buscar el pezón para alimentarse	3 meses
Reflejo de Moro	Cuando el niño se asusta, los brazos y piernas se extienden	4 meses
Reflejo de Babinski	Dorsiflexión del dedo grueso del pie cuando se roza la superficie de la planta del pie	12 meses
Reflejo de seguimiento	El niño sigue visualmente un rostro humano	Continúa

T a b l a **1-5**	Desarrollo motriz, social, verbal y cognitivo del lactante		
Edad (en meses)	**Área de habilidad**		
	Motriz	*Social*	*Verbal y cognitivo*
1-3	**Levanta la cabeza** al estar tendido boca abajo	**Sonríe** en respuesta a un rostro humano ("sonrisa social")	Hace ruidos en respuesta a la atención humana
4-6	Se gira (5 meses) **Se sienta** sin ayuda (6 meses) Busca alcanzar objetos Sostiene con toda la mano	Desarrolla apego hacia la persona cuidadora principal Reconoce a personas conocidas	Balbucea (repite los mismos sonidos una y otra vez)
7-11	**Gatea** sobre manos y rodillas Se estira para ponerse de pie Se **pasa juguetes de una mano a otra** (10 meses) Levanta juguetes y alimento utilizando la "pinza" (pulgar y dedo índice) (10 meses)	**Muestra ansiedad ante los extraños** Juega a juegos sociales como "¿dónde está el bebé?", mueve la mano para decir "adiós"	Imita sonidos Utiliza gestos Responde a su propio nombre Responde a instrucciones sencillas
12-15	**Camina** sin ayuda	Muestra **ansiedad por separación**	Dice sus **primeras palabras** Muestra **constancia objetal**

E. **Teorías sobre el desarrollo**
   1. **Chess** y **Thomas** mostraron que existen **diferencias endógenas** en el **temperamento** de los lactantes que permanecen estables durante los primeros 25 años de vida. Estas diferencias incluyen características tales como reactividad ante los estímulos, respuesta a las personas y la capacidad de atención.
      a. Los **niños de temperamento fácil** son adaptables a los cambios, muestran patrones regulares de sueño y alimentación y tienen un estado de ánimo positivo.
      b. Los **niños de temperamento difícil** muestran rasgos opuestos a los de los niños fáciles.
      c. Los **niños de adaptación lenta** muestran inicialmente rasgos de los niños de temperamento difícil, pero luego mejoran y se adaptan a medida que aumenta el contacto con otros.
   2. **Sigmund Freud** describió el desarrollo en términos de las partes del cuerpo de las que se obtiene el mayor placer en cada etapa del desarrollo (p. ej., la "etapa oral" se presenta durante el primer año de vida).
   3. **Erik Erikson** describió el desarrollo en términos de períodos críticos para el logro de metas sociales; si no se logra una meta específica en una edad determinada, el individuo tendrá problemas para lograr esa meta en el futuro. Por ejemplo, en la etapa de Erikson de confianza básica frente a desconfianza, los niños deben aprender a confiar en otros durante el primer año de vida, o tendrán problemas para establecer relaciones cercanas en la vida adulta.
   4. **Jean Piaget** describió el desarrollo en términos de las capacidades de aprendizaje en cada edad.
   5. **Margaret Mahler** describió el desarrollo temprano como un proceso secuencial de separación del niño de la madre o la persona cuidadora principal.

III. INFANCIA TEMPRANA: DE LOS 15 MESES A LOS 2.5 AÑOS

A. **Apego**
   1. El **tema principal** en el segundo año de vida es **separarse de la madre** o **persona cuidadora primaria**, un proceso que se completa hacia los 3 años de edad aproximadamente.
   2. El niño no comprende la muerte y considera la muerte de un familiar cercano como abandono o separación.
   3. No existe evidencia sólida de que la separación diaria de un progenitor que trabaja mientras el niño se queda en una guardería adecuada tenga consecuencias negativas a corto o largo plazo en los niños. Sin embargo, cuando se les compara con niños que se quedan en casa con sus madres, aquellos que han estado en guarderías a menudo muestran más **agresividad**.

B. **Características motrices, sociales, verbales y cognitivas del menor en la infancia temprana**
Véase la tabla 1-6.

T a b l a **1-6**	Desarrollo motriz, social, verbal y cognitivo en el niño pequeño y en edad preescolar		

Edad (en años)	Área de habilidad		
	Motriz	*Social*	*Verbal y cognitivo*
1.5	Lanza una pelota Apila **tres bloques** Sube escalones de uno por uno **Garabatea** sobre papel	Se aleja de la madre y luego regresa a ella para seguridad (**acercamiento**)	Utiliza alrededor de **10 palabras** individuales Dice su nombre
2	Chuta una pelota Se balancea en un pie durante 1 s Apila **seis bloques** Come con cuchara	Muestra negatividad (p. ej., su palabra favorita es "no") Juega junto a otro niño, pero no con él (**"juego paralelo"**: 2-4 años de edad)	Utiliza alrededor de **250 palabras** Habla con oraciones de dos palabras (p. ej., "yo hago") Nombra objetos y partes del cuerpo
3	Anda en triciclo Se desviste y se viste parcialmente sin ayuda Sube escaleras alternando los pies Apila **nueve bloques** Copia un **círculo**	Tiene percepción de sí mismo como hombre o mujer (**identidad de género**) Usualmente logra **control de esfínteres** (los problemas como la encopresis [ensuciar la ropa interior] o enuresis [mojar la cama] no pueden diagnosticarse hasta los 4 y 5 años de edad, respectivamente) Para parte del día lejos de la madre sin problema	Utiliza un vocabulario de alrededor de **900 palabras** Comprende alrededor de 3 500 palabras Identifica algunos colores Se expresa con oraciones completas (p. ej., "yo lo puedo hacer solo") Los extraños ya lo pueden comprender
4	Atrapa una pelota con los brazos Se viste de forma independiente, utilizando botones y cremalleras Cuida su propia higiene (p. ej., se lava los dientes) Salta sobre un pie Dibuja una persona Copia una **cruz**	Comienza a **jugar de forma cooperativa** con otros niños Participa en actividades de rol (p. ej., "yo soy la mamá y tú eres el papá") Puede tener **amigos imaginarios** Muestra curiosidad por las diferencias de sexo (p. ej., juega al "doctor" con otros niños) Tiene pesadillas y fobias transitorias (p. ej., "de los monstruos")	Se expresa bien verbalmente (p. ej., puede contar historias detalladas) Comprende y utiliza preposiciones (p. ej., abajo, arriba)
5	Atrapa una pelota con las dos manos Dibuja una persona con detalle (p. ej., ojos, cabello y manos) Salta alternando los pies Copia un **cuadrado**	Tiene sentimientos románticos acerca del padre del sexo opuesto (la "fase edípica") a los 4-5 años de edad Se preocupa mucho por el daño físico a los 4-5 años	Muestra mejoría en sus habilidades verbales y cognitivas
6	Se ata los cordones del calzado Anda en bicicleta Escribe letras Copia un **triángulo**	Comienza a desarrollar un sentido moral de lo que está bien y mal Empieza a entender la irreversibilidad de la muerte	Comienza a pensar de forma lógica (*véase* cap. 2) Comienza a **leer**

IV. PREESCOLARES: DE LOS 3 A LOS 6 AÑOS DE EDAD

A. Apego

1. Después de alcanzar los 3 años de edad, el niño debe ser capaz de pasar unas cuantas horas lejos de la madre y bajo el cuidado de otros (p. ej., en una guardería).

2. La incapacidad de alcanzar esta "independencia" puede ser un reflejo de que el niño esté experimentando un **trastorno de ansiedad por separación** (*véase* cap. 15).

3. Los niños en edad preescolar pueden percibir la **muerte o la enfermedad de un familiar** (o **mascota**) **como castigo** por su propia mala conducta. Piensan que la muerte es temporal y típicamente esperan que el individuo fallecido regrese a la vida.

B. Características

1. El **vocabulario** del niño **aumenta** rápidamente. El niño de 3 años suele poder manejar alrededor de **900 palabras**, y habla con oraciones completas.

2. El **entrenamiento para el control de esfínteres** típicamente se presenta a los 3 años de edad. El retraso en este entrenamiento se relaciona más a menudo con inmadurez psicológica debido a factores genéticos, por ejemplo, el hecho de que el padre también "mojaba la cama" (tenía **enuresis**) cuando era pequeño.

3. El nacimiento de un hermano u otro tipo de **estrés**, como una mudanza o un divorcio, pueden tener como resultado momentos de **regresión**, un mecanismo de defensa (*véase* cap. 6) en el que el niño se comporta temporalmente "como un bebé" (p. ej., aunque ya haya aprendido a controlar los esfínteres, comienza de nuevo a mojar la cama). La regresión a menudo se presenta en niños sanos como reacción al estrés en su vida.

4. Los niños pueden diferenciar la fantasía de la realidad (p. ej., saben que los amigos imaginarios no son personas "reales"), aunque la línea entre ambas puede no estar muy bien definida.

5. Los niños preescolares típicamente son activos, y **rara vez se quedan quietos** por mucho tiempo.

6. En la tabla 1-6 se muestran otros aspectos del desarrollo motriz, social, verbal y cognitivo.

C. Cambios a los 6 años de edad

1. El niño comienza a comprender que **la muerte es final** e irreversible, y teme que sus padres puedan morir y dejarlo. Sin embargo, no es sino hasta los 9 años de edad que el niño comprende que él o ella puede morir también.

2. Al final de la edad preescolar (alrededor de los 6 años de edad), comienzan a desarrollarse la **conciencia** (el **superyó** de Freud) y el sentido de moralidad.

3. Pasados los 6 años, la mayoría de los niños pueden ponerse en el lugar de otra persona (**empatía**) y comportarse de forma compartida o preocupada hacia otras personas.

4. La moralidad y la empatía aumentan durante los años escolares (*véase* cap. 2).

Autoevaluación

Instrucciones: cada reactivo en esta sección va seguido de respuestas o complementos a las afirmaciones. Seleccione la **mejor** opción (**A, B, C, D o E**) para cada caso.

1. Los padres de un niño de 13 meses de edad comentan al doctor que el niño no muestra interés en el entrenamiento para el control de esfínteres. También comentan que el niño solo es capaz de pronunciar unas 10 palabras y apenas ha comenzado a caminar sin ayuda. El doctor debería:

(A) Comentar a los padres que deben revisar la audición del niño tan pronto como sea posible

(B) Contactar con los servicios de protección infantil

(C) Asegurar a los padres que la conducta del niño es típica para su edad

(D) Derivar a la familia con un gastroenterólogo pediatra

(E) Evaluar al niño en busca de retraso del desarrollo motriz

2. En un gran hospital urbano, se evalúa la audición de todos los niños poco después del nacimiento. El principal objetivo de realizar de estas pruebas en busca de hipoacusia es:

(A) Determinar la necesidad de utilizar implantes cocleares antes de los 6 meses de edad

(B) Determinar la necesidad de terapia del lenguaje antes del año de edad

(C) Diagnosticar y tratar la disminución de la audición de forma temprana a fin de prevenir retraso en el desarrollo del lenguaje

(D) Diagnosticar y tratar la disminución temprana de la audición a fin de prevenir el retraso en el desarrollo motriz

(E) Aumentar la eficacia en relación con el costo del tratamiento para la hipoacusia

3. Unos padres preocupados por su hijo de 5 años de edad informan que su hijo aún está mojando la cama. El niño, por lo demás, se está desarrollando adecuadamente para su edad, y la exploración física no muestra alteraciones. El padre del niño también mojó la cama hasta los 8 años de edad. La causa más frecuente de enuresis a esta edad es:

(A) Estrés emocional

(B) Inmadurez psicológica

(C) Abuso sexual

(D) Infección de vías urinarias

(E) Depresión mayor

4. A una pareja estadounidense le gustaría adoptar a una niña rumana de 10 meses de edad. Sin embargo, están preocupados porque la niña ha estado en un orfanato desde que fue separada de su madre hace 5 meses. El orfanato está bien cuidado y atendido, pero tiene un índice de rotación de personal elevado. ¿Cuál de las siguientes características es más probable que la pareja observe en la niña en este momento?

(A) Llanto fuerte y protestas ante la pérdida de su madre

(B) Mayor capacidad de respuesta hacia los adultos

(C) Desarrollo típico de habilidades motrices

(D) Trastorno de apego reactivo

(E) Desarrollo típico de habilidades sociales

5. Cuando se lleva a cabo la revisión de un niño sano de 2 años de edad, ¿cuál de las siguientes características es más probable que muestre?

(A) Habla con oraciones de dos palabras

(B) Está entrenado en el control de esfínteres

(C) Puede pasar la mayor parte del día separado de su madre sin problemas

(D) Puede andar en triciclo

(E) Participa en juegos cooperativos

6. Cuando se realiza la revisión de un niño sano de 3 años de edad, lo habitual es observar que este puede andar en triciclo, copiar un círculo, jugar de forma paralela con otros niños y nombrar algunas de las partes de su cuerpo (p. ej., nariz, ojos) pero otras no (p. ej., manos, dedos), así como tiene un vocabulario de alrededor de 50 palabras. En relación con sus habilidades motrices, sociales y cognitivas/verbales, respectivamente, la mejor descripción de este niño es:

(A) Típico, típico, necesita evaluación

(B) Típico, típico, típico

(C) Necesita evaluación, típico, necesita evaluación

(D) Típico, necesita evaluación, necesita evaluación

(E) Típico, necesita evaluación, típico

7. Una madre lleva a su niño de 4 meses de edad al pediatra para una consulta de rutina. ¿Cuál de los siguientes es un dato del desarrollo que el médico puede esperar ver en este niño si es que se ha estado desarrollando de forma normal?

(A) Ansiedad ante los extraños

(B) Sonrisa social

(C) Acercamiento

(D) Identidad de género

(E) Fobias

8. La tasa general de mortalidad infantil en Estados Unidos en el año 2015 fue aproximadamente:

(A) 1 por cada 1000 nacidos vivos

(B) 3 por cada 1000 nacidos vivos

(C) 6 por cada 1000 nacidos vivos

(D) 11 por cada 1000 nacidos vivos

(E) 40 por cada 1000 nacidos vivos

9. La tarea psicológica más importante para un niño entre el nacimiento y los 15 meses de edad es el desarrollo de:

(A) Capacidad para pensar de forma lógica

(B) El habla

(C) Ansiedad ante los extraños

(D) Conciencia

(E) Apego íntimo hacia la persona cuidadora principal

10. El esposo de una mujer de 28 años de edad que dio a luz a un lactante sano hace 2 semanas informa que la encontró sacudiendo al bebé para que dejara de llorar. Cuando el médico pregunta a la mujer sobre el incidente, ella le responde: "no pensé que representara tanto trabajo". La paciente también informa que se despierta a las 5 de la mañana todos los días y no puede volver a conciliar el sueño, y que tiene muy poco apetito. El siguiente paso en el manejo es que el médico:

(A) Evalúe a la paciente en busca de pensamientos suicidas

(B) Aconseje al padre sobre la opción de contratar una cuidadora para que ayude a la madre en el cuidado del bebé

(C) Programe otra consulta para la siguiente semana

(D) Prescriba un antidepresivo

(E) Diga al padre que la madre está mostrando evidencia de depresión posparto

11. Un obstetra certificado y altamente calificado tiene la consulta saturada. ¿Cuál de los siguientes es más probable que sea cierto en relación con las reacciones posparto en las pacientes de este médico?

(A) La depresión posparto se presentará en alrededor del 10% de las pacientes

(B) La depresión mayor se presentará en alrededor del 25% de las pacientes

(C) Se presentará trastorno psicótico breve en alrededor del 8% de las pacientes

(D) El trastorno psicótico breve usualmente durará alrededor de un año

(E) La depresión posparto usualmente durará hasta 2 semanas

12. A una mujer en el 7.º mes de embarazo con su tercer hijo le preocupa experimentar depresión después del nacimiento de su bebé. Lo más importante que el médico debe decir en ese momento es:

(A) "No se preocupe, existen muchos medicamentos efectivos para la depresión."

(B) "Las mujeres a menudo se vuelven más ansiosas hacia el final de su embarazo."

(C) "¿Experimentó alguna dificultad emocional después del nacimiento de sus otros hijos?"

(D) "¿Desea comenzar a tomar un medicamento antidepresivo en este momento?"

(E) "La mayoría de las mujeres que se preocupan por la depresión nunca la presentan."

(F) "Es común un cierto nivel de depresión después del parto."

13. La madre de un niño de 3 años comenta al médico que, aunque pide al niño permanecer sentado a la hora de comer, este parece no ser capaz de lograrlo más de 10 min. Se mueve constantemente en la silla y al final acaba levantándose. Las habilidades verbales y motrices del niño son apropiadas para la edad. ¿Cuál de las siguientes opciones es la que mejor se ajusta a este caso?

(A) Trastorno de ansiedad por separación

(B) Conducta típica

(C) Retraso en el desarrollo

(D) Falta de confianza básica

(E) Trastorno por déficit de atención e hiperactividad (TDAH)

14. Un niño sano de 8 meses de edad es llevado al pediatra para la consulta de rutina mensual. El niño es el primer hijo de la pareja, y es cuidado en casa por su madre. Cuando el doctor se acerca al niño en brazos de su madre, es probable que la conducta del niño se caracterice por:

(A) Alejamiento del doctor

(B) Sonreírle al doctor

(C) Indiferencia hacia el doctor

(D) Postura de anticipación hacia el doctor (los brazos extendidos para ser cargado)

(E) Alejamiento tanto del doctor como de la madre

15. Aunque previamente ya dormía en su propia cama, tras el divorcio de sus padres, una niña de 5 años comienza a pedir a su madre poder dormir con ella todas las noches. Dice que hay "un ladrón" bajo su cama. Tiene un buen desempeño en la guardería y juega bien con sus amigos. La mejor descripción de la conducta de esta niña es:

(A) Trastorno de ansiedad por separación
(B) Conducta típica con regresión
(C) Retraso en el desarrollo
(D) Falta de confianza básica
(E) Trastorno de apego reactivo

16. Una niña de 2 años de edad bajo cuidado sustituto desde que nació es muy amigable y se muestra afectuosa con los extraños. Les ofrece los brazos para ser cargada y luego se "acurruca" con ellos. La madre sustituta comenta que la niña tiene "problemas conductuales" y además que nunca se ha sentido "apegada" a la niña. La explicación más probable para esta conducta hacia los extraños es:

(A) Conducta típica
(B) Trastorno de ansiedad por separación
(C) Trastorno de apego reactivo
(D) Trastorno de relación social desinhibida
(E) Retraso en el desarrollo

17. La madre de un niño de un mes de edad, su segundo hijo, está preocupada porque el niño llora todos los días de 6 a 7 de la mañana. Comenta al doctor que, a diferencia de su primer hijo, que siempre estaba tranquilo, nada de lo que ella hace a esa hora parece poder calmar al niño. La exploración física es normal, y el niño ha aumentado 1 kg desde el nacimiento. Con respecto a la madre, el médico debería:

(A) Asegurarle que todos los niños son diferentes y que algo de llanto es normal
(B) Recomendarle visitar a un psicoterapeuta
(C) Prescribirle un antidepresivo
(D) Recomendarle que el padre cuide al niño mientras está llorando
(E) Derivarla a un pediatra especializado en "niños de temperamento difícil"

18. El abuelo de dos niños, uno de 2 años y otro de 4 años, ha fallecido recientemente. El abuelo estaba muy involucrado en el cuidado de los niños. Cuando a los niños se les comenta sobre la muerte de su abuelo, la percepción típica de la muerte de su abuelo para el niño de 2 años y el de 4 años, respectivamente será que la muerte:

(A) Es abandono; es un castigo
(B) Es un castigo; es abandono

(C) Es un castigo; es irreversible
(D) Es abandono; es irreversible
(E) Es irreversible; es un castigo

Preguntas 19-24

Para cada uno de estos hitos del desarrollo, seleccione la edad a la que comúnmente se observa por primera vez.

19. Se pasa juguetes de una mano a la otra:

(A) 0-3 meses
(B) 4-6 meses
(C) 7-11 meses
(D) 12-15 meses
(E) 16-30 meses

20. Se gira:

(A) 0-3 meses
(B) 4-6 meses
(C) 7-11 meses
(D) 12-15 meses
(E) 16-30 meses

21. Sonríe en respuesta a un rostro humano:

(A) 0-3 meses
(B) 4-6 meses
(C) 7-11 meses
(D) 12-15 meses
(E) 16-30 meses

22. Responde a su propio nombre:

(A) 0-3 meses
(B) 4-6 meses
(C) 7-11 meses
(D) 12-15 meses
(E) 16-30 meses

23. Se alimenta con cuchara:

(A) 0-3 meses
(B) 4-6 meses
(C) 7-11 meses
(D) 12-15 meses
(E) 16-30 meses

24. Cuando se le da un crayón, garabatea sobre un papel:

(A) 0-3 meses
(B) 4-6 meses
(C) 7-11 meses
(D) 12-15 meses
(E) 16-30 meses

Respuestas y explicaciones

Pregunta típica de examen

B. Este niño de 4 años está mostrando una reacción típica para su edad. Los niños de menos de 6 años no comprenden la irreversibilidad de la muerte y esperan que las personas fallecidas regresen a la vida. Es por esto que, aunque se le ha dicho que su padre ha muerto, el niño repetidamente pregunta por él. Aunque ha estado intensamente estresado, no es que simplemente se esté rehusando a aceptar la verdad o que esté mostrando retraso en el desarrollo. Aunque es posible que este niño presente una lesión en la cabeza no diagnosticada, es mucho más probable que se trate de una reacción típica para la edad.

1. **C.** A los padres se les debe asegurar que, al igual que su niño, los niños de 13 meses de edad típicamente solo dicen unas cuantas palabras y apenas comienzan a caminar. Los niños no suelen mostrar interés en el entrenamiento para el control de esfínteres hasta que cumplen al menos de 2 años y medio a 3 años de edad.

2. **C.** El principal objetivo de las pruebas para la detección de hipoacusia en los recién nacidos es el diagnóstico y tratamiento tempranos del padecimiento a fin de evitar el retraso en el desarrollo en el lenguaje. En los niños mayores, estas mismas evaluaciones son útiles para determinar la necesidad de utilizar implantes cocleares o terapia de lenguaje. La disminución de la audición no está específicamente asociada con el retraso en el desarrollo motriz.

3. **B.** La mayoría de los niños están entrenados en el control de esfínteres hacia los 5 años de edad. Sin embargo, el hecho de mojar la cama (enuresis) en un niño de 5 años que nunca ha sido entrenado en el control de esfínteres pero que por lo demás se está desarrollando de forma apropiada seguramente es resultado de inmadurez psicológica, probablemente relacionada con factores genéticos, por ejemplo el hecho de que el padre también mojara la cama. Es menos probable que el estrés emocional, el abuso sexual y la depresión sean las causas de la enuresis en un niño que nunca ha sido entrenado para el control de esfínteres, si bien sí podrían ser la causa en un niño previamente entrenado. La ausencia de hallazgos médicos indica que es poco probable que el niño presente una infección de las vías urinarias.

4. **D.** Es probable que esta niña muestre trastorno de apego reactivo posterior a la separación prolongada de su madre. Aunque el orfanato está bien administrado, es poco probable que la niña haya sido capaz de establecer un apego estable hacia otra persona cuidadora debido a la elevada rotación de personal. Las protestas ruidosas se producen inicialmente cuando la madre deja a la niña. Con su ausencia continua, la niña experimenta otras reacciones graves, que incluyen depresión, menor capacidad de respuesta hacia los adultos y deficiencia en el desarrollo de habilidades sociales y motrices.

5. **A.** Los niños de 2 años hablan con oraciones de dos palabras (p. ej., "yo voy"). El entrenamiento en el control de esfínteres o la capacidad de permanecer la mayor parte del día lejos de la madre usualmente no se presentan hasta los 3 años de edad. Los niños participan en juego cooperativo alrededor de los 4 años de edad, y pueden andar en triciclo a los 3 años de edad.

6. **A.** A los 3 años de edad, el niño puede andar en triciclo, copiar un círculo y participar en juego paralelo (jugar junto a otros niños, pero no de forma cooperativa con ellos). Sin embargo, los niños de 3 años como este deberían tener un vocabulario de alrededor de 900 palabras y hablar con oraciones completas.

7. **B.** La sonrisa social (sonreír en respuesta a ver un rostro humano) es uno de los primeros hitos del desarrollo que aparecen en el lactante, y se presenta al primer o segundo mes después del nacimiento. La ansiedad ante los extraños (miedo de las personas desconocidas) aparece alrededor de los 7 meses de edad e indica que el niño tiene un apego específico hacia la madre. El acercamiento (la tendencia a alejarse de la madre y luego regresar con ella en busca de confort y confianza) aparece alrededor de los 18 meses de edad. La identidad de género (la percepción de uno mismo como hombre o mujer) se establece entre los 2 y 3 años de edad. Las fobias transitorias (miedos irracionales) se presentan en los niños sanos, y aparecen más comúnmente entre los 4 y 5 años de edad.

8. **C.** En el año 2015, la tasa general de mortalidad infantil en Estados Unidos fue de 5.87 por cada 1000 nacidos vivos. Esta tasa, que tiene una relación importante con el estatus socioeconómico, fue al menos dos veces más elevada en los lactantes afroamericanos que en los caucásicos no latinos.

9. **E.** La tarea psicológica más importante en la lactancia es el desarrollo de un apego íntimo hacia la madre o persona cuidadora principal. La ansiedad ante los extraños, que típicamente aparece alrededor de los 7 meses de edad, constata que el niño ha desarrollado este apego y que puede diferenciar a la madre de otras personas. El habla, la capacidad para pensar de forma lógica y el desarrollo de la conciencia son habilidades que se desarrollan más adelante durante la infancia.

10. **A.** Esta mujer está mostrando indicios de una reacción posparto grave, como depresión mayor, no simplemente el *baby blues*. Dado que muestra signos de depresión, tales como despertarse temprano y la falta de apetito, el siguiente paso en el tratamiento es evaluarla en busca de ideas suicidas. También hay que proteger al niño. Si la paciente tiene tendencias suicidas o es probable que dañe al niño, puede estar indicada la hospitalización. Finalmente, el apoyo con el cuidado del niño puede ser útil, pero el primer paso es proteger tanto a la paciente como al niño. Solo programar otra consulta para la siguiente semana o prescribir un antidepresivo no va a proteger a ninguno de los dos.

11. **E.** El denominado *baby blues* se presenta en un tercio a la mitad de las nuevas madres, y puede durar hasta 2 semanas. La intervención implica apoyo y ayuda con el cuidado del niño. El trastorno psicótico breve es infrecuente, y se presenta en menos del 1% de las nuevas madres, y puede durar hasta 1 mes tras el parto. La depresión mayor posparto se presenta en el 5-10% de las nuevas madres, y se trata principalmente con medicamentos antidepresivos.

12. **C.** "¿Experimentó alguna dificultad emocional después del parto con sus otros hijos?" es una pregunta importante, ya que un factor predictivo de las reacciones posparto es si se han presentado con anterioridad. Esta paciente probablemente esté preocupada porque ha tenido problemas de ese tipo anteriormente. Afirmaciones tales como "La mayoría de las mujeres que se preocupan por la depresión nunca la presentan", "No se preocupe, existen muchos medicamentos efectivos para la depresión", "Las mujeres a menudo se vuelven más ansiosas hacia el final de su embarazo" o "Es común algo de depresión después del parto" no abordan las inquietudes realistas de esta paciente.

13. **B.** Es un niño sano de 3 años que tiene dificultad para quedarse quieto durante mucho tiempo. Para cuando llegan a la edad escolar, los niños deben ser capaces de sentarse quietos y prestar atención durante períodos más prolongados. Por lo tanto, este no es un TDAH. Tampoco hay evidencia de retraso en el desarrollo, falta de confianza básica o trastorno de ansiedad por separación.

14. **A.** La ansiedad ante los extraños (la tendencia a llorar y alejarse en presencia de personas desconocidas) se desarrolla en los lactantes sanos entre los 7 y 9 meses de edad. No indica que el niño tenga un retraso en el desarrollo, ni tampoco que tenga alteraciones emocionales, o que haya sido víctima de abuso; lo que señala es que el niño es ahora capaz de distinguir a las personas conocidas de las desconocidas. La ansiedad ante los extraños es más común en los niños que han sido cuidados por una sola persona, y es menor en aquellos que han sido atendidos por diferentes cuidadores.

15. **B.** La mejor descripción de la conducta de esta niña es una conducta típica. Su deseo de dormir con su madre es un signo de regresión, un mecanismo de defensa que es común en los niños sanos ante situaciones de estrés. Dado que la niña sigue jugando bien lejos de su madre, no se trata de un trastorno de ansiedad por separación. Tampoco hay evidencia de un retraso en el desarrollo o de falta de confianza básica.

16. **D.** El diagnóstico más probable para esta niña es un trastorno de relación social desinhibida. Los niños con este padecimiento forman un apego indiscriminado a los extraños debido a que la figura principal de apego, en este caso su madre sustituta, no interactúa apropiadamente con la niña. No hay evidencia específica de retraso en el desarrollo, y la niña tampoco muestra características de trastorno de ansiedad por separación.

17. **A.** El médico debe asegurar a la madre que todos los niños son diferentes, y que algo de llanto es normal. El aumento de peso apropiado del niño y la ausencia de hallazgos médicos positivos indican un desarrollo normal del niño. Una vez que se haya reconfortado a la madre, no será necesario recomendar un psicoterapeuta, prescribir un antidepresivo, derivarla con un pediatra especializado en niños con temperamento difícil, o recomendar que el padre se haga cargo del niño cuando llora.

18. **A.** El niño sano de 2 años verá la muerte de su abuelo como abandono, mientras que el niño de 4 años la verá como un castigo. No es sino hasta los 6 años de edad que los niños comienzan a comprender que la muerte es final e irreversible (*véase* cap. 2).

19. C. Transferir objetos de una mano a otra ocurre normalmente alrededor de los 10 meses de edad.

20. B. Los lactantes usualmente pueden girarse alrededor de los 5 meses de edad.

21. A. Los niños comienzan a mostrar sonrisa social cuando tienen 1 y 2 meses de edad.

22. C. Los niños comienzan a responder a sus propios nombres entre los 7 y 11 meses de edad.

23. E. Los niños comienzan a utilizar utensilios para alimentarse a sí mismos alrededor de los 2 años de edad.

24. E. Los niños comienzan a garabatear sobre un papel alrededor de los 18 meses de edad.

2 Edad escolar, adolescencia, cuestiones especiales del desarrollo y etapa adulta

---

Pregunta típica de examen

A un estudiante de medicina en rotación por el área de cirugía se le asigna quedarse con una niña de 9 años que está esperando cirugía para reparación de paladar hendido. La niña, que recientemente acaba de llegar sola de Laos, no habla su mismo idioma y se ve ansiosa. El administrador del hospital ha solicitado un traductor que aún no ha llegado. En este momento, la conducta más apropiada a seguir por el estudiante de medicina es:

(A) Sedar a la niña para reducir su ansiedad
(B) Dar a la niña un juguete para mantenerla ocupada
(C) Sugerir que alguien del personal de enfermería se quede con la niña para poder revisar el expediente
(D) Revisar los oídos de la niña con un otoscopio
(E) Auscultar el corazón de la niña con un estetoscopio y luego dejar que ella lo utilice para escuchar el corazón del estudiante

(*Véase* "Respuestas y explicaciones" al final del capítulo.)

I. EDAD ESCOLAR: 7-11 AÑOS

A. **Características sociales.** El niño en edad escolar:
1. Prefiere interactuar con **niños del mismo sexo**; típicamente evita y critica a los miembros del sexo opuesto.
2. Se identifica con el padre del mismo sexo.
3. Tiene relaciones sociales con **otros adultos**, **además de los progenitores** (p. ej., maestros, líderes de grupo).
4. Demuestra poco interés en temas psicosexuales (los intereses o deseos sexuales están latentes, y reaparecerán en la pubertad).
5. Ha internalizado un **sentido moral del bien y el mal** (**conciencia**) y comprende cómo seguir reglas (p. ej., jugar "limpio").
6. Gradualmente comienza a comprender que la muerte es **irreversible** y **final.**
7. Más o menos después de los 11 años, comprende que la muerte es **universal** e **inevitable.**
8. Típicamente es entrevistado y explorado por el médico mientras **la madre está presente**.

B. **Características cognitivas.** El niño en edad escolar:
1. Es **diligente** y organizado (p. ej., colecciona cosas).
2. Tiene la capacidad de **pensamiento lógico** y puede determinar que los objetos pueden tener más de una propiedad (p. ej., un objeto puede ser tanto rojo como de metal).

3. Comprende los conceptos de **conservación y secuenciación**; ambos son necesarios para ciertos tipos de aprendizaje.
   a. La **conservación** implica comprender que la cantidad de una sustancia no se modifica sin importar el tamaño del contenedor o su forma (p. ej., dos contenedores pueden contener la misma cantidad de agua, aunque uno es un tubo largo y delgado y el otro es un tazón ancho).
   b. La **secuenciación** implica la capacidad de ordenar objetos con respecto a sus tamaños u otras cualidades.

C. **Desarrollo motriz.** El niño sano en edad escolar se involucra en tareas motrices complejas (p. ej., juega a deportes de equipo, salta a la comba, anda en bicicleta).

II. ADOLESCENCIA: 11-20 AÑOS

A. **Adolescencia temprana (11-14 años de edad)**
   1. La **pubertad** se presenta en la adolescencia temprana y se caracteriza por:
      a. El desarrollo de los **caracteres sexuales secundarios** (tabla 2-1) y un aumento en el crecimiento óseo.
      b. La **primera menstruación** (menarca) en las niñas en promedio se presenta a los 11-14 años de edad.
      c. La **primera eyaculación** en los niños en promedio se presenta a los 12-15 años de edad.
      d. La **maduración cognitiva** y **formación de la personalidad**.
      e. Los **impulsos sexuales**, que se expresan a través de la actividad física y la autoestimulación sexual (la masturbación diaria es típica).
      f. Conductas de **práctica sexual** con los compañeros del mismo sexo o del sexo opuesto.
   2. Los adolescentes en etapas tempranas muestran una alta sensibilidad a las opiniones de los compañeros, pero generalmente son obedientes y no es muy probable que reten la autoridad de progenitores.
   3. Las **alteraciones en los patrones esperados del desarrollo** (p. ej., acné, obesidad, desarrollo mamario tardío en las niñas, crecimiento de los pezones en los niños [usualmente temporal, pero puede preocupar al niño y a sus progenitores]) pueden conducir a problemas psicológicos.

B. **Adolescencia media (15-17 años de edad)**
   1. **Características**
      a. Hay un gran interés en **el papel del género, la imagen corporal y la popularidad**.
      b. Los **amores platónicos** heterosexuales u homosexuales (amor hacia personas inalcanzables, como estrellas de *rock*) son comunes.
      c. Son típicos los esfuerzos por desarrollar una identidad adoptando la moda actual en cuanto a la música y la ropa, y preferir pasar más tiempo con los amigos que con la familia, pero pueden llevar a conflictos con los progenitores.
   2. **Conductas de riesgo**
      a. El hecho de **sentirse listos para retar las reglas de los progenitores y los sentimientos de omnipotencia pueden tener como resultado conductas de riesgo** (p. ej., no utilizar preservativo, conducir con exceso de velocidad, fumar).

T a b l a **2-1**	Etapas del desarrollo sexual de Tanner
Etapa	**Características**
1	Los genitales y estructuras asociadas son las mismas que en la infancia; los pezones están ligeramente elevados en las niñas
2	Vello púbico escaso, los testículos aumentan de tamaño, el escroto desarrolla textura; ligera elevación del tejido mamario en las niñas
3	El vello púbico aumenta sobre el pubis y se vuelve rizado; el pene aumenta de longitud y los testículos crecen
4	El pene aumenta de grosor, se desarrolla el glande, la piel escrotal se oscurece; las aréolas se elevan sobre el resto de las mamas en las niñas
5	Los genitales masculinos y femeninos son los del adulto; el vello púbico llega a los muslos, las aréolas ya no se encuentran elevadas sobre las mamas en las niñas

   b. La educación en relación con los **beneficios obvios a corto plazo** en lugar de las referencias hacia las consecuencias a largo plazo de una determinada conducta tiene mayor probabilidad de **reducir la conducta no deseada del adolescente**. Por ejemplo, **para evitar que fumen**, será más útil decirles que sus dientes permanecerán blancos si no fuman, o que otros adolescentes pueden pensar que fumar es desagradable, en lugar de decirles que así evitarán tener cáncer de pulmón en 30 años.

C. Adolescencia tardía (18-20 años de edad)
  1. Desarrollo
    a. Los adolescentes mayores desarrollan **moralidad**, **ética**, **autocontrol** y una valoración realista de sus propias capacidades; se preocupan por cuestiones humanitarias y problemas mundiales.
    b. Algunos adolescentes desarrollan la capacidad para el razonamiento abstracto (**etapa de operaciones formales de Piaget**).
  2. En el esfuerzo por formar una identidad propia, a menudo puede desarrollarse una **crisis de identidad**.
    a. Si la crisis de identidad no es manejada de forma apropiada, los adolescentes pueden experimentar **confusión de rol**: no saben dónde pertenecen en el mundo.
    b. La confusión de rol puede culminar en problemas conductuales tales como **conductas delictivas** o un **interés en los cultos**.

D. Sexualidad adolescente
  1. En Estados Unidos, la **primera relación sexual** ocurre en promedio a los **16 años de edad**; hacia los 19 años de edad, la mayoría de los hombres y mujeres han tenido relaciones sexuales.
  2. Menos de la mitad de los adolescentes sexualmente activos **no utilizan anticonceptivos** por motivos que incluyen la convicción de que no se producirá un embarazo, falta de acceso a los anticonceptivos y falta de educación acerca de los métodos más eficaces.
  3. Los médicos pueden aconsejar a los menores (personas de menos de 18 años de edad) y ofrecerles anticonceptivos sin consentimiento o conocimiento de sus progenitores. También pueden proporcionar a los menores tratamiento para enfermedades de transmisión sexual, problemas asociados con el embarazo y uso de drogas o alcohol (*véase* cap. 23) sin el consentimiento de los progenitores.
  4. Debido a su potencial sensibilidad, las cuestiones que involucran actividad sexual y consumo de drogas, así como aquellas relacionadas con la apariencia, como la obesidad, típicamente se discuten con los adolescentes **sin la presencia de los progenitores**. La exploración física se lleva a cabo en ausencia de los progenitores, pero en presencia de **un adulto acompañante**.

E. Embarazo en adolescentes
  1. El embarazo en adolescentes es un problema social en Estados Unidos, aunque la **tasa de nacimiento** y la **tasa de aborto** en los adolescentes estadounidenses **ha ido disminuyendo**. Por el contrario, la tasa de natalidad en mujeres entre los 35 y 44 años de edad ha ido en aumento (fig. 2-1).

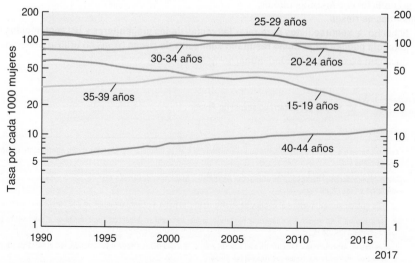

FIGURA 2-1. Tasas de natalidad en Estados Unidos según la edad materna: 1990-2017 (de Martin JA, Hamilton BE, Osterman MJK, et al. Births: final data for 2017. *Natl Vital Stat Rep.* 2018;67(1):1-55.). Las tasas se han trazado en escala logarítmica.

2. El **aborto es legal** en Estados Unidos. Sin embargo, en muchos estados, los menores deben obtener el consentimiento de los progenitores para realizar un aborto.

3. Los factores que predisponen al embarazo en las niñas adolescentes incluyen depresión, pobre desempeño académico y tener progenitores divorciados.

4. Las adolescentes embarazadas presentan un alto riesgo de **complicaciones obstétricas** debido a que tienen menor probabilidad de recibir cuidado prenatal, y debido a que no han alcanzado la madurez física.

III. CUESTIONES ESPECIALES EN EL DESARROLLO DEL NIÑO

A. **Enfermedad en la infancia y la adolescencia.** La reacción de un niño ante la enfermedad se asocia fuertemente con la etapa del desarrollo del niño.

1. Durante la **infancia temprana** (15 meses-2.5 años), los niños enfermos y hospitalizados **temen estar separados** de los progenitores más que lo que temen el dolor o el daño corporal.

2. Durante los **años preescolares** (2.5-6 años), el mayor temor del niño cuando es hospitalizado es al **daño corporal**.

3. Los **niños en edad escolar** (7-11 años de edad) llevan la hospitalización relativamente bien. Por lo tanto, **esta es la mejor edad para realizar una cirugía electiva**.

4. Los **adolescentes enfermos** pueden desafiar la autoridad de los médicos y del personal de enfermería, y se resisten a ser diferentes a los compañeros. Estos dos factores pueden llevar a una **falta de apego al consejo médico**.

5. Un niño con un **hermano/a o padre o madre enfermos** puede responder con mala conducta en la escuela o en el hogar (uso del mecanismo de defensa de **"actuación"** [*véase* cap. 6, Sección II]).

B. **Adopción**

1. Un **progenitor adoptivo** es una persona que voluntariamente se convierte en el **padre o madre legal** de un(a) niño(a) que no es su hijo(a) genético(a).

2. Los niños adoptados, particularmente aquellos adoptados después de la lactancia, pueden tener un mayor riesgo de problemas conductuales en la infancia y la adolescencia.

3. Los niños **deben ser informados** por sus progenitores que son adoptados **a la menor edad posible** para evitar que otros se los digan primero.

C. **Discapacidad intelectual**

1. **Etiología**

   a. Las causas genéticas más frecuentes de discapacidad intelectual son el **síndrome de Down** y el **síndrome de X frágil**.

   b. Otras causas incluyen factores metabólicos que afectan a la madre o el feto, infección prenatal y posnatal (p. ej., rubéola) **y consumo de sustancias por parte de la madre**; muchos casos de discapacidad intelectual son de etiología desconocida.

2. Los niños y adolescentes con discapacidad intelectual leve y moderada **saben que son diferentes** (*véase* cap. 8). Debido a esto, pueden **frustrarse y volverse socialmente retraídos**. Pueden tener una pobre autoestima, ya que les es difícil comunicarse y competir con sus compañeros.

3. Puede utilizarse la **Escala de madurez social de Vineland** (*véase* cap. 8) para evaluar las habilidades sociales y las habilidades para la vida diaria en los individuos con discapacidad intelectual u otras limitaciones.

4. **Evitar el embarazo** en los adultos con discapacidad intelectual puede volverse un problema, particularmente en entornos sociales residenciales (p. ej., campamentos de verano). Para estas personas pueden ser útiles los **métodos anticonceptivos reversibles de larga duración**, como los implantes subcutáneos de progesterona.

IV. ETAPA ADULTA TEMPRANA: 20-40 AÑOS

A. **Características**

1. En torno a los **30 años de edad**, se presenta un período de **revaloración** de la vida.

2. **Se define el papel del adulto en la sociedad**, las capacidades físicas alcanzan su pico y el adulto se vuelve independiente.

B. Responsabilidades y relaciones
1. Se da el desarrollo de una **relación íntima (p. ej., cercana, sexual)** con otra persona.
2. De acuerdo con **Erikson**, esta es la etapa de la **intimidad frente al aislamiento**; si el individuo no desarrolla la capacidad para mantener una relación íntima en esta etapa de la vida, puede experimentar aislamiento emocional en el futuro.
3. Para los 30 años de edad, la mayoría de los estadounidenses se encuentran en una relación estable, por ejemplo, casados y con hijos.
4. A mediados de la cuarta década de la vida, muchas mujeres modifican sus estilos de vida y vuelven a trabajar o a estudiar, o **retoman sus carreras**.

V. ETAPA ADULTA MEDIA: 40-65 AÑOS

A. Características. La persona en la edad adulta media tiene más poder y autoridad que en otras etapas de la vida.

B. Responsabilidades. El individuo mantiene un sentimiento continuo de productividad, o bien, desarrolla un sentimiento de vacío (etapa de generación frente a estancamiento de Erikson).

C. Relaciones
1. Muchos hombres a mediados de la quinta década de la vida, o en los primeros años de la sexta, presentan una **crisis de la mediana edad**. Esto puede conducir a:
   a. Cambio en la profesión o el estilo de vida
   b. Infidelidad, separación o divorcio
   c. Aumento en el consumo de alcohol u otras drogas
   d. Depresión
2. La crisis de la mediana edad se asocia con el **ser consciente del propio envejecimiento** y de la muerte, así como con cambios radicales o inesperados en la vida (p. ej., la muerte de una esposa, perder el trabajo, enfermedades graves).

D. Climaterio. Es el cambio en la función fisiológica que se presenta durante la mediana edad.
1. En los **hombres**, en esta etapa se presenta una reducción en la fuerza muscular, la resistencia física y el desempeño sexual (*véase* cap. 18).
2. En las **mujeres ocurre la menopausia**.
   a. Los ovarios dejan de funcionar y la menstruación cesa a **finales de la década de la quinta década de la vida o a principios de la sexta**.
   b. La ausencia de menstruación durante 1 año define el **final de la menopausia**. Para evitar embarazos no deseados, deben utilizarse métodos anticonceptivos durante al menos **un año después del último período menstrual**.
   c. La mayoría de las mujeres experimentan la menopausia con relativamente pocos problemas físicos o psicológicos.
   d. La inestabilidad vasomotriz, los denominados **bochornos** o **sofocos**, es un problema físico habitual observado en las mujeres en todos los países y grupos culturales, y puede alargarse durante años. Aunque la terapia de reemplazo con estrógenos/progesterona puede aliviar este síntoma, el uso de dicha terapia ha disminuido debido a que se asocia con riesgo de cáncer uterino y de mama.

Autoevaluación

Instrucciones: cada reactivo en esta sección va seguido de respuestas o complementos a las afirmaciones. Seleccione la **mejor** opción (**A, B, C, D o E**) para cada caso.

1. Una adolescente de 15 años de edad es llevada al médico por su madre, ya que insiste en hacerse un tatuaje. La adolescente comenta que sabe que existe riesgo de infección por virus de la inmunodeficiencia humana (VIH), pero quiere hacerse el tatuaje de todos modos. ¿Cuál es el mejor paso que debe tomar el doctor en el manejo?

(A) Decir: "te recomiendo que no te hagas el tatuaje"
(B) Decir: "hablemos sobre los pros y los contras de hacerse un tatuaje"
(C) Preguntar: "si sabes que hay riesgos, ¿por qué quieres el tatuaje?"
(D) Decir: "los tatuajes son permanentes y rara vez pueden eliminarse por completo"
(E) Dar a la adolescente un tríptico describiendo los riesgos para la salud de los tatuajes

2. Un médico descubre que una paciente de 15 años está embarazada. ¿Cuál de los siguientes factores seguramente contribuyó más a su riesgo de embarazo?

(A) Vivir en un área rural
(B) Estado de ánimo deprimido
(C) Unidad íntegra de los progenitores
(D) Alto desempeño académico
(E) Haber recibido información acerca de los métodos anticonceptivos

3. Un hombre de 50 años de edad se presenta al médico para una exploración física por parte de su aseguradora. ¿Cuál de los siguientes signos del desarrollo es más probable que defina a este hombre?

(A) Disminución en el consumo de alcohol
(B) Pico en el desarrollo físico
(C) Posesión de poder y autoridad
(D) Fuerte resistencia a los cambios en las relaciones sociales
(E) Fuerte resistencia a los cambios en las relaciones laborales

4. Una mujer de 52 años de Estados Unidos tiene una amiga de 52 años que vive en Australia. Ambas gozan en general de buena salud, y ninguna ha menstruado durante alrededor de un año. ¿Cuál de los siguientes síntomas experimentarán muy probablemente ambas mujeres en esta etapa?

(A) Depresión grave
(B) Ansiedad intensa
(C) Bochornos (sofocos)
(D) Fatiga
(E) Letargia

5. El aumento en el grosor del pene, desarrollo del glande y oscurecimiento de la piel escrotal caracterizan a qué etapa de Tanner:

(A) 1
(B) 2
(C) 3
(D) 4
(E) 5

6. Una madre comenta al médico que está preocupada por su hijo, ya que constantemente tiene conductas peligrosas que pueden poner en peligro su vida. La edad del hijo seguramente es de:

(A) 11 años
(B) 13 años
(C) 15 años
(D) 18 años
(E) 20 años

7. Un médico hace una exploración física escolar en una niña sana de 10 años de edad. Al entrevistar a la niña, ¿cuál de las siguientes características psicológicas es más probable que encuentre?

(A) Falta de formación de conciencia
(B) Poca capacidad para el pensamiento lógico
(C) Identificación con su padre
(D) Una importancia relativamente más fuerte hacia los amigos por encima de la familia, en comparación con niños de menor edad
(E) No hay preferencia con respecto al sexo de los compañeros de juego

8. La mascota de un niño ha muerto recientemente. El niño piensa que su mascota regresará pronto a la vida. La edad del niño seguramente es de:

(A) 4 años
(B) 6 años
(C) 7 años
(D) 9 años
(E) 11 años

9. Una niña de 10 años de edad con síndrome de Down y un coeficiente intelectual (CI) de 60 es llevada al pediatra para una revisión escolar. Cuando el médico interroga a la niña, es más probable que encuentre que:

(A) Tiene buena autoestima
(B) Sabe que tiene retraso en el desarrollo
(C) Se comunica bien con los compañeros
(D) Compite exitosamente con sus compañeros
(E) Es socialmente activa

10. Un adolescente de 15 años de edad dice a su médico que ha estado fumando durante todo el año anterior. Comenta que sus amigos fuman y su padre también. La causa más probable por la que este adolescente no intenta dejar de fumar es que:

(A) Está deprimido
(B) Su padre fuma
(C) Sus amigos fuman
(D) No sabe que fumar es dañino para la salud
(E) Fumar provoca adicción

11. Un niño de 10 años de edad anteriormente muy sociable comienza a tener un mal desempeño en el colegio después de que a su hermano de 6 años se le diagnosticara leucemia. Ahora prefiere ver la televisión solo en su cuarto y no desea socializar con sus amigos. Sus padres están muy estresados cuidando de su hijo menor, pero no piden al mayor que ayude. La sugerencia más apropiada que debe hacer el doctor a los progenitores con respecto a su hijo de 10 años es:

(A) Insistir en que tome más responsabilidad en el cuidado de su hermano menor
(B) Ignorar su conducta
(C) Quitar la televisión de su habitación
(D) Que le pongan más atención
(E) Que le digan que no se preocupe, que todo estará bien

12. Una mujer y su hija de 15 años de edad se presentan juntas a consulta. La madre pide al médico que coloque a la niña un diafragma. La acción más apropiada que debe tomar el médico es:

(A) Seguir los deseos de la madre
(B) Preguntar a la madre por qué quiere que le coloquen un diafragma a su hija
(C) Recomendar que la niña vea a un consejero
(D) Pedir hablar a solas con la niña
(E) Preguntar a la niña si es sexualmente activa

13. Un médico debe evaluar el desarrollo de una niña de 11 años. ¿Cuál de los siguientes hitos del desarrollo **no** suele estar presente hasta los 11 años?

(A) Concepto de secuenciación
(B) Concepto de conservación
(C) Juego paralelo
(D) Formación de una identidad personal
(E) Comprender el concepto de "juego limpio"

14. Una niña dice a su madre que "odia a los niños porque son ruidosos y estúpidos". La edad de esta niña muy probablemente es:

(A) 4 años
(B) 6 años
(C) 9 años
(D) 13 años
(E) 15 años

15. A la hora de comer, un niño pide a su madre que le corte su salchicha en tres trozos de modo que pueda comer tres veces más de lo normal. La edad de este niño seguramente es:

(A) 4 años
(B) 6 años
(C) 9 años
(D) 13 años
(E) 15 años

16. Una niña de 15 años de edad con sobrepeso y su madre van a ver al doctor en busca de consejo sobre dieta y ejercicio. La madre comenta que no sabe por qué la niña tiene sobrepeso, si cocina la misma comida para ella y para su hijo de 16 años, que es delgado. El médico debe primero:

(A) Hablar con la madre a solas
(B) Hablar con ambos adolescentes con la madre presente
(C) Hablar con la niña con la madre presente
(D) Hablar con la madre, el hermano y la niña todos juntos
(E) Hablar a solas con la niña

17. La madre de un niño de 12 años de edad llega a casa temprano después de trabajar y ve a su hijo tomando una ducha con otro niño de 12 años. La madre se molesta mucho e inmediatamente llama al pediatra. En este momento, el médico debe:

(A) Pedirle que vaya con su hijo tan pronto como sea posible

(B) Pedirle que lleve a su hijo y luego hablar con él a solas

(C) Asegurar a la madre que esta conducta es normal

(D) Evaluar la cantidad de andrógenos del niño

(E) Decir a la madre que su hijo probablemente tendrá una orientación homosexual cuando sea adulto

18. Un médico tiene agendada una consulta con unas hermanas de 8 y 15 años de edad para revisiones de rutina. Tienen citas con horarios consecutivos, pero cuando el doctor entra a la consulta, ambas están con su madre. Lo más apropiado que debe hacer el médico es:

(A) Pedir a la niña de 15 años que salga y hablar con la de 8 años mientras la madre está presente, y luego hablar con la de 15 años a solas

(B) Pedir a ambas niñas que salgan y hablar con la madre a solas, y luego pedir a la madre que salga y hablar con las dos niñas juntas

(C) Pedir a ambas niñas que salgan, hablar con la madre a solas, y después pedir a la madre que regrese y hablar con las tres juntas

(D) Pedir a la madre que salga, hablar con las dos niñas juntas y luego hablar con la madre a solas

(E) Pedir a la madre y a la hija mayor que salgan, hablar a solas con la hija menor, y luego hablar con la hija mayor a solas

19. Una madre está preocupada porque su hijo de 7 años suele regresar sucio después de jugar. Nota que escarba en la tierra, se talla la cara con las manos sucias y sube a los árboles en el jardín. Comenta que le preocupa que pueda contagiarse de alguna enfermedad o se pueda lastimar. La madre también comenta que tuvo una reunión con la maestra de su hijo, quien le comentó que el niño va bien en la escuela. El siguiente paso en la atención es que el doctor:

(A) Hable con la maestra del niño

(B) Hable con el niño

(C) Diga: "debe ser difícil manejarlo"

(D) Diga: "cuénteme más sobre sus inquietudes en relación con su hijo"

(E) Diga: "él está bien, no se preocupe"

Respuestas y explicaciones

Pregunta típica de examen

E. Lo mejor que puede hacer el estudiante de medicina es interactuar con la niña. Dado que no hablan el mismo idioma, involucrar a una niña de esta edad en una actividad interactiva como utilizar el estetoscopio o hacer dibujos juntos es la mejor opción en este caso. Ni dar un juguete a la niña ni revisar sus oídos son actividades interactivas. El estudiante, y no el personal de enfermería, es responsable de la niña en esta instancia. La sedación es inapropiada en este momento; la actividad social a menudo es eficaz para reducir la ansiedad de la paciente.

1. **B.** Decir "hablemos sobre los pros y los contras de hacerse un tatuaje" estimulará a la niña a hablar sobre su motivación para hacerse el tatuaje. El riesgo de hacerse un tatuaje o los problemas con la eliminación del tatuaje en el futuro probablemente no sean tan importantes en este momento como por qué lo quiere. Decir "te recomiendo que no te hagas el tatuaje" o criticarla diciendo "si sabes que hay riesgos, ¿por qué quieres el tatuaje?" no será eficaz. Solo darle un tríptico tampoco será efectivo, y seguramente lo ignorará.

2. **B.** Las adolescentes que se embarazan frecuentemente están deprimidas, provienen de hogares en los que los progenitores están divorciados, tienen problemas en la escuela y pueden desconocer los métodos anticonceptivos más eficaces. Los estudios no han indicado que vivir en un área rural se relacione con embarazo en la adolescencia.

3. **C.** Aunque la mediana edad se asocia con posesión de poder y autoridad, las capacidades físicas disminuyen. Este momento de la vida también se asocia con una crisis de la mediana edad, que puede incluir un aumento en el consumo de alcohol y drogas, así como una mayor probabilidad de que surjan cambios en las relaciones sociales y laborales.

4. **C.** Estas mujeres de 52 años de edad con buena salud están atravesando, como la mayoría de las mujeres de su edad, la menopausia. El síntoma más frecuente de la menopausia, y que ocurre en las mujeres de todas las culturas, son los bochornos o sofocos, un fenómeno puramente fisiológico. En la mayoría de las mujeres, la menopausia no se caracteriza por psicopatología como depresión grave o ansiedad, o síntomas físicos como fatiga y letargia.

5. **D.** El aumento en el grosor del pene, el desarrollo del glande y el oscurecimiento de la piel escrotal son características de la etapa 4 de Tanner. La etapa 1 se caracteriza por una ligera elevación de las papilas, y la etapa 2 por la presencia de vello púbico escaso y liso, crecimiento testicular, desarrollo de textura en la piel escrotal, y ligera elevación del tejido mamario. En la etapa 3, el vello púbico aumenta sobre el pubis y se vuelve rizado, y el pene aumenta en longitud; en la etapa 5, los genitales femeninos y masculinos son prácticamente los del adulto.

6. **C.** La edad del hijo de esta mujer seguramente es de 15 años. Los adolescentes en la adolescencia media (15-17 años) a menudo desafían la autoridad de los progenitores y tienen sentimientos de omnipotencia (p. ej., nada malo les pasará porque son todopoderosos). Es poco probable que los adolescentes menores (11-14 años) desafíen las reglas y la autoridad de los progenitores. Los adolescentes de mayor edad (18-20 años) han desarrollado autocontrol y una idea más realista de sus propias capacidades.

7. **D.** Cuando se les compara con niños de menor edad, los compañeros y los adultos extraños se vuelven más importantes para los niños de edad escolar, y la familia se vuelve menos importante. Los niños de 7-11 años de edad tienen la capacidad para el pensamiento lógico, desarrollan una conciencia, se identifican con el padre del mismo sexo y tienen una fuerte preferencia por compañeros de juego de su mismo sexo.

8. **A.** Los niños en edad preescolar no suelen comprender el significado de la muerte, y habitualmente piensan que la persona o mascota fallecida regresará a la vida. Los niños de más de 6 años comúnmente son conscientes de que la muerte es irreversible (*véase* cap. 1).

9. **B.** Los niños con discapacidad intelectual leve y moderada son conscientes de que tienen retraso en el desarrollo. A menudo muestran una baja autoestima y pueden volverse socialmente retraídos. Estos problemas se presentan, en parte, debido a que tienen dificultad para comunicarse o competir con los compañeros.

10. **C.** La presión de los compañeros tiene una influencia muy importante en la conducta de los adolescentes, que tienden a hacer lo que otros adolescentes hacen. La depresión, el tabaquismo de los progenitores y la calidad adictiva de los cigarrillos tienen menor influencia. La mayoría de los adolescentes han sido educados en relación con los peligros del tabaquismo.

11. **D.** El doctor debe recordar a los progenitores que deben poner más atención al niño mayor. El niño muy probablemente esté asustado por la enfermedad de su hermano menor y por la conducta de sus padres hacia él. Los niños en edad escolar como este pueden volverse retraídos o "actuar" mostrando una mala conducta cuando están deprimidos o asustados. Aunque puede ser incluido en el cuidado de su hermano, no es apropiado insistir en que tome más responsabilidad por él. Ignorar su conducta o castigarle puede aumentar su miedo. La falsa seguridad, como el decir al niño que todo estará bien, tampoco es apropiada.

12. **D.** La acción más apropiada que debe realizar el médico en este momento es pedir hablar a solas con la niña. El médico puede entonces preguntar a la niña acerca de su actividad sexual y proporcionarle anticonceptivos y consejo si ella lo desea, sin notificación o consentimiento por parte de la madre. Los deseos de la madre en estas circunstancias no son relevantes para las acciones del médico. La paciente es la adolescente.

13. **D.** La formación de la personalidad usualmente se alcanza durante los años de adolescencia. Los conceptos de secuenciación y conservación y la comprensión del concepto de "juego limpio" se presentan durante la edad escolar. El juego paralelo generalmente se observa entre los 2 y los 4 años de edad.

14. **C.** Los niños en edad escolar (7-11 años) tienen poco interés en los miembros del sexo opuesto y a menudo los critican o evitan. Por el contrario, los niños de menor edad no muestran preferencias por el sexo de sus compañeros de juego, y los adolescentes comúnmente buscan la compañía del sexo opuesto.

15. **A.** Este niño muy probablemente tenga 4 años de edad. Los niños en edad preescolar aún no comprenden el concepto de la conservación (p. ej., que la cantidad de una sustancia sigue siendo la misma sin importar la forma que tiene). Por lo tanto, este niño piensa que si su salchicha se corta en tres trozos tendrá más salchicha que cuando solo tenía uno. Los niños comprenden mejor este concepto a medida que se acercan a la edad escolar.

16. **E.** Al igual que en la pregunta 12, el médico debe hablar con la niña de 15 años a solas. Además de los temas relacionados con la sexualidad y el consumo de drogas, también deben discutirse con la adolescente aquellos relacionados con la imagen corporal, como el peso, a solas, sin la presencia de otros familiares.

17. **C.** El médico debe asegurar a la madre que las conductas de práctica sexuales con compañeros del mismo sexo o del sexo opuesto son comunes y típicas. Por lo tanto, no es necesario hablar con el niño o evaluar sus concentraciones de andrógenos. El niño puede tener una orientación homosexual o heterosexual en su vida adulta. Cualquiera de las dos orientaciones es típica (*véase* cap. 19).

18. **A.** Los progenitores deben estar presentes cuando el médico habla con un niño pequeño, pero los adolescentes usualmente deben ser entrevistados sin que los progenitores estén presentes, particularmente en lo que respecta a temas sexuales. Por lo tanto, el doctor debe pedir a la niña de 15 años que salga y hablar con la de 8 años con la madre presente. Posteriormente, el doctor debe hablar a solas con la niña de 15 años.

19. **D.** Aunque este niño probablemente esté mostrando la conducta típica de un niño de 6 años, el médico necesita saber más acerca de las inquietudes de la madre acerca de su hijo. Dado que le está yendo bien en la escuela, no hay necesidad de hablar con la maestra del niño. Simplemente decir "debe ser difícil de manejar" o "está bien, no se preocupe" no abordará las inquietudes de la madre.

Envejecimiento, muerte y duelo

I. ENVEJECIMIENTO

A. Demografía

1. Más del 15 % de la población en Estados Unidos tiene más de 65 años de edad.

2. El segmento de población con mayor crecimiento son las personas de más de 85 años.

3. La **gerontología**, el estudio del envejecimiento, y la **geriatría**, la atención de las personas en proceso de envejecimiento, se han convertido en áreas médicas importantes.

   a. Los geriatras típicamente **manejan, en lugar de curar,** las enfermedades crónicas del envejecimiento, como la hipertensión, el cáncer o la diabetes.

   b. Un objetivo importante de la geriatría es mantener a los pacientes adultos mayores móviles y activos. Dado que las **fracturas** (p. ej., de cadera) son causas más habituales de **pérdida de movilidad** que las enfermedades crónicas, y esta conduce a discapacidad y muerte en los adultos mayores, algunos objetivos importantes en el tratamiento incluyen la **prevención de caídas**, así como la prevención y el manejo de la **osteoporosis**.

   c. La prevención y el tratamiento de la **osteoporosis** incluye el aumento de los **ejercicios con carga de peso** y el aumento de la ingesta de **calcio** y **vitamina D**. También son útiles los medicamentos que reducen la resorción ósea mediante el bloqueo de los osteoclastos, por ejemplo, el **alendronato de sodio**, o que aumentan la formación de hueso mediante la estimulación de los osteoblastos, por ejemplo, la **teriparatida**.

B. Cambios somáticos y neurológicos

1. **La fuerza y la salud física disminuyen gradualmente.** Este declive tiene una gran variabilidad, pero comúnmente incluye no solo osteoporosis, sino también disminución de la visión, la audición y la respuesta inmunitaria; disminución de la masa y la fuerza musculares; aumento de los depósitos

de grasa; disminución de las funciones renal, pulmonar y gastrointestinal; reducción en el control vesical, y deterioro de la respuesta a los cambios en la temperatura del ambiente.

2. Con el envejecimiento, se producen **cambios en el cerebro**.

   a. Estos cambios incluyen una **reducción del peso del cerebro, agrandamiento de los ventrículos y surcos** y **disminución del flujo sanguíneo cerebral**.

   b. Las **placas de amiloide y los nudos neurofibrilares** también están presentes en el **cerebro típico en proceso de envejecimiento**, pero en menor medida que en la enfermedad neurocognitiva causada por la enfermedad de Alzheimer.

   c. Los cambios neuroquímicos que se presentan durante el envejecimiento incluyen **disminución de la disponibilidad de neurotransmisores** tales como noradrenalina, dopamina, ácido γ-aminobutírico y acetilcolina; aumento de la **disponibilidad de monoaminooxidasa**, y **disminución de la respuesta de los receptores de neurotransmisores**. Estos cambios pueden estar asociados con síntomas psiquiátricos como depresión y **ansiedad** (*véase* más adelante).

C. Cambios cognitivos

1. Aunque la velocidad de aprendizaje puede disminuir, en ausencia de enfermedad cerebral, la **inteligencia permanece aproximadamente sin cambios** durante toda la vida.

2. Con el envejecimiento típico pueden desarrollarse **algunos problemas de memoria** (p. ej., el paciente puede olvidar el nombre de una persona que acaba de conocer). Sin embargo, estos problemas **no interfieren con el funcionamiento del paciente** o su capacidad para vivir de forma independiente.

D. Cambios psicológicos

1. Al final de la vida adulta, existe ya sea un sentido de integridad del ego (p. ej., satisfacción y orgullo ante los logros de uno mismo), o bien, un sentimiento de desesperanza e inutilidad (**etapa de Erikson de integridad del ego frente a desesperanza**). La mayoría de las personas adultas mayores logran la integridad del ego.

2. **Psicopatología y problemas relacionados**

   a. **Depresión.** Es la enfermedad psiquiátrica más habitual en los adultos mayores. El suicidio es más frecuente en los adultos mayores que en la población general (*véase* tabla 12-2).

      (1) Los factores asociados con la depresión en los adultos mayores incluyen la pérdida del cónyuge, otros familiares y amigos, disminución del estatus social y declive de la salud.

      (2) **La depresión puede imitar y, por lo tanto, ser erróneamente diagnosticada como enfermedad de Alzheimer.** A este trastorno mal diagnosticado se le conoce como *seudodemencia*, ya que a menudo se asocia con pérdida de la memoria y problemas cognitivos (*véase* cap. 14).

      (3) La depresión puede **manejarse de forma exitosa** con psicoterapia de apoyo en conjunto con tratamiento farmacológico o terapia electroconvulsiva (*véase* cap. 15).

   b. **Los patrones de sueño cambian**, lo que conduce a falta de sueño, mala calidad del sueño, o ambos (*véase* cap. 10).

   c. La **ansiedad** y el **miedo** pueden estar asociados con situaciones realistas (p. ej., inquietudes acerca de desarrollar una enfermedad física o caer y fracturarse un hueso).

   d. Los **trastornos relacionados con el consumo de alcohol** a menudo se pasan por alto, pero están presentes en el 10-15% de la población geriátrica.

   e. Los **fármacos psicoactivos** pueden producir diferentes efectos en los adultos mayores en comparación con los pacientes más jóvenes. Por ejemplo, debe evitarse el uso de antihistamínicos como la difenhidramina como fármacos somníferos, ya que pueden causar delírium (*véase* cap. 14) en los pacientes adultos mayores.

   f. Para obtener una perspectiva realista del nivel de funcionamiento de los adultos mayores, idealmente el médico debería **evaluar a los pacientes en un entorno familiar**, como sus propios hogares.

E. Esperanza de vida y longevidad

1. El **promedio de esperanza de vida en Estados Unidos** es actualmente de alrededor de **78.6 años**. Sin embargo, esta cifra varía de acuerdo con el sexo y la procedencia étnica. Al comparar los tres grupos étnicos más grandes, **el grupo que más vive son los hispanoamericanos y el grupo que menos vive son los afroamericanos** (fig. 3-1).

2. Entre los factores asociados con la **longevidad** se incluyen los siguientes:

   a. Antecedentes familiares de longevidad

   b. Continuación de la actividad ocupacional y física

   c. Educación avanzada

   d. Sistemas de apoyo social

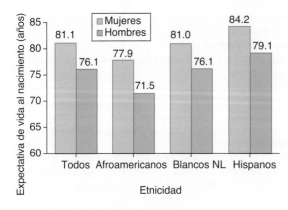

FIGURA 3-1. Expectativa de años de vida al nacimiento en Estados Unidos por sexo y etnicidad en el año 2016. *NL*, no latinos (datos del National Center for Health Statistics, 2018).

3. Los sistemas de apoyo social pueden estar particularmente asociados con una **mayor longevidad en los hispanos**. Se ha sugerido que los fuertes lazos sociales y familiares característicos de este grupo proporcionan protección frente a la influencia negativa del estatus socioeconómico bajo y la condición de minoría (el **"efecto cultural"**). Otros factores sugeridos para explicar la longevidad de los latinos incluyen los siguientes:
   a. La selección de personas con buena salud como para migrar (el "efecto del migrante sano").
   b. El regreso de los migrantes a sus países de origen para morir (el "efecto de sesgo del salmón").

II. ETAPAS HACIA EL FALLECIMIENTO Y MUERTE

De acuerdo con la **Dra. Elizabeth Kübler-Ross**, el proceso de la muerte implica **cinco etapas: negación, ira, negociación, depresión y aceptación**. Las etapas usualmente ocurren en el siguiente orden, pero también pueden presentarse de forma simultánea o en otro orden.

A. **Negación.** El paciente se rehúsa a creer que está muriendo ("El laboratorio cometió un error.").

B. **Ira.** El paciente puede enfadarse con el médico y el personal del hospital ("La culpa de que me esté muriendo es suya. Debió haberme revisado cada semana."). Los médicos deben aprender a no tomarse esos comentarios de forma personal (*véase* cap. 21).

C. **Negociación.** El paciente puede intentar hacer un trato con Dios o con algún poder superior ("Daré la mitad de mi dinero a caridad si me libras de esta enfermedad.").

D. **Depresión.** El paciente se preocupa por la muerte y puede volverse emocionalmente distante ("Me siento tan alejado de los demás y tan desamparado..."). Algunas personas se quedan "atascadas" en esta etapa y pueden ser diagnosticadas con una reacción de duelo complicada (*véase* más adelante).

E. **Aceptación.** El paciente está tranquilo y acepta su destino ("Estoy listo para irme.").

III. DUELO (TÍPICO) FRENTE A DUELO COMPLICADO (DEPRESIÓN)

Después de la pérdida de un ser querido se produce una reacción típica de duelo. Esta reacción también se presenta con otras pérdidas, como la de una parte del cuerpo o, en las mujeres jóvenes, un aborto o pérdida de un embarazo. Debe distinguirse una reacción típica de duelo de una reacción de duelo complicada, que a menudo es patológica (tabla 3-1).

A. **Características del duelo típico**
   1. El duelo se caracteriza inicialmente por **conmoción** y **negación**.

T a b l a **3-1** Comparación entre las reacciones del duelo típico y las reacciones del duelo complicado	
Reacciones del duelo típico	**Reacciones del duelo complicado**
Pérdida de peso leve (< 5 % del peso corporal)	Pérdida de peso significativa (> 5 % del peso corporal)
Alteraciones del sueño leves	Alteraciones significativas del sueño
Sentimientos moderados de culpa	Sentimientos intensos de culpa e inutilidad
Ilusiones	Alucinaciones o delirios (*véase* cap. 11)
Intentos por regresar al trabajo y las actividades sociales	Retoma pocas o ninguna de las actividades sociales o laborales
Llora y experimenta tristeza	Considera o intenta suicidarse
Los síntomas graves se resuelven en los primeros 2 meses	Los síntomas graves persisten más de 2 meses
Los síntomas graves ceden en el primer año	Los síntomas moderados persisten más de 1 año
El manejo incluye aumentar la frecuencia de las llamadas y visitas al médico, grupos de apoyo para el duelo y el uso de fármacos somníferos de corta duración, por ejemplo, zolpidem para los problemas transitorios del sueño	El manejo incluye antidepresivos, antipsicóticos y terapia electroconvulsiva, así como aumentar el contacto con el médico

2. En el duelo típico, la persona puede experimentar la **ilusión** (*véase* tabla 11-1) de que la persona fallecida está físicamente presente.
3. El duelo típico generalmente **cede después de 1-2 años**, aunque algunas características pueden persistir durante más tiempo. Incluso después de que hayan pasado, los síntomas pueden regresar en los días festivos u ocasiones especiales (la **"reacción del aniversario"**).
4. La **tasa de mortalidad** es alta para los familiares cercanos (especialmente en los hombres viudos) durante el primer año de duelo.

B. Respuesta del médico a la muerte
1. La principal **responsabilidad del médico** es brindar apoyo al paciente agónico y su familia.
2. Generalmente, los médicos **ponen al tanto al paciente** del diagnóstico y el pronóstico. Sin embargo, el médico debe seguir la guía del paciente acerca de hasta qué punto quiere conocer sobre su condición. Con la autorización del paciente, **el médico puede informar a la familia** sobre el diagnóstico y otros detalles sobre la enfermedad (*véase* cap. 23).
3. Los médicos a menudo tienen un **sentimiento de fracaso** cuando no pueden evitar la muerte de un paciente. Algunos afrontan este sentimiento mediante un **distanciamiento emocional** del paciente. Este distanciamiento puede evitar que el médico ayude al paciente y a su familia durante esta importante transición.

Autoevaluación

Instrucciones: cada reactivo en esta sección va seguido de respuestas o complementos a las afirmaciones. Seleccione la **mejor** opción (**A, B, C, D o E**) para cada caso.

1. Cuando se le pregunta sobre su estilo de vida, una mujer de 70 años de edad comenta al médico que come sobre todo pescado y pollo, pero que a veces come carne. También afirma que es intolerante a la lactosa y que, por lo tanto, evita los lácteos, pero que come almendras, frijoles (judías/porotos) y salmón enlatado todos los días. También comenta que bebe una taza de café y un vaso de vino, y fuma un cigarrillo al día. Para ayudar a prevenir la osteoporosis, el consejo más importante que el médico debe dar a esta paciente es:

(A) Que deje de beber vino
(B) Que deje de comer carne
(C) Que deje de beber café
(D) Que comience a consumir productos lácteos a pesar de su intolerancia
(E) Que deje de fumar

2. Una mujer de 80 años de edad está bajo evaluación para su posible ingreso en una residencia para adultos mayores. La mujer, que fue llevada al médico por su hijo, parece ansiosa y confundida. La acción más eficaz que puede llevar a cabo el médico en este momento es:

(A) Solucionar rápidamente el ingreso inmediato en la residencia
(B) Llevar a cabo una exploración neuropsicológica
(C) Sugerir la hospitalización inmediata
(D) Preguntar al hijo si ha observado cambios en la conducta de su madre
(E) Agendar una revisión de la paciente en su propio hogar

3. Cada año durante la primera semana de mayo, una mujer de 63 años de edad desarrolla malestar precordial y sensación de aprensión. Su esposo falleció 5 años atrás en la primera semana de mayo. Esta mujer está:

(A) Intentando llamar la atención
(B) Experimentando duelo patológico
(C) Experimentando una reacción de aniversario
(D) Fingiendo una enfermedad
(E) Experimentando depresión

4. Un paciente con enfermedad terminal utiliza oraciones como "es culpa del doctor que me haya enfermado; no pidió un electrocardiograma cuando fui a verlo la última vez". Según Elizabeth Kübler-Ross, ¿en qué etapa se encuentra el paciente?

(A) Negación
(B) Ira
(C) Negociación
(D) Depresión
(E) Aceptación

5. Un médico realiza una exploración física en una mujer activa e independiente de 75 años. ¿Cuál de los siguientes hallazgos es más probable encontrar?

(A) Aumento de la respuesta inmunitaria
(B) Aumento de la masa muscular
(C) Disminución del tamaño de los ventrículos cerebrales
(D) Disminución del control vesical
(E) Problemas de memoria graves

6. El 90% de los pacientes en la consulta de un médico general tienen más de 65 años de edad. Al compararlos con la población general, estos pacientes adultos mayores muestran mayor probabilidad de tener menor:

(A) Probabilidad de suicidio
(B) Ansiedad
(C) Inteligencia
(D) Calidad del sueño
(E) Depresión

7. El esposo de 78 años de una mujer de 70 años acaba de fallecer. Si esta mujer experimenta un duelo típico, ¿cuál de las siguientes respuestas podría esperarse?

(A) Pérdida inicial del apetito
(B) Sentimientos de inutilidad
(C) Amenaza de suicidio
(D) Duelo intenso que dura años tras la muerte
(E) Sentimientos persistentes de desolación

8. Un médico acaba de diagnosticar un caso de cáncer pancreático terminal en un hombre de 68 años. ¿Cuál de los siguientes enunciados en relación con las reacciones y conducta del médico es más probable que sea cierto?

(A) Debe informar a la familia, pero no al paciente, sobre la naturaleza grave de la enfermedad
(B) Su relación con la familia del paciente debe terminar cuando el paciente fallezca
(C) Debe proporcionar sedación profunda para los miembros de la familia cuando el paciente fallezca hasta que la conmoción por la muerte pase
(D) Sentirá que ha fallado cuando el paciente muera
(E) Se sentirá cada vez más cercano al paciente a medida que se acerca la muerte

9. La diferencia promedio en la expectativa de vida entre las mujeres caucásicas y los hombres afroamericanos es de aproximadamente:

(A) 3 años
(B) 6 años
(C) 10 años
(D) 15 años
(E) 20 años

10. Tras 6 meses de la muerte de un ser querido, ¿cuál de los siguientes es más probable que indique que la persona está experimentando una reacción de duelo complicado?

(A) Añorar
(B) Llorar
(C) Negación de que el familiar ha muerto
(D) Irritabilidad
(E) Ilusiones

11. Una paciente de 80 años de edad dice al doctor que está preocupada porque se le olvidan las direcciones de las personas que acaba de conocer y que necesita más tiempo que antes para resolver el crucigrama en el periódico de los domingos. Juega a las cartas de forma regular con sus amigas, su higiene personal es buena, y hace sus compras y cocina ella misma. La paciente probablemente:

(A) Muestra un envejecimiento típico
(B) Muestra indicios de enfermedad de Alzheimer
(C) Muestra evidencia de depresión
(D) Está desarrollando un trastorno de ansiedad
(E) No es capaz de vivir sola

12. Un paciente de 81 años de edad comenta a su médico que a veces tiene problemas para conciliar el sueño, y que le gustaría poder "tomarse una pastilla" en esos momentos. La exploración física es normal, y el paciente no muestra indicios de psicopatología. De los siguientes fármacos, ¿cuál debe evitarse en este paciente?

(A) Difenhidramina
(B) Zaleplón
(C) Trazodona
(D) Zolpidem
(E) Ramelteón

13. Una mujer de 50 años de edad que está muriendo de cáncer tiene una hija de 10 años. La madre no quiere que la niña conozca el pronóstico de la enfermedad. Lo más correcto en relación con la condición de la madre es que el médico:

(A) Hable con la madre y la aliente a hablar con su hija
(B) Hable a solas con la niña y le comente sobre la condición de su madre
(C) Siga los deseos de la madre y no diga nada a la niña
(D) Hable con la madre y la niña al mismo tiempo
(E) Insista en que la madre se lo cuente a su hija

14. Un paciente de 70 años de edad cuya esposa falleció hace 8 meses informa que algunas veces se levanta una hora más temprano de lo habitual y que a menudo llora cuando piensa en su esposa. También comenta que en una ocasión siguió por un momento a una mujer en la calle que se parecía a su esposa fallecida. El paciente también cuenta que se ha reunido otra vez con su equipo de bolos y que disfruta las visitas de sus nietos. Para este paciente, la mejor recomendación del médico es:

(A) Medicamento para dormir
(B) Evaluar en busca de depresión mayor
(C) Llamadas telefónicas regulares y consultas frecuentes para "reportarse" con el doctor
(D) Psicoterapia
(E) Evaluación neuropsicológica en busca de enfermedad de Alzheimer

15. Un paciente de 70 años de edad que antes tenía muy buena higiene personal ha estado sin afeitarse y mal vestido desde que murió su esposa hace 8 años. Ha bajado 10 kg, tiene problemas persistentes para conciliar el sueño y no tiene interés en interactuar con amigos o familiares. También tiene dificultad para recordar qué fue lo que comió el día de ayer o lo que comió hoy. La exploración física y los resultados de laboratorio son normales. Para este paciente, la mejor recomendación del médico es:

(A) Medicamento para dormir
(B) Evaluar en busca de depresión mayor
(C) Llamadas telefónicas regulares y consultas frecuentes para "reportarse" con el doctor
(D) Psicoterapia
(E) Evaluación neuropsicológica en busca de enfermedad de Alzheimer

Respuestas y explicaciones

Pregunta típica de examen

C. No hay ninguna indicación de que esta mujer tenga algún problema que impida que el médico le diga la verdad. Por lo tanto, el médico debe decirle la verdad, que su esposo ha fallecido, y quedarse con ella y ofrecerle apoyo. Al igual que con todos los pacientes adultos, a los pacientes se les debe decir la verdad. No es necesario esperar a que el hijo llegue, y decirle que no se preocupe, que su esposo estará bien, o que está gravemente herido, es mentir a la paciente.

1. **E.** El tabaquismo, incluso si es moderado, se asocia con desarrollo de osteoporosis. Las almendras, los frijoles y el salmón enlatado contienen calcio y, por lo tanto, pueden ayudar a compensar la ausencia de productos lácteos en la dieta. La ingesta moderada de carne, café y alcohol como la describe esta paciente no se asocia con el desarrollo o empeoramiento de la osteoporosis.

2. **E.** La acción más eficaz que puede llevar a cabo el médico es tomarse el tiempo de revisar a la mujer en su propio hogar. La ansiedad ante una situación no familiar puede llevar a confusión, particularmente en los pacientes adultos mayores. No está indicada la hospitalización inmediata, y entrevistar al hijo no es apropiado hasta que se haya obtenido una idea clara de la afección de la paciente. Tampoco es útil una evaluación neuropsicológica mientras la paciente está mostrando indicios de estrés intenso.

3. **C.** Lo que esta mujer está experimentando se describe mejor como una reacción de aniversario. En esta reacción, la persona en duelo experimenta muchos de los sentimientos que experimentó cuando su esposo falleció durante épocas significativas en años posteriores. Esto se considera como una reacción de duelo típico, no un duelo complicado, y no se asocia significativamente con depresión mayor. Tampoco es un signo de que esté fingiendo o buscando atención.

4. **B.** Durante la etapa de ira, es probable que el paciente culpe al médico.

5. **D.** De los hallazgos mencionados, la disminución en el control de la vejiga es el hallazgo más probable en una mujer activa e independiente de 75 años. En el envejecimiento, la respuesta inmunitaria y la masa muscular disminuyen, y el tamaño de los ventrículos cerebrales aumenta. Aunque pueden presentarse problemas leves de memoria, los problemas graves no son parte del envejecimiento típico. Los problemas graves de memoria que interfieren con la función normal indican el desarrollo de una enfermedad neurocognitiva como la enfermedad de Alzheimer.

6. **D.** Las alteraciones del sueño, como la disminución en el sueño delta (onda lenta) (*véase* cap. 10), se presentan con frecuencia en los adultos mayores. El suicidio y la depresión son más habituales en los adultos mayores que en la población general. La ansiedad puede ser producto de miedo a la enfermedad o al daño físico. La inteligencia no disminuye en los adultos mayores típicos.

7. **A.** La pérdida inicial del apetito es habitual en el duelo típico. Los sentimientos de inutilidad y desolación, las amenazas de suicidio y un período prolongado de duelo son características de una reacción de duelo complicado y no de un duelo típico.

8. **D.** Los médicos a menudo sienten que han fallado cuando un paciente fallece. En lugar de volverse más cercano, este médico puede volverse emocionalmente distante del paciente a fin de afrontar la muerte inminente. Rara vez está indicada la sedación profunda para los familiares en duelo, ya que puede interferir con el proceso de duelo. Generalmente el médico informa a los pacientes cuando padecen una enfermedad terminal, y es una fuente importante de apoyo para la familia antes y después de la muerte del paciente.

9. **C.** La diferencia en la expectativa de vida entre las mujeres caucásicas (81.1 años) y los hombres afroamericanos (71.5 años) es de aproximadamente 10 años. Las diferencias en la expectativa de vida para la edad, sexo y procedencia étnica están disminuyendo en la actualidad.

10. **C.** Tras 6 meses de la muerte de un ser querido, la negación de la muerte sugiere una reacción de duelo complicado. Por lo general, la negación dura hasta 24 h. El hecho de añorar, llorar, la irritabilidad y las ilusiones son parte de una reacción típica de duelo.

11. **A.** Esta mujer de 80 años probablemente esté mostrando un envejecimiento típico, ya que puede funcionar adecuadamente y vivir sola. Los problemas leves de la memoria que no interfieren con el funcionamiento normal, como los que describe la paciente, se observan en los pacientes con envejecimiento típico. No existe evidencia de que esta paciente tenga enfermedad de Alzheimer, depresión o trastorno de ansiedad.

12. **A.** El fármaco antihistamínico difenhidramina debe evitarse en los pacientes adultos mayores, ya que es probable que produzca síntomas de delírium. Desafortunadamente, varios otros medicamentos para dormir de venta libre, como el Tylenol PM®, contienen difenhidramina. Para el insomnio en adultos mayores las mejores opciones incluyen fármacos somníferos más nuevos como el zolpidem y el ramelteón (*véase* cap. 10). La trazodona es un antidepresivo tricíclico sedante que también es útil para los problemas ocasionales para conciliar el sueño en los adultos mayores.

13. **A.** Corresponde a la madre decidir cuándo y cómo le habla a la niña acerca de su enfermedad. Sin embargo, los niños en edad escolar a menudo son conscientes de cuando algo grave está ocurriendo en su familia, y pueden comprender el significado de la muerte (*véase* cap. 2). Por lo tanto, aunque no es apropiado que el médico insista a la paciente que hable con su hija, este debe hablar con la madre y alentarla a hablar con su ella acerca de su padecimiento terminal. El médico también puede aconsejar a la paciente sobre qué decirle a la niña acerca de su muerte inminente.

14. **C.** Este paciente, cuya esposa falleció hace 8 meses, está mostrando una reacción de duelo típico. Aunque algunas veces se levanta una hora más temprano de lo habitual y llora cuando piensa en su esposa, está intentando regresar a su estilo de vida al unirse nuevamente a su equipo de bolos y visitar a su familia. La ilusión de pensar que vio a su esposa le hizo seguir a una mujer que se le parecía, pero es una reacción típica del duelo. Para una reacción típica de duelo, una intervención apropiada es recomendar llamadas telefónicas regulares y consultas para "reportarse" con el médico. En este momento, este paciente no requiere medicamentos para dormir, antidepresivos, psicoterapia o una evaluación neuropsicológica.

15. **B.** Este paciente, cuya esposa falleció hace 8 meses, muestra indicios de una reacción de duelo complicado. Está exhibiendo signos de depresión (p. ej., descuido de la higiene personal, pérdida significativa de peso, problemas graves del sueño y poco interés en interactuar con sus familiares y amigos) (*véase* cap. 12). La psicoterapia, aunque útil, será menos útil que un medicamento antidepresivo para este paciente. Su sueño mejorará a medida que mejora la depresión. Los pacientes adultos mayores que experimentan depresión a menudo presentan problemas de memoria que se asemejan a la enfermedad de Alzheimer (seudodemencia). El inicio súbito de problemas de memoria (p. ej., olvidar lo que ha estado comiendo) con la concurrente pérdida de su esposa indica que el paciente probablemente esté experimentando depresión en lugar de enfermedad de Alzheimer. Aunque debe ser seguido de cerca, en este momento no hay indicación de que este paciente requiera una evaluación neuropsiquiátrica.

Genética, anatomía y bioquímica de la conducta

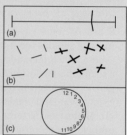
I. GENÉTICA DE LA CONDUCTA

A. Estudios para analizar la genética de la conducta

1. **Los estudios de riesgo familiar** comparan la frecuencia con la que se presenta un trastorno o rasgo conductual en los familiares del individuo afectado en comparación con la frecuencia con la que ocurre en la población general.

2. **Estudios en gemelos**

   a. **Los estudios de adopción** con **gemelos monocigóticos o dicigóticos** criados en el mismo hogar o en hogares distintos se utilizan para diferenciar los efectos de los factores genéticos de los factores ambientales en la incidencia de trastornos psiquiátricos, neuropsiquiátricos y de abuso de sustancias (p. ej., alcoholismo).

   b. Si existe un componente genético en la etiología, puede esperarse que un trastorno determinado tenga una mayor **tasa de concordancia** en los gemelos monocigóticos que en los dicigóticos (p. ej., si es concordante, el trastorno se presenta en ambos gemelos).

3. Ha sido difícil relacionar cromosomas particulares con las enfermedades psiquiátricas. Sin embargo, en varios estudios recientes se han establecido estas asociaciones.

   a. Recientemente se asoció la **esquizofrenia** (*véase* cap. 11) con marcadores en el cromosoma 6 (particularmente el gen del componente 4 del complemento [C4]) y 10 [24q]).

   b. El **trastorno bipolar** y el **trastorno depresivo mayor** (*véase* cap. 12) se han relacionado recientemente con marcadores en los cromosomas 18q, así como en 10q, 11q y 12p.

B. Cromosomas específicos. También se han relacionado otros cromosomas con otros trastornos con síntomas conductuales (tabla 4-1).

T a b l a 4-1	Alteraciones cromosómicas con manifestaciones conductuales	
Cromosoma	**Enfermedad**	**Manifestaciones conductuales**
1	Enfermedad de Alzheimer	Depresión, ansiedad, demencia (de inicio temprano)
4	Enfermedad de Huntington	Conducta errática, síntomas psiquiátricos (p. ej., depresión, psicosis), demencia
5	Síndrome de Sotos	Alteración intelectual, fobias, hiperfagia
7	Síndrome de William	Hipersociabilidad, discapacidad intelectual, problemas conductuales, hipotonía
8	Síndrome de Cohen	Comportamiento autista asociado, discapacidad intelectual
9	Distonía muscular deformante (DYT1)	Depresión, problemas de aprendizaje
	Esclerosis tuberosa	Convulsiones, alteraciones cognitivas, comportamiento autista asociado
11	Porfiria aguda intermitente	Conducta maníaca, psicosis (*véase* cap. 5)
12	Fenilcetonuria	Trastorno por déficit de atención con hiperactividad (TDAH), discapacidad intelectual
13	Enfermedad de Wilson	Depresión, cambios en la personalidad, síntomas psicóticos
14	Enfermedad de Alzheimer	Depresión, ansiedad, demencia (de inicio temprano)
15	Síndrome de inversión-duplicación del cromosoma 15	Convulsiones, comportamiento autista asociado, hipotonía
	Síndrome de Prader-Willi/síndrome de Angelman	Discapacidad intelectual, ira, obcecación, rigidez de pensamiento y autolesiones
16	Esclerosis tuberosa	Convulsiones, alteraciones cognitivas, comportamiento autista asociado
17	Neurofibromatosis tipo I	Alteraciones cognitivas
	Enfermedad de Charcot-Marie-Tooth	Neuropatía periférica
	Síndrome de Smith-Magenis	Discapacidad intelectual, alteración del lenguaje expresivo, conducta estereotipada, dependencia, convulsiones
18	Síndrome de Tourette	Falta de control del lenguaje y los movimientos
19	Enfermedad de Alzheimer (sitio del gen *APOE4*)	Depresión, ansiedad, demencia (en la edad típica de inicio)
21	Epilepsia mioclónica progresiva	Regresión cognitiva, afasia, discapacidad intelectual
	Enfermedad de Alzheimer (asociada con síndrome de Down)	Depresión, ansiedad, demencia (de inicio temprano)
22	Leucodistrofia metacromática Neurofibromatosis tipo II Síndrome de DiGeorge/velocardiofacial	Cambios de personalidad, psicosis, demencia Alteraciones auditivas Esquizofrenia, trastorno bipolar, retraso psicomotriz, retraso en el desarrollo del lenguaje, TDAH, convulsiones
X	Síndrome del X frágil Síndrome de Kallmann Síndrome de Lesch-Nyhan Síndrome de Rett	Comportamiento autista asociado Anosmia, ausencia de impulso sexual, depresión, ansiedad, fatiga Automutilación y otras conductas aberrantes, discapacidad intelectual Comportamiento autista asociado, anomalías respiratorias, retorcer las manos

Adaptado de Fadem B, Monaco E. *High Yield Brain and Behavior.* Baltimore, MD: Lippincott Williams & Wilkins; 2007:27.

II. NEUROANATOMÍA DE LA CONDUCTA

El sistema nervioso humano está formado por el **sistema nervioso central** (**SNC**) y el **sistema nervioso periférico** (**SNP**).

A. **SNC.** Está formado por el cerebro y la médula espinal.
   1. La **corteza cerebral** puede dividirse del modo siguiente:
      a. **Anatómicamente**, en cuatro pares de lóbulos: frontal, temporal, parietal y occipital, así como en los lóbulos límbicos (que contienen partes mediales de los lóbulos frontal, temporal y parietal e incluyen el hipocampo, la amígdala, el fórnix, el septum, partes del tálamo y el giro del cíngulo y sus estructuras relacionadas).
      b. **Por configuración** de las capas neuronales o citoarquitectura.
      c. **Funcionalmente**, en áreas motriz, sensitiva y de asociación.

2. **Hemisferios cerebrales**

   a. Los hemisferios están **conectados** por el cuerpo calloso, la comisura anterior, la comisura hipocámpico y la comisura habenular.

   b. Las funciones de los hemisferios están **lateralizadas**.

   (1) El hemisferio **derecho**, o **no dominante**, está asociado principalmente con la **percepción**; también está asociado con las **relaciones espaciales**, la **imagen corporal** y la capacidad musical y artística.

   (2) El hemisferio **izquierdo**, o **dominante**, se asocia con la **función del lenguaje** en casi todas las personas diestras y la mayoría de las personas zurdas.

   c. Existen **diferencias sexuales** en la lateralización cerebral. Las **mujeres** pueden tener un cuerpo calloso y comisura anterior más grandes, y parecen tener una mejor comunicación interhemisférica que los hombres. Los **hombres** pueden tener hemisferios cerebrales derechos mejor desarrollados y ser más eficientes en las tareas espaciales que las mujeres.

3. Las **lesiones cerebrales** causadas por accidentes, enfermedad, cirugía u otro tipo de daño se asocian con efectos neuropsiquiátricos particulares (tabla 4-2).

4. **Sistemas de memoria**

   a. La **memoria declarativa** o explícita involucra el conocimiento de los hechos y se recupera de forma **consciente**.

   b. La **memoria no declarativa** o implícita involucra la información de cómo llevar a cabo una acción, y se recupera de forma inconsciente.

   c. En la tabla 4-3 se muestra la neuroanatomía de estos sistemas de memoria y ejemplos clínicos.

B. **SNP.** Contiene todas las fibras **sensitivas**, **motrices** y **autónomas** fuera del SNC, incluyendo los **nervios espinales**, los **nervios craneales** y los **ganglios periféricos**.

1. El SNP transporta información **sensitiva** hacia el SNC e información **motriz** desde el SNC.

2. El sistema nervioso autónomo, que consiste en las divisiones **simpática** y **parasimpática**, proporciona inervación a los órganos internos.

T a b l a 4-2	Efectos neuropsiquiátricos de las lesiones cerebrales sobre la conducta
Localización de la lesión	**Efectos**
Lóbulos frontales	Cambios en el estado de ánimo (p. ej., depresión con lesiones en el hemisferio dominante, elevación del estado de ánimo con las lesiones en el hemisferio no dominante)
	Dificultad con la motivación, la concentración, la atención, la orientación y la solución de problemas (lesiones en la convexidad dorsolateral)
	Dificultades con el juicio, las inhibiciones, las emociones, cambios de personalidad (lesiones orbitofrontales)
	Incapacidad para hablar con fluidez (p. ej., afasia de Broca [lesiones del lado dominante])
Lóbulos temporales	Alteración de la memoria
	Convulsiones psicomotrices
	Cambios en la conducta agresiva
	Incapacidad para comprender el lenguaje (p. ej., afasia de Wernicke [lesiones del lado dominante])
Lóbulos límbicos Hipocampo Amígdala	Escaso rendimiento en el nuevo aprendizaje; implicado específicamente en la enfermedad de Alzheimer
	Síndrome de Klüver-Bucy (disminución de la agresión, aumento de la conducta sexual, hiperoralidad)
	Disminución en la respuesta de miedo condicionada
	Problemas para identificar el significado de las expresiones faciales y verbales, o ira en otros
Lóbulos parietales	Alteración en el procesamiento de la información visuoespacial (p. ej., no poder copiar una línea u olvidar los números del lado izquierdo al dibujar la carátula de un reloj [lesiones del lado derecho])
	Alteración en el procesamiento de la información verbal (p. ej., no poder distinguir entre izquierda y derecha, hacer cálculos simples, nombrar los dedos de la mano o escribir [síndrome de Gerstmann, lesiones del lado dominante])
Lóbulos occipitales	Alucinaciones e ilusiones visuales
	Incapacidad para identificar objetos camuflados
	Ceguera
Hipotálamo	Hambre que conduce a obesidad (daño al núcleo ventromedial), pérdida del apetito que conduce a pérdida de peso (daño en el núcleo lateral)
	Efectos sobre la actividad sexual y la regulación de la temperatura corporal
Sistema reticular	Cambios en los mecanismos de sueño-vigilia (p. ej., disminución del sueño REM)
	Pérdida de la consciencia
Núcleos basales	Trastornos del movimiento (p. ej., enfermedad de Parkinson [sustancia nigra], enfermedad de Huntington [caudado y putamen] y síndrome de Tourette [caudado])

T a b l a **4-3**	Sistemas de memoria y neuroanatomía asociada			
Tipo de sistema	Tipo de memoria	Anatomía asociada	Duración del recuerdo	Memoria utilizada para recordar
Declarativo (explícito o consciente)	Episódica	Lóbulos temporales (mediales), núcleos talámicos anteriores, fórnix, hipocampo, cuerpos mamilares, corteza prefrontal	Largo plazo	Acontecimientos experimentados en persona, p. ej., la comida del día anterior
	Semántica	Lóbulos temporales inferolaterales	Largo plazo	Conocimiento general acerca del mudo, p. ej., la capital de Washington
No declarativo (implícito o inconsciente)	Procedimental	Cerebelo, núcleos basales, área motriz complementaria	Largo plazo	Cosas que se realizan automáticamente, p. ej., la forma de atar los zapatos
	De trabajo	Corteza prefrontal, áreas de asociación visual y del lenguaje	Corto plazo	Información reciente, p. ej., el número telefónico de una persona a la que se acaba de conocer

3. El sistema nervioso autónomo (SNA) coordina las emociones y las respuestas viscerales como la frecuencia cardíaca, la presión arterial y la secreción de ácido péptico.
4. Las respuestas viscerales que se presentan como resultado de **estrés psicológico** están involucradas en el desarrollo y la exacerbación de algunas **enfermedades físicas** (*véase* cap. 22).

III. NEUROTRANSMISIÓN

A. **Sinapsis y neurotransmisores**
1. La información en el sistema nervioso es transferida a través del **espacio intersináptico** (p. ej., el espacio localizado entre el axón terminal de la neurona presináptica y la dendrita de la neurona postsináptica).
2. Cuando la neurona presináptica es estimulada, se libera un **neurotransmisor**, que viaja a través del espacio intersináptico y actúa sobre receptores en la neurona postsináptica. Los neurotransmisores son **excitadores** si aumentan la probabilidad de que una neurona se active, o **inhibidores** si disminuyen esta probabilidad.

B. **Receptores presinápticos y postsinápticos.** Son proteínas presentes en la membrana de la neurona que identifican neurotransmisores específicos.
1. La **capacidad de cambio** en el número o afinidad de los receptores para neurotransmisores específicos (plasticidad neuronal) puede regular la respuesta de las neuronas.
2. **Segundos mensajeros.** Cuando son estimulados por neurotransmisores, los receptores postsinápticos pueden alterar el metabolismo de las neuronas mediante el uso de segundos mensajeros, que incluyen el **adenosín monofosfato cíclico** (**cAMP**, *cyclic adenosine monophosphate*), **lípidos** (p. ej., diacilglicerol), **Ca^{2+}** y **óxido nítrico**.

C. **Clasificación de neurotransmisores.** Las **aminas biogénicas** (monoaminas), los **aminoácidos** y los **péptidos** son las tres principales clases de neurotransmisores.

D. **Regulación de la actividad de los neurotransmisores**
1. La concentración de neurotransmisores en el espacio intersináptico está fuertemente relacionada con el estado de ánimo y la conducta. Varios mecanismos afectan esta concentración.
2. Después de la liberación por la neurona presináptica, los neurotransmisores son retirados del espacio intersináptico por mecanismos que incluyen:
   a. **Recaptación** por la neurona presináptica.
   b. **Degradación** por enzimas como la **monoaminooxidasa** (**MAO**).

T a b l a **4-4**	Afecciones psiquiátricas y actividad de neurotransmisores asociada
Afección	**Actividad del neurotransmisor aumentada ($\uparrow$) o disminuida ($\downarrow$)**
Depresión	Noradrenalina ($\downarrow$), serotonina ($\downarrow$), dopamina ($\downarrow$)
Manía	Dopamina ($\uparrow$), ácido γ-aminobutírico (GABA) ($\downarrow$)
Esquizofrenia	Dopamina ($\uparrow$), serotonina ($\uparrow$), glutamato ($\uparrow$ o $\downarrow$)
Ansiedad	GABA ($\downarrow$), serotonina ($\downarrow$), noradrenalina ($\uparrow$)
Enfermedad de Alzheimer	Acetilcolina ($\downarrow$), glutamato ($\uparrow$)

3. La disponibilidad de neurotransmisores específicos se asocia con afecciones psiquiátricas comunes (tabla 4-4). La normalización de la disponibilidad de los neurotransmisores por parte de algunos fármacos se asocia con la mejoría de los síntomas desencadenados por estos trastornos (*véase* cap. 16).

IV. AMINAS BIOGÉNICAS

A. Resumen
1. Las **aminas biogénicas**, o **monoaminas**, incluyen catecolaminas, indolaminas, etilaminas y aminas cuaternarias.
2. La **teoría de las monoaminas acerca de los trastornos del estado de ánimo** establece que **la disminución de la actividad de las monoaminas causa depresión y niveles elevados de manía**.
3. Los **metabolitos** de las monoaminas a menudo se cuantifican en la investigación y el diagnóstico psiquiátrico, ya que se cuantifican más fácilmente en los líquidos corporales que las propias monoaminas (tabla 4-5).
4. En la figura 4-1 se muestra la distribución de las vías dopaminérgica, noradrenérgica y serotoninérgica en el SNC.

B. Dopamina
1. La dopamina, una catecolamina, está involucrada en la fisiopatología de la **esquizofrenia y otros trastornos psicóticos, la enfermedad de Parkinson, los trastornos del estado de ánimo**, la respuesta de miedo condicionada (*véase* cap. 7) y la naturaleza "gratificante" de ciertas drogas (*véase* cap. 9).
2. **Síntesis.** El aminoácido tirosina es convertido al precursor de la dopamina por la enzima **tirosina-hidroxilasa**.
3. **Subtipos de receptores.** Se han identificado al menos cinco subtipos de receptor para la dopamina (D_1-D_5); el principal sitio de acción es el receptor D_2 para los fármacos antipsicóticos tradicionales, y D_1 y D_4, así como D_2, para los fármacos antipsicóticos de nueva generación o "atípicos" (*véase* cap. 16).

T a b l a **4-5**	Metabolitos de las monoaminas y psicopatología asociada	
	Aumento ($\uparrow$) o disminución ($\downarrow$) de la concentración del metabolito en el plasma, líquido ceralorraquídeo u orina	**Psicopatología asociada**
Dopamina	($\uparrow$) AHV (ácido homovanílico)	Esquizofrenia y otras afecciones que implican psicosis (*véanse* los caps. 9, 11 y 12)
	($\downarrow$) AHV	Enfermedad de Parkinson Tratamiento con fármacos antipsicóticos Depresión
Noradrenalina	($\uparrow$) AVM (ácido vanililmandélico)	Tumor en la médula suprarrenal (feocromocitoma)
	($\downarrow$) MHPG (3-metoxi-4-hidroxifenilglicol)	Depresión grave e intento de suicidio
Serotonina	($\downarrow$) 5-HIAA (ácido 5-hidroxiindolacético)	Depresión grave e intento de suicidio Agresividad y violencia Impulsividad Síndrome de Tourette Trastorno por consumo de alcohol Bulimia

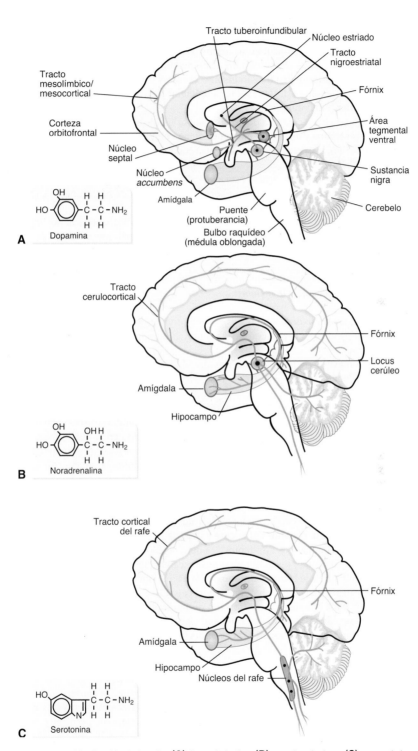

FIGURA 4-1. Distribución de las vías **(A)** dopaminérgica, **(B)** noradrenérgica y **(C)** serotoninérgica en el SNC.

4. Vías dopaminérgicas (*véase* fig. 4-1A)

    a. El **tracto nigroestriatal** está implicado en la regulación del tono muscular y el movimiento.

        (1) Este tracto **degenera en la enfermedad de Parkinson**.

        (2) El tratamiento con medicamentos antipsicóticos, que bloquean los receptores postsinápticos de dopamina que reciben información del tracto nigroestriatal, puede generar síntomas similares a la enfermedad de Parkinson.

    b. La dopamina actúa sobre el **tracto tuberoinfundibular** para inhibir la secreción de prolactina de la hipófisis anterior (adenohipófisis).

        (1) El bloqueo de los receptores de dopamina por medicamentos antipsicóticos evita la liberación de prolactina y da lugar a **concentraciones elevadas de prolactina**.

        (2) Esta elevación, a su vez, produce síntomas como aumento del tamaño de las mamas, galactorrea y disfunción sexual.

    c. El **tracto mesolímbico-mesocortical** está asociado con trastornos psicóticos.

        (1) Este tracto puede desempeñar un papel en la expresión de emociones, ya que se proyecta hacia el sistema límbico y la corteza prefrontal.

        (2) La hiperactividad del tracto mesolímbico se asocia con los síntomas positivos (p. ej., alucinaciones) de la esquizofrenia; la hipoactividad del tracto mesocortical se asocia con los síntomas negativos (p. ej., apatía) de la esquizofrenia (*véase* cap. 11).

C. Noradrenalina. Es una catecolamina, desempeña un papel en **el estado de ánimo, la ansiedad, el estado de alerta, el aprendizaje y la memoria**.

  1. Síntesis

    a. Al igual que las neuronas dopaminérgicas, hay neuronas noradrenérgicas que sintetizan dopamina.

    b. La dopamina β-hidroxilasa, presente en las neuronas noradrenérgicas, convierte esta dopamina a noradrenalina.

  2. Localización. La mayoría de las neuronas noradrenérgicas (~10 000 por hemisferio cerebral) están localizadas en el **locus cerúleo** (*véase* fig. 4-1B).

D. Serotonina. Es una indolamina y desempeña un papel en **el estado de ánimo, el sueño, la sexualidad y el control de impulsos**. El aumento en las concentraciones de serotonina se asocia con un mejor estado de ánimo y una mejor calidad del sueño, pero con una disminución en la función sexual (particularmente retraso en el orgasmo). Las concentraciones muy elevadas se asocian con **síntomas psicóticos** (*véase* cap. 11). La disminución en las concentraciones de serotonina se asocia con un control deficiente de los impulsos, depresión y mala calidad del sueño.

  1. Síntesis. El aminoácido triptófano es convertido a serotonina (también denominada *5-hidroxitriptamina* [5-HT]) por la enzima triptófano-hidroxilasa, así como por la aminoácido descarboxilasa.

  2. Ubicación. La mayoría de los cuerpos celulares serotoninérgicos del cerebro están dentro del **núcleo dorsal del rafe en la parte superior del puente y la parte inferior del mesencéfalo** (*véase* fig. 4-1C).

  3. Antidepresivos y serotonina. Los antidepresivos heterocíclicos (**AHC**), los inhibidores selectivos de la recaptación de serotonina y los inhibidores de la recaptación de serotonina y noradrenalina (**ISRS e IRSN**), y los inhibidores de la monoaminooxidasa (**IMAO**) incrementan la presencia de serotonina y noradrenalina en el espacio intersináptico (*véase* cap. 16).

    a. Los **AHC** y los **IRSN** bloquean la recaptación de serotonina y noradrenalina, y los **ISRS**, como la fluoxetina, bloquean selectivamente la recaptación de serotonina por la neurona presináptica.

    b. Los **IMAO** evitan la degradación de la serotonina y la noradrenalina por la MAO.

E. Histamina

  1. La histamina, una **etilamina**, se ve afectada por sustancias psicoactivas.

  2. El bloqueo del receptor de histamina con medicamentos tales como los antipsicóticos y los antidepresivos tricíclicos se asocia con los efectos secundarios más frecuentes de estos medicamentos, como **sedación** y **aumento del apetito**, lo que conduce a un aumento de peso.

F. Acetilcolina (Ach). Es una amina cuaternaria y consiste en el transmisor utilizado por las **uniones nervio-esquelético-musculares**.

  1. La **degeneración de las neuronas colinérgicas** se asocia con **enfermedad de Alzheimer, síndrome de Down y trastornos del movimiento y el sueño** (p. ej., disminución del sueño de movimientos oculares rápidos [REM, *rapid eye movement*], *véase* cap. 10).

2. Las **neuronas colinérgicas** sintetizan Ach a partir de la acetil coenzima A y la colina utilizando la enzima **colina-acetiltransferasa**.
3. El **núcleo basal de Meynert** es un área del cerebro involucrada en la producción de Ach.
4. La **acetilcolinesterasa** (AchE) descompone la Ach en colina y acetato.
5. El bloqueo de la acción de la **AchE** con medicamentos como el **donepezilo**, la **rivastigmina** y la **galantamina** puede retrasar la progresión de la enfermedad de Alzheimer, pero no puede revertir la función cerebral que ya se ha perdido.
6. El **bloqueo de los receptores muscarínicos de Ach** con medicamentos como los antipsicóticos y los antidepresivos tricíclicos produce los efectos adversos "anticolinérgicos" clásicos observados con el uso de estos medicamentos, incluyendo boca seca, visión borrosa, dificultad para iniciar la micción y estreñimiento. El uso de estos fármacos puede desencadenar efectos anticolinérgicos centrales como confusión y problemas de memoria.
7. Los fármacos anticolinérgicos suelen utilizarse para tratar los síntomas similares a los de la enfermedad de Parkinson causados por fármacos antipsicóticos (*véase* la sección IV.B.4.a., antes).

V. AMINOÁCIDOS Y NEUROTRANSMISORES

Estos neurotransmisores están involucrados en la mayoría de las sinapsis en el cerebro: **glutamato, ácido γ-aminobutírico (GABA) y glicina**.

A. Glutamato
1. El glutamato es un neurotransmisor excitador que contribuye a la fisiopatología de las **enfermedades neurodegenerativas** como la enfermedad de Alzheimer y la esquizofrenia.
   a. El mecanismo de esta asociación implica la activación del receptor de glutamato *N*-metil-D-**aspartato** (**NMDA**) por la elevación sostenida de glutamato.
   b. Esta activación da lugar a la entrada de iones de calcio a las neuronas, lo que conduce a degeneración y muerte celular a través de **excitotoxicidad**.
   c. La **memantina**, un antagonista del receptor de NMDA, **bloquea este flujo de entrada de calcio**; la memantina está indicada para el tratamiento de los pacientes con enfermedad **Alzheimer** de moderada a grave.

B. GABA
1. El GABA es el principal neurotransmisor **inhibidor** del SNC. Es sintetizado a partir del glutamato por la enzima glutamato-descarboxilasa, que requiere vitamina B_6 (piridoxina) como cofactor.
2. El GABA está íntimamente involucrado en la acción de ansiolíticos como las **benzodiazepinas** (p. ej., diazepam) y los **barbitúricos** (p. ej., secobarbital). Las benzodiazepinas y los barbitúricos aumentan la afinidad del GABA por su **sitio de unión GABA$_A$**, lo que permite que entre más cloro a la neurona. Las neuronas cargadas con cloro se hiperpolarizan y se inhiben, lo cual desencadena la disminución de la descarga neuronal y la reducción de la ansiedad. Los anticonvulsivos también potencian la actividad de GABA.

C. Glicina. Es un neurotransmisor inhibidor que se encuentra principalmente en la médula espinal. La glicina tiene acción propia, y también actúa como regulador de la actividad del glutamato.

VI. NEUROPÉPTIDOS

A. Opioides endógenos (p. ej., encefalinas, endorfinas, dinorfinas y endomorfinas). Son producidas por el propio cerebro. Actúan disminuyendo el dolor y la ansiedad, y desempeñan un papel en la adicción y el estado de ánimo.

B. Efectos placebo (*véase* cap. 25). Pueden estar mediados por el sistema de opioides endógenos. Por ejemplo, el tratamiento previo con un bloqueador del receptor de opioides, como la naloxona, puede bloquear los efectos placebo.

Autoevaluación

Instrucciones: cada reactivo en esta sección va seguido de respuestas o complementos a las afirmaciones. Seleccione la **mejor** opción (**A, B, C, D o E**) para cada caso.

1. Un hombre de 45 años de edad comienza un cuadro de depresión tras sufrir una lesión en la cabeza. El (las) área(s) del cerebro que más probablemente esté(n) afectada(s) en este paciente es (son):

(A) Lóbulo parietal derecho
(B) Núcleos basales
(C) Hipocampo
(D) Sistema reticular
(E) Amígdala
(F) Lóbulo frontal izquierdo

2. Un hombre de 43 años de edad acude al servicio de urgencias de un hospital. Está muy ansioso y se queja de dolor abdominal y diarrea. El clínico observa rubor intenso en la piel del hombre. En este paciente, el estudio de orina de 24 h es más probable que muestre concentraciones elevadas de:

(A) Acetilcolina
(B) Ácido 5-hidroxiindolacético (5-HIAA)
(C) Glicina
(D) Ácido vanililmandélico (AVM)
(E) Ácido homovanilíco (AHV)

3. En un experimento clínico, a una mujer de 48 años de edad que presenta dolor crónico que en el pasado ha respondido a placebo se le administra naloxona. Poco después, se le administra una sustancia inerte que ella piensa que es un medicamento para el dolor. Después de recibir la sustancia inerte, su dolor seguramente:

(A) Aumentará
(B) Disminuirá
(C) No cambiará
(D) Responderá a dosis más bajas de medicamentos opiáceos que antes
(E) No responderá a los medicamentos opiáceos en el futuro

4. Una mujer de 65 años de edad ha sufrido un ictus que afecta el hemisferio izquierdo de su cerebro. ¿Cuál de las siguientes funciones es más probable que se vea afectada por el ictus?

(A) Percepción
(B) Capacidad musical
(C) Relaciones espaciales
(D) Lenguaje
(E) Capacidad artística

5. ¿Cuál de las siguientes dos entidades estructurales conectan los hemisferios cerebrales?

(A) Núcleos basales y comisura anterior
(B) Comisura anterior y sistema reticular
(C) Sistema reticular y cuerpo calloso
(D) Comisura hipocámpica y cuerpo calloso
(E) Amígdala y comisura habenular

6. Un paciente de 23 años de edad muestra efectos secundarios como sedación, aumento del apetito y aumento de peso durante su tratamiento con medicamentos antipsicóticos. De los siguientes, el mecanismo más relacionado con estos efectos es:

(A) Bloqueo de los receptores de serotonina
(B) Bloqueo de los receptores de dopamina
(C) Bloqueo de los receptores de noradrenalina
(D) Bloqueo de los receptores de histamina
(E) Menor disponibilidad de serotonina

7. Una niña de 3 años de edad con desarrollo típico desde el nacimiento comienza a distanciarse socialmente y luego deja de hablar por completo. Además, en lugar de movimientos voluntarios de la mano, comienza a mostrar conductas repetitivas de retorcer las manos. El cromosoma más probablemente implicado en este trastorno es el:

(A) 1
(B) 16
(C) 18
(D) 21
(E) X

8. El principal neurotransmisor involucrado tanto en la esquizofrenia como en la enfermedad de Alzheimer es:

(A) Serotonina
(B) Noradrenalina
(C) Dopamina
(D) Ácido γ-aminobutírico (GABA)
(E) Acetilcolina (Ach)
(F) Glutamato

9. El principal neurotransmisor involucrado en la acción antidepresiva de la fluoxetina es:

(A) Serotonina
(B) Noradrenalina
(C) Dopamina
(D) Ácido γ-aminobutírico (GABA)
(E) Acetilcolina (Ach)
(F) Glutamato

10. El neurotransmisor metabolizado a 5-HIAA (ácido 5-hidroxiindolacético) es:

(A) Serotonina
(B) Noradrenalina
(C) Dopamina
(D) Ácido γ-aminobutírico (GABA)
(E) Acetilcolina (Ach)
(F) Glutamato

11. Un hombre de 25 años de edad sufre un traumatismo craneoencefálico grave en un accidente automovilístico. Anteriormente era una persona agresiva, pero tras el accidente es tranquilo y cooperador. También hace comentarios provocativos inapropiados a las enfermeras y se masturba mucho. El (las) área(s) del cerebro más probablemente afectada(s) en este paciente es (son):

(A) Lóbulo parietal derecho
(B) Núcleos basales
(C) Hipocampo
(D) Sistema reticular
(E) Amígdala
(F) Lóbulo frontal izquierdo

12. Una mujer de 35 años de edad informa que tiene dificultad para dormir desde que sufrió una contusión en un accidente mientras viajaba en el metro. El (las) área(s) del cerebro más probablemente afectada(s) en esta paciente es (son):

(A) Lóbulo parietal derecho
(B) Núcleos basales
(C) Hipocampo
(D) Sistema reticular
(E) Amígdala
(F) Lóbulo frontal izquierdo

13. A una mujer de 55 años de edad le diagnosticaron esquizofrenia cuando tenía tan solo 22 años. Si el diagnóstico es correcto, el volumen del hipocampo, el tamaño de los ventrículos cerebrales y la utilización de glucosa en la corteza frontal de esta paciente seguramente estarán:

(A) Aumentado, aumentado, aumentada
(B) Disminuido, disminuido, disminuida
(C) Disminuido, disminuido, aumentada
(D) Disminuido, aumentado, disminuida
(E) Aumentado, disminuido, aumentado

14. Una mujer de 80 años de edad presenta temblor en reposo de su mano izquierda, poca expresión facial y problemas para dar el primer paso cuando ha estado sin moverse. El (las) área(s) del cerebro más probablemente afectada(s) en esta paciente es (son):

(A) Lóbulo parietal derecho
(B) Núcleos basales
(C) Hipocampo
(D) Sistema reticular
(E) Amígdala
(F) Lóbulo frontal izquierdo

Preguntas 15 y 16

Un hombre de 69 años de edad, anteriormente presidente de un banco, no puede decir el nombre del presidente actual y tiene dificultad para identificar a la mujer que está sentada a su lado (su esposa). Comenzó a tener problemas de memoria hace 3 años.

15. ¿La atrofia de qué área(s) del cerebro es más probable encontrar en este paciente?

(A) Lóbulo parietal derecho
(B) Núcleos basales
(C) Hipocampo
(D) Sistema reticular
(E) Amígdala
(F) Lóbulo frontal izquierdo

16. La biopsia cerebral *post mortem* de este paciente seguramente mostrará:

(A) Aumento del 3-metoxi-4-hidroxifenilglcol (MPHG)
(B) Hipertrofia frontal derecha
(C) Disminución de las concentraciones de calcio
(D) Disminución de las concentraciones de ácido homovanílico (AHV)
(E) Depósitos de β-amiloide

17. Un paciente masculino de 28 años de edad es llevado a la sala de urgencias después de una pelea en la que atacó a un hombre que se coló en el supermercado. En el servicio de urgencias sigue mostrándose violento y combativo. Los líquidos corporales de este paciente seguramente mostrarán:

(A) Aumento en el 3-metoxi-4-hidroxifenilglicol (MHPG)
(B) Disminución del 3-metoxi-4-hidroxifenilglcol (MHPG)
(C) Aumento del ácido 5-hidroxiindolacético (5-HIAA)
(D) Disminución del 5-HIAA
(E) Disminución del ácido homovanílico (AHV)

18. Una mujer de 30 años de edad que está dejando el consumo de heroína muestra aumento de ansiedad, incrementos en el pulso, elevación de la presión arterial y temblor de las manos. Sus síntomas mejoran después de administrarle clonidina, un agonista de los receptores α_2-adrenérgicos. El (las) área(s) del cerebro que más probablemente esté(n) involucrada(s) en la mejora de los síntomas de esta paciente es (son):

(A) Lóbulo parietal derecho
(B) Núcleos basales
(C) Locus cerúleo
(D) Núcleos del rafe
(E) Amígdala
(F) Sustancia nigra

19. Una paciente muy ansiosa de 25 años de edad es revisada en la sala de urgencias. No hay evidencia de enfermedad física. Si pudiera medirse, la actividad del ácido γ-aminobutírico (GABA) en el cerebro de esta paciente seguramente estaría:

(A) Aumentada
(B) Disminuida
(C) Sin cambios
(D) Más elevada que la actividad de la serotonina
(E) Más elevada que la actividad de la dopamina

20. Un hombre de 24 años de edad sufre un traumatismo craneoencefálico en un accidente de tránsito. Su padre informa que, antes del accidente, el paciente era respetuoso, modesto, controlado y trabajador. En el hospital se comporta de forma grosera con el personal médico y de enfermería, pierde los estribos a la menor provocación y se rehúsa a ponerse la bata de hospital o cualquier otra cosa. Estos cambios conductuales tras el accidente indican que el área del cerebro que más probablemente se haya lesionado en el paciente es:

(A) Convexidad dorsolateral del lóbulo frontal
(B) Hipotálamo
(C) Corteza orbitofrontal

(D) Sistema reticular
(E) Amígdala
(F) Núcleo basal de Meynert

21. El análisis del plasma sanguíneo de un paciente masculino de 45 años de edad muestra un aumento en el ácido homovanílico (AHV). ¿Con cuál de los siguientes padecimientos es más probable que esté asociado este aumento?

(A) Enfermedad de Parkinson
(B) Depresión
(C) Bulimia
(D) Feocromocitoma
(E) Esquizofrenia

22. Una niña de 14 años de edad recuerda que la escuela termina el miércoles antes del Día de Acción de Gracias cada año. ¿Este es un ejemplo de cuál de los siguientes tipos de memoria?

(A) Semántica
(B) Episódica
(C) Procedimental
(D) De trabajo

23. Un paciente de 55 años de edad que está tomando bromuro de tiotropio por enfermedad pulmonar obstructiva crónica tiene problemas de memoria debidos a la acción del fármaco sobre ¿cuál de los siguientes receptores?

(A) Adrenérgicos
(B) Colinérgicos
(C) Dopaminérgicos
(D) Histaminérgicos
(E) Serotoninérgicos

24. Un niño de 6 años de edad presenta convulsiones, defectos cognitivos y comportamiento autista asociado. El niño también presenta zonas hipopigmentadas elevadas en la frente (placas en la frente). ¿Cuál de los siguientes cromosomas es más probable que esté involucrado en la etiología de los síntomas de este niño?

(A) 1
(B) 16
(C) 18
(D) 21
(E) X

25. Un hombre de 72 años de edad con enfermedad de Alzheimer es tratado con memantina. ¿Cuál se piensa que es la base de la acción terapéutica de la memantina sobre las neuronas en el cerebro?

(A) Inhibir la acción de la acetilcolinesterasa
(B) Inhibir el flujo de entrada del calcio
(C) Inhibir la acción de la acetilcolina
(D) Facilitar el flujo de entrada del glutamato
(E) Facilitar el flujo de entrada del calcio

26. Un hombre de 30 años de edad con muchas experiencias negativas en la vida se molesta cuando mira fotografías de sí mismo tomadas durante esas épocas. El área del cerebro que con más probabilidad se active al ver dichas imágenes es:

(A) Convexidad dorsolateral del lóbulo frontal
(B) Hipotálamo
(C) Corteza orbitofrontal
(D) Sistema reticular
(E) Amígdala
(F) Núcleo basal de Meynert

27. La vía cerebral más asociada con la evidencia de síntomas negativos en la esquizofrenia es el:

(A) Tracto mesocortical
(B) Tracto mesolímbico
(C) Tracto tuberoinfundibular
(D) Tracto cerulocortical
(E) Tracto cortical del rafe

Respuestas y explicaciones

1. **F.** De las áreas del cerebro mencionadas, la depresión es más probable que se asocie con daño al lóbulo frontal izquierdo.

2. **D.** Es más probable que el estudio de orina de 24 h muestre aumento del AVM, un metabolito de la noradrenalina. La ansiedad, el dolor abdominal, la diarrea y el rubor en la piel son síntomas de feocromocitoma, un tumor secretor de noradrenalina de la glándula suprarrenal. Este cuadro clínico no se observa con elevación en las concentraciones de otros metabolitos de neurotransmisores.

3. **C.** Dado que la respuesta al placebo se basa en parte en la activación del sistema de opioides endógenos, será bloqueado por la naloxona, y el dolor de esta paciente no presentará cambios. Este experimento no necesariamente afectará su respuesta futura a los medicamentos opiáceos.

4. **D.** La zona dominante para el lenguaje en las personas tanto diestras como zurdas usualmente es el hemisferio izquierdo del cerebro. La percepción, la capacidad musical, la capacidad artística y las relaciones espaciales son principalmente funciones del lado derecho del cerebro.

5. **D.** El cuerpo calloso y las comisuras hipocámpica, habenular y anterior conectan ambos hemisferios del cerebro. Los núcleos basales, el sistema reticular y la amígdala no tienen esta función.

6. **D.** La sedación, el aumento del apetito y el aumento de peso son efectos secundarios del tratamiento con cierto tipo de fármacos antipsicóticos. El mecanismo más relacionado con estos efectos adversos es el bloqueo de los receptores de histamina, ya que estos antipsicóticos no bloquean específicamente la dopamina. El bloqueo de los receptores de dopamina por estos medicamentos antipsicóticos se asocia con efectos secundarios tales como síntomas similares a los de la enfermedad de Parkinson y aumento de las concentraciones de prolactina.

7. **E.** Esta niña de 3 años está mostrando signos de enfermedad de Rett. La enfermedad de Rett está ligada al cromosoma X y se caracteriza por pérdida de las habilidades sociales después de un período de funcionamiento típico, así como retorcer las manos y anomalías de la respiración (*véase también* cap. 15).

8. **F.** Aunque la acetilcolina (Ach) es el principal neurotransmisor implicado en la enfermedad de Alzheimer, puede haber alteraciones del glutamato tanto en el Alzheimer como en la esquizofrenia.

9. **A.** El bloqueo de la recaptación de serotonina por las neuronas presinápticas es el principal mecanismo de acción de la fluoxetina.

10. **A.** La serotonina se metaboliza a 5-HIAA.

11. **E.** El paciente está mostrando evidencia de síndrome de Klüver-Bucy, que incluye hipersexualidad y conducta dócil, y se asocia con daño a la amígdala.

12. **D.** Los mecanismos de sueño-vigilia se ven afectados por daño al sistema reticular.

13. **D.** Aunque no pueden utilizarse estudios de neuroimagen para diagnosticar enfermedades psiquiátricas, los cerebros de los pacientes con esquizofrenia, como esta mujer, tienen mayor probabilidad de mostrar una disminución en el volumen de las estructuras límbicas como el hipocampo; aumento del tamaño de los ventrículos cerebrales debido, en parte, a encogimiento del cerebro; y una menor utilización de la glucosa en la corteza frontal.

14. **B.** Esta paciente de 80 años de edad está mostrando signos de enfermedad de Parkinson (p. ej., temblor en reposo, poca expresión facial y problemas para iniciar el movimiento). Este trastorno se asocia con anomalías en los núcleos basales.

15. **C.** Este paciente muestra indicios de enfermedad de Alzheimer. De las áreas del cerebro mencionadas, la principal implicada en la enfermedad de Alzheimer es el hipocampo.

16. E. En las biopsias cerebrales de pacientes fallecidos por Alzheimer se observan placas de amiloide.

17. D. La conducta agresiva e impulsiva como la que muestra este paciente se asocia con una menor cantidad de serotonina en el cerebro. Se ha constatado que las concentraciones de 5-HIAA, el principal metabolito de la serotonina, están elevadas en los líquidos corporales de los individuos violentos, agresivos e impulsivos, así como en los deprimidos. El MHPG (3-metoxi-4-hidroxi-fenilglicol), un metabolito de la noradrenalina, está disminuido en la depresión grave, mientras que el ácido homovanílico (AHV), un metabolito de la dopamina, está reducido en la enfermedad de Parkinson y la depresión.

18. C. Se piensa que la eficacia de la clonidina para tratar los síntomas de abstinencia asociados con el consumo de opiáceos y sedantes se debe a su acción sobre los receptores α_2-adrenérgicos, por ejemplo, mediante la reducción de la tasa de descarga de las neuronas noradrenérgicas, la mayoría de las cuales se localizan en el locus cerúleo.

19. B. El ácido γ-aminobutírico (GABA) es un aminoácido neurotransmisor inhibidor del SNC. Por lo tanto, es probable que la actividad del GABA en el cerebro de esta paciente ansiosa esté reducida. La disminución de la serotonina y el aumento de la dopamina también participan en la ansiedad (*véase* tabla 4-4).

20. C. Los cambios conductuales como un menor control de impulsos, pobre conducta social y ausencia de pudor, indican que el área del cerebro más probablemente lesionada en este paciente sea la corteza orbitofrontal. Las lesiones en esta área causan desinhibición, conducta inapropiada y mal juicio. Por el contrario, las lesiones en la convexidad dorsolateral del lóbulo frontal provocan una disminución del funcionamiento ejecutor (p. ej., motivación, concentración y atención). El hipotálamo está asociado con mecanismos homeostáticos, y el sistema reticular, con la consciencia y el sueño. El daño a la amígdala causa una disminución, y no un aumento, de la conducta agresiva. El núcleo basal de Meynert es un sitio de producción de Ach; su daño podría ocasionar déficits del funcionamiento intelectual.

21. E. En la esquizofrenia se observan mayores concentraciones de ácido homovanílico (AHV), un metabolito importante de la dopamina, en los líquidos corporales. En la enfermedad de Parkinson, la depresión y en los pacientes bajo tratamiento para esquizofrenia, se observan una disminución del AHV. El aumento en el ácido vanililmandélico (AVM), un metabolito de la noradrenalina, se presenta en el feocromocitoma. La disminución de las concentraciones de 5-HIAA, un metabolito de la serotonina, en los líquidos corporales, se observa en la depresión y la bulimia (*véase* tabla 4-5).

22. A. Recordar que la escuela termina el día antes de Acción de Gracias cada año es un ejemplo de memoria semántica, un tipo de memoria declarativa que implica el recuerdo de conocimientos generales acerca del mundo. La memoria episódica contempla el recuerdo de acontecimientos que se han vivido en persona; la memoria de procedimiento involucra el recuerdo de cosas que uno hace automáticamente, y la memoria de trabajo implica el recuerdo de información reciente.

23. B. La disminución en la disponibilidad de acetilcolina por el bloqueo de los receptores muscarínicos de acetilcolina (p. ej., actividad anticolinérgica) en el SNC se asocia con problemas de memoria. Es menos probable que el bloqueo de los receptores adrenérgicos, dopaminérgicos, histaminérgicos o serotoninérgicos se asocie con problemas de memoria.

24. B. Tanto el cromosoma 16 como el cromosoma 9 se asocian con esclerosis tuberosa. Las convulsiones, los defectos cognitivos, el comportamiento autista asociado y las placas en la frente en este niño de 6 años se observan en este padecimiento.

25. B. Se piensa que la acción terapéutica de la memantina en la enfermedad de Alzheimer se basa en la reducción del flujo de entrada de glutamato, lo que bloquea la entrada de calcio, que podría conducir a la degeneración del cuerpo celular y la muerte. A diferencia de un grupo de medicamentos también utilizados para tratar el Alzheimer (los inhibidores de la acetilcolinesterasa), la memantina no afecta directamente la acetilcolina.

26. E. La amígdala es un área importante del cerebro para la evaluación de los estímulos sensoriales con significado emocional. Por lo tanto, el área del cerebro que más probablemente se active con estas fotografías es la amígdala.

27. A. La hipoactividad de la dopamina en el tracto mesocortical se asocia con los síntomas negativos de la esquizofrenia (*véase* cap. 11). La hiperactividad de la dopamina en el tracto mesolímbico se asocia con los síntomas positivos de la esquizofrenia. La dopamina actúa sobre el tracto tuberoinfundibular para inhibir la secreción de prolactina de la hipófisis anterior (adenohipófisis). El tracto cerulocortical se asocia con la acción de la noradrenalina, mientras que el tracto cortical del rafe se asocia con la acción de la serotonina.

Evaluación biológica de
los pacientes con síntomas
psiquiátricos

Capítulo **5**

Pregunta típica de examen

Una mujer de 36 años de edad acude con el médico por fatiga extrema. Comenta que, aunque solía ser una persona alegre y positiva, durante el último año a menudo ha sentido una sensación de desesperanza y ha perdido el interés en ver a sus amistades o salir con ellas. La exploración física inicial es normal, a excepción de un cierto oscurecimiento de la piel, particularmente en los pliegues de las manos, así como oscurecimiento de la mucosa bucal. De las siguientes, ¿cuál es la causa más probable de este cuadro clínico?

(A) Hipocortisolismo
(B) Hipercortisolismo
(C) Feocromocitoma
(D) Hipotiroidismo
(E) Hipertiroidismo

(*Véase* "Respuestas y explicaciones" al final del capítulo.)

I. INTRODUCCIÓN

Las alteraciones y anomalías biológicas pueden ser subyacentes a síntomas psiquiátricos e influir en su intensidad. Aunque los estudios de laboratorio rara vez son útiles para el diagnóstico de enfermedades psiquiátricas en los pacientes, estos estudios pueden ser útiles para identificar las causas médicas o farmacológicas de estos síntomas.

II. MEDICIÓN DE AMINAS BIOGÉNICAS Y FÁRMACOS PSICOTRÓPICOS

A. Algunas afecciones psiquiátricas se acompañan de alteraciones en las concentraciones de aminas biogénicas y sus metabolitos (*véanse* tablas 4-2 y 4-3).

B. Las concentraciones plasmáticas de algunos fármacos antipsicóticos y antidepresivos se miden para evaluar el **cumplimiento o apego del tratamiento de los pacientes** o para determinar si se han alcanzado **concentraciones sanguíneas terapéuticas** del medicamento.

C. También se utilizan las pruebas de laboratorio para vigilar a los pacientes a fin de detectar complicaciones del tratamiento farmacológico.
   1. A los pacientes que toman ciertos estabilizadores del estado de ánimo, como carbamazepina, o antipsicóticos, como clozapina, se les debe vigilar en busca de anomalías sanguíneas como **agranulocitosis** (recuento de leucocitos demasiado bajo, p. ej., < 2 000, o recuento de granulocitos < 1 000).

2. En los pacientes que están siendo tratados con carbamazepina o ácido valproico (estabilizadores del estado de ánimo) se utilizan las **pruebas de función hepática**.

3. Deben realizarse **pruebas de función tiroidea** y **pruebas de función renal** en los pacientes que están siendo tratados con litio, un estabilizador del estado de ánimo. Los pacientes que toman litio pueden desarrollar **hipotiroidismo** y, ocasionalmente, **hipertiroidismo**.

4. También deben evaluarse regularmente las concentraciones de litio debido al **estrecho margen terapéutico** del fármaco (*véase* cap. 16).

III. EVALUACIÓN DE LA FUNCIÓN ENDOCRINA

A. Pruebas de función tiroidea. Se utilizan para detectar **hipotiroidismo** e **hipertiroidismo**, que pueden simular depresión y ansiedad, respectivamente.

1. Los síntomas físicos del hipotiroidismo incluyen fatiga, aumento de peso, edema, caída del cabello e intolerancia al frío.

2. Los síntomas físicos del hipertiroidismo incluyen frecuencia cardíaca aumentada ("palpitaciones"), bochornos (sofocos), fiebre, pérdida de peso y diarrea.

B. Hay síntomas psiquiátricos asociados con otros trastornos endocrinos, como la **enfermedad de Addison** (**hipocortisolismo**), la **enfermedad de Cushing** (**hipercortisolismo**) y alteraciones enzimáticas como la **porfiria aguda intermitente**.

1. Enfermedad de Addison

   a. Los signos físicos y síntomas incluyen **hiperpigmentación de la piel**, particularmente en los pliegues cutáneos, hipotensión arterial, dolor, fatiga, hipoglucemia, diarrea y vómitos.

   b. Los síntomas psiquiátricos incluyen fatiga, depresión, psicosis y confusión.

2. Enfermedad de Cushing

   a. Los signos físicos y síntomas incluyen cara redonda **"de luna llena"**, formación de hematomas, estrías púrpuras en la piel, sudoración, vello facial, hipertensión, grasa en la parte posterior del cuello ("giba de bisonte") y una prueba positiva de supresión con dexametasona (PSD, *véase* la sección VI.D, más adelante).

   b. Los síntomas psiquiátricos pueden incluir elevación del estado del ánimo, psicosis, ansiedad y depresión.

3. Porfiria aguda intermitente

   a. Los signos físicos y síntomas incluyen dolor abdominal, diarrea y vómitos, convulsiones, arritmias cardíacas, bochornos y **coloración morada/rojiza de la orina** por elevación de las concentraciones de **porfobilinógeno**.

   b. Los síntomas psiquiátricos incluyen delirios paranoides y alucinaciones, así como depresión y ansiedad.

IV. ESTUDIOS DE NEUROIMAGEN Y ELECTROENCEFALOGRAFÍA

Las anomalías estructurales cerebrales y los cambios en el electroencefalograma (EEG) pueden estar asociados con trastornos específicos de la conducta (tabla 5-1).

V. PRUEBAS NEUROPSICOLÓGICAS

A. Las pruebas neuropsicológicas están diseñadas para evaluar la inteligencia general, la memoria, el razonamiento, la orientación, el desempeño perceptivo-motriz, la función del lenguaje, la atención y la concentración en los pacientes con sospecha de problemas neurológicos, como demencia y daño cerebral (tabla 5-2).

T a b l a 5-1	Estudios de neuroimagen y electroencefalografía en la evaluación biológica de los pacientes psiquiátricos
Prueba específica o medición	**Usos y características**
Tomografía computarizada (TC)	Identifica cambios anatómicos en el cerebro (p. ej., crecimiento de los ventrículos cerebrales) observados en trastornos cognitivos, como la enfermedad de Alzheimer, así como en la esquizofrenia
Estudios de imagen por resonancia magnética (RM), es decir, RM estructural	Identifica enfermedad desmielinizante (p. ej., esclerosis múltiple) Muestra la condición bioquímica de los tejidos neurales sin exponer a los pacientes a radiación ionizante
Estudios de imagen por tensor de difusión (rastreo por fibra)	Técnica basada en RM para determinar la localización y orientación de los tractos de sustancia blanca en el cerebro
RM funcional (RMf) Tomografía por emisión de positrones (PET, *positron emission tomography*)	Localiza áreas del cerebro que son fisiológicamente activas durante tareas específicas, definiendo y midiendo el metabolismo de la glucosa en el tejido neuronal Mide receptores de neurotransmisores específicos Requiere uso de un ciclotrón
Tomografía por emisión de fotón único (SPECT, *single photon emission tomography*)	Obtiene datos similares a los de una RMf o PET, pero es más práctica para el uso clínico dado que utiliza una cámara gamma estándar en lugar de un ciclotrón
Electroencefalograma (EEG)	Mide la actividad eléctrica de la corteza cerebral Es útil para diagnosticar epilepsia y para diferenciar el delírium (a menudo el EEG es atípico) de la demencia (a menudo el EEG es normal) Muestra, en pacientes con esquizofrenia, disminución de las ondas α, aumento de las ondas θ y ondas δ, y actividad epileptiforme
EEG evocado (potenciales evocados)	Mide la actividad eléctrica en la corteza cerebral en respuesta a la estimulación táctil, auditiva o visual Se utiliza para evaluar la disminución de la visión y audición en los lactantes, y las respuestas cerebrales en los pacientes comatosos y aquellos con supuesta muerte cerebral

B. En estos pacientes, el **Mini-Examen del Estado Mental** (tabla 5-3) de Folstein está diseñado para dar seguimiento a la mejoría o el deterioro de la función cognitiva, y la **Escala de coma de Glasgow** (tabla 5-4) está diseñada para evaluar el nivel de consciencia al calificar la respuesta del paciente.

VI. OTRAS PRUEBAS

A. **Entrevista asistida por medicamentos**
   1. La administración de un **sedante**, como amobarbital sódico ("la entrevista con Amital"), antes de la entrevista clínica puede ser útil para determinar, ante la sintomatología en pacientes que muestran ciertos trastornos psiquiátricos, si la responsable de los síntomas es una enfermedad orgánica o si bien el paciente está simulando una enfermedad (*véase* cap. 14).

T a b l a 5-2	Pruebas neuropsicológicas utilizadas en psiquiatría
Prueba	**Utilizada para identificar o evaluar**
Batería de Halstead-Reitan	Localización y efectos de lesiones cerebrales
Batería neuropsicológica de Luria-Nebraska	Dominancia cerebral Tipos de disfunción cerebral, como la dislexia
Prueba gestáltica visuomotriz de Bender	Capacidad visual y motriz a través de la reproducción de diseños
Sustitución de números y símbolos	Demencia, depresión y declive cognitivo relacionado con la edad
Prueba de denominación de Boston	Demencia
Prueba de ordenamiento de tarjetas de Wisconsin	Función ejecutiva
Prueba de colores y palabras de Stroop	Atención dirigida
Mini-Examen del Estado Mental de Folstein	Delírium y demencia (*véase* tabla 5-3)
Escala de coma de Glasgow	Nivel de consciencia (*véase* tabla 5-4)

Tabla 5-3	Mini-Examen del Estado Mental de Folstein[a]	
Habilidad evaluada	**Ejemplo de instrucción**	**Puntuación máxima[a]**
Orientación	Dígame dónde está y qué día es hoy	10
Lenguaje	Nombre el objeto que estoy sosteniendo	8
Atención y concentración	A 100, réstele 7 y siga restando de 7 en 7	5
Registro	Repita los nombres de estos tres objetos	3
Recuerdo	Después de 5 min, recuerde el nombre de estos tres objetos	3
Construcción	Copie esta figura	1

[a]La puntuación máxima es 30; una puntuación total de 23 o más sugiere competencia; una puntuación total de 18 o menos sugiere incompetencia (Applebaum PS. Clinical practice. Assessment of patients' competence to consent to treatment. *N Engl J Med.* 2007;357) (*véase* cap. 26). Adaptado de Fadem B. *Behavioral Science in Medicine.* 2nd ed. Lippincott Williams & Wilkins; 2012:64.

2. Los sedantes pueden **relajar a los pacientes** con afecciones tales como **trastornos disociativos**, **trastorno de conversión** (*véase* cap. 14) y otros trastornos con altos niveles de ansiedad y **estados psicóticos** en los que el paciente está **mudo** (*véase* cap. 11). Esto permitirá a los pacientes expresarse de forma coherente durante la entrevista.

B. **Administración de lactato de sodio.** La administración intravenosa (i.v.) de lactato de sodio puede provocar ataques de pánico (*véase* cap. 13) en pacientes susceptibles, y, por ende, puede ayudar a identificar a individuos con trastorno de pánico. La inhalación de dióxido de carbono puede producir el mismo efecto.

C. **Respuesta galvánica de la piel** (un componente de la prueba del **"detector de mentiras"**).
   1. La resistencia eléctrica de la piel (respuesta galvánica de la piel) varía de acuerdo con el estado psicológico del paciente.
   2. La mayor actividad de las glándulas sudoríparas observada con la **estimulación del sistema nervioso simpático** (p. ej., al mentir) produce una menor resistencia de la piel y una prueba positiva. Sin embargo, las personas inocentes pero ansiosas también pueden tener pruebas positivas (falsos positivos), y las personas culpables a las que no les molesta mentir pueden tener pruebas negativas (falsos negativos).

D. **Prueba de supresión con dexametasona (PSD).** En un paciente sano con un eje hipotalámico-hipofisario-suprarrenal normal, la dexametasona, un glucocorticoide sintético, suprime la secreción de cortisol.
   1. Por el contrario, aproximadamente la mitad de los pacientes con trastorno depresivo mayor tienen una PSD positiva (p. ej., la supresión es limitada o ausente).
   2. Dado que los hallazgos positivos no son específicos y la no supresión puede observarse en otras afecciones además del trastorno depresivo mayor, la PSD tiene una utilidad clínica limitada.

Tabla 5-4	Escala de coma de Glasgow[a]		
Número de puntos	**Mejor respuesta de apertura ocular (E)**	**Mejor respuesta verbal (V)**	**Mejor respuesta motriz (M)**
1	No abre los ojos	No hay respuesta verbal	No hay respuesta motriz
2	Abre los ojos en respuesta a un estímulo doloroso	Hace sonidos incomprensibles	Muestra extensión ante un estímulo doloroso
3	Abre los ojos en respuesta a una instrucción verbal	Habla utilizando palabras inapropiadas	Muestra flexión ante un estímulo doloroso
4	Abre los ojos de manera espontánea	Da una respuesta verbal confusa	Se aleja de un estímulo doloroso
5	—	Está orientado/a y puede conversar	Localiza la fuente del dolor
6	—	—	Obedece instrucciones

[a]Puntuación total máxima en la Escala de coma de Glasgow = 15; menor puntuación posible = 3; una puntuación de 13-15 indica alteración neurológica leve, una puntuación de 9-12 indica alteración moderada, < 9 indica alteración grave. La puntuación documentada suele dividirse en componentes (p. ej., E2 V1 M3 = ECG 6).

Autoevaluación

Instrucciones: cada reactivo en esta sección va seguido de respuestas o complementos a las afirmaciones. Seleccione la **mejor** opción (**A, B, C, D o E**) para cada caso.

1. Un hombre de 57 años de edad que ha sufrido un ictus (derrame cerebral) no puede copiar un diseño dibujado por el evaluador. La prueba que se debe utilizar para evaluar a este paciente es:

(A) Prueba gestáltica visuomotriz de Bender
(B) Batería neuropsicológica de Luria-Nebraska
(C) Batería de Halstead-Reitan
(D) Prueba de supresión con dexametasona (PSD)
(E) Electroencefalograma (EEG)

2. Una paciente de 72 años de edad con estudios universitarios ha obtenido una puntuación de 15 en el Mini-Examen del Estado Mental de Folstein. De esta puntuación, el médico puede concluir que la paciente probablemente:

(A) Está mostrando una conducta típica
(B) No puede calcular sumas simples
(C) Tiene alteración cognitiva
(D) Debe ser ingresada en una residencia para adultos mayores
(E) Presenta una inteligencia menor a la media

3. Un médico administra lactato de sodio intravenoso a una mujer de 28 años de edad. Utilizando esta técnica, el médico está intentando provocar, y por lo tanto confirmar, el diagnóstico de la paciente de:

(A) Trastorno conversivo
(B) Delírium
(C) Simulación de enfermedad
(D) Trastorno de pánico
(E) Trastorno depresivo mayor

4. Para determinar qué área del cerebro está fisiológicamente activa cuando un paciente de 44 años de edad está traduciendo un párrafo del español al inglés, la técnica diagnóstica más apropiada es:

(A) Tomografía por emisión de positrones (PET)
(B) Tomografía computarizada (TC)
(C) Entrevista con amobarbital sódico
(D) Electroencefalograma (EEG)
(E) EEG evocado
(F) Escala de coma de Glasgow
(G) Mini-Examen del Estado Mental de Folstein

5. Para determinar si un lactante de 3 meses de edad es capaz de percibir sonidos, la técnica diagnóstica más apropiada es:

(A) Tomografía por emisión de positrones (PET)
(B) Tomografía computarizada (TC)
(C) Entrevista con amobarbital sódico
(D) Electroencefalograma (EEG)
(E) EEG evocado
(F) Escala de Coma de Glasgow
(G) Mini-Examen del Estado Mental de Folstein

6. Una paciente de 27 años de edad muestra pérdida repentina de la función motriz por debajo de la cintura que no puede explicarse médicamente. Para determinar si hay factores psicológicos responsables de este síntoma, se usa:

(A) Tomografía por emisión de positrones (PET)
(B) Tomografía computarizada (TC)
(C) Entrevista con amobarbital sódico
(D) Electroencefalograma (EEG)
(E) EEG evocado
(F) Escala de Coma de Glasgow
(G) Mini-Examen del Estado Mental de Folstein

7. Para identificar cambios anatómicos en el cerebro de una paciente de 80 años de edad con enfermedad de Alzheimer, la técnica diagnóstica más apropiada es:

(A) Tomografía por emisión de positrones (PET)
(B) Tomografía computarizada (TC)
(C) Entrevista con amobarbital sódico
(D) Electroencefalograma (EEG)
(E) EEG evocado
(F) Escala de Coma de Glasgow
(G) Mini-Examen del Estado Mental de Folstein

8. Para diferenciar entre delírium y demencia en un paciente masculino de 75 años de edad, la técnica diagnóstica más apropiada en este caso es:

(A) Tomografía por emisión de positrones (PET)
(B) Tomografía computarizada (TC)
(C) Entrevista con amobarbital sódico
(D) Electroencefalograma (EEG)
(E) EEG evocado
(F) Escala de Coma de Glasgow
(G) Mini-Examen del Estado Mental de Folstein

9. Una mujer de 40 años de edad informa que, durante los últimos 6 meses, ha tenido poco apetito, duerme mal y muy a menudo tiene pensamientos suicidas. La exploración física resulta normal. ¿Cuál de los siguientes hallazgos de laboratorio es más probable encontrar en esta mujer?

(A) Prueba positiva de supresión con dexametasona (PSD)
(B) Regulación normal de hormona del crecimiento
(C) Aumento de las concentraciones de ácido 5-hidroxiindolacético (5-HIAA)
(D) Concentraciones normales de melatonina
(E) Hipertiroidismo

10. Una mujer de 50 años de edad sin antecedentes psiquiátricos informa que, durante los últimos meses, ha comenzado a experimentar ansiedad intensa y ha bajado casi 7 kg de peso. La paciente también se queja de "bochornos y palpitaciones". ¿Cuál de los siguientes hallazgos de laboratorio es más probable encontrar en esta mujer?

(A) PSD positiva
(B) Regulación normal de hormona del crecimiento
(C) Aumento del ácido 5-hidroxiindolacético
(D) Concentraciones normales de melatonina
(E) Hipertiroidismo

11. Un hombre de 55 años de edad sin antecedentes psiquiátricos es ingresado al hospital con dolor abdominal intenso. Comenta que, durante los últimos días, su esposa le ha estado dando comida envenenada para matarlo e irse con otro hombre. La esposa dice que ama a su esposo y que nunca le haría daño o lo dejaría. Cuando se obtiene la orina de 24 h del paciente, tiene una coloración rojiza morada. Las pruebas en orina seguramente mostrarán concentraciones elevadas de:

(A) Glucosa
(B) Ácido 5-hidroxiindolacético
(C) Porfobilinógeno
(D) Cortisol
(E) Ácido vanililmandélico (AVM)

12. Cuatro semanas después de comenzar un nuevo medicamento, un paciente psiquiátrico de 28 años de edad desarrolla fiebre y dolor de garganta. Informa sentirse cansado, y los análisis de sangre muestran un recuento de leucocitos menor de 2 000. ¿Cuál de los siguientes fármacos es más probable que haya estado tomando este paciente?

(A) Amobarbital sódico
(B) Clozapina
(C) Litio
(D) Dexametasona
(E) Lactato de sodio

Respuestas y explicaciones

Pregunta típica de examen

A. Esta mujer está mostrando indicios de hipocortisolismo o enfermedad de Addison. Esta afección se caracteriza por el oscurecimiento de la piel, particularmente en los sitios no expuestos al sol, como los pliegues cutáneos y el interior de la boca. Este oscurecimiento no se observa en el hipercortisolismo, el feocromocitoma o el hipertiroidismo o hipotiroidismo. El hipercortisolismo, que también puede conducir a depresión y ansiedad, se caracteriza por aumento de peso, facies "de luna llena" y estrías cutáneas. La depresión, el cabello reseco y el aumento de peso son característicos del hipotiroidismo, mientras que la ansiedad, la fiebre, la pérdida de peso y el aumento de la frecuencia cardíaca son características del hipertiroidismo. Los pacientes con feocromocitoma muestran una ansiedad intensa y elevación del ácido vanililmandélico (AVM) en los líquidos corporales (*véase* cap. 4).

1. **A.** La prueba gestáltica visuomotriz de Bender se utiliza para evaluar la capacidad visual y motriz y la capacidad para reproducir diseños. La batería neuropsicológica de Luria-Nebraska se emplea para determinar la dominancia cerebral y para identificar tipos específicos de disfunción cerebral, mientras que la batería de Halstead-Reitan se usa para detectar y localizar lesiones cerebrales y determinar sus efectos. La prueba de supresión con dexametasona sirve para predecir qué pacientes con depresión responderán al tratamiento con antidepresivos o terapia electroconvulsiva. El electroencefalograma (EEG), que mide la actividad eléctrica en la corteza, es útil para diagnosticar epilepsia y para diferenciar el delírium de la demencia.

2. **C.** Las puntuaciones inferiores a 18 en el Mini-Examen del Estado Mental de Folstein indican una alteración cognitiva significativa. Esta prueba no evalúa la capacidad para calcular o la inteligencia. Aunque la paciente presenta una alteración, no está claro qué causó el problema o si requiere ser ingresada en una institución de asistencia.

3. **D.** La administración intravenosa de lactato de sodio puede ayudar a identificar individuos con trastorno de pánico, ya que puede provocar un ataque de pánico en estos pacientes.

4. **A.** La tomografía por emisión de positrones (PET) localiza áreas del cerebro fisiológicamente activas mediante la medición del metabolismo de la glucosa. Por lo tanto, puede servir para determinar qué área del cerebro está siendo utilizada durante una tarea específica (p. ej., traducir un párrafo escrito en español).

5. **E.** Puede utilizarse el EEG evocado para evaluar si este paciente puede escuchar. El EEG evocado mide la actividad eléctrica en la corteza en respuesta a una estimulación sensorial.

6. **C.** Se utiliza la entrevista asistida por amobarbital sódico para determinar si factores psicológicos son los responsables de los síntomas en esta paciente, que muestra una pérdida no explicada médicamente de la función sensorial (trastorno conversivo; *véase* cap. 14).

7. **B.** La tomografía computarizada (TC) identifica cambios anatómicos en el cerebro, como crecimiento de los ventrículos. Por lo tanto, aunque no es diagnóstica, puede utilizarse para identificar cambios anatómicos en el cerebro, como el mencionado crecimiento de los ventrículos en una paciente con sospecha de enfermedad de Alzheimer.

8. **D.** El electroencefalograma (EEG) mide la actividad eléctrica en la corteza cerebral, y puede ser útil para diferenciar el delírium (EEG atípico) de la demencia (EEG usualmente típico).

9. **A.** La reducción del apetito y de la calidad del sueño, así como los pensamientos suicidas, son características de los pacientes con depresión mayor (*véase* cap. 12). En esta mujer con depresión, la prueba de supresión con dexametasona seguramente será positiva. Se observan resultados positivos cuando la dexametasona, un glucocorticoide sintético, no suprime la secreción de cortisol, como lo haría en un paciente con un estado de ánimo normal. Además, en la depresión, puede haber una regulación anómala de la hormona del crecimiento y de las concentraciones de melatonina, así como una

disminución del 5-HIAA. El hipotiroidismo puede asociarse con depresión; el hipertiroidismo suele asociarse con síntomas de ansiedad.

10. E. Los síntomas de esta mujer (p. ej., ansiedad, fiebre, pérdida de peso y bochornos) indican que tiene hipertiroidismo (*véase también* la respuesta a la pregunta 9). Las personas suelen hacer referencia a la autopercepción de un latido cardíaco rápido o irregular como "palpitaciones".

11. C. Este paciente con dolor abdominal tiene la falsa creencia de que su esposa está intentando envenenarlo (delirio, *véase* tabla 11-1), y la orina con una coloración rojiza morada es altamente sugerente de porfiria aguda intermitente, una enfermedad que se asocia con síntomas psiquiátricos tales como los delirios. La porfiria aguda intermitente es una alteración metabólica en la que se produce acumulación en los tejidos de porfirinas tóxicas, lo que conduce a concentraciones elevadas de porfobilinógeno en la orina, a la cual tiñe de rojo morado. Esta coloración de la orina no se observa en el síndrome serotoninérgico (5-HIAA elevado), la enfermedad de Cushing (cortisol elevado), el feocromocitoma (AVM elevado) o la diabetes (glucosa elevada).

12. B. La agranulocitosis se observa particularmente en los pacientes que toman clozapina, un antipsicótico, o carbamazepina, un anticonvulsivo que se utiliza para tratar el trastorno bipolar (*véase* cap. 12). El litio, el amobarbital sódico, la dexametasona y el lactato de sodio no se asocian específicamente con la agranulocitosis.

Capítulo 6

Teoría psicoanalítica y mecanismos de defensa

I. INTRODUCCIÓN

La teoría psicoanalítica se basa en el concepto de Sigmund Freud de que la conducta está determinada por fuerzas que derivan de procesos mentales inconscientes. El psicoanálisis y las terapias relacionadas constituyen tratamientos psicoterapéuticos basados en este concepto (*véase* cap. 17).

II. TEORÍAS DE LA MENTE DE SIGMUND FREUD

Para explicar sus ideas, al inicio de su carrera Freud desarrolló la teoría topográfica de la mente y, posteriormente, la teoría estructural.

A. **Teoría topográfica de la mente.** Según la teoría topográfica, la mente contiene tres niveles: el inconsciente, el preconsciente y el consciente.
   1. La **mente inconsciente** contiene pensamientos y sentimientos reprimidos que no están disponibles para la mente consciente, y utiliza el proceso primario de pensamiento.

T a b l a **6-1** Teoría estructural de la mente de Freud			
Componente estructural	Nivel topográfico operativo	Edad a la que se desarrolla	Características
Ello (id)	Inconsciente	Presente al nacimiento	Contiene impulsos sexuales instintivos y agresivos Está controlado por el proceso primario del pensamiento No está influido por la realidad externa
Yo (ego)	Inconsciente, preconsciente y consciente	Comienza a desarrollarse inmediatamente después del nacimiento	Controla la expresión del ello para adaptarse a los requerimientos del mundo externo, principalmente a través del uso de mecanismos de defensa Permite a la persona mantener relaciones interpersonales gratificantes A través de la evaluación de la realidad (p. ej., evaluar constantemente lo que es válido y luego adaptarse a esa realidad), permite a la persona mantener un sentido de realidad acerca del cuerpo y el mundo externo
Superyó (superego)	Inconsciente, preconsciente y consciente	Comienza a desarrollarse alrededor de los 6 años de edad	Asociado con valores morales y la conciencia Controla la expresión del ello

    a. El **proceso primario de pensamiento** es un tipo de pensamiento asociado con los impulsos primitivos, el cumplimiento de deseos y la búsqueda de placer, y no tiene lógica o concepto del tiempo. Se observa en los niños pequeños y los adultos psicóticos.

    b. Los **sueños** representan gratificación de impulsos instintivos inconscientes y cumplimiento de deseos.

  2. La **mente preconsciente** contiene recuerdos que, aunque no se encuentran inmediatamente disponibles, son fácilmente accesibles.

  3. La **mente consciente** contiene los pensamientos de los cuales la persona está al tanto. Opera en conjunto con la mente preconsciente, pero no tiene acceso a la mente inconsciente. La mente consciente utiliza el proceso secundario del pensamiento (lógico, maduro, orientado en el tiempo) y puede retrasar la gratificación.

B. Teoría estructural de la mente. Según la teoría estructural, la mente contiene tres partes: ello (id), yo (ego) y superyó (superego) (tabla 6-1).

III. MECANISMOS DE DEFENSA

A. Definición. Los mecanismos de defensa son técnicas mentales inconscientes utilizadas por el yo para mantener conflictos fuera de la mente consciente, con lo que se disminuye, por lo tanto, la ansiedad, y se mantiene la sensación de seguridad de la persona, así como el equilibrio y el autoestima. Pueden ser útiles para ayudar a las personas a lidiar con situaciones difíciles en la vida, como la enfermedad. No obstante, cuando se utilizan en exceso, pueden convertirse en una barrera en la búsqueda de atención, en el apego de los pacientes a las recomendaciones de tratamiento o en el establecimiento de una comunicación médico-paciente eficaz.

B. Mecanismos de defensa específicos (tabla 6-2)

  1. Algunos mecanismos de defensa son **inmaduros** (p. ej.., son manifestaciones de una conducta infantil o alterada).

  2. Los **mecanismos de defensa maduros** (p. e., altruismo, humor, sublimación y represión), cuando se utilizan con moderación, ayudan directamente al paciente o a otros.

  3. La **represión**, que traslada emociones inaceptables hacia el inconsciente, es el mecanismo básico de defensa en el que se basan todos los demás.

| Tabla 6-2 | Mecanismos de defensa frecuentemente utilizados (en orden alfabético) |

Mecanismo de defensa	Explicación	Ejemplo
Actuación	Evitar emociones personalmente inaceptables comportándose de tal forma que se busca llamar la atención, a menudo de forma socialmente inadecuada	Una niña deprimida de 14 años de edad sin antecedentes de trastornos conductuales tiene encuentros sexuales con múltiples compañeros tras el divorcio de sus padres
Aislamiento afectivo	No experimentar los sentimientos asociados con un acontecimiento estresante de la vida, aunque se comprenda de forma lógica su significancia	Sin mostrar emoción alguna, una mujer cuenta a su familia los resultados de sus estudios, que indican que su cáncer de pulmón presenta metástasis
Altruismo[a]	Ayudar a otros a evitar los sentimientos personales negativos	Un hombre con una pobre imagen de sí mismo, que es trabajador social durante la semana, realiza donaciones cada 2 semanas a trabajos de caridad
Deshacer	Pensar que uno puede mágicamente revertir acontecimientos pasados causados por una conducta "incorrecta" adoptando ahora la conducta "correcta", por ejemplo, expiación, confesión o penitencia. Observado en el trastorno obsesivo-compulsivo	Una mujer que le robó dinero a una amiga confiesa el hurto, devuelve el dinero y luego se siente obligada a ofrecer a su amiga llevarla al trabajo durante un año
Desplazamiento	Mover las emociones de situaciones personalmente intolerables a una que sea personalmente tolerable	Un cirujano con ira no reconocida hacia su hermana es grosero con una residente mujer (de la edad aproximada de su hermana) en su servicio
Disociación	Separar mentalmente parte de la consciencia de uno de acontecimientos de la vida real, o distanciarse a uno mismo mentalmente de los demás	Aunque no salió lastimado, un adolescente no recuerda el accidente automovilístico en el que él iba conduciendo y su novia falleció
Escisión	Definir a personas o situaciones en categorías de "fabuloso" o "terrible" debido a la intolerancia a la ambigüedad. Se observa en pacientes con trastorno límite de la personalidad	Un paciente dice al doctor que, mientras que todos los médicos en el hospital son maravillosos, todo el personal enfermero y administrativo es grosero y descortés
Formación reactiva	Adoptar actitudes opuestas para evitar emociones personalmente inaceptables, es decir, hipocresía inconsciente	Una mujer que de forma inconsciente se siente resentida hacia las responsabilidades de criar a un hijo, gasta demasiado en regalos y ropa costosos para sus hijos
Humor[a]	Expresar sentimientos personalmente incómodos sin causar incomodidad emocional	Un hombre preocupado por sus problemas de disfunción eréctil hace bromas acerca del "Viagra"
Idealización	Ver a otros como personas más competentes o poderosas de lo que realmente son	Un paciente dice a su médico que no está preocupado porque está seguro de que el doctor siempre sabrá qué hacer
Identificación (introyección)	Modelar, de forma inconsciente, la propia conducta con base en la de alguien más poderoso (puede ser de forma positiva o negativa)	Un hombre que de niño fue maltratado por su maestro de educación física se convierte en un maestro de educación física crítico y punitivo (identificación con el agresor)
Intelectualización	Utilizar las funciones superiores de la mente para evitar experimentar emoción	Un marino cuyo barco está a punto de hundirse explica calmadamente los aspectos técnicos del daño que sufrirán, con gran detalle, a otros miembros de la tripulación
Negación	No aceptar los aspectos de la realidad que la persona encuentra insoportables	Un hombre con problemas de alcoholismo insiste en que solo es bebedor social
Proyección	Atribuir a otros los propios sentimientos personalmente inaceptables. Se asocia con síntomas paranoides y prejuicios	Un hombre con sentimientos sexuales inconscientes hacia los hombres comienza a pensar que un compañero de trabajo se siente atraído hacia él
Racionalización	Distorsionar la propia percepción de un acontecimiento de modo que el resultado negativo parezca más razonable	Un hombre que pierde un brazo en un accidente dice que la pérdida de su miembro es buena, porque de esa forma no tiene problemas con la ley
Regresión	Revertir los patrones de conducta a patrones observados en personas de menor edad	Una mujer insiste en que su esposo se quede en el hospital con ella la noche antes de la cirugía
Represión[a]	Sacar deliberadamente de la consciencia emociones personalmente inaceptables (el único mecanismo de defensa que incluye algún aspecto de la consciencia)	Durante una clase, un estudiante de medicina que sigue un curso de revisión para el Examen de Licencia Médica de Estados Unidos cambia mentalmente el tema cuando su mente piensa en la ansiedad cerca del examen
Sublimación[a]	Expresar un sentimiento personalmente inaceptable (p. ej., ira) de forma socialmente útil	Un hombre que se peleaba mucho cuando era adolescente se convierte en luchador profesional

[a]Mecanismos de defensa "maduros".
Adaptado de Fadem B. *Behavioral Science in Medicine.* 2nd ed. Philadelphia, PA: Lippincott Williams & Wilkins; 2012:83.

IV. REACCIONES DE TRANSFERENCIA

A. **Definición.** La transferencia y la contratransferencia son **actitudes mentales inconscientes** basadas en relaciones personales importantes pasadas (p. ej., con los progenitores). Estos fenómenos aumentan la emotividad y pueden, por lo tanto, alterar el juicio y la conducta en la relación de los pacientes con su médico (transferencia) y las relaciones del médico con sus pacientes (contratransferencia).

B. **Transferencia**
1. En la **transferencia positiva**, el paciente tiene confianza en el médico. Si es excesiva, el paciente puede idealizar en exceso al médico o desarrollar sentimientos sexuales hacia él o ella.
2. En la **transferencia negativa**, el paciente puede desarrollar resentimiento o ira hacia el médico si los deseos y expectativas del paciente no se cumplen. Esto puede conducir a un mal cumplimiento del tratamiento.

C. **Contratransferencia.** En la contratransferencia, los sentimientos en relación con el paciente (quien le recuerda al médico a algún amigo cercano o familiar) pueden interferir con el juicio médico del doctor.

Autoevaluación

Instrucciones: cada reactivo en esta sección va seguido de respuestas o complementos a las afirmaciones. Seleccione la **mejor** opción (**A, B, C, D o E**) para cada caso.

1. Cuando un paciente de 27 años de edad que tuvo una relación contenciosa con su padre contrata un nuevo plan de seguro médico, debe cambiar a su médico de cabecera, un hombre joven, por un nuevo médico, un hombre mayor. En la primera consulta con el nuevo doctor, el paciente parece molesto con todo lo que el doctor le dice, e incluso le comenta: "Usted es un hombre viejo con ideas viejas; usted solo quiere controlar mi vida." ¿Con cuál de las siguientes opciones está más relacionada la conducta de este paciente?

(A) Transferencia positiva
(B) Transferencia negativa
(C) Contratransferencia
(D) Desagrado hacia el doctor
(E) Miedo del doctor

2. Un médico se molesta mucho con un paciente cuando este no se toma el medicamento. Al médico, el paciente le recuerda a su hijo rebelde. La intensa reacción del médico hacia la conducta del paciente probablemente sea resultado de:

(A) Transferencia positiva
(B) Transferencia negativa
(C) Contratransferencia
(D) Desagrado hacia el paciente
(E) Miedo del paciente

3. ¿Cuál de las siguientes estructuras de la mente trabaja al menos en parte a nivel inconsciente?

(A) Solo el ello
(B) Solo el ello y el yo
(C) El ello, el yo y el superyó
(D) Solo el yo y el superyó
(E) Ni el ello, ni el yo ni el superyó

4. ¿Cuál(es) de las siguientes estructuras de la mente está(n) al menos parcialmente desarrollada(s) en un niño sano de 4 años de edad?

(A) Solo el ello
(B) Solo el ello y el yo
(C) El ello, el yo y el superyó
(D) Solo el yo y el superyó
(E) Ni el ello, ni el yo ni el superyó

5. Un médico general detecta que muchos de sus pacientes realizan afirmaciones tales como "no puedo dejar de fumar porque subiré de peso" o "cuando estoy enfermo, solo quiero comer comida chatarra." Enunciados como estos:

(A) Producen conflicto en la mente consciente
(B) Son técnicas mentales conscientes
(C) Aumentan la ansiedad
(D) Son ejemplos del uso de mecanismos de defensa
(E) Disminuyen el sentido de autoestima del paciente

6. De los siguientes mecanismos de defensa, ¿cuál se considera el más maduro?

(A) Negación
(B) Sublimación
(C) Disociación
(D) Regresión
(E) Intelectualización

7. Mientras tiene un episodio maníaco, un paciente de 53 años de edad con trastorno bipolar muestra pensamiento procesal primario. Este tipo de pensamiento:

(A) Es lógico
(B) Está muy bien sintonizado con el tiempo
(C) Está asociado con la realidad
(D) Es accesible a la mente consciente
(E) Se asocia con la búsqueda del placer

8. Alrededor de una semana después de su examen final de un curso de bioquímica, el conocimiento de un estudiante de medicina sobre el ciclo de Krebs es más probable que resida en su:

(A) Mente inconsciente
(B) Mente preconsciente
(C) Mente consciente
(D) Superyó
(E) Yo

9. Un adolescente de 15 años de edad roba a sus familiares y amigos. Cuando nadie está viendo, también trata mal al gato de la casa. ¿Qué aspecto de la mente es deficiente en este adolescente?

(A) Mente inconsciente
(B) Mente preconsciente
(C) Mente consciente
(D) Superyó
(E) Yo

Preguntas 10-22

Para el individuo en cada una de las preguntas numeradas, elija el mecanismo de defensa que más probablemente esté utilizando. Las respuestas pueden utilizarse más de una vez.

(A) Regresión
(B) Deshacer
(C) Negación
(D) Racionalización
(E) Proyección
(F) Disociación
(G) Formación reactiva
(H) Intelectualización
(I) Sublimación
(J) Desplazamiento
(K) Represión
(L) Escisión

10. Una paciente de 28 años de edad es hospitalizada tras intentar suicidarse porque su doctor no respondió a su solicitud de amistad en Facebook. Cuando se le interroga, la paciente comenta que todas las médicos mujeres son excelentes, pero que todos los médicos hombres son incompetentes.

11. Un hombre de 40 años de edad que está molesto con el hecho de que su esposa esté enferma pero que no reconoce esa ira de forma consciente, grita siempre a sus hijos al llegar a casa.

12. Un estudiante de medicina de 26 años de edad que tiene sentimientos inconscientes de ira y violencia elige hacer su residencia en cirugía.

13. Un hombre de 32 años de edad que se siente inconscientemente atraído hacia su cuñada se vuelve extremadamente celoso cuando su esposa le habla a otro hombre.

14. Un hombre de 45 años de edad con miedo inconsciente a volar repite constantemente que ama los aviones.

15. Un hombre de 52 años de edad recibe una carta de su médico informándole que su concentración de antígeno prostático específico (APE) salió demasiado elevada en sus últimos estudios. Cuando el hombre se presenta al consultorio del médico en una consulta de seguimiento, se queja de cefalea, pero no menciona, o parece no recordar, el haber recibido la carta con los resultados sobre el APE.

16. Una mujer de 34 años de edad comenta que se despierta completamente vestida al menos dos veces por semana, pero luego se siente cansada todo el día. También comenta que frecuentemente recibe llamadas telefónicas de hombres que dicen que quieren reunirse con ella en un bar, pero que ella no recuerda haber conocido.

17. Una abogada de 35 años de edad con una cirugía programada para el siguiente día insiste en que su madre se quede con ella por la noche en el hospital.

18. Una mujer, cuyos progenitores y maestros se quejan acerca de lo desordenada que era de niña, crece y se convierte en una famosa artista abstracta. Su técnica involucra lanzar pintura y pequeños objetos a lienzos grandes y luego usar los dedos para mezclar los colores y texturas.

19. Un hombre que acaba de recibir la noticia de que su hijo ha tenido un accidente y que ha sido llevado al hospital deja encargado, de forma calmada, su trabajo a un colega antes de lanzarse de prisa hacia el hospital.

20. Una mujer de 30 años de edad cuyo padre abusó de ella durante su infancia maneja su hostilidad hacia él horneándole galletas.

21. Un paciente que ha sido diagnosticado con trastorno obsesivo-compulsivo menciona a su médico que debe contar todas las luces del techo antes de poderse sentar a estudiar. Si no cuenta las luces, se pone ansioso y no puede estudiar.

22. Un estudiante de medicina esperando la calificación de su examen de licencia médica de Estados Unidos realiza un viaje a Europa para no tener que pensar en los resultados.

Respuestas y explicaciones

1. **B.** El paciente que se molesta mucho con su nuevo médico está mostrando una reacción de transferencia negativa. Esta demostración de emociones seguramente es resultado de volver a experimentar sentimientos negativos acerca de la relación con su padre, de edad madura, en esta relación con el médico, también de edad madura. En la transferencia negativa, los pacientes se vuelven resentidos o iracundos hacia el médico si sus deseos y expectativas no se cumplen. Esto puede conducir a la falta de cumplimiento del consejo médico. En la transferencia positiva, los pacientes tienen un alto nivel de confianza en el médico. Los pacientes también pueden idealizar en exceso o desarrollar sentimientos sexuales hacia el doctor. La reacción de este paciente hacia el nuevo doctor es menos probable que esté relacionada con desagrado o miedo hacia este.

2. **C.** El médico que se molesta con su paciente por no tomar su medicamento está mostrando una reacción de contratransferencia. Esta demostración excesiva de emoción es resultado de volver a experimentar sentimientos sobre la conducta de su hijo en su relación con el paciente que no se apega al tratamiento. Es importante que el doctor identifique esta reacción, ya que puede interferir con su juicio médico (*véase también* la respuesta a la pregunta 1). La reacción de este doctor hacia el paciente es menos probable que esté relacionada con desagrado o miedo hacia el paciente.

3. **C.** En la teoría estructural de Freud, la mente se divide en el ello, el yo y el superyó. El ello opera completamente en un nivel inconsciente, mientras que el yo y el superyó operan parcialmente en un nivel inconsciente y parcialmente en los niveles preconsciente y consciente.

4. **B.** El ello está presente al nacimiento, el yo comienza a desarrollarse inmediatamente después de nacer y el superyó comienza a desarrollarse alrededor de los 6 años de edad.

5. **D.** Afirmaciones como "no puedo dejar de fumar porque voy a subir de peso" o "cuando estoy enfermo, solo quiero comer comida chatarra" son ejemplos de mecanismos de racionalización y regresión, respectivamente. En la racionalización, una persona distorsiona su percepción de un acontecimiento de modo que su desenlace negativo parezca razonable, por ejemplo, dado que se siente incapaz de dejar de fumar, este paciente se dice a sí mismo (y siente razonablemente) que aumentar de peso es peor que fumar, un hábito que pone en peligro la vida. En la regresión, los pacientes enfermos revierten a patrones de conducta como aquellos observados en las personas de menor edad (p. ej., comer comida chatarra, llorar). Mecanismos de defensa como estos son técnicas mentales inconscientes que disminuyen la ansiedad y ayudan a las personas a mantener un sentido de equilibrio y autoestima.

6. **B.** La sublimación, el hecho de expresar una emoción inaceptable de una forma socialmente aceptable, se clasifica como un mecanismo de defensa maduro. La negación, la disociación, la regresión y la intelectualización se clasifican todos como mecanismos de defensa menos maduros.

7. **E.** El pensamiento procesal primario se asocia con la búsqueda de placer, sin tomar en cuenta la lógica o la realidad; no tiene concepto del tiempo y no es accesible para la mente consciente. El pensamiento procesal secundario es lógico y está asociado con la realidad.

8. **B.** La memoria de los detalles sobre el ciclo de Krebs, aunque ya no está en la primera línea de la mente de este estudiante de medicina, puede recordarse con relativa facilidad una semana después del examen. Por lo tanto, esta memoria reside en la mente preconsciente. La mente inconsciente contiene pensamientos y emociones reprimidos, que no están disponibles para la mente consciente. La mente consciente contiene pensamientos de los cuales la persona está al tanto. El ello contiene impulsos sexuales y agresivos instintivos, y no está influido por la realidad externa. El yo también controla la expresión del ello, mantiene relaciones interpersonales satisfactorias y, a través de la evaluación de la realidad, mantiene un sentido de la realidad acerca del cuerpo y el mundo exterior (*véase también* la respuesta a la pregunta 9).

9. **D.** El superyó está asociado con los valores morales y la conciencia, y controla los impulsos del ello. Este adolescente que roba a sus familiares y maltrata al gato de la familia está mostrando deficiencias en el superyó. Los niños y adolescentes menores de 18 años que tienen un mal desarrollo del superyó pueden ser diagnosticados con trastornos de la conducta (*véase* cap. 15).

10. **L.** Dividir a las personas o situaciones en categorías de bueno y malo es característico del mecanismo de defensa de escisión. La escisión a menudo se observa en personas con trastorno límite de la personalidad. Este trastorno también se caracteriza por conducta impulsiva como intentar suicidarse por una nimiedad (*véase* cap. 14), como lo que se muestra en este ejemplo.

11. **J.** En el desplazamiento, los sentimientos de ira personalmente inaceptables de este hombre hacia su esposa los desquita con sus hijos.

12. **I.** En la sublimación, el cirujano redirige su deseo inconsciente e inaceptable de cometer un acto violento hacia una ruta socialmente aceptable (cortar personas durante una cirugía).

13. **E.** Utilizando la proyección, el esposo atribuye a su esposa sus propios sentimientos sexuales inconscientes hacia otra mujer.

14. **G.** En la formación reactiva, el hombre niega su miedo inconsciente a volar y abraza la idea opuesta comentando que ama los aviones.

15. **C.** Mediante el uso de la negación, aparentemente este paciente se ha olvidado de un aspecto de la realidad externa, es decir, el informe sobre su prueba alterada de APE.

16. **F.** Esta paciente que relata despertarse completamente vestida al menos dos veces por semana y recibir llamadas de hombres que no recuerda haber conocido está mostrando un trastorno de identidad disociativo (trastorno de la personalidad múltiple). La disociación, es decir, separar parte de la consciencia propia de acontecimientos de la vida real, es el mecanismo de defensa utilizado por los individuos con este padecimiento. Es muy probable que esta paciente haya conocido a los hombres que tienen su número telefónico, pero no recuerda haberlos conocido ya que, en ese momento, estaba manifestando otra personalidad (*véase también* cap. 14).

17. **A.** La regresión, es decir, el hecho de volver a una forma de comportamiento menos maduro, es el mecanismo de defensa utilizado por esta mujer que está programada para cirugía al día siguiente y que insiste en que su madre se quede con ella en el hospital durante la noche.

18. **I.** El empleo útil de las tendencias "desordenadas" de esta mujer en su forma de arte abstracto es un ejemplo del mecanismo de defensa de sublimación.

19. **K.** Este hombre está utilizando el mecanismo de defensa parcialmente consciente de represión durante el tiempo en el que está dejándole encargado el trabajo a alguien más antes de salir hacia el hospital.

20. **G.** Esta mujer que cocina galletas para su padre abusivo está manejando su hostilidad hacia él utilizando el mecanismo de defensa de formación reactiva. En este mecanismo de defensa, una persona adopta una conducta que es opuesta a la forma en la que realmente se siente, es decir, la mujer siente una ira intensa hacia su padre, pero muestra una conducta de atención hacia él.

21. **B.** Este paciente con trastorno obsesivo-compulsivo está utilizando el mecanismo de defensa de deshacer. Contar las luces elimina o "deshace" la ansiedad del estudiante, que es probable que esté relacionada con su desempeño escolar.

22. **K.** Al igual que el hombre de la pregunta 19, este estudiante de medicina está utilizando el mecanismo de defensa parcialmente consciente de represión (hacer un viaje) a fin de evitar pensar en los resultados de su examen.

Teoría del aprendizaje

I. INTRODUCCIÓN

A. El *aprendizaje* es la adquisición de nuevos patrones de conducta.

B. Los métodos de aprendizaje incluyen formas simples, como la **habituación** y la **sensibilización**, y formas más complejas, entre las que se incluyen el **condicionamiento clásico** y el **condicionamiento operante**.

C. Los métodos de aprendizaje son la base de las **técnicas de tratamiento conductual**, como la desensibilización sistemática, el condicionamiento aversivo, el desbordamiento, la biorretroalimentación, la economía de fichas y la terapia cognitiva (*véase* cap. 17).

II. HABITUACIÓN Y SENSIBILIZACIÓN

A. **Habituación** (también llamada *desensibilización*). La estimulación repetida produce una disminución de la respuesta (p. ej., un niño que recibe inyecciones semanales para la alergia llora menos y menos con cada inyección).

B. **Sensibilización**. La estimulación repetida produce un aumento de la respuesta (p. ej., un niño que teme a las arañas siente más y más ansiedad cada vez que ve una).

III. CONDICIONAMIENTO CLÁSICO

A. **Principios.** En el condicionamiento clásico se genera una respuesta **natural** o **reflexiva** (conducta) ante un **estímulo aprendido** (una señal de un acontecimiento interno o externo). Este tipo de aprendizaje se conoce como *aprendizaje asociativo*.

1. El **hipocampo** es particularmente importante para el aprendizaje asociativo.
2. El **cerebelo** participa en el condicionamiento clásico, específicamente, en asociaciones que implican habilidades motrices.

B. **Elementos del condicionamiento clásico**

1. Un **estímulo no condicionado** es algo que, de forma automática y sin haber sido aprendido, produce una respuesta (p. ej., el olor de la comida).
2. Una **respuesta no condicionada** es una conducta natural, reflexiva, que no necesita ser aprendida (p. ej., salivación en respuesta al olor de la comida).
3. Un **estímulo condicionado** es algo que produce una respuesta después de un aprendizaje (p. ej., el sonido del timbre de la hora del almuerzo).
4. Una **respuesta condicionada** es una conducta que se aprende al hacer una asociación entre un estímulo condicionado y un estímulo no condicionado (p. ej., salivación en respuesta al timbre de la hora del almuerzo).

C. **Adquisición de respuesta, extinción y generalización del estímulo**

1. En la **adquisición**, la respuesta condicionada (p. ej., salivación en respuesta al timbre de la hora del almuerzo) es aprendida.
2. En la **extinción**, la respuesta condicionada disminuye si el estímulo condicionado (p. ej., el sonido del timbre de la hora del almuerzo) nunca más se empareja con el estímulo no condicionado (p. ej., el olor de la comida).
3. En la **generalización del estímulo**, un nuevo estímulo (p. ej., la campana de una iglesia) desencadena una respuesta condicionada (p. ej., salivación).

D. **Condicionamiento aversivo.** Una conducta no deseada (p. ej., prender fuego a las cosas) está emparejada con un estímulo doloroso o aversivo (p. ej., una descarga eléctrica dolorosa). Se crea una asociación entre la conducta no deseada (prender fuego a las cosas) y el estímulo aversivo (dolor), y la conducta de prender fuego se detiene.

E. **Desamparo aprendido**

1. Un animal recibe una serie de descargas eléctricas dolorosas de las cuales **no es capaz de escapar**.
2. Por condicionamiento clásico, el animal aprende que existe una asociación entre un estímulo aversivo (p. ej., la descarga eléctrica dolorosa) y la incapacidad de escapar.
3. Posteriormente, el animal no hace intento por escapar cuando recibe la descarga o cuando se enfrenta a un nuevo estímulo aversivo; en lugar de ello, se vuelve **apático** y **desesperanzado**, es decir, muestra un desamparo aprendido.
4. El **desamparo aprendido** en los animales puede ser un sistema modelo para la depresión (a menudo caracterizada por apatía y desesperanza) en los humanos.
5. El tratamiento con antidepresivos aumenta los intentos de escapar en modelos animales.

F. **Impronta.** Es la tendencia de los organismos a establecer una asociación con la primera cosa que ven tras el nacimiento, y luego seguirla, pero no ocurre en las personas.

IV. CONDICIONAMIENTO OPERANTE

A. **Principios**

1. La conducta está determinada por sus consecuencias para el individuo. La consecuencia (refuerzo o castigo) se presenta inmediatamente después de una conducta.
2. En el condicionamiento operante, puede aprenderse, a través del refuerzo, una conducta que **no es parte del repertorio natural del individuo**.

Tabla 7-1	Elementos del condicionamiento operante

Ejemplo: a una madre le gustaría que su hijo de 8 años dejara de pegar a su hermano de 6 años. Puede lograr este objetivo mediante el uso de alguna de las siguientes características del condicionamiento operante.

Elemento	Efecto sobre la conducta	Ejemplo	Comentarios
Refuerzo positivo	La conducta aumenta por una recompensa	El niño aumenta su buena conducta hacia su hermano para obtener una recompensa de su madre	La recompensa o el refuerzo (elogio) aumenta la conducta deseada (tratar bien a su hermano) Una recompensa puede ser elogiar la buena conducta, así como algo tangible, como dinero
Refuerzo negativo	La conducta aumenta por evitamiento o escape	El niño aumenta su buena conducta hacia su hermano para evitar ser regañado	Evitar de forma activa un estímulo aversivo (ser regañado) aumenta la conducta deseada (portarse bien con su hermano)
Castigo	La conducta disminuye a través de un estímulo aversivo	El niño disminuye su mala conducta después de que su madre lo regaña	Regañar disminuye la conducta no deseada (golpear a su hermano) de forma rápida, pero no permanente
Extinción	La conducta se elimina por la falta de refuerzo	El niño deja de golpear a su hermano cuando esta conducta es ignorada	La extinción es más eficaz que el castigo para la reducción a largo plazo de una conducta no deseada Puede haber un aumento inicial en la conducta no deseada (golpear a su hermano) antes de que esta desaparezca

B. Elementos

1. La probabilidad de que se presente una **conducta aumenta por el refuerzo positivo o negativo, y disminuye con el castigo o la extinción** (tabla 7-1).

   a. Los tipos de refuerzo incluyen los siguientes:

   (1) El **refuerzo positivo** (recompensa) es la introducción de un estímulo positivo que da lugar a un aumento en la tasa de la conducta.

   (2) El **refuerzo negativo** (escape) es la retirada de un estímulo aversivo que también da lugar a un aumento en la tasa de la conducta.

   b. El *castigo* es la introducción de un estímulo aversivo que reduce la incidencia de una conducta no deseada.

Tabla 7-2	Programas de refuerzo

Programa	Refuerzo	Ejemplo	Efecto sobre la conducta
Continuo	Se presenta después de cada respuesta	Un adolescente recibe un chocolate cada vez que introduce una moneda en una máquina expendedora. En una ocasión, introduce la moneda y no pasa nada. No vuelve a comprar chocolates de esa máquina expendedora nunca más	La conducta (introducir una moneda para recibir un chocolate) es rápidamente aprendida, pero desaparece rápidamente (tiene poca resistencia a la extinción) cuando no se refuerza (no sale ningún chocolate)
Tasa fija	Se presenta después de un número designado de respuestas	A un hombre se le paga una cierta cantidad de dinero por cada cinco sombreros que hace. Hace tantos sombreros como puede durante su turno de trabajo	Tasa de respuesta rápida (se hacen muchos sombreros rápidamente)
Intervalo fijo	Se presenta después de un período designado de tiempo	Un estudiante tiene un examen de anatomía cada viernes. Estudia durante 10 min las noches del miércoles y 2 h las noches del jueves Cuando se plasma en un gráfico, la tasa de respuesta forma una curva festoneada	La tasa de respuesta (estudiar) aumenta hacia el final de cada intervalo (1 semana)
Tasa variable	Se presenta después de un número aleatorio e impredecible de respuestas	Después de haber jugado durante 30 min en una máquina tragamonedas, la máquina paga 5 céntimos por una moneda de 25 céntimos. El apostador, entonces, juega 50 céntimos en monedas de 25, a pesar del hecho de que no recibirá más ganancias	La conducta (jugar en la máquina tragamonedas) continúa (es altamente resistente a la extinción) a pesar del hecho de que solo se ve reforzada (ganar dinero) después de un gran, aunque variable, número de respuestas
Intervalo variable	Se presenta después de un período aleatorio e impredecible de tiempo	Después de pescar durante 5 min en un lago, un hombre atrapa un pez grande. Luego, pasa 4 h esperando que de nuevo pique un pez	La conducta (pescar) continúa (es altamente resistente a la extinción) a pesar del hecho de que solo es reforzada (se captura un pez) después de intervalos de tiempo variables

    c. La **extinción** en el condicionamiento operante es la desaparición gradual de una conducta aprendida cuando el refuerzo (recompensa) se suspende. La **resistencia a la extinción** es la fuerza que impide que la conducta desaparezca cuando se suspende la recompensa.

2. El patrón, o **programa de refuerzo**, afecta la rapidez de aprendizaje de una conducta, así como de su extinción cuando no es recompensada (tabla 7-2).

C. Formación y modelado

1. La **formación** implica recompensar aproximaciones cada vez mayores a la conducta deseada, hasta que se logre la conducta deseada (p. ej., un niño que está aprendiendo a escribir es elogiado cuando hace una letra, aun cuando no está del todo bien hecha).

2. El **modelado** es un tipo de aprendizaje observacional (p. ej., un individuo se comporta de forma similar a la de alguien que admira).

Autoevaluación

1. El director de una escuela de primaria tiene una semana para probar un nuevo sistema de alarma contra incendios para la escuela. Decide probar el sistema tres veces a lo largo de toda la semana. La primera vez que suena la alarma, todos los estudiantes abandonan la escuela en 5 min. La segunda vez, tardan 15 min. La tercera vez que suena la alarma, los estudiantes la ignoran. La respuesta de los estudiantes a la alarma contra incendios la tercera vez que suena es más probablemente que haya sido aprendida por:

(A) Sensibilización
(B) Habituación
(C) Condicionamiento clásico
(D) Refuerzo con tasa fija
(E) Refuerzo continuo
(F) Refuerzo con tasa variable
(G) Castigo

2. Siempre que un hombre de 46 años de edad visita a su médico, su presión arterial está elevada. Cuando el paciente se toma él solo la presión en su hogar, el resultado suele ser normal. El médico dice que, aunque hay que realizar otras pruebas, el paciente probablemente esté presentando "hipertensión de bata blanca". Para este escenario, la presión arterial del paciente en el consultorio del médico representa:

(A) Estímulo no condicionado
(B) Respuesta no condicionada
(C) Estímulo condicionado
(D) Respuesta condicionada

Preguntas 3-5

Durante el último año, una camioneta blanca ha estado vendiendo pizzas justo a la salida de un instituto. Los estudiantes se quejan de que a menudo pasan vergüenza porque sus estómagos comienzan a rugir cuando ven un vehículo blanco, incluso los fines de semana. El director prohíbe a la camioneta vender pizza cerca de la escuela, y los estómagos de los estudiantes dejan de hacer ruido cuando ven vehículos blancos.

3. Para este escenario, ¿qué elemento representa la respuesta no condicionada?

(A) El estómago ruge en respuesta a la camioneta blanca
(B) El estómago ruge en respuesta a la pizza
(C) La camioneta blanca
(D) Emparejar la camioneta blanca con el hecho de recibir pizza
(E) La pizza

4. Para este escenario, ¿qué elemento representa el estímulo no condicionado?

(A) El estómago ruge en respuesta a la camioneta blanca
(B) El estómago ruge en respuesta a la pizza
(C) La camioneta blanca
(D) Emparejar la camioneta blanca con el hecho de recibir pizza
(E) La pizza

5. Para este escenario, ¿qué elemento representa el estímulo condicionado?

(A) El estómago ruge en respuesta a la camioneta blanca
(B) El estómago ruge en respuesta a la pizza
(C) La camioneta blanca
(D) Emparejar la camioneta blanca con el hecho de recibir pizza
(E) La pizza

6. En el pasado, un niño recibió en varias ocasiones dinero por limpiar su habitación. A pesar del hecho de que en todo el mes anterior no ha vuelto a recibir dinero por hacer lo mismo, la conducta del niño de limpiar su cuarto se mantiene (es resistente a la extinción). ¿Esta conducta de limpieza probablemente se aprendió utilizando cuál de los siguientes métodos?

(A) Refuerzo continuo
(B) Refuerzo de tasa fija
(C) Refuerzo de intervalo fijo
(D) Refuerzo de tasa variable
(E) Castigo

7. Un niño de 10 años de edad al que le gusta su doctora comenta que quiere ser doctor cuando crezca. La conducta de este niño es un ejemplo de:

(A) Generalización del estímulo
(B) Modelado
(C) Formación
(D) Impronta
(E) Desamparo aprendido

8. Un niño de 4 años al que pegaban cuando era aún más pequeño, golpes de los cuales no podía escapar, parece no responder y ya no intenta escapar de los golpes. Esta conducta del niño es un ejemplo de:

(A) Generalización del estímulo
(B) Modelado
(C) Formación
(D) Impronta
(E) Desamparo aprendido

9. Un niño de 2 años de edad teme a las enfermeras de uniforme blanco. Cuando su abuela lo visita vistiendo una chaqueta blanca, el niño comienza a llorar. Esta conducta del niño es un ejemplo de:

(A) Generalización del estímulo
(B) Modelado
(C) Formación
(D) Impronta
(E) Desamparo aprendido

10. Un padre regaña a su hijo cuando golpea al perro. El niño deja de golpear al perro. Este cambio en la conducta del niño es más probablemente resultado de:

(A) Castigo
(B) Refuerzo negativo
(C) Refuerzo positivo
(D) Formación
(E) Condicionamiento clásico
(F) Extinción
(G) Sensibilización
(H) Habituación

11. Aunque un padre regaña a su hijo cuando golpea al perro, el niño continúa haciéndolo. La conducta de este niño es seguramente el resultado de:

(A) Castigo
(B) Refuerzo negativo
(C) Refuerzo positivo
(D) Formación
(E) Condicionamiento clásico
(F) Extinción
(G) Sensibilización

(H) Habituación

12. Un paciente con diabetes aumenta el tiempo que pasa realizando ejercicio a fin de reducir el número de inyecciones que debe recibir. La conducta de aumento del ejercicio es más probablemente resultado de:

(A) Castigo
(B) Refuerzo negativo
(C) Refuerzo positivo
(D) Formación
(E) Condicionamiento clásico
(F) Extinción
(G) Sensibilización
(H) Habituación

13. Una mujer de 44 años de edad ha sido sometida a tres sesiones de quimioterapia en un hospital. Cada sesión termina con náuseas. Antes de la cuarta sesión, la paciente comienza a sentir náuseas justo cuando entra en el hospital. La reacción de esta paciente es resultado del tipo de aprendizaje mejor descrito como:

(A) Castigo
(B) Refuerzo negativo
(C) Refuerzo positivo
(D) Formación
(E) Condicionamiento clásico
(F) Extinción
(G) Sensibilización
(H) Habituación

14. Una mujer de 43 años de edad presenta dificultades para conciliar el sueño. Su médico le recomienda escuchar una cinta de 30 min de sonidos del océano y luego realizar una serie de ejercicios de relajación cada noche antes de irse a la cama. Dos semanas después, la paciente informa que se duerme en cuanto escucha los sonidos de la cinta, incluso sin realizar los ejercicios de relajación. El hecho de quedarse dormida cuando escucha la cinta se debe más probablemente a ¿cuál de los siguientes?

(A) Castigo
(B) Refuerzo negativo
(C) Refuerzo positivo
(D) Formación
(E) Condicionamiento clásico
(F) Extinción
(G) Sensibilización
(H) Habituación

15. Al terminar una clase, un profesor informa a los estudiantes de primer año de medicina que perderán puntos en su calificación final a menos que participen en clase, y los estudiantes comienzan a participar más. El aumento en la participación es más probablemente resultado de:

(A) Castigo
(B) Refuerzo negativo
(C) Refuerzo positivo
(D) Formación
(E) Condicionamiento clásico
(F) Extinción
(G) Sensibilización
(H) Habituación

Preguntas 16 y 17

Una madre carga a su bebé de 3 meses cada vez que llora. El niño llora más y más veces cada día, y la madre lo carga con mayor frecuencia.

16. Este niño ha aprendido a ser cargado principalmente por el proceso de:

(A) Castigo
(B) Refuerzo negativo
(C) Refuerzo positivo
(D) Formación
(E) Condicionamiento clásico
(F) Extinción
(G) Sensibilización
(H) Habituación

17. La madre ha aprendido a cargar al niño más frecuentemente principalmente por el proceso de:

(A) Castigo
(B) Refuerzo negativo
(C) Refuerzo positivo
(D) Formación
(E) Condicionamiento clásico
(F) Extinción
(G) Sensibilización
(H) Habituación

Preguntas 18-21

Una niña es llevada al laboratorio clínico para tomarle una muestra de sangre por primera vez y la experiencia le resulta dolorosa. La siguiente vez que la niña acude para este procedimiento, comienza a llorar cuando percibe el olor del antiséptico en el pasillo del laboratorio. Para cada escenario clínico, seleccione la definición que mejor lo describe.

18. El procedimiento doloroso de la obtención de la muestra en la visita inicial de la niña puede ser considerado:

(A) Estímulo no condicionado
(B) Respuesta no condicionada
(C) Estímulo condicionado
(D) Respuesta condicionada

19. El olor a antiséptico que conduce al llanto de la niña cuando regresa al laboratorio puede considerarse:

(A) Estímulo no condicionado
(B) Respuesta no condicionada
(C) Estímulo condicionado
(D) Respuesta condicionada

20. El llanto de la niña ante el olor del antiséptico puede considerarse:

(A) Estímulo no condicionado
(B) Respuesta no condicionada
(C) Estímulo condicionado
(D) Respuesta condicionada

21. El llanto de la niña al obtener la muestra de sangre puede considerarse:

(A) Estímulo no condicionado
(B) Respuesta no condicionada
(C) Estímulo condicionado
(D) Respuesta condicionada

Respuestas y explicaciones

D. En el refuerzo positivo, la conducta aumenta por una recompensa. La extinción es la desaparición de una conducta aprendida cuando el refuerzo se retiene. En este ejemplo, la conducta no deseada del chico de llamar por teléfono aumentaba para obtener una recompensa (atención de la chica, incluso si era negativa). Cuando la chica dejó de reforzar esa conducta no deseada del muchacho y en lugar de responder sus llamadas comenzó a ignorarlas, sus llamadas acabaron deteniéndose (se extinguieron). En el castigo, la conducta disminuye a través de un estímulo aversivo. En el refuerzo negativo, la conducta disminuye a fin de evitar un estímulo aversivo.

1. **B.** La respuesta de los estudiantes a la alarma contra incendios seguramente ha sido aprendida por habituación, es decir, desensibilización. En esta forma de aprendizaje, la exposición continua a un estímulo (la alarma contra incendios en este ejemplo) conduce a una reducción de la respuesta al estímulo. Si hubiese ocurrido sensibilización, los estudiantes hubiesen respondido más rápido con cada exposición a la alarma. En el condicionamiento clásico, se genera una respuesta natural mediante un estímulo aprendido. En el condicionamiento operante, el refuerzo es una consecuencia de una conducta que altera la probabilidad de que esa conducta se presente de nuevo. El castigo es la introducción de un estímulo aversivo que reduce la tasa de una conducta no deseada, mientras que la extinción es la desaparición de una conducta aprendida cuando se retiene el refuerzo.

2. **D.** La presión arterial elevada del paciente en el consultorio del doctor es una respuesta condicionada (aprendida). Esta respuesta resulta de una asociación que se ha establecido, por condicionamiento clásico, entre el doctor y/o su bata blanca (estímulo condicionado) y algo negativo en el pasado del paciente (estímulo no condicionado), una reacción comúnmente llamada "hipertensión de bata blanca". La indicación de que esta respuesta es aprendida es que la presión arterial del paciente es relativamente normal cuando se la toma en casa.

3. **B. / 4. E. / 5. C.** El estímulo no condicionado (pizza) produce la respuesta no condicionada (gruñir del estómago en respuesta a la pizza). La respuesta no condicionada es por reflejo y automática, y no tiene que ser aprendida. El estímulo no condicionado (la pizza) es el único elemento aquí que por sí mismo generará un reflejo gastrointestinal natural (gruñir del estómago). La camioneta blanca es un ejemplo de estímulo condicionado. En este escenario, el estímulo condicionado o aprendido causa la misma respuesta que el estímulo no condicionado o no aprendido solo después de emparejarse con la pizza (gruñir del estómago en respuesta a la pizza).

6. **D.** Este niño ha recibido dinero, en ocasiones impredecibles, por el hecho de limpiar su habitación. La conducta aprendida de esta forma (p. ej., por refuerzo de tasa variable) es muy resistente a la extinción, y continúa incluso cuando no es recompensada. La conducta aprendida por programas fijos de refuerzo (tasa o intervalo) es menos resistente a la extinción. La conducta aprendida por refuerzo continuo es la menos resistente a la extinción. El castigo es aversivo y está dirigido a suprimir una conducta indeseable.

7. **B.** Esta conducta es un ejemplo de modelado; el niño desea ser como la doctora a la que admira. En la generalización del estímulo, un estímulo nuevo que se asemeja a un estímulo condicionado genera una respuesta condicionada. La formación involucra la recompensa de aproximaciones cada vez más cercanas a la conducta deseada hasta que se logre la conducta deseada. La impronta es la tendencia de los organismos a establecer una asociación con la primera cosa que ven tras el nacimiento (y luego seguirla). En el desamparo aprendido, se establece una asociación entre un estímulo aversivo y la incapacidad para escapar.

8. **E.** Este niño está mostrando desamparo aprendido, en el que se establece una asociación entre un estímulo aversivo (los golpes recibidos) y la incapacidad para escapar. Después de recibir los golpes,

este niño no hace el intento por escapar, sino que en lugar de ello se vuelve apático y desesperanzado cuando se enfrenta a otro golpe. El desamparo aprendido puede ser un modelo de sistema para el desarrollo de la depresión (*véase también* la respuesta a la pregunta 7).

9. **A.** Esta conducta es un ejemplo de generalización del estímulo. En este ejemplo, ocurre cuando la aparición de un nuevo estímulo condicionado (la chaqueta blanca de la abuela) que se asemeja al estímulo condicionado original (el uniforme blanco de las enfermeras) tiene como resultado la respuesta condicionada (llorar cuando ve a su abuela) (*véase también* la respuesta a la pregunta 7).

10. **A.** Dado que la conducta (golpear al perro) se redujo, la reprimenda que este niño ha recibido probablemente sea castigo. El refuerzo tanto positivo como negativo aumentan la conducta. La formación involucra la recompensa de aproximaciones cada vez más cercanas a la conducta deseada hasta que se logre la conducta correcta. En el condicionamiento clásico, una respuesta natural o reflexiva (conducta) es generada por un estímulo aprendido (una señal de un acontecimiento interno o externo) (*véanse también* las respuestas a las preguntas 11-16).

11. **C.** Dado que la conducta (golpear al perro) ha aumentado, la reprimenda que el niño recibió probablemente sea refuerzo positivo. El refuerzo tanto positivo como negativo aumentan la conducta. La recompensa o refuerzo por esta conducta de golpear al perro probablemente sea el hecho de que el padre pone más atención al niño. El castigo disminuye la conducta.

12. **B.** Dado que la conducta (ejercicio) aumenta para evitar algo negativo (las inyecciones de insulina), este es un ejemplo de refuerzo negativo.

13. **E.** Este fenómeno clínico común es un ejemplo de condicionamiento clásico. En este ejemplo, la mujer se presenta al hospital para recibir un tratamiento de quimioterapia intravenosa (estímulo no condicionado). El fármaco quimioterápico es tóxico y le genera náuseas posteriores al tratamiento (respuesta no condicionada). El mes siguiente, cuando entra en el hospital (estímulo condicionado), comienza a sentir náuseas (respuesta condicionada). Por lo tanto, el hospital donde tienen lugar los tratamientos (estímulo condicionado) ha sido emparejado con la quimioterapia (el estímulo no condicionado), lo que genera las náuseas. Ahora, las náuseas (respuesta condicionada) pueden ser generadas al entrar en el hospital (estímulo condicionado), aun cuando aún no ha recibido la quimioterapia. En el condicionamiento operante, la conducta es aprendida por sus consecuencias. El modelado es un tipo de aprendizaje observacional. La formación implica la recompensa de aproximaciones cada vez más cercanas a la conducta deseada hasta que se logre la conducta correcta. La extinción es la desaparición de una conducta aprendida cuando se retiene el refuerzo.

14. **E.** A través de condicionamiento clásico, la paciente ha establecido una asociación entre los sonidos en la cinta y el dormir, de modo que ahora se queda dormida tan pronto como escucha los sonidos.

15. **B.** En el refuerzo negativo, la conducta aumenta para evitar algo negativo. Estos estudiantes participan más en clase para evitar perder puntos en su calificación final.

16. **C. / 17. B.** En este ejemplo, la conducta de llanto del niño aumenta como resultado de un refuerzo positivo: ser cargado por su madre cada vez que llora. La conducta de la madre (cargar al niño) aumenta como resultado de un refuerzo negativo: ella lo carga para evitar escucharlo llorar.

18. **A. / 19. C. / 20. D. / 21. B.** El procedimiento doloroso de obtención de la muestra es el estímulo no condicionado. El olor a antiséptico en la clínica ha sido asociado con el procedimiento doloroso y genera la misma respuesta; por lo tanto, es un estímulo condicionado. La respuesta condicionada, llorar en respuesta al olor del antiséptico, ha sido aprendida. Dado que llorar en respuesta al dolor de una inyección es automático y no necesita ser aprendido, es la respuesta no condicionada.

Evaluación clínica de los pacientes con síntomas conductuales

Capítulo 8

Pregunta típica de examen

Un hombre de 68 años de edad obtiene una puntuación de 60 en el *Inventario de Depresión de Beck II* (BDI-II). De los siguientes términos, ¿cuál es el que mejor describe el estado de ánimo de este hombre?

(A) Anhedonia
(B) Disforia
(C) Eutimia
(D) Ánimo lábil
(E) Euforia

(*Véase* "Respuestas y explicaciones" al final del capítulo.)

I. INTRODUCCIÓN A LAS PRUEBAS PSICOLÓGICAS

A. **Tipos de pruebas**
1. Las pruebas psicológicas se utilizan para evaluar la inteligencia, el rendimiento, la personalidad y la psicopatología.
2. Estas pruebas se clasifican de acuerdo con el área funcional evaluada.

B. **Pruebas individuales frente a pruebas grupales**
1. Las pruebas aplicadas a un individuo permiten la observación cuidadosa de esa persona en particular; una **batería de pruebas** revisa el funcionamiento de un individuo en un conjunto diferente de áreas funcionales.
2. Las pruebas aplicadas a un grupo de personas de forma simultánea tienen las ventajas de una administración, calificación y análisis estadístico eficiente.

II. PRUEBAS DE INTELIGENCIA

A. **Inteligencia y edad mental**
1. La *inteligencia* se define como la capacidad para comprender conceptos abstractos, razonar, asimilar, recordar, analizar y organizar la información, y cumplir con las necesidades especiales ante situaciones nuevas.
2. La **edad mental** (**EM**), según la define Alfred Binet, refleja el nivel de funcionamiento intelectual de la persona. La edad cronológica (EC) es la edad de la persona en años.

B. **Coeficiente intelectual (CI)**
1. El CI es el índice de la EM respecto a la EC multiplicado por 100: **EM/EC × 100 = CI**. Un **CI de 100** significa que la edad mental de la persona y su edad cronológica son equivalentes.
2. La EC más alta utilizada para determinar el CI es de 15 años.
3. El CI está ampliamente determinado por la genética. Sin embargo, la **mala nutrición** y la **enfermedad durante el desarrollo** pueden tener un impacto negativo sobre el CI.
4. Los resultados de las pruebas de CI también están influidos por el trasfondo cultural de la persona y su respuesta emocional a las situaciones de evaluación.
5. El CI es relativamente estable durante toda la vida. En ausencia de enfermedad cerebral, el **CI de un individuo es esencialmente el mismo en su vejez que en su infancia**.

C. **Inteligencia promedio**
1. Como se comentó anteriormente, un CI de 100 significa que la EM y la EC son aproximadamente las mismas. **El CI promedio está en el rango de 90 a 109.**
2. La desviación estándar (*véase* cap. 26) en las puntuaciones de CI es de 15. Una persona con un CI de más de 2 desviaciones estándar por debajo del promedio (CI de 70) suele considerarse con discapacidad intelectual (*véase* cap. 2). Las **clasificaciones de discapacidad intelectual** (la superposición o brecha en las categorías se relaciona con diferencias en los instrumentos de prueba) son aproximadamente:
   a. Leve (CI 50-70)
   b. Moderada (CI 35-55)
   c. Grave (CI 20-40)
   d. Profunda (CI < 20)
3. Una puntuación de entre **71 y 84** indica un funcionamiento intelectual **límite**.
4. Una persona con un CI superior a dos desviaciones estándar por encima del promedio (CI > 130) puede tener una inteligencia superior.

D. **Pruebas de inteligencia de Wechsler y Escalas de conducta adaptativa de Vineland**
1. La *Escala de inteligencia del adulto de Wechsler*, 4.ª edición (**WAIS-IV**), es la prueba de CI más frecuentemente utilizada.
2. La WAIS-R tiene cuatro índices de puntuación: **índice de comprensión verbal (ICV), memoria de trabajo (IMT), razonamiento perceptivo (IRP) y velocidad de procesamiento (IVP)**.
   a. El ICV y el IMT en conjunto conforman el **CI verbal**.
   b. El IRP y el IVP en conjunto conforman el **CI de desempeño**.
   c. El **CI de escala completa** (**CIEC**) es generado por los cuatro índices de puntuación.
3. La *Escala de inteligencia para niños de Wechsler* (**WISC**) se utiliza para evaluar la inteligencia de los niños de 6 a 16.5 años de edad.
4. La *Escala de inteligencia Wechsler para preescolar y primaria* (WPPSI) se emplean para evaluar la inteligencia de los niños de 4 a 6.5 años de edad.
5. Las *Escalas de conducta adaptativa de Vineland* se usan para evaluar las habilidades para la vida cotidiana (p. ej., vestirse, utilizar el teléfono) en las personas con discapacidad intelectual (*véase* cap. 2) u otras discapacidades (p. ej., aquellos con alteración de la visión o la audición).

III. PRUEBAS DE DESEMPEÑO

A. **Usos**
1. Las pruebas de desempeño evalúan el perfeccionamiento de un individuo en **áreas específicas**, como la lectura o las matemáticas.
2. Estas pruebas se utilizan para la evaluación y el asesoramiento sobre carreras profesionales en escuelas y empresas.

B. **Pruebas de desempeño específicas**
1. Las pruebas de desempeño incluyen la *Prueba de aptitud escolástica* (**SAT Reasoning Test**), la *Prueba de ingreso a la universidad* (**MCAT**) y el *Examen para la licencia médica de Estados Unidos* (*USMLE, United States Medical Licensing Examination*).
2. La *Prueba de logros de amplio rango* (**WRAT**), que a menudo se utiliza clínicamente, evalúa las habilidades de aritmética, lectura y deletreo.
3. Las pruebas de desempeño a menudo son utilizadas por los sistemas educativos, incluyendo las pruebas de logros de California, Iowa, Stanford y Peabody.

T a b l a **8-1**	Pruebas de personalidad		
Nombre de la prueba	**Usos**	**Características**	**Ejemplos**
Inventario multifásico de personalidad de Minnesota-2 (MMPI-2)	La prueba de personalidad más frecuentemente utilizada Útil para médicos generales, ya que no se requiere capacitación para aplicarla y calificarla Evalúa la actitud de los pacientes hacia la realización de la prueba	Prueba objetiva Los pacientes responden más de 550 preguntas de verdadero (V) y falso (F) acerca de sí mismos Las escalas clínicas incluyen depresión, paranoia, esquizofrenia y trastorno de ansiedad Las escalas de validez identifican a aquellas personas que intentan verse enfermas ("fingir enfermedad") o que intentan aparentar estar bien ("fingir buena salud")	"Evito la mayoría de las situaciones sociales" (V o F) "A menudo siento celos" (V o F) "Me gusta estar activo" (V o F)
Prueba de Rorschach	La prueba proyectiva de personalidad más frecuentemente utilizada Se utiliza para identificar trastornos y mecanismos de defensa	Prueba proyectiva Se solicita a los pacientes que interpreten 10 diseños simétricos de manchas de tinta (p. ej., "Describa lo que ve en esta figura")	
Prueba de apercepción temática (TAT)	Se utilizan historias para evaluar emociones inconscientes y conflictos	Prueba proyectiva Se solicita a los pacientes que creen escenarios verbales con base en 30 dibujos que representan situaciones ambiguas (p. ej., "Utilizando este dibujo, invente una historia que tenga un comienzo, una parte media y un final")	
Prueba de completar oraciones (SCT)	Utilizada para identificar preocupaciones y problemas mediante asociaciones verbales	Prueba proyectiva Los pacientes completan oraciones iniciadas por el analista	"Mi madre…" "Desearía que…" "La mayoría de las personas…"

Fuente original de la ilustración de Rorschach: Kleinmuntz B. *Essentials of Abnormal Psychology*. New York, NY: Harper & Row; 1974. Fuente original de la ilustración del TAT: Phares EJ. *Clinical Psychology: Concepts, Methods, and Profession*. 2nd ed. Homewood, IL: Dorsey; 1984. Copyright © 1984 Brooks/Cole, a part of Cengage, Inc. Ambos de Krebs D, Blackman R. *Psychology: A First Encounter*. Harcourt Brace Jovanovich; 1988:632. Utilizadas con autorización.

IV. PRUEBAS DE PERSONALIDAD

A. Las pruebas de personalidad se utilizan para evaluar la psicopatología y rasgos de la personalidad, y se clasifican de acuerdo con si la información se obtiene de forma objetiva o proyectiva.

B. **Pruebas de personalidad objetivas** (p. ej., el *Inventario multifásico de personalidad de Minnesota* [MMPI] y el *Inventario clínico multiaxial de Millon* [MCMI]). Se basan en preguntas que pueden calificarse y analizarse de forma sencilla desde el punto de vista estadístico.

C. **Pruebas de personalidad proyectivas** (p. ej., la *Prueba de Rorschach*, la *Prueba de apercepción temática* [TAT] y la *Prueba de completar oraciones*). Requieren que la persona interprete preguntas. Se asume que las respuestas están basadas en el estado motivacional del sujeto y sus mecanismos de defensa.
   En la tabla 8-1 se describe el uso de algunas de estas pruebas de personalidad.

V. EVALUACIÓN PSIQUIÁTRICA DE LOS PACIENTES CON SÍNTOMAS EMOCIONALES

A. **Antecedentes psiquiátricos.** Los antecedentes psiquiátricos se obtienen como parte de la anamnesis completa. Se incluyen preguntas acerca de enfermedades mentales, consumo de drogas y alcohol, actividad sexual, situación de vida actual y fuentes de estrés.

T a b l a **8-2**	Variables analizadas en la *Evaluación del estado mental*
Variable	**Ejemplo de paciente**
Presentación general Aspecto Conducta Actitud hacia el entrevistador	Un paciente de 40 años de edad aparenta mayor edad de lo que tiene, pero tiene buena higiene personal. Parece a la defensiva cuando se le pregunta sobre sus experiencias pasadas con las drogas, y niega haberlas consumido alguna vez
Grado de consciencia	Tiene una puntuación de 15 en la Escala de coma de Glasgow (*véase* tabla 5-4)
Cognición Orientación, memoria, atención, concentración; habilidades cognitivas, espaciales y de abstracción; lenguaje (volumen, velocidad y articulación)	Una paciente de 55 años de edad está orientada en persona, tiempo y espacio; muestra una memoria típica (capacidad cognitiva), comprensión del espacio tridimensional (capacidad espacial) y puede decir en qué se parecen una manzana y una naranja (capacidad de abstracción). Sin embargo, habla demasiado rápido y resulta difícil entenderla
Ánimo y afecto Emociones descritas (ánimo) y demostradas (afecto) Parear emociones con eventos actuales	Un paciente de 35 años de edad afirma sentirse "desanimado" y muestra menos expresión externa del ánimo de lo esperado (depresión con restricción del afecto)
Pensamiento Forma o proceso de pensamiento Contenido del pensamiento (p. ej., delirio)	Una paciente de 40 años dice con excesivo detalle (circunstancialidad: problema en el proceso de pensamiento) que la mafia la persigue (delirio; *véase* tabla 11-1)
Precepción Ilusión (*véase* tabla 11-1) Alucinación (*véase* tabla 11-1)	Una niña de 12 años comenta que la ropa de su armario da la impresión de que hay alguien ahí (una ilusión). También describe escuchar voces (una alucinación)
Juicio e insight	Una mujer de 38 años de edad afirma que abriría un sobre con nombre y dirección que se encontrara tirado en un banco para ver si tiene dinero. También dice que sabe que esto sería deshonesto (respuesta con *insight*)
Confiabilidad	Un paciente de 55 años de edad proporciona detalles correctos sobre su pasada enfermedad (un paciente confiable)
Control de impulsos agresivos y sexuales	Un hombre de 35 años afirma que a menudo tiende a reaccionar excesivamente en términos emocionales, a la menor provocación (pobre control de impulsos)

B. Evaluación del estado mental (EEM) e instrumentos relacionados
   1. La EEM es una entrevista estructurada que se utiliza para evaluar el estado actual de funcionamiento mental del individuo (tabla 8-2).
   2. Las escalas objetivas de calificación de la depresión que se utilizan con mayor frecuencia incluyen las escalas de **Hamilton, Raskin, Zung y Beck**.
      a. En las escalas de Hamilton y Raskin, el paciente es calificado por un evaluador.
      b. En las escalas de Zung y Beck (tabla 8-3), el paciente se evalúa a sí mismo (p. ej., las medidas incluyen tristeza, culpa, retraimiento social y culparse a sí mismo).
   3. En la tabla 8-4 se presentan los términos utilizados para describir los síntomas psicofisiológicos y el estado de ánimo en los pacientes con síntomas psiquiátricos.

T a b l a **8-3**	Elementos en el *Inventario de depresión de Beck II* (BDI-II)

1. Tristeza	12. Retraimiento social
2. Pesimismo	13. Indecisión
3. Sentimiento de fracaso	14. Imagen corporal negativa
4. Insatisfacción	15. Incapacidad para trabajar
5. Culpa	16. Insomnio
6. Expectativa de castigo	17. Fatigabilidad
7. Desagrado por uno mismo	18. Falta de apetito
8. Culparse a uno mismo	19. Pérdida de peso
9. Ideación suicida	20. Preocupación por la salud
10. Episodios de llanto	21. Bajo nivel de interés sexual
11. Irritabilidad	

Cada elemento tiene una puntuación de 0 a 3. Las puntuaciones totales de 30-60 indican depresión grave; las puntuaciones de 5-9 indican poca o nula depresión.

Tabla 8-4	Glosario de estados psicofisiológicos
Estado psicofisiológico	**Síntoma(s)**
Ánimo	
Eufórico	Fuertes sentimientos de alegría
Expansivo	Sentimientos de autoimportancia y generosidad
Irritable	Se molesta fácilmente, irascible
Eutímico	No hay depresión o aumento significativo del ánimo
Disfórico	Sentimiento subjetivamente desagradable
Anhedónico	Incapacidad para sentir placer
Lábil (cambios en el estado de ánimo)	Alternancia entre estado de ánimo eufórico y disfórico
Afecto	
Restringido	Disminución de la expresión facial de las respuestas emocionales
Mitigado	Gran disminución de la expresión facial de las respuestas emocionales
Aplanado	No hay expresión facial de las respuestas emocionales
Lábil	Alteraciones súbitas en las respuestas emocionales no relacionadas con acontecimientos en el entorno
Miedo y ansiedad	
Miedo	Miedo causado por un peligro real
Ansiedad	Miedo causado por un peligro imaginario
Ansiedad flotante	Miedo no asociado con una causa específica
Consciencia y atención	
Típica	Alerta, puede seguir indicaciones, respuestas verbales apropiadas
Obnubilación de la consciencia	Incapacidad para responder de forma típica a los acontecimientos externos
Somnolencia	Somnolencia excesiva
Estupor	Responde solo a gritos, al ser sacudido o cuando se le insiste
Coma	Ausencia total de respuesta

Autoevaluación

Instrucciones: cada reactivo en esta sección va seguido de respuestas o complementos a las afirmaciones. Seleccione la **mejor** opción (**A, B, C, D o E**) para cada caso.

1. Un niño de 12 años de edad que está teniendo problemas en la escuela es sometido a una prueba de inteligencia. La prueba determina que, mentalmente, el niño funciona al nivel de un niño de 8 años. ¿Qué categoría de función intelectual describe mejor a este niño?

(A) Discapacidad intelectual grave
(B) Discapacidad intelectual moderada
(C) Discapacidad intelectual leve
(D) Límite
(E) Promedio

2. Se realiza una evaluación a un niño y los resultados muestran que tiene una edad mental de 12 años. La edad cronológica del niño es de 10 años. ¿Cuál es el CI del niño?

(A) 40
(B) 60
(C) 80
(D) 100
(E) 120

3. Una mujer de 29 años de edad comenta al médico que a menudo escucha la voz de Abraham Lincoln hablándole directamente. Esta mujer está mostrando un trastorno de:

(A) Percepción
(B) *Insight*
(C) Juicio
(D) Ánimo
(E) Afecto

4. Se realiza una evaluación a un niño y los resultados muestran que tiene un CI de 90. ¿Qué categoría de función intelectual describe mejor a este niño?

(A) Discapacidad intelectual grave
(B) Discapacidad intelectual moderada
(C) Discapacidad intelectual leve
(D) Límite
(E) Promedio

5. Un doctor está evaluando a una mujer de 20 años de edad. ¿Cuál de los siguientes rasgos de la paciente se evalúa mejor utilizando el *Inventario multifásico de personalidad de Minnesota 2* (MMPI-2)?

(A) Habilidades para la vida cotidiana
(B) Depresión
(C) Conocimiento de información general
(D) Comprensión de lectura
(E) Inteligencia

6. Se realiza una evaluación a un niño de 6 años de edad y los resultados muestran que tiene un CI de 50. No existen hallazgos médicos significativos. En este momento, puede esperarse que este niño sea capaz de:

(A) Identificar algunos colores
(B) Ir en bicicleta
(C) Comprender que la muerte es permanente
(D) Copiar un triángulo
(E) Utilizar un sentido moral internalizado del bien y el mal

7. Para evaluar las habilidades de cuidado personal de una mujer de 22 años con un CI de 60 para ingresarla en un centro, ¿cuál es la prueba más apropiada?

(A) Prueba de percepción temática (TAT)
(B) Inventario multifásico de personalidad de Minnesota 2 (MMPI-2)
(C) Escala revisada de inteligencia para niños de Wechsler (WISC-R)
(D) Prueba de Rorschach
(E) Escala de madurez social de Vineland
(F) Prueba de logros de amplio rango (WRAT)
(G) Inventario de depresión de Beck II (BDI-II)
(H) Escala de depresión de Raskin
(I) Prueba de ordenamiento de tarjetas de Wisconsin

8. Para determinar, utilizando manchas de tinta simétricas, qué mecanismos de defensa utiliza una mujer de 25 años, ¿cuál es la prueba más apropiada?

(A) TAT
(B) MMPI-2
(C) WISC-R
(D) Prueba de Rorschach
(E) Escala de madurez social de Vineland
(F) WRAT
(G) BDI-II
(H) Escala de depresión de Raskin
(I) Prueba de ordenamiento de tarjetas de Wisconsin

9. Para evaluar la depresión en un paciente masculino de 54 años utilizando una escala de autoevaluación, ¿cuál es la prueba más apropiada?

(A) TAT
(B) MMPI-2
(C) WISC-R
(D) Prueba de Rorschach
(E) Escala de madurez social de Vineland
(F) WRAT
(G) BDI-II
(H) Escala de depresión de Raskin
(I) Prueba de ordenamiento de tarjetas de Wisconsin

10. Para que un médico general evalúe la presencia de trastorno de ansiedad en un paciente masculino de 54 años utilizando preguntas de verdadero/falso, ¿cuál es la prueba más apropiada?

(A) TAT
(B) MMPI-2

(C) WISC-R
(D) Prueba de Rorschach
(E) Escala de madurez social de Vineland
(F) WRAT
(G) BDI-II
(H) Escala de depresión de Raskin
(I) Prueba de ordenamiento de tarjetas de Wisconsin

11. La prueba más apropiada para evaluar el razonamiento abstracto y la resolución de problemas en una paciente femenina de 54 años de edad es:

(A) TAT
(B) MMPI-2
(C) WISC-R
(D) Prueba de Rorschach
(E) Escala de madurez social de Vineland
(F) WRAT
(G) BDI-II
(H) Escala de depresión de Raskin
(I) Prueba de ordenamiento de tarjetas de Wisconsin

12. Un paciente de 24 años de edad con esquizofrenia dice al médico que la Agencia Central de Investigación (CIA) está escuchando sus conversaciones telefónicas a través de su televisor. Este paciente está describiendo:

(A) Una alucinación
(B) Una ilusión
(C) Obnubilación de la consciencia
(D) Aplanamiento del afecto
(E) Un delirio

Respuestas y explicaciones

Pregunta típica de examen

A. En el *Inventario de depresión de Beck II* (BDI-II), una puntuación de 60 está justo por debajo de la puntuación más alta (63) e indica depresión grave (*véase* tabla 8-3). De los términos enumerados, el que mejor describe la depresión grave es la anhedonia. El estado de ánimo eufórico es un estado de ánimo alegre, mientras que en el estado de ánimo eutímico no hay depresión o aumento significativo del estado de ánimo. El estado de ánimo disfórico es una sensación subjetivamente desagradable. Los estados de ánimo lábiles (cambios de humor) son alteraciones entre los estados de ánimo elevado y disfórico (*véase* tabla 8-4).

1. **C.** Utilizando la fórmula de CI (CI = EM/EC × 100), el CI de este niño es de 8 años (edad mental)/12 años (edad cronológica) × 100, es decir, alrededor de 66 (CI). Un individuo con un CI de 66 se clasifica con una discapacidad intelectual leve (CI 50-70).

2. **E.** Utilizando la fórmula de CI, el CI del niño es 12/10 × 100 = 120.

3. **A.** Esta mujer de 29 años de edad que escucha la voz de Abraham Lincoln está mostrando una alucinación auditiva, que es un trastorno de percepción. Los trastornos de juicio, ánimo y afecto son otras variables valoradas en la *Evaluación del estado mental*.

4. **E.** Un individuo con un CI de 90 se clasifica como con una función intelectual promedio (CI 90-109).

5. **B.** Las escalas clínicas del *Inventario multifásico de personalidad de Minnesota 2* (MMPI-2) evalúan la depresión, así como el trastorno de ansiedad, la paranoia, la esquizofrenia y otros rasgos de personalidad. La inteligencia, incluyendo información general y comprensión de lectura, pueden evaluarse utilizando la *Escala de inteligencia del adulto de Wechsler*.

6. **A.** Con un CI de 50, la edad mental de un niño de 6 años es de 3 años. Esto se calcula utilizando la fórmula de CI: CI = EM/EC × 100, esto es, 50 = x/6 × 100, x = 3. Los niños de 3 años de edad pueden identificar algunos colores. Sin embargo, la capacidad de ir en bicicleta, comprender el significado de la muerte, copiar un triángulo o utilizar un sentido moral internalizado del bien y el mal no se desarrollan hasta la edad mental de alrededor de 6 años (*véase* cap. 1).

7. **E.** La *Escala de madurez social de Vineland* es la prueba más apropiada para evaluar las habilidades de autocuidado de esta mujer con discapacidad intelectual para ingresarla en un centro.

8. **D.** La *Prueba de Rorschach*, que utiliza manchas de tinta simétricas, es la prueba más apropiada para determinar qué mecanismos de defensa están siendo utilizados por esta mujer.

9. **G.** Para evaluar la depresión en este paciente utilizando una escala de autoevaluación, la prueba más apropiada es el *Inventario de depresión de Beck II* (BDI-II). En la *Escala de depresión de Raskin*, los pacientes son calificados por el evaluador.

10. **B.** El *Inventario multifásico de personalidad de Minnesota 2* (MMPI-2) es la prueba más apropiada para que un médico general evalúe la depresión en este paciente, ya que es una prueba objetiva y no se requiere entrenamiento especial para aplicarla y calificarla. El MMPI-2 utiliza preguntas de verdadero/falso para evaluar rasgos de la personalidad y psicopatología. Por el contrario, la interpretación de pruebas de personalidad proyectivas requiere entrenamiento específico.

11. **I.** La *Prueba de ordenamiento de tarjetas de Wisconsin* es la prueba más apropiada para evaluar el razonamiento abstracto y la solución de problemas en esta paciente. En esta prueba, se solicita a los pacientes que ordenen 128 tarjetas que varían en color, forma y número.

12. **E.** Una creencia falsa, en este caso que la CIA está escuchando las conversaciones telefónicas de una persona a través del televisor, es un ejemplo de un *delirio*. Una *alucinación* es una falsa percepción, y una *ilusión* es una percepción alterada de la realidad (*véase también* la tabla 11-1). La *obnubilación de la consciencia* es la incapacidad para responder a acontecimientos externos, mientras que el *aplanamiento del ánimo* es una reducción en la demostración de respuestas emocionales.

Capítulo 9

Trastornos relacionados con sustancias

Pregunta típica de examen

Una mujer de 40 años de edad es trasladada a la sala de urgencias por un compañero de trabajo. Inicialmente, la paciente tiene los puños y los dientes apretados. Poco después, comienza a experimentar convulsiones violentas. Su compañero comenta que, durante los últimos 6 meses, la mujer ha llegado tarde al trabajo con frecuencia y que el jefe le ha llamado la atención varias veces por "trabajo ineficiente". El compañero también comenta que la madre de la mujer falleció el día anterior, y que la paciente había estado con su madre 24 h al día durante los 3 días antes de su muerte, y que iba al trabajo directamente del hospital. De los siguientes, ¿cuál es la causa más probable de los síntomas de la paciente?

(A) Trastorno convulsivo primario
(B) Hemorragia cerebral
(C) Simulación de enfermedad
(D) Reacción de duelo complicado
(E) Abstinencia de alcohol

(*Véase* "Respuestas y explicaciones" al final del capítulo.)

I. TRASTORNOS RELACIONADOS CON SUSTANCIAS: EPIDEMIOLOGÍA, DEMOGRAFÍA Y TERMINOLOGÍA

A. **Epidemiología y demografía**

1. El alcohol, el tabaco, la marihuana, el uso no médico de fármacos controlados (p. ej., opiáceos, sedantes), la cocaína, alucinógenos, inhalantes y la heroína son, de acuerdo con autoinformes, las sustancias más frecuentemente utilizadas en Estados Unidos (tabla 9-1).
2. El consumo de sustancias ilegales es más habitual entre adultos jóvenes (**18-25 años de edad**), con una frecuencia casi del doble **en los hombres**.
3. La mayoría de las sustancias pueden clasificarse en categorías como **estimulantes**, **sedantes**, **opiáceos** o **alucinógenos**, y sustancias relacionadas.
4. La mayoría de las sustancias pueden ser administradas por vías diferentes. Las vías que proporcionan un rápido acceso al torrente sanguíneo y, por lo tanto, al cerebro, a menudo son las preferidas por los usuarios (p. ej., inhalar y fumar en lugar de ingerir).

B. **Terminología**

1. Los trastornos relacionados con el consumo de sustancias incluyen trastornos por consumo de sustancias y trastornos inducidos por sustancias.
2. Los **trastornos relacionados con sustancias** son patrones de mala adaptación al consumo de sustancias que conducen a alteraciones en el funcionamiento laboral, físico o social; se clasifican de acuerdo con su gravedad en leves, moderados o graves.
3. Los **trastornos inducidos por sustancias** incluyen los síntomas de abstinencia y tolerancia.

T a b l a **9-1** Uso de sustancias autoinformado en el último mes en Estados Unidos (12 años de edad en adelante)	
Sustancia	**Número de personas (en millones)**
Alcohol	140.6
Tabaco	61.1
Marihuana	26.0
Medicamentos controlados (principalmente opiáceos)	3.2
Cocaína	2.2
Alucinógenos	1.4
Inhalantes	0.6
Heroína	0.5

Fuente: Administración de Servicios de Salud Mental y Abuso de Sustancias, 2017.

    a. La *abstinencia* es el desarrollo de síntomas físicos o psicológicos como resultado de la reducción o el cese en el consumo de la sustancia.
    b. La *tolerancia* es la necesidad de incrementar la cantidad de la sustancia para obtener el mismo efecto psicológico positivo.
    c. La *tolerancia cruzada* es el desarrollo de tolerancia a una sustancia como resultado del consumo de otra sustancia.

II. ESTIMULANTES

A. Introducción
    1. Los estimulantes son **activadores del sistema nervioso central** (**SNC**); incluyen la cafeína, la nicotina, las anfetaminas y la cocaína.
    2. Los efectos del consumo y la abstinencia de estas sustancias se muestran en la tabla 9-2.

B. Cafeína. Se encuentra en el café (125 mg/taza), el té (65 mg/taza), el refresco de cola (40 mg/taza), los estimulantes de venta libre y los fármacos dietéticos de venta libre.

C. Nicotina. Es una sustancia tóxica presente en el tabaco. El tabaquismo **disminuye la expectativa de vida** más que el uso de cualquier otra sustancia. Las tasas de tabaquismo han disminuido durante los últimos años, particularmente en los adolescentes. Esta reducción se debe a programas educativos, así como al aumento en la popularidad de productos tales como los **cigarrillos electrónicos**.

D. Anfetaminas. Se utilizan clínicamente y también como drogas de uso ilegal.
    1. Están indicadas médicamente para el tratamiento del trastorno por déficit de atención con hiperactividad (TDAH) (*véase* cap. 15) y la **narcolepsia** (*véase* cap. 19). Algunas veces se emplean para tratar la **depresión** en los adultos mayores con enfermedad terminal, y la depresión y la obesidad en pacientes que no responden a otros tratamientos (*véase* cap. 12).
    2. Las anfetaminas más utilizadas clínicamente son la **dextroanfetamina**, la **metanfetamina** y un compuesto relacionado, el **metilfenidato**.
    3. **"Sales de baño"** (metilenodioxipirovalerona [MDPV]), **"éxtasis"** (metilenodioximetanfetamina [MDMA]) y **"cristal"** y **"base"** (metanfetaminas), son los nombres coloquiales asignados a los compuestos de anfetamina.
    4. *Catha edulis* (**"khat"**) y *Mitragyna speciosa* (**"kratom"**) son compuestos relacionados que tienen efectos estimulantes.

E. Cocaína
    1. El **"crack"** y la **"base"** son formas económicas y fumables de la cocaína; la cocaína pura, mucho más costosa, se **inhala**.
    2. En los recién nacidos de madres que consumieron cocaína durante el embarazo se observa **hiperactividad y retraso del crecimiento**.

T a b l a **9-2**	Efectos del consumo y la abstinencia de fármacos estimulantes	
Sustancias	Efectos del consumo	Efectos de la abstinencia
	Psicológicos	
Cafeína, nicotina	Aumento del estado de alerta y la atención	Letargia
	Agitación e insomnio	
	Leve mejoría del estado de ánimo	Leve disminución del estado de ánimo
	Físicos	
	Disminución del apetito	Aumento del apetito y ligero aumento de peso
	Aumento de la presión arterial y la frecuencia cardíaca (taquicardia)	Fatiga
	Aumento de la actividad gastrointestinal	Cefalea
	Psicológicos	
Anfetaminas, cocaína	Elevación significativa del estado de ánimo (dura solo 1 h con la cocaína)	Depresión significativa del estado de ánimo
	Aumento en el estado de alerta y la atención	Fuerte antojo (*craving*) psicológico (con pico pocos días después de la última dosis)
	Agresividad, alteración en el juicio	Irritabilidad
	Síntomas psicóticos (p. ej., delirios paranoides con las anfetaminas y formicación con la cocaína)	
	Agitación e insomnio	
	Físicos	
	Pérdida del apetito y reducción de peso	Hambre (particularmente con las anfetaminas)
	Dilatación pupilar (midriasis)	Constricción pupilar (miosis)
	Aumento de la energía	Fatiga
	Taquicardia y otros efectos cardiovasculares, que pueden poner en peligro la vida	
	Convulsiones (particularmente con la cocaína)	
	Enrojecimiento (eritema) de la nariz por inhalar cocaína	
	Hipersexualidad	

3. Con el consumo de cocaína también pueden presentarse **alucinaciones táctiles** de insectos caminando sobre la piel (p. ej., **formicación**) ("bichos de la cocaína").

F. **Asociaciones con neurotransmisores**
1. Los fármacos estimulantes actúan principalmente aumentando la disponibilidad de la **dopamina** (**DA**) en el cerebro.
2. El consumo de estimulantes **fomenta la liberación de DA** y **bloquea la recaptación de DA**. Estas acciones llevan a un aumento en la disponibilidad de este neurotransmisor en las sinapsis.
3. El aumento en la disponibilidad de DA en las sinapsis aparentemente está implicado en los efectos de elevación del estado de ánimo de los estimulantes y los opiáceos (el sistema de "recompensa" del cerebro). Al igual que en la esquizofrenia (*véase* cap. 11), el aumento en la disponibilidad de DA también puede tener como resultado **síntomas psicóticos**.

III. SEDANTES

A. **Introducción**
1. Los sedantes son **depresores del SNC** que incluyen el alcohol, los barbitúricos y las benzodiazepinas, entre otros.
2. Los fármacos sedantes actúan principalmente **aumentando** la actividad del neurotransmisor inhibidor ácido γ-aminobutírico (**GABA**).
3. Es prudente la hospitalización de los pacientes por abstinencia de sedantes; el síndrome de abstinencia puede incluir convulsiones, síntomas psicóticos como alucinaciones y delirios, y síntomas cardiovasculares que **pueden poner en peligro la vida**. Los efectos del consumo y la abstinencia de sedantes se muestran en la tabla 9-3.

T a b l a 9-3	Efectos del consumo y la abstinencia de fármacos sedantes	
Sustancias	**Efectos del consumo**	**Efectos de la abstinencia**
	Psicológicos	
Alcohol, benzodiazepinas, barbitúricos	Leve elevación del estado de ánimo Disminución de la ansiedad Somnolencia Desinhibición de la conducta	Leve disminución del estado de ánimo Aumento de la ansiedad Insomnio Síntomas psicóticos (p. ej., delirios y formicación) Desorientación
	Físicos	
	Sedación Mala coordinación Depresión respiratoria	Temblor Convulsiones Síntomas cardiovasculares como taquicardia e hipertensión

B. Alcohol

 1. Problemas agudos asociados

 a. Los **accidentes de tránsito**, **homicidios**, **suicidios** y **violaciones** están relacionados con el consumo concurrente de alcohol.

 b. El **abuso infantil físico y sexual**, el abuso hacia la pareja y el abuso a los adultos mayores también se asocian con el consumo de alcohol.

 2. Problemas crónicos asociados

 a. La **insuficiencia de tiamina** en el **síndrome de Wernicke** y en el **síndrome de Korsakoff** (*véase* cap. 14) se asocia con el consumo crónico de alcohol.

 b. En los consumidores fuertes de alcohol, también se observa **disfunción hepática**, problemas gastrointestinales (p. ej., úlceras) y una reducción en la expectativa de vida.

 c. Los bebés de mujeres que beben durante el embarazo pueden presentar **síndrome alcohólico fetal** (con síntomas como anomalías faciales, disminución del peso y la talla y discapacidad intelectual).

 d. Los antecedentes en la infancia de problemas como el **TDAH** y **trastornos de conducta** (*véase* cap. 15) se correlacionan con el consumo de alcohol en el adulto.

 3. Identificación del abuso de alcohol. Dado que el individuo que abusa del alcohol suele utilizar la negación como mecanismo de defensa (*véase* cap. 6), las respuestas positivas a preguntas indirectas, como las del **cuestionario CAGE**, pueden ayudar al médico a identificar a una persona que tiene problemas con el alcohol. Las preguntas CAGE son: "¿Usted alguna vez...

 a. ¿Ha sentido que debería reducir (*Cut down*) su consumo de alcohol?

 b. ¿Se siente molesto (*Annoyed*) cuando lo critican por beber?

 c. ¿Se siente culpable (*Guilty*) por beber?

 d. ¿Toma alcohol por la mañana (*Early-morning drink*) para arrancar el día o para curar la resaca?

 4. Intoxicación

 a. La *intoxicación legal* se define como **una concentración sanguínea de alcohol de 0.08-0.15%**, dependiendo de las leyes estatales.

 b. Puede desencadenarse coma en personas que no abusan del alcohol cuya alcoholemia sea de 0.40-0.50%.

 c. Tanto en la intoxicación como en la abstinencia por alcohol pueden observarse síntomas psicóticos (p. ej., alucinaciones) (*véase* más adelante).

 5. *Delirium tremens* **(DT)**

 a. El **delírium por abstinencia de alcohol** (también denominado *delirium tremens*) puede presentarse durante la primera semana de abstinencia de alcohol (más comúnmente en el tercer día de hospitalización). Suele presentarse en pacientes que han bebido intensamente durante años.

 b. El DT **puede poner en peligro la vida**; la tasa de mortalidad es de alrededor del 20%.

C. Barbitúricos

 1. Los barbitúricos se utilizan médicamente como **píldoras para dormir**, sedantes, ansiolíticos (tranquilizantes), anticonvulsivos y anestésicos.

2. Los barbitúricos utilizados frecuentemente y en exceso incluyen el amobarbital, fenobarbital y secobarbital.
3. Los barbitúricos causan depresión respiratoria y tienen un **bajo margen de seguridad**. Por este motivo, la sobredosis es particularmente peligrosa.

D. **Benzodiazepinas**
   1. Las benzodiazepinas se utilizan médicamente como **ansiolíticos**, sedantes, relajantes musculares, anticonvulsivos y anestésicos, y para **tratar la abstinencia de alcohol** (particularmente los fármacos de acción prolongada como el clordiazepóxido y el diazepam [*véase* cap. 16]).
   2. Las benzodiazepinas tienen un **margen de seguridad elevado** a menos que se tomen con otro sedante, como el alcohol o los opiáceos.
   3. Al flunitrazepam, una benzodiazepina, y al γ-hidroxibutirato (**GHB**) se les conoce como drogas para "cita de violación", ya que tienen efectos amnésicos, lo que disminuye la capacidad de la persona para recordar un acontecimiento, como una violación.
   4. El **flumazenil**, un antagonista del receptor de benzodiazepinas, puede revertir los efectos de las benzodiazepinas en casos de sobredosis o uso en dosis altas para procedimientos médicos/quirúrgicos.

IV. OPIÁCEOS

A. **Introducción**
   1. Los fármacos narcóticos u opiáceos incluyen **fármacos utilizados médicamente como analgésicos** (p. ej., la morfina), así como drogas utilizadas de forma ilegal (p. ej., la heroína). En la tabla 9-4 se muestran los efectos del consumo y la abstinencia de los opiáceos.
   2. Comparados con los opiáceos utilizados médicamente, como la morfina o la metadona, los opiáceos ilegales, como la **heroína**, son más potentes. Cruzan la barrera hematoencefálica con mayor rapidez, tienen un inicio de acción más rápido y ejercen una **acción más eufórica**.
   3. A diferencia de la abstinencia de barbitúricos, que puede ser mortal, **la muerte por abstinencia de opiáceos es rara**, a menos que exista una enfermedad grave concomitante.

B. **Metadona y fármacos relacionados**
   1. La **metadona** y la **buprenorfina** son **opiáceos sintéticos** utilizados para tratar la adicción a la heroína (tabla 9-5); también pueden causar dependencia física y tolerancia.
   2. Estos opiáceos legales pueden ser sustituidos por opiáceos ilegales, como la heroína, para prevenir los síntomas de abstinencia.
   3. **Ventajas** de la metadona y la buprenorfina sobre la heroína
      a. La metadona es distribuida por **autoridades federales** en Estados Unidos sin costo para las personas adictas registradas.

T a b l a   9-4   Efectos del consumo y la abstinencia de opiáceos

Sustancias	Efectos del consumo	Efectos de la abstinencia
	Psicológicos	
Heroína, metadona, otros opiáceos	Elevación del estado de ánimo	Depresión del estado de ánimo
	Relajación	Ansiedad
	Somnolencia	Insomnio
	Físicos	
	Sedación	Sudoración, dolor muscular, fiebre
	Analgesia	Rinorrea (escurrimiento nasal)
	Depresión respiratoria (la sobredosis puede ser mortal)	Piloerección (piel de gallina)
	Estreñimiento	Bostezos
	Constricción pupilar	Dolor abdominal y diarrea
		Dilatación pupilar

T a b l a **9-5**	Tratamiento (en orden de utilidad, de mayor a menor) del consumo de sedantes, opiáceos, estimulantes, alucinógenos y fármacos relacionados	
Categoría	**Tratamiento inmediato/desintoxicación**	**Tratamiento extendido/mantenimiento**
Estimulantes menores: cafeína, nicotina	Eliminar o retirar poco a poco de la dieta Analgésicos para controlar la cefalea por abstinencia	Programas de apoyo grupal Antidepresivos (particularmente, bupropión) para prevenir el tabaquismo Apoyo de familiares o un médico que no fume Hipnosis para prevenir el tabaquismo Goma de mascar con nicotina, parche de nicotina o espray nasal de nicotina (la eficacia es dudosa)
Estimulantes: anfetaminas, cocaína	Benzodiazepinas para reducir la agitación Antipsicóticos para tratar los síntomas psicóticos Apoyo médico y psicológicos	Educación para el inicio y mantenimiento de la abstinencia
Sedantes: alcohol, benzodiazepinas, barbitúricos	Hospitalización Flumazenil para revertir los efectos de las benzodiazepinas Sustitución de barbitúricos de larga duración (p. ej., fenobarbital) o benzodiazepinas de larga duración (p. ej., clordiazepóxido) para reducir las dosis; diazepam, lorazepam o fenobarbital i.v. en caso de convulsiones Específicamente para el alcohol: tiamina (vitamina B₁) y restablecimiento del estado nutricional	Educación para el inicio y mantenimiento de la abstinencia Específicamente para el alcohol: Alcohólicos Anónimos (AA) u otros programas de apoyo grupal (programa de 21 pasos), disulfiram, psicoterapia, terapia conductual, naloxona, naltrexona, acamprosato, topiramato
Opiáceos: metadona, heroína, opiáceos de uso médico	Hospitalización y naloxona para la sobredosis Clonidina (agonista α₂) para estabilizar el sistema nervioso autónomo durante la abstinencia Sustitución de opiáceos de larga duración (p. ej., metadona) para reducir las dosis y disminuir los síntomas de abstinencia	Programa de mantenimiento para metadona o buprenorfina La naltrexona o la buprenorfina con naloxona se utilizan de forma profiláctica para bloquear los efectos de los opiáceos Narcóticos Anónimos (NA) u otros programas de apoyo grupal
Alucinógenos y fármacos relacionados: marihuana, hachís, LSD, PCP, psilocibina, mescalina	Tranquilizar al paciente Las benzodiazepinas pueden reducir la agitación Antipsicóticos para tratar los síntomas psicóticos	Educación para el inicio y mantenimiento de la abstinencia

LSD, dietilamida de ácido lisérgico; *PCP,* fenciclidina.

b. La buprenorfina es un agonista-antagonista parcial del receptor de opioides (lo que hace que sea poco probable que cause depresión respiratoria) que puede bloquear los síntomas de abstinencia y, cuando se combina con naloxona, la acción eufórica de la heroína. La buprenorfina puede **ser prescrita por médicos en la práctica privada** que completan un breve programa de entrenamiento.

c. Ambos fármacos pueden **administrarse por vía oral**. La vía intravenosa para consumo de drogas utilizada por muchos adictos a la heroína puede implicar compartir agujas, lo que contribuye a la infección por virus de la inmunodeficiencia humana (VIH) y hepatitis B.

d. Ambos fármacos tienen una **mayor duración de acción**.

e. Los dos fármacos causan **menos euforia** y **somnolencia**, lo que permite a las personas en programas de mantenimiento poder conservar sus empleos y no incurrir en actividades criminales con objeto de mantener el costoso hábito de la heroína.

V. ALUCINÓGENOS Y FÁRMACOS RELACIONADOS

A. Introducción

1. Los alucinógenos y fármacos relacionados incluyen la dietilamida de ácido lisérgico (**LSD**), la fenciclidina (**PCP** o **"polvo de ángel"**), cannabis (tetrahidrocannabinol, marihuana, hachís), psilocibina (de los hongos), mezcalina (de los cactus), ketamina (**"special K"**), ayahuasca, dimetiltriptamina (**DMT**) y *Salvia divinorum* (**salvia**). Los alucinógenos promueven estados alterados de consciencia, que suelen ser placenteros, pero que pueden resultar atemorizantes (**"malos viajes"**).

T a b l a **9-6**	Efectos del consumo y abstinencia de alucinógenos y fármacos relacionados	
Sustancias	**Efectos del consumo**	**Efectos de la abstinencia**
	Psicológicos	
Cannabis (marihuana, hachís), dietilamida de ácido lisérgico (LSD), fenciclidina (PCP) o "polvo de ángel", psilocibina, mezcalina	Alteración de los estados de percepción (alucinaciones auditivas y visuales, alteraciones en la imagen corporal, distorsión del tiempo y el espacio) Elevación del estado de ánimo Alteración de la memoria (puede ser a largo plazo) Reducción de la atención "Malos viajes" (estados de percepción atemorizantes) *Flashbacks* (volver a experimentar las sensaciones asociadas con el uso en ausencia del fármaco, incluso meses después de la última dosis)	Pocos o nulos síntomas psicológicos en la abstinencia
	Físicos	
	Alteración de la actividad motriz compleja Síntomas cardiovasculares Sudoración Temblor Nistagmo (PCP)	Pocos o nulos síntomas físicos en la abstinencia

2. El aumento en la disponibilidad de **serotonina** se asocia con los efectos de algunos de estos fármacos (p. ej., el LSD). Los efectos del consumo y la abstinencia de los alucinógenos y fármacos relacionados se muestran en la tabla 9-6.

B. **Marihuana**

1. El tetrahidrocannabinol (**THC**) es el principal compuesto activo de la marihuana.
2. En dosis bajas, la marihuana **aumenta el apetito** y la relajación y causa hiperemia conjuntival.
3. Los usuarios crónicos experimentan **problemas pulmonares** asociados con fumar, además de una disminución de la motivación (**"síndrome amotivacional"**), caracterizado por falta de deseo de trabajar y aumento de la apatía.
4. Aunque no es legal en todos los estados de Estados Unidos, la **marihuana** para uso medicinal está permitida en al menos 30 estados y en Washington, DC, principalmente para el tratamiento del glaucoma y las náuseas y vómitos relacionados con el tratamiento contra el cáncer. Actualmente, la venta controlada de marihuana para fines recreativos está permitida en al menos nueve estados: Alaska, California, Colorado, Maine, Massachusetts, Nevada, Oregon, Vermont, Estado de Washington y también en Washington, DC.
5. Los **cannabinoides sintéticos** (**fabricados en laboratorio**) como el **K2/**spice (**falsa marihuana**) tienen efectos psicoactivos similares a los del THC.

C. **LSD y PCP**

1. El **LSD se ingiere** y el **PCP se fuma** en un cigarrillo de marihuana o de otro tipo.
2. Mientras que tanto el LSD como el PCP causan alteraciones de la percepción, con el **consumo de PCP** puede haber **episodios de conducta violenta**, a diferencia de con el LSD.
3. Los hallazgos en el departamento de urgencias para el **PCP** incluyen hipertermia y **nistagmo** (movimientos anómalos horizontales o verticales de los ojos).
4. El PCP se une a los receptores *N*-metil-D-aspartato (NMDA) de los canales iónicos operados por **glutamato**.
5. El consumo de más de 20 mg de PCP puede causar convulsiones, coma y muerte.

VI. CARACTERÍSTICAS CLÍNICAS DE LOS TRASTORNOS

A. **Hallazgos de laboratorio.** A menudo pueden confirmar el consumo de sustancias (tabla 9-7).

B. **Hallazgos en el servicio de urgencias.** Los cambios en las pupilas y presencia o ausencia de síntomas psicóticos pueden ayudar a constreñir la búsqueda de la sustancia responsable de los síntomas de un paciente determinado en el servicio de urgencias (tabla 9-8).

T a b l a **9-7** Hallazgos de laboratorio para consumo de fármacos seleccionados		
Categoría	**Concentraciones elevadas en los líquidos corporales (p. ej., sangre, orina)**	**Cantidad de tiempo, tras el uso, que puede detectarse la sustancia**
Estimulantes	Cotinina (metabolito de la nicotina)	1-2 días
	Anfetamina	1-2 días
	Benzoilecgonina (metabolito de la cocaína)	1-3 días en usuarios ocasionales; 7-12 días en usuarios crónicos
Sedantes	Alcohol	7-12 h
	γ-glutamiltransferasa (GGT)	7-12 h
	Barbitúrico o benzodiazepina específicos o su metabolito	1-3 días
Opiáceos	Heroína	1-3 días
	Metadona	2-3 días
Alucinógenos y fármacos relacionados	Metabolitos de cannabinoides	3-28 días
	Fenciclidina (PCP)	7-14 días en usuarios crónicos
	Transaminasa glutámica oxaloacética (SGOT) en suero (también llamada *aspartato transaminasa* [AST] o *aspartato aminotransferasa* [ASAT/AAT]) o creatinina fosfocinasa (con el uso de PCP)	> 7 días

VII. TRATAMIENTO

A. **Tratamiento de los trastornos relacionados con sustancias.** Va desde la abstinencia y los grupos de apoyo, hasta fármacos que bloquean los síntomas físicos y psicológicos de la abstinencia.

B. **Tratamiento de los síntomas de abstinencia.** Incluye el tratamiento inmediato o **desintoxicación** y el manejo extendido dirigido a prevenir la recaída (**"mantenimiento"**) (tabla 9-5).

C. **Programas de tratamiento extendido para la adicción a opiáceos.** Incluyen los siguientes:
   1. **Mantenimiento con metadona.** La metadona, un opiáceo, se distribuye **una vez al día** a las personas adictas a la heroína registradas por una **agencia del gobierno federal**. **No hay costo** para las personas registradas, pero deben estar presentes y hacer cola temprano por la mañana (lo que les permite conservar su empleo) y, si llegan tarde, pueden no recibir su dosis ese día.
   2. **Mantenimiento con buprenorfina.** Los **médicos en la práctica privada** que han tomado un curso breve de certificación pueden prescribir buprenorfina o buprenorfina con naloxona para el mantenimiento de las personas adictas a la heroína. Aunque estos medicamentos pueden ser **costosos** para los pacientes, a diferencia del mantenimiento con metadona, no hay necesidad de que estos se registren como adictos ante el Gobierno federal, ni hay limitantes en cuanto al momento de la dosis.

D. **Diagnóstico dual.** Los pacientes con trastorno mental y adicción a sustancias requieren tratamiento tanto para los trastornos relacionados con sustancias como para la enfermedad psiquiátrica concomitante (p. ej., depresión mayor), a menudo en un hospital o unidad especial.

T a b l a **9-8** Identificación rápida en el servicio de urgencias de la sustancia utilizada		
Observación en el servicio de urgencias	**Observado con el uso de**	**Observado en la abstinencia de**
Dilatación pupilar	Estimulantes Alucinógenos (p. ej., LSD)	Opiáceos Consumo de alcohol y otros sedantes
Constricción pupilar	Opiáceos	Estimulantes
Síntomas psicóticos (p. ej., alucinaciones, delirios)	Estimulantes Alcohol Alucinógenos	Alcohol y otros sedantes
Síntomas cardiovasculares	Estimulantes	Alcohol y otros sedantes

LSD, dietilamida de ácido lisérgico.

Autoevaluación

Instrucciones: cada reactivo en esta sección va seguido de respuestas o complementos a las afirmaciones. Seleccione la **mejor** opción (**A, B, C, D o E**) para cada caso.

Preguntas 1 y 2

Un hombre de 29 años de edad acude al servicio de urgencias consultando por dolor de estómago, agitación, dolor muscular intenso y diarrea. La exploración física muestra que el paciente está sudando, tiene las pupilas dilatadas, fiebre, rinorrea y "piel de gallina".

1. De las siguientes opciones, la causa más probable de este cuadro es:

(A) Consumo de alcohol
(B) Abstinencia de alcohol
(C) Consumo de heroína
(D) Abstinencia de heroína
(E) Abstinencia de anfetaminas

2. De las siguientes opciones, el tratamiento inmediato más eficaz para el alivio de los síntomas del paciente es:

(A) Naloxona
(B) Naltrexona
(C) Un antipsicótico
(D) Un estimulante
(E) Clonidina

3. ¿Cuál de las siguientes drogas es, por autoinforme, la más frecuentemente utilizada en Estados Unidos?

(A) Alucinógenos
(B) Inhalantes
(C) Cocaína
(D) Heroína
(E) Opiáceos controlados (de uso médico)

4. Un médico está realizando la exploración física de un paciente de 40 años de edad para su trabajo. El médico sospecha que el paciente tiene un problema con el alcohol. El siguiente paso que debe tomar el médico es:

(A) Revisar su función hepática
(B) Preguntarle si tiene un problema con el alcohol
(C) Llamar a su jefe anterior para obtener información
(D) Hacerle las preguntas CAGE

(E) Buscar estigmas de abuso de alcohol (p. ej., estrías, vasos sanguíneos rotos en la nariz)

5. Una paciente de 20 años de edad dice a su médico que tiene poco interés en regresar a la escuela o buscar un trabajo. También afirma que a menudo tiene antojos y que ha subido más de 4.5 kg de peso en los últimos 4 meses. ¿Qué sustancia es más probable que esté consumiendo esta paciente?

(A) Fenciclidina (PCP)
(B) Dietilamida de ácido lisérgico (LSD)
(C) Marihuana
(D) Cocaína
(E) Heroína

6. Un estudiante de 22 años de edad comenta al médico que ha estado utilizando "sales de baño" por las noches. ¿Cuál de los siguientes efectos de la droga es más probable que experimente el estudiante cuando la está consumiendo?

(A) Aumento de la fatiga
(B) Disminución del umbral al dolor
(C) Aumento del apetito
(D) Disminución del apetito
(E) Disminución de la libido

7. Un paciente ha estado consumiendo heroína durante el último año. ¿Cuál de las siguientes opciones es más probable que caracterice al paciente?

(A) Edad de 40-50 años
(B) Sexo femenino
(C) Insomnio al consumir la droga
(D) Estado de ánimo ansioso al consumir la droga
(E) Aumento del estado de ánimo al consumir la droga

8. ¿En cuál de los siguientes grupos de edad es más probable que se encuentre una persona que consume drogas ilegales?

(A) 10-15 años
(B) 15-18 años
(C) 18-25 años
(D) 25-35 años
(E) 35-45 años

9. Un hombre de 60 años de edad es trasladado al hospital después de haberse caído al salir de un bar. Los estudios radiológicos indican que el paciente tiene fractura de fémur, de modo que se le realiza una cirugía urgente. Dos días después, el paciente comienza a mostrar temblor intenso en las manos y taquicardia. Comenta a su doctor que ha estado "agitado" desde su hospitalización, y que la agitación está empeorando. El paciente dice que, aunque se siente asustado, lo reconforta el hecho de que la enfermera sea una vieja amiga (la enfermera nunca lo había visto). También informa que ha empezado a ver arañas trepando por las paredes y que las puede sentir caminando sobre sus brazos. El doctor observa que la conversación del paciente parece saltar de un tema a otro. De los siguientes, ¿cuál es la causa más probable de este cuadro?

(A) Consumo de alcohol
(B) Abstinencia de alcohol
(C) Consumo de heroína
(D) Abstinencia de heroína
(E) Abstinencia de anfetaminas

10. Un médico descubre que su paciente femenina de 28 años está consumiendo cocaína diariamente. ¿Cuál de los siguientes síntomas puede esperar observar el doctor en la paciente?

(A) Signos físicos graves de abstinencia
(B) Poco antojo psicológico en la abstinencia
(C) Aumento del estado de ánimo de larga duración
(D) Delirios
(E) Uso de sedación

11. Un hombre de 20 años de edad que ha estado bebiendo ocho tazas de café al día durante la última semana acude para una exploración física. En este momento, el hombre es más probable que muestre:

(A) Taquicardia
(B) Disminución del peristaltismo
(C) Aumento de peso
(D) Fatiga
(E) Cefalea

Preguntas 12 y 13

Una mujer de 40 años de edad que ha estado tomando benzodiazepinas diariamente en altas dosis durante los últimos 5 años, suspende repentinamente el uso del medicamento.

12. Cuando un médico la revisa al día siguiente tras su última dosis, es más probable que muestre:

(A) Hipersomnia
(B) Temblor
(C) Letargia
(D) Depresión respiratoria
(E) Sedación

13. Sin tratamiento para la abstinencia, ¿qué síntoma(s) que puede(n) poner en peligro la vida es más probable que presente esta paciente en los días posteriores?

(A) Convulsiones
(B) Coma
(C) Conducta violenta
(D) Discrasia sanguínea
(E) Hipotensión grave

14. Un paciente de 24 años de edad está experimentando hambre intensa, así como cansancio y cefalea. ¿Este paciente es más probable que esté presentando abstinencia de cuál de las siguientes sustancias?

(A) Alcohol
(B) Anfetaminas
(C) Benzodiazepinas
(D) PCP
(E) Heroína

15. En Estados Unidos, el alcohol es la sustancia con mayor consumo actualmente. ¿Cuáles son la segunda y la tercera, respectivamente?

(A) Marihuana, tabaco
(B) Marihuana, cocaína
(C) Tabaco, marihuana
(D) Marihuana, heroína
(E) Tabaco, cocaína

16. El principal mecanismo de acción de la cocaína sobre los sistemas de neurotransmisores del cerebro es que bloquea la:

(A) Recaptación de dopamina
(B) Liberación de dopamina
(C) Recaptación de serotonina
(D) Liberación de serotonina
(E) Liberación de noradrenalina

17. Después de fumar durante 20 años, una paciente femenina de 45 años de edad ha decidido dejar de hacerlo. De los siguientes efectos, ¿cuál es más probable que se presente como resultado de la abstinencia de nicotina de esta paciente?

(A) Aumento de peso
(B) Euforia
(C) Excitabilidad
(D) *Delirium tremens*
(E) Abstinencia a largo plazo

18. Un hombre de 43 años de edad con antecedentes de infección por VIH de 5 años de evolución, dice al médico que ha estado fumando marihuana unas cuantas veces al día para tratar sus síntomas de náuseas y falta de apetito. Para obtener la marihuana, el paciente hace notar que, aunque la droga es ilegal en su estado, la cultiva en su patio trasero. La mejor respuesta del médico ante la confesión de este paciente es:

(A) "Lo siento, pero cultivar o consumir marihuana es ilegal, y debo notificar a la policía."
(B) "He leído de otros pacientes que cultivan marihuana."
(C) "¿Está usted al tanto de que la marihuana puede causarle problemas respiratorios?"
(D) "Existen varios medicamentos que le puedo prescribir para ayudarle a aliviar las náuseas y la falta de apetito en lugar de la marihuana."
(E) "¿Piensa usted que consumir marihuana tiene efectos negativos a largo plazo?"

19. Un hombre de 24 años de edad es llevado al hospital por escalofríos, dolor abdominal, diarrea y rinorrea. El médico determina que presenta abstinencia de heroína y, por lo tanto, le administra clonidina. En la abstinencia de los opiáceos, la clonidina mejora los síntomas por su acción como:

(A) Agonista β_1
(B) Agonista β_2
(C) Agonista α_1
(D) Agonista α_2

20. Un hombre de 35 años de edad es trasladado al servicio de urgencias confundido y ansioso. El hombre indica que alguien está intentando matarlo, pero no sabe quién. La exploración inicial revela frecuencia cardíaca y respiratoria elevadas. Mientras está en el servicio de urgencias, el paciente presenta una convulsión y síntomas cardiovasculares que ponen en peligro su vida. Lo más probable es que tenga abstinencia de:

(A) PCP
(B) LSD
(C) Heroína
(D) Secobarbital
(E) Marihuana

21. Después de pasar por su segunda desintoxicación por adicción a heroína, un paciente de 30 años de edad se rehúsa a entrar en un programa de mantenimiento con metadona, como lo hizo tras su primera desintoxicación. El motivo más probable por el cual esta vez el paciente se rehúse a registrarse en el programa de mantenimiento con metadona es que ha aprendido de su experiencia previa que este medicamento:

(A) Causa una reacción alérgica grave
(B) Tiene efectos secundarios significativos
(C) Debe administrarse varias veces al día
(D) Está sometida a controles estrictos en los programas de mantenimiento
(E) Es costosa

Preguntas 22-26

Para el paciente de cada pregunta numerada, seleccione la letra de la droga que más probablemente esté consumiendo.

(A) Alcohol
(B) Secobarbital
(C) Cocaína
(D) Metilfenidato
(E) Cafeína
(F) Diazepam
(G) Heroína
(H) Marihuana
(I) Nicotina
(J) PCP
(K) LSD

22. Un hombre de 32 años de edad es trasladado a un hospital de Nueva York. Muestra signos de sedación, pero un estado de ánimo elevado. Una prueba de sangre muestra la presencia de VIH.

23. Un paciente de 25 años de edad es trasladado al hospital después de haber sufrido un accidente de tránsito mientras conducía y en el que el otro conductor falleció.

24. Cuando un médico revisa a un estudiante de secundaria de 17 años de edad, nota que tiene eritema en la nariz. Durante la entrevista, el estudiante parece retraído y triste.

25. Un hombre de 28 años de edad es hospitalizado después de intentar saltar del techo de un edificio de departamentos al edificio contiguo. Su amigo comenta que, antes de saltar, el hombre los amenazó furioso porque no saltarían con él.

26. Una mujer de 22 años de edad es trasladada al servicio de urgencia a las 8 de la mañana por su amigo, quien comenta que la mujer ha estado actuando de forma extraña desde la tarde anterior. Mientras está en la mesa de exploración, la paciente comenta que siente que está flotando en el aire, y que el sol (la lámpara) es grande y está brillando sobre ella.

Respuestas y explicaciones

1. **D. / 2. E.** La causa más probable de los síntomas de este paciente de sudoración, dolor muscular, dolor abdominal, diarrea, fiebre, rinorrea, "piel de gallina" y pupilas dilatadas es la abstinencia de heroína. Aunque la abstinencia de alcohol puede estar asociada con dilatación pupilar, es menos probable que el consumo de alcohol y la abstinencia de anfetaminas causen este conjunto de síntomas. De las opciones dadas, el tratamiento inmediato más eficaz para la abstinencia de heroína es la clonidina para estabilizar el sistema nervioso autónomo. Los síntomas psicóticos son poco habituales en la abstinencia de opiáceos, y este paciente no necesita un antipsicótico. La naloxona y la naltrexona, así como los estimulantes, empeorarán, en lugar de mejorar, los síntomas de abstinencia del paciente.

3. **E.** Alrededor de 3.2 millones de estadounidenses informan el consumo de medicamentos controlados (principalmente opiáceos) por motivos no médicos. Por el contrario, 2.2 millones, 1.4 millones, 0.6 millones y 0.5 millones informan el consumo de cocaína, alucinógenos, inhalantes y heroína, respectivamente.

4. **D.** El siguiente paso es que el médico le haga al paciente las preguntas CAGE. Las respuestas positivas a cualquier par de estas preguntas, o solo a la última, indican que el paciente tiene un problema con el alcohol. Los pacientes con estos problemas suelen utilizar la negación como mecanismo de defensa, y rara vez creen o admiten que tienen un problema con el alcohol. Los problemas en la función hepática o la presencia de estigmas (signos físicos) de abuso de alcohol (p. ej., estrías, vasos sanguíneos rotos en la nariz) no necesariamente indican que el paciente tenga en ese momento un problema con el alcohol. Es inapropiado que el médico llame al jefe anterior para pedir información.

5. **C.** El síndrome amotivacional (p. ej., falta de interés por buscar trabajo o ir a la escuela) y el aumento del apetito, particularmente de comida chatarra, son característicos en los usuarios crónicos de marihuana. El consumo de cocaína, heroína, fenciclidina (PCP) o dietilamida de ácido lisérgico (LSD) puede causar problemas relacionados con el trabajo, pero es menos probable que aumenten el apetito.

6. **D.** Al igual que otras drogas estimulantes, las anfetaminas, como las "sales de baño", reducen el apetito; por lo tanto, su consumo puede causar una disminución del peso corporal. Las anfetaminas también reducen la fatiga y aumentan el umbral del dolor y la libido.

7. **E.** Los usuarios de heroína tienen un estado de ánimo elevado y relajado, además de somnolencia. Es más probable que los usuarios sean hombres jóvenes.

8. **C.** El consumo de drogas ilegales es más frecuente en las personas de 18-25 años de edad.

9. **B.** La causa más probable de temblor, taquicardia, ilusiones (p. ej., creer que la enfermera es una vieja amiga) y las alucinaciones táctiles y visuales (p. ej., formicación, es decir, la sensación de insectos caminando por la piel) en este paciente es la abstinencia de alcohol, ya que el consumo de alcohol durante estos últimos días de hospitalización es improbable. La fractura femoral pudo haber ocurrido como consecuencia de la caída mientras el paciente se encontraba intoxicado. El consumo de heroína y la abstinencia de heroína y anfetaminas no suelen estar asociados con síntomas psicóticos.

10. **D.** Los delirios y otros indicios de psicosis se observan con el consumo de cocaína. La euforia intensa producida por la cocaína dura solo alrededor de 1 h. El antojo psicológico intenso por la droga tiene

un pico a los 2-4 días después de la última dosis, aunque puede haber pocos signos fisiológicos de abstinencia. La intoxicación por cocaína se caracteriza por agitación e irritabilidad, no por sedación.

11. **A.** La taquicardia, el aumento del peristaltismo, el aumento de la energía y la disminución del apetito son efectos físicos de los estimulantes, como la cafeína. Es probable que las cefaleas sean el resultado de la abstinencia de drogas estimulantes, no de su consumo.

12. **B. / 13. A.** La abstinencia de benzodiazepinas se asocia con temblor, insomnio y ansiedad. La depresión respiratoria y la sedación se asocian con el consumo de drogas sedantes, no con su abstinencia. De las opciones en la pregunta 13, las convulsiones son el síntoma más frecuente que pone en peligro la vida al que la mujer puede enfrentarse en los siguientes días.

14. **B.** El cansancio y la cefalea se observan con la abstinencia de estimulantes. Aunque el aumento del apetito puede observarse en la abstinencia de estimulantes, el hambre más intensa suele ocurrir con la abstinencia de anfetaminas.

15. **C.** En Estados Unidos, el alcohol es actualmente la sustancia más consumida. La segunda sustancia más consumida es el tabaco, y la tercera es la marihuana (*véase* tabla 9-1).

16. **A.** El principal mecanismo de la cocaína sobre el sistema nervioso es el bloqueo de la recaptación de dopamina, lo que aumenta por lo tanto su disponibilidad en las sinapsis cerebrales. Este aumento está implicado en el sistema de "recompensa" del cerebro y los efectos eufóricos de los estimulantes.

17. **A.** Después de la abstinencia de estimulantes como la nicotina suele producirse un aumento de peso. También se observan depresión leve del estado de ánimo y letargia. La abstinencia a largo plazo es poco habitual entre fumadores; la mayoría de los fumadores que dejan de fumar recaen en un período de 2 años. El *delirium tremens* se presenta con la abstinencia de sedantes como el alcohol.

18. **D.** La mejor respuesta ante la confesión de este paciente acerca de cultivar y consumir marihuana es recomendarle sustitutos eficaces pero seguros, por ejemplo, medicamentos controlados, para tratar las náuseas y la falta de apetito. No es apropiado ni necesario que el médico informe a las autoridades. Además, este paciente positivo para VIH seguramente está más preocupado acerca de sentirse enfermo en el corto plazo que en las consecuencias a largo plazo de la marihuana, como podrían ser los problemas respiratorios.

19. **D.** La clonidina actúa por medio de la inhibición de la actividad noradrenérgica a través de la estimulación presináptica de las neuronas α_2-adrenérgicas.

20. **D.** Lo más probable es que este paciente de 35 años presente abstinencia de secobarbital, un barbitúrico. Los síntomas de abstinencia de barbitúricos aparecen entre 12 h y 20 h después de la última dosis, e incluyen ansiedad, aumento de la frecuencia cardíaca y respiratoria, síntomas psicóticos (p. ej., la creencia de que alguien quiere matarlo), confusión y convulsiones, y puede asociarse con síntomas cardiovasculares que ponen en riesgo la vida. Hay pocos síntomas físicos de la abstinencia asociada con marihuana, PCP o LSD, y aquellos asociados con la heroína son molestos, pero rara vez físicamente peligrosos.

21. **D.** El motivo más probable de que este paciente, que ha tenido experiencia previa con los programas de mantenimiento con metadona, se rehúse a entrar en estos de nuevo es que estos programas requieren que el paciente haga fila todos los días muy temprano para recibir la metadona. La metadona no causa reacciones alérgicas graves ni tampoco tiene efectos secundarios significativos. Se administra solo una vez al día y es gratis para las personas registradas en los programas de mantenimiento.

22. **G.** La presencia de VIH, así como los signos de sedación y euforia, indican que este paciente es usuario de heroína intravenosa.

23. **A.** El alcohol es la droga más frecuentemente utilizada, y su uso se asocia con accidentes de tránsito.

24. **C.** El eritema en la nariz es resultado de inhalar cocaína, y el estado de ánimo deprimido se observa en la abstinencia de esta droga.

25. **J.** La agresividad y la conducta psicótica (saltar de un techo a otro) indican que este paciente ha consumido PCP.

26. **K.** Esta mujer, que ha estado actuando de forma extraña durante varias horas y está teniendo experiencias extracorpóreas (p. ej.., sentir que flota en el aire) e ilusiones (p. ej., confundir la lámpara con el sol), probablemente ha tomado LSD. La falta de agresividad o agitación indican que es poco probable que el alucinógeno que ha consumido sea PCP.

Capítulo 10

Sueño típico y trastornos del sueño-vigilia

Pregunta típica de examen

Para un estudio relacionado con el ritmo circadiano, a un grupo de estudiantes universitarios voluntarios se les proporciona provisiones y se les deja dentro de una cueva sin luz natural durante un período de 1 mes. La cueva dispone de luz artificial, que puede ser encendida y apagada, pero los estudiantes no tienen acceso a Internet, teléfonos celulares, relojes de pared o relojes de pulsera. Durante el estudio, los investigadores monitorizan los ciclos de sueño-vigilia. Al final del mes, es probable que la duración aproximada de los ciclos circadianos de los estudiantes esté más cercana a:

(A) 21 h
(B) 22 h
(C) 23 h
(D) 24 h
(E) 25 h

(*Véase* "Respuestas y explicaciones" al final del capítulo.)

I. ESTADOS TÍPICOS DE SUEÑO Y VIGILIA

A. **Estado de vigilia.** Las ondas beta (β) y alfa (α) caracterizan al electroencefalograma (EEG) del individuo despierto (tabla 10-1).
   1. Las **ondas β** sobre los lóbulos frontales suelen observarse en la **concentración mental activa**.
   2. Las **ondas α** sobre los lóbulos parietales y occipitales se observan cuando una persona está **relajada, con los ojos cerrados.**
   3. La **latencia del sueño** (período desde que uno se va a la cama hasta que se queda dormido) es típicamente menor de 10 min.

B. **Estado de sueño.** Durante el sueño, las ondas cerebrales muestran cambios distintivos (*véase* tabla 10-1).
   1. Los estados se dividen en sueño de movimiento ocular rápido (**REM**, *rapid eye movement*) y sueño **no REM**. Este último consta de las **etapas 1, 2, 3 y 4**. Las etapas 3 y 4 ahora suelen describirse juntas como etapa 3 o sueño de onda lenta o **delta** (δ).
   2. La cartografía de las transiciones de una etapa del sueño a la otra durante la noche produce una estructura conocida como ***arquitectura del sueño*** (fig. 10-1).
      a. La arquitectura del sueño cambia con la edad. Los adultos mayores a menudo tienen una calidad del sueño más pobre debido a que la edad se asocia con una **reducción en el sueño REM y el sueño delta** y un aumento en la cantidad de veces que se despierta la persona durante la noche, lo que conduce a una **pobre eficacia del sueño** (porcentaje del tiempo en el que realmente se duerme entre porcentaje del tiempo que se pasa intentando dormir) (tabla 10-2).
      b. Los **sedantes**, como el alcohol, los barbitúricos y las benzodiazepinas, también se asocian con una reducción del sueño REM y el sueño delta.
      c. La mayor parte del **sueño delta** se presenta durante **la primera mitad del ciclo del sueño.**

| T a b l a **10-1** | | | Trazos electroencefalográficos y características del estado de vigilia y las etapas del sueño |

Etapa del sueño	Patrón EEG asociado (ciclos por segundo [cps])	% del tiempo de sueño en adultos jóvenes	Características
Vigilia	Ondas beta (14-30 cps)	—	Concentración mental activa
	Ondas alfa (8-13 cps)	—	Relajado con los ojos cerrados
Etapa 1	Ondas theta (4-7 cps)	5%	Etapa más ligera del sueño, caracterizada por paz, disminución del pulso y la respiración, descenso de la presión arterial y movimientos corporales episódicos
Etapa 2	Husos (*spindles*) del sueño (13-16 cps) y complejo K	45%	Porcentaje más grande del tiempo de sueño; bruxismo (apretar los dientes), que puede provocar dolor en la mandíbula. Se trata con un dispositivo protector bucal durante la noche
Delta	Ondas delta (sueño de ondas lentas) (1-3 cps)	25% (disminuye con la edad)	Etapa más profunda y relajada del sueño; pueden ocurrir trastornos del sueño-vigilia, como los terrores nocturnos, el sonambulismo y la enuresis (mojar la cama)
Sueño de movimientos oculares rápidos (REM)	Ondas en "dientes de sierra", beta, alfa y theta REM	25% (disminuye con la edad)	Soñar; erección del pene y el clítoris; aumento del pulso, la respiración y la presión arterial; ausencia de movimiento o tono en el músculo esquelético (atonía)

    d. Los **períodos más largos de sueño REM** se presentan durante la **segunda mitad del ciclo del sueño**.
3. Durante el sueño REM, hay niveles altos de actividad cerebral y cardiovascular.
    a. El tiempo promedio desde que alguien se queda dormido hasta el primer período de sueño REM (**latencia REM**) es de **90 min**.
    b. Ocurren períodos de sueño REM de 10-40 min, cada uno a intervalos de aproximadamente **cada 90 min** durante la noche.
    c. Durante el sueño REM, el EEG se caracteriza principalmente por ondas de alta frecuencia y baja amplitud, similares a los **dientes de una sierra**.
    d. Una persona con privación de sueño REM durante una noche (p. ej., por sueño inadecuado, despertares repetidos o consumo de sedantes) tiene un aumento en el sueño REM durante la noche siguiente (**rebote REM**).
    e. La privación prolongada de sueño REM o la privación total del sueño también pueden causar **psicopatología transitoria**, como ansiedad o síntomas psicóticos.

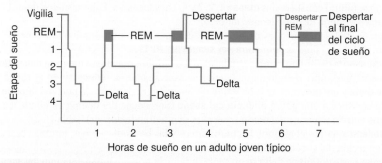

FIGURA 10-1. Arquitectura del sueño en el adulto joven típico (adaptado de Wedding D. *Behavior & Medicine*. St. Louis, MO: Mosby Year Book; 1995:416.)

T a b l a **10-2**	Resumen de las características del sueño en una persona típica, con depresión y en un adulto mayor		
Medición del sueño	Adulto joven típico	Adulto joven con depresión	Adulto mayor
Latencia del sueño	Alrededor de 10 min	> 10 min	> 10 min
Latencia REM	Alrededor de 90 min	Alrededor de 45 min	Alrededor de 90 min
Eficiencia del sueño	Alrededor del 100%	< 100%	< 100%
Porcentaje delta	Alrededor del 25%	< 25%	< 25%
Porcentaje REM	Alrededor del 25%	> 25%	< 25%

REM, movimiento ocular rápido.

C. **Ciclo circadiano.** En ausencia de información externa sobre los períodos de luz y oscuridad (p. ej., temporizadores), los humanos muestran un ciclo circadiano con estados de sueño-vigilia más cercanos a las **25 h** que a las 24 h de duración.

D. **Neurotransmisores.** Estas sustancias participan en la producción del sueño.
   1. El **aumento en las concentraciones de acetilcolina (ACh)** en la formación reticular **incrementa tanto la eficiencia del sueño como el sueño REM**.
      a. Las concentraciones de ACh, la eficiencia del sueño y el sueño REM disminuyen con el envejecimiento típico, así como en la enfermedad de Alzheimer.
      b. Los pacientes que toman medicamentos anticolinérgicos presentan una reducción del sueño REM, mientras que los pacientes que toman medicamentos colinomiméticos (p. ej., fisostigmina) muestran un incremento del sueño REM.
   2. El **aumento** de las concentraciones de **dopamina disminuye la eficiencia del sueño.** El tratamiento con antipsicóticos, que bloquean los receptores de dopamina, puede mejorar el sueño.
   3. El **aumento** de las concentraciones de **noradrenalina disminuye tanto la eficiencia del sueño como el sueño REM**.
   4. El **aumento** de las concentraciones de **serotonina aumenta tanto la eficiencia del sueño como el sueño delta.** El daño a los núcleos dorsales del rafe, que producen serotonina, disminuye ambos. El tratamiento con antidepresivos, que aumentan la disponibilidad de serotonina, puede mejorar la eficiencia del sueño en estos pacientes.

II. CLASIFICACIÓN DE LOS TRASTORNOS DEL SUEÑO-VIGILIA

El *Manual diagnóstico y estadístico de los trastornos mentales*, 5.ª ed. (DSM-5), clasifica a los trastornos del sueño-vigilia en los siguientes grupos: trastorno de insomnio, trastorno de hipersomnia, narcolepsia, trastornos del sueño relacionados con la respiración, trastornos del ritmo circadiano del sueño-vigilia, parasomnias, trastornos del despertar del sueño no REM, trastorno de pesadillas, trastorno del comportamiento del sueño REM, síndrome de las piernas inquietas (el trastorno de movimiento periódico de las extremidades es una afección relacionada con espasmos musculares en las piernas) y trastorno del sueño inducido por sustancias/medicamentos. Todos los trastornos del sueño-vigilia incluyen estrés y discapacidad durante el día.

A. El trastorno de insomnio, el de hipersomnia y la narcolepsia se caracterizan por problemas en el momento, la calidad y la cantidad de sueño.

B. **Trastornos del sueño relacionados con la respiración.** Incluyen la **apnea e hipopnea obstructiva del sueño** y la **apnea central del sueño**.

C. **Parasomnias.** Se caracterizan por anomalías en la fisiología o conducta asociada con el sueño. Incluyen:
   1. Trastornos del despertar del sueño **no REM**, como el **sonambulismo** y los **terrores nocturnos**.
   2. Trastorno de comportamiento del sueño **REM**.

D. El insomnio, los trastornos del sueño relacionados con la respiración y la narcolepsia se describen con mayor detalle más adelante.

E. En la tabla 10-3 se describen otros trastornos del sueño-vigilia y trastornos relacionados.

Tabla 10-3 Trastornos del sueño-vigilia y trastornos relacionados con sus características	
Trastorno del sueño-vigilia	**Características**
Trastorno de terrores nocturnos	Experiencias repetitivas de miedo en los que la persona grita durante el sueño (usualmente se observa en niños) La persona no puede ser despertada fácilmente La persona no recuerda haber tenido un sueño Ocurre durante el sueño no REM (delta) El inicio en la adolescencia puede indicar epilepsia del lóbulo temporal
Trastorno de pesadillas	Sueños atemorizantes, repetitivos, que causan despertares durante la noche La persona suele poder recordar la pesadilla Las pesadillas ocurren durante el sueño REM
Sonambulismo	Caminar repetitivamente durante el sueño No se recuerda el episodio al despertar Comienza en la infancia (usualmente de los 4 a los 8 años de edad) Ocurre durante el sueño no REM (delta)
Trastornos del ciclo circadiano del sueño-vigilia	Incapacidad para dormir en momentos apropiados Los tipos de fase de sueño retrasada o avanzada implican quedarse dormido y despertarse después o antes de lo deseado El tipo de sueño-vigilia irregular involucra tiempos variables en los períodos de sueño El tipo asociado con turnos laborales (p. ej., en servicios sanitarios) puede dar lugar a errores laborales
Trastorno de movimiento periódico de las extremidades	Contracciones musculares abruptas y repetitivas de las piernas desde los dedos hasta la cadera Causa despertares durante la noche Tratar con benzodiazepinas, quinina o medicamento antiparkinsoniano, p. ej., medicamento dopaminérgico (p. ej., levodopa, ropinirol)
Síndrome de piernas inquietas	Sensación desagradable en las piernas que genera la necesidad de moverlas frecuentemente Sacudidas repetitivas de las extremidades al dormir Causa dificultad para quedarse dormido y despertares durante la noche Más común con el envejecimiento, la enfermedad de Parkinson, el embarazo y la enfermedad renal Tratar con medicamento antiparkinsoniano, suplementos de hierro o suplementos de magnesio
Trastorno de hipersomnia	Períodos recurrentes de somnolencia excesiva que ocurren tres veces por semana durante al menos 3 meses
Trastorno de conducta del sueño REM	Sueño REM sin la parálisis típica del músculo esquelético Mientras sueñan, los pacientes pueden lastimarse a sí mismos o a su pareja Se asocia con enfermedad de Parkinson y enfermedad por cuerpos de Lewy Tratar con medicamento antiparkinsoniano, supresor del sueño REM (p. ej., benzodiazepina) o anticonvulsivo (p. ej., carbamazepina)

III. TRASTORNO DE INSOMNIO

A. **Insomnio.** El trastorno de insomnio es **la dificultad para iniciar o mantener el sueño** que se extiende **durante al menos 1 mes** y conduce a somnolencia durante el día o causa problemas para cumplir con las obligaciones sociales u ocupacionales. Está presente en alrededor del 30% de la población.

B. **Causas psicológicas.** Incluyen trastornos del estado de ánimo y ansiedad.
   1. **Trastorno depresivo mayor** (*véase* cap. 12).
       a. Características del patrón del sueño en la depresión (*véase* tabla 10-2):
           (1) Larga latencia del sueño.
           (2) Despertares repetidos durante la noche, lo que causa una pobre eficiencia del sueño.
           (3) El **despertar demasiado temprano** por la mañana (insomnio terminal) es la característica del sueño más frecuente en los pacientes con depresión.
       b. Características de las **etapas del sueño** en la depresión (*véase* tabla 10-2):
           (1) **Latencia corta del sueño REM** (aparición del sueño REM tras aproximadamente 45 min después de conciliar el sueño).
           (2) **Aumento del sueño REM al inicio del ciclo del sueño** y disminución del REM en las etapas tardías del ciclo del sueño.

   (3) **Período inicial de sueño REM prolongado y aumento del sueño REM total**.
   (4) **Sueño delta reducido**.
2. Trastorno bipolar. Los pacientes **maníacos** o **hipomaníacos** tienen problemas para conciliar el sueño y duermen pocas horas.
3. Los pacientes **ansiosos** a menudo tienen problemas para conciliar el sueño.

C. **Causas fisiológicas**
   1. El **consumo de estimulantes del sistema nervioso central** (**SNC**) (p. ej., cafeína) es la causa más frecuente de insomnio.
   2. La **abstinencia de fármacos con acción sedante** (p. ej., alcohol, benzodiazepinas) puede producir problemas para dormir.
   3. Los **padecimientos médicos** que causan dolor también pueden provocar insomnio, al igual que las alteraciones endocrinas y metabólicas.

IV. TRASTORNO RELACIONADO CON LA APNEA DEL SUEÑO

A. Los pacientes con apnea del sueño **dejan de respirar** durante intervalos breves. La baja concentración de oxígeno y la alta de dióxido de carbono en la sangre desencadenan **despertares repetidos** durante la noche, lo que produce **somnolencia diurna** y **acidosis respiratoria** (pH sanguíneo < 7.35).
   1. En los pacientes con **apnea central del sueño** (más frecuente en los adultos mayores), hay poco o nulo esfuerzo respiratorio, lo que provoca que llegue menos aire a los pulmones.
   2. En los pacientes con **apnea obstructiva del sueño**, sí hay esfuerzo respiratorio, pero se produce una obstrucción en las vías respiratorias que impide que el aire llegue a los pulmones. La apnea obstructiva del sueño es más habitual en las personas de 40-60 años de edad, y es más frecuente en los hombres (razón hombre:mujer de 8:1) y las personas con obesidad. Los pacientes a menudo **roncan**.
   3. El **síndrome de Pickwick** es un padecimiento relacionado en el que la obstrucción de las vías respiratorias produce somnolencia diurna.

B. La apnea del sueño ocurre en el **1-10% de la población** y puede causar depresión, cefalea por la mañana e **hipertensión pulmonar**. Puede producir la muerte súbita durante el sueño, particularmente en los adultos mayores y lactantes.

V. NARCOLEPSIA

A. Los pacientes con narcolepsia sufren **ataques de sueño** (p. ej., quedarse dormido repentinamente durante el día) a pesar de tener una cantidad normal de sueño por la noche. Aunque es típico en cuanto a cantidad, el sueño nocturno se caracteriza por **disminución de la latencia del sueño**, **latencia muy corta del sueño REM** (**< 10 min**), **menos sueño REM total y sueño REM interrumpido** (fragmentación del sueño).

B. La disminución del sueño REM por la noche conduce a la intrusión de características del sueño REM (p. ej., parálisis, pesadillas) mientras el paciente está despierto, lo que causa:
   1. Alucinaciones hipnagógicas o hipnopómpicas: experiencias de percepción extrañas que se presentan justo cuando el paciente se duerme o se despierta, respectivamente, y ocurren en el 20-40% de los pacientes.
   2. Cataplejía: colapso físico repentino causado por la pérdida de todo el tono muscular tras un estímulo emocional fuerte (p. ej., risa o miedo), y ocurre en el 30-70% de los pacientes.
   3. Parálisis del sueño: incapacidad para mover el cuerpo durante un período breve después de despertar.

C. **Frecuencia de la narcolepsia**
   1. Aparece con mayor frecuencia en **adolescentes** y **adultos jóvenes**.
   2. Puede haber un **componente genético**.
   3. Las **siestas diurnas programadas** permiten al paciente compensar algo del sueño REM perdido y, como tal, proporcionan a la persona afectada una sensación de sentirse revitalizado.

T a b l a 10-4	Tratamiento de trastornos frecuentes del sueño-vigilia
Trastorno	**Tratamiento (en orden de mayor a menor utilidad)**
Insomnio	Evitar la cafeína, especialmente antes de dormir Desarrollar una serie de conductas asociadas con el irse a dormir (p. ej., un "ritual del sueño", "higiene del sueño") Mantener un horario fijo para dormir y despertar (p. ej., "higiene del sueño") Ejercicio diario (pero no antes de dormir) Técnicas de relajación Medicamentos psicoactivos (p. ej., uso limitado de medicamentos para dormir para establecer un patrón de sueño efectivo, y antidepresivos o antipsicóticos, en caso necesario) (*véase* tabla 16-3)
Trastornos del sueño relacionado con la respiración	Bajar de peso (en caso de tener sobrepeso) Presión positiva continua sobre la vía respiratoria (CPAP, *continuous positive airway pressure*) (dispositivo con una mascarilla que se coloca sobre el rostro durante la noche para desplazar suavemente el aire hacia los pulmones) Estimulante de la respiración, p. ej., acetato de medroxiprogesterona, protriptilina, fluoxetina Cirugía para expandir las vías respiratorias, p. ej., uvuloplastia Traqueostomía (como último recurso)
Narcolepsia	Fármacos estimulantes (p. ej., modafinilo, metilfenidato; si hay cataplejía, oxibato de sodio, o puede añadirse un antidepresivo) Siestas programadas durante el día

VI. TRATAMIENTO DE LOS TRASTORNOS DEL SUEÑO-VIGILIA

El tratamiento del insomnio, los trastornos del sueño relacionados con la respiración y la narcolepsia se describen en la tabla 10-4.

Autoevaluación

Instrucciones: cada reactivo en esta sección va seguido de respuestas o complementos a las afirmaciones. Seleccione la **mejor** opción (**A, B, C, D o E**) para cada caso.

1. Los padres de un niño de 5 años de edad informan que el niño grita a menudo durante la noche. Están especialmente preocupados porque, durante estos episodios, el niño se sienta, abre los ojos y "se queda viendo hacia la nada", y luego no pueden despertarlo. El niño no recuerda estas experiencias por la mañana. La exploración física no muestra alteraciones, y el niño tiene un buen desempeño en el jardín de infancia. Durante estas alteraciones, el electroencefalograma del niño es más probable que se caracterice por:

(A) Ondas en "dientes de sierra"
(B) Ondas theta
(C) Complejos K
(D) Ondas delta
(E) Ondas alfa

2. Durante un estudio del sueño, un médico descubre que un paciente muestra muy poco sueño REM durante la noche. En teoría, para aumentar el sueño REM, el médico debe medicar al paciente de modo que aumente las concentraciones circulantes de:

(A) Serotonina
(B) Noradrenalina
(C) Acetilcolina
(D) Dopamina
(E) Histamina

3. Durante un estudio del sueño, el electroencefalograma de un paciente muestra principalmente ondas en "dientes de sierra". ¿Cuál de las siguientes opciones es más probable que caracterice al paciente en este momento?

(A) Erección del pene
(B) Movimiento de los músculos esqueléticos
(C) Disminución de la presión arterial
(D) Disminución del consumo de oxígeno en el cerebro
(E) Disminución del pulso

4. Durante un estudio del sueño, el EEG de una paciente muestra principalmente ondas delta. ¿Cuál de las siguientes opciones es más probable que caracterice a la paciente en este momento?

(A) Erección del clítoris
(B) Parálisis de los músculos esqueléticos
(C) Sonambulismo
(D) Pesadillas
(E) Mayor consumo de oxígeno en el cerebro

5. Un paciente de 85 años de edad informa que duerme mal. El sueño en este paciente seguramente se caracteriza por un aumento de:

(A) Eficiencia del sueño
(B) Sueño REM
(C) Despertares durante la noche
(D) Sueño delta

6. Una mujer informa que, durante el último año, la mayoría de las noches ha permanecido acostada en cama durante más de 2 h antes de poder quedarse dormida. Al día siguiente se siente cansada y olvidadiza, y comete errores en el trabajo. De las siguientes opciones, ¿cuál es el tratamiento a largo plazo más eficaz para esta mujer?

(A) Presión positiva continua sobre las vías respiratorias (CPAP)
(B) Un fármaco antipsicótico
(C) Un fármaco sedante
(D) Un fármaco estimulante
(E) Desarrollar un "ritual del sueño"

Preguntas 7 y 8

Un estudiante de medicina de 22 años de edad que se va a dormir a las 11 de la noche y se despierta a las 7 de la mañana se queda dormido en el laboratorio cada día. Comenta al doctor que ve imágenes extrañas y que algunas veces se queda dormido justo después de despertar. Ha tenido algunos accidentes de tránsito menores por quedarse dormido al volante.

7. De las siguientes opciones, el mejor primer paso en el tratamiento de este paciente es:

(A) Presión positiva continua sobre las vías respiratorias (CPAP)
(B) Un fármaco antipsicótico
(C) Un fármaco sedante
(D) Un fármaco estimulante
(E) Desarrollar un "ritual del sueño"

8. ¿Cuál de las siguientes opciones es más probable que experimente este estudiante?

(A) Latencia REM prolongada
(B) Alucinaciones auditivas
(C) Alucinaciones táctiles
(D) Delirios
(E) Cataplejía

Preguntas 9 y 10

Un paciente informa sentirse somnoliento todo el día a pesar de dormir 8 h cada noche. Su esposa comenta que sus ronquidos no la dejan dormir.

9. De las siguientes opciones, el mejor primer paso en el tratamiento de este paciente es:

(A) Presión positiva continua sobre las vías respiratorias (CPAP)
(B) Un fármaco antipsicótico
(C) Un fármaco sedante
(D) Un fármaco estimulante
(E) Desarrollar un "ritual del sueño"

10. De las siguientes opciones, este paciente es más probable que:

(A) Esté deprimido
(B) Tenga 25 años
(C) Tenga sobrepeso
(D) Esté consumiendo un fármaco estimulante
(E) Tenga abstinencia de un fármaco sedante

11. ¿Las ondas en "dientes de sierra" son más características de qué etapa del sueño?

(A) Etapa 1
(B) Etapa 2
(C) Sueño delta
(D) Sueño REM

12. ¿Los husos (*spindles*) del sueño, los complejos K y el bruxismo son más característicos de qué etapa del sueño?

(A) Etapa 1
(B) Etapa 2

(C) Sueño delta
(D) Sueño REM

13. ¿Las ondas theta son más características de qué etapa del sueño?

(A) Etapa 1
(B) Etapa 2
(C) Sueño delta
(D) Sueño REM

14. ¿Qué etapa del sueño consume la mayor cantidad de tiempo en los adultos jóvenes?

(A) Etapa 1
(B) Etapa 2
(C) Sueño delta
(D) Sueño REM

15. ¿La enuresis (mojar la cama) es característica de qué etapa del sueño?

(A) Etapa 1
(B) Etapa 2
(C) Sueño delta
(D) Sueño REM

16. A la mitad de sus exámenes finales, un estudiante de 22 años de edad comenta con el médico que durante las últimas 2 semanas se ha desvelado estudiando y ha empezado a tener problemas para conciliar el sueño. ¿Cuál es la recomendación más apropiada del médico?

(A) Ejercicio antes de irse a la cama
(B) Una cena fuerte antes de dormir
(C) Un vaso de leche antes de dormir
(D) Un horario fijo para despertar e irse a la cama
(E) Una benzodiazepina de acción corta a la hora de dormir

17. Una mujer de 45 años de edad informa que durante los últimos 3 meses ha perdido el apetito y el interés en sus actividades cotidianas, y a menudo siente que no vale la pena vivir. En comparación con el sueño típico, en esta paciente, el porcentaje de sueño REM, el porcentaje de sueño delta y la latencia del sueño, respectivamente, es más probable que:

(A) Aumente, disminuya, disminuya
(B) Aumente, disminuya, aumente
(C) Disminuya, permanezca igual, aumente
(D) Disminuya, disminuya, aumente
(E) Aumente, aumente, aumente

18. En un laboratorio del sueño, una mujer muestra un 10% del tiempo de sueño en la etapa 1, un 75% del sueño en la etapa 2, un 15% del sueño en la etapa de sueño REM, ausencia de sueño delta y despertares seis veces durante la noche. Este patrón del sueño indica que esta mujer:

(A) Tiene narcolepsia
(B) Tiene depresión mayor
(C) Es una adulta mayor
(D) Tiene trastorno de ansiedad
(E) Tiene trastorno de movimiento periódico de las extremidades

19. Un niño de 5 años de edad se despierta frecuentemente durante la noche, llorando y asustado. Cuando sus padres van a verle, les cuenta detalles de sueños que involucran criaturas y situaciones atemorizantes. ¿Cuál de los siguientes trastornos del sueño describe mejor este cuadro?

(A) Trastorno de hipersomnia
(B) Trastorno de pesadillas
(C) Trastorno de terrores nocturnos
(D) Trastorno del ritmo circadiano del sueño
(E) Trastorno de movimiento periódico de las extremidades
(F) Síndrome de piernas inquietas
(G) Bruxismo

20. La madre de un niño de 13 años informa que tiene "episodios" en los que come y duerme de más, que duran desde unos cuantos días hasta unas cuantas semanas. ¿Cuál de los siguientes trastornos del sueño describe mejor este cuadro?

(A) Trastorno de hipersomnia
(B) Trastorno de pesadillas
(C) Trastorno de terrores nocturnos
(D) Trastorno del ritmo circadiano del sueño
(E) Trastorno de movimiento periódico de las extremidades
(F) Síndrome de piernas inquietas
(G) Bruxismo

21. Un hombre de 32 años de edad trabaja de las 9 AM a las 5 PM en un despacho legal. Desde el domingo por la noche hasta el jueves por la noche, se acuesta a las 10 PM, pero no puede conciliar el sueño hasta alrededor de las 2 de la madrugada. Su alarma lo despierta a las 6 AM y se siente cansado todo el día. Las noches del viernes y el sábado, el hombre se acuesta a las 2 de la madrugada, se queda dormido rápidamente, duerme hasta las 10 AM y se despierta sintiéndose repuesto. ¿Cuál de los siguientes trastornos del sueño describe mejor este cuadro?

(A) Trastorno de hipersomnia
(B) Trastorno de pesadillas
(C) Trastorno de terrores nocturnos

(D) Trastorno del ritmo circadiano del sueño
(E) Trastorno de movimiento periódico de las extremidades
(F) Síndrome de piernas inquietas
(G) Bruxismo

22. Un hombre 70 años de edad no puede quedarse dormido porque siente dolor y sensación de que "algo le camina" en las pantorrillas y los muslos. Puede suprimir la necesidad de mover las piernas durante un período corto, pero luego necesita moverlas. ¿Cuál de los siguientes trastornos del sueño describe mejor este cuadro?

(A) Trastorno de hipersomnia
(B) Trastorno de pesadillas
(C) Trastorno de terrores nocturnos
(D) Trastorno del ritmo circadiano del sueño
(E) Trastorno de movimiento periódico de las extremidades
(F) Síndrome de piernas inquietas
(G) Bruxismo

23. ¿Cuál de los siguientes cambios es más probable que caracterice al sueño de un paciente que comienza a tomar una dosis moderada de diazepam diariamente?

(A) Aumento de la etapa 1 y aumento de la etapa 2
(B) Aumento de la etapa 1 y disminución del sueño delta
(C) Disminución del sueño REM y disminución del sueño delta
(D) Aumento del sueño REM y aumento del sueño delta
(E) Aumento del sueño REM y disminución del sueño delta

24. Un hombre soltero de 52 años de edad con sobrepeso informa que a menudo se despierta con dolor de cabeza. También comenta que, aunque se va a dormir a las 10 PM y se despierta a las 7 AM, se siente cansado todo el tiempo y repetidamente se queda dormido durante el día. La evaluación de la gasometría arterial de este paciente es más probable que muestre:

(A) Acidosis respiratoria
(B) Alcalosis respiratoria
(C) Alcalosis metabólica
(D) Aumento de la $PaCO_2$
(E) Disminución de la $PaCO_2$

25. La esposa de un hombre de 62 años de edad comenta al doctor que, durante el último año, su esposo la golpea con los pies repetidamente durante la noche. Cuando lo despierta durante estos episodios, su esposo dice que había estado soñando que trataba de escapar o que peleaba con un atacante que le daba miedo. En los años siguientes, este hombre tiene riesgo de desarrollar:

(A) Trastorno de hipersomnia
(B) Trastorno de terrores nocturnos
(C) Trastorno de movimiento periódico de las extremidades
(D) Enfermedad de Alzheimer
(E) Enfermedad por cuerpos de Lewy

26. Un hombre de 33 años de edad con miastenia grave está tomando fisostigmina para el alivio de los síntomas. El efecto de este fármaco sobre la arquitectura del sueño en este paciente es más probable que sea un aumento de:

(A) Etapa 1 del sueño
(B) Etapa 2 del sueño
(C) Sueño delta
(D) Sueño REM

27. Un estudiante de 22 años de edad informa que se queda dormido repetidamente durante el día. También comenta que no puede moverse durante varios minutos cuando se despierta por la mañana. Si al paciente se le realiza un estudio del sueño, ¿cuál de los siguientes cambios en el sueño es más probable observar?

(A) Aumento de la latencia del sueño REM
(B) Disminución de la latencia del sueño REM
(C) Aumento de la etapa 2
(D) Disminución de la etapa 2
(E) Aumento de la latencia del sueño

28. Tras permanecer dormida durante 6 h para un estudio del sueño, una mujer sana de 28 años se despierta para orinar. ¿Cuál de los siguientes cambios es más probable observar en su electroencefalograma en este momento?

(A) Aumento de la frecuencia cardíaca
(B) Disminución de la frecuencia cardíaca
(C) Aumento del intervalo Q-T
(D) Disminución del intervalo Q-T
(E) Fibrilación auricular

Respuestas y explicaciones

Pregunta típica de examen

E. En ausencia de señales del mundo exterior (p. ej., temporizadores) como la luz del día, Internet, teléfonos celulares o relojes, el ciclo circadiano de 24 h se acerca a las 25 h en lugar de 24.

1. **E.** Este niño muestra un trastorno de terrores nocturnos, que se caracteriza por la aparición repetida de gritos durante la noche y la incapacidad para ser despertado o recordar esas experiencias por la mañana. Los terrores nocturnos típicamente se presentan durante el sueño delta. Si el niño estuviese teniendo pesadillas, que ocurren durante el sueño REM, este despertaría, relataría la naturaleza de los sueños atemorizantes y los recordaría al día siguiente (*véase también* la respuesta a la pregunta 19).

2. **C.** La acetilcolina (Ach) está implicada tanto en el incremento del sueño REM como de la eficiencia del sueño. Las concentraciones aumentadas de dopamina disminuyen la eficiencia del sueño. Las concentraciones aumentadas de noradrenalina disminuyen tanto la eficiencia del sueño como el sueño REM, mientras que las concentraciones aumentadas de serotonina incrementan tanto la eficiencia del sueño como el sueño delta (de ondas lentas).

3. **A.** Las ondas en "dientes de sierra" caracterizan al sueño REM, que también se asocia con erección del pene; soñar; aumentos del pulso, la respiración y la presión arterial, y parálisis de los músculos esqueléticos.

4. **C.** Las ondas delta caracterizan al sueño de ondas lentas, o sueño delta, que también se asocia con sonambulismo, terrores nocturnos, movimientos episódicos corporales y enuresis. El sueño delta es la etapa más profunda y relajada del sueño. La erección del clítoris, la parálisis de los músculos esqueléticos, las pesadillas y el mayor consumo de oxígeno en el cerebro se presentan durante el sueño REM.

5. **C.** El sueño en los adultos mayores se caracteriza por un aumento de los despertares durante la noche, disminución del sueño REM y del sueño delta y una mayor eficiencia del sueño.

6. **E.** El tratamiento a largo plazo más eficaz para esta mujer con insomnio es el desarrollo de una serie de conductas asociadas con el momento de acostarse (p. ej., un "ritual del sueño"). Mediante el proceso de condicionamiento clásico (*véase* cap. 7), el ritual del sueño se asocia con irse a dormir. Los rituales del sueño pueden incluir tomar un baño caliente, cerrar las cortinas y escuchar música relajante. La presión positiva continua sobre las vías respiratorias se utiliza para tratar la apnea; los fármacos estimulantes se emplean para tratar la narcolepsia, y los antipsicóticos sirven para tratar síntomas psicóticos. Los fármacos sedantes tienen un alto potencial de mal uso y, dado que tienden a reducir el sueño REM y el sueño delta, su utilización puede producir sueño de menor calidad.

7. **D. / 8. E.** Este estudiante de medicina, que se queda dormido en el laboratorio todos los días a pesar de dormir una cantidad típica de tiempo durante la noche, probablemente tenga narcolepsia. De las opciones disponibles, el tratamiento más eficaz para la narcolepsia es la administración de fármacos estimulantes como el modafinilo. Los sedantes no son útiles para la narcolepsia. En la narcolepsia, hay parálisis del sueño, cataplejía y latencia corta del sueño REM. Las experiencias de percepciones extrañas del estudiante mientras se está quedando dormido y mientras se despierta son alucinaciones hipnagógicas e hipnopómpicas, respectivamente.

9. **A. / 10. C.** Es probable que este hombre, que ronca e informa que se siente somnoliento todo el día a pesar de haber dormido 8 h cada noche, padezca apnea obstructiva del sueño. De las opciones disponibles, el mejor primer paso en el tratamiento de este paciente es la presión positiva continua sobre las vías respiratorias (CPAP). Dado que la obesidad se asocia con la apnea obstructiva del sueño, otra sugerencia para este paciente sería bajar de peso. El consumo de estimulantes y la abstinencia de sedantes se asocian con problemas para dormir, en lugar de la somnolencia diurna observada en este caso. Además, la mayoría de los pacientes con apnea del sueño son de mediana edad (40-60 años). Aunque la depresión y la ansiedad se asocian con problemas del sueño, los ronquidos de este hombre indican que es muy probable que su problema del sueño tenga una base fisiológica.

11. **D.** Las ondas en "dientes de sierra" se observan principalmente en el sueño REM.

12. **B.** Los husos (*spindles*) del sueño, los complejos K y el bruxismo se observan principalmente en la etapa 2 del sueño.

13. **A.** Las ondas theta se observan principalmente en la etapa 1 del sueño.

14. **B.** En los adultos jóvenes, el 45% del tiempo total de sueño transcurre en la etapa 2, el 5% en la etapa 1, el 25% en el sueño REM y el 25% en el sueño delta.

15. **C.** Mojar la cama es algo que ocurre principalmente en el sueño delta.

16. **D.** El primer paso más apropiado para el tratamiento de este estudiante de 22 años de edad que está teniendo problemas temporales con el sueño durante la semana de exámenes finales es recomendarle un horario fijo para despertar y dormir. Las benzodiazepinas no son apropiadas debido a su alto potencial de mal uso y la posibilidad de causar sedación durante el día. Estos medicamentos también disminuyen la calidad del sueño mediante la reducción del sueño REM y el sueño delta. El ejercicio debe realizarse temprano por la mañana; puede ser estimulante y hacer que se sienta más despierto. Es probable que una cena pesada antes de dormir interfiera con el sueño, en lugar de ayudar. Aunque muchas personas piensan que la leche induce el sueño, este efecto no se ha constatado empíricamente.

17. **B.** Los síntomas de esta mujer indican que probablemente esté experimentando un trastorno depresivo mayor (*véase* cap. 12). El sueño en la depresión mayor se asocia con un aumento en el sueño REM, una reducción del sueño delta y un incremento de la latencia del sueño.

18. **C.** Este patrón de sueño indica que esta mujer es una persona adulta mayor. El sueño en los adultos mayores se caracteriza por un aumento en las etapas 1 y 2, un aumento en la cantidad de despertares durante la noche, una disminución del sueño REM y un sueño delta muy reducido o ausente.

19. **B.** Este niño está experimentando trastorno de pesadillas, que ocurre durante el sueño REM. A diferencia del niño con trastorno de terrores nocturnos (*véase también* la respuesta a la pregunta 1), este niño se despierta y puede relatar la naturaleza de sus sueños atemorizantes. El trastorno de hipersomnia implica períodos recurrentes de sueño excesivo. En el trastorno del ritmo circadiano, el individuo duerme y se despierta en momentos inapropiados. El trastorno de movimiento periódico de las extremidades (contracciones musculares que involucran las piernas) y el síndrome de piernas inquietas (sensaciones desagradables en las piernas) suelen presentarse en personas de mediana edad y adultos mayores. El bruxismo consiste en apretar los dientes durante el sueño.

20. **A.** Los períodos recurrentes de somnolencia excesiva que duran semanas o meses indican que este paciente tiene trastorno de hipersomnia (*véase también* la respuesta a la pregunta 19).

21. **E.** El trastorno del ritmo circadiano involucra la incapacidad para dormir en momentos oportunos. Este hombre muestra la variante de retraso de la fase del sueño de este trastorno, que se caracteriza por quedarse dormido y despertarse más tarde de lo que se desea. Cuando el hombre puede seguir su horario preferido de sueño (p. ej., los fines de semana), duerme bien y se despierta con la sensación de haberse recuperado (*véase también* la respuesta a la pregunta 19).

22. **F.** En el síndrome de piernas inquietas, se tiene la sensación de que hay cosas que caminan en las piernas, así como dolor, lo que hace que el paciente necesite moverlas y provoca dificultad para conciliar el sueño (*véase también* la respuesta a la pregunta 19).

23. **C.** La disminución del sueño REM y la disminución del sueño delta caracterizan al sueño de los pacientes como este, que están tomando sedantes como el diazepam (una benzodiazepina), barbitúricos o alcohol.

24. **A.** Este hombre con sobrepeso seguramente tiene apnea del sueño. Dado que es soltero y duerme solo, no se da cuenta de que su sueño durante la noche se caracteriza por una depresión en la respiración que causa ronquidos. Al igual que otros pacientes con trastornos pulmonares que causan depresión respiratoria, los pacientes con apnea del sueño típicamente muestran acidosis respiratoria crónica (aumento en la presión parcial de dióxido de carbono [$PaCO_2$]). La alcalosis respiratoria (disminución de la $PaCO_2$) es el resultado de la hiperventilación causada por ansiedad, fiebre alta o consumo de estimulantes. La alcalosis metabólica típicamente es resultado de un vómito excesivo que provoca hipocalemia (*véanse también* las respuestas a las preguntas 9 y 10).

25. E. El acto de soñar suele producirse durante el sueño REM. Dado que típicamente hay atonía muscular durante el sueño REM, este hombre que se mueve mientras sueña está mostrando signos de un trastorno de conducta del sueño REM. Este trastorno se asocia con un aumento del riesgo de enfermedad de Parkinson y enfermedad por cuerpos de Lewy. El trastorno de hipersomnia, el trastorno de terrores nocturnos, el trastorno de movimiento periódico de las extremidades y la enfermedad de Alzheimer no están específicamente asociados con el trastorno de conducta del sueño REM (*véase también* la respuesta a la pregunta 19).

26. D. La fisostigmina es un colinomimético utilizado para tratar la miastenia grave. Es probable que un aumento de la acetilcolina que se produce con el uso de este medicamento cause un incremento del sueño REM de este paciente.

27. B. El cambio en el sueño más probable en este estudiante, que está mostrando síntomas de narcolepsia, es decir, una somnolencia excesiva durante el día y parálisis del sueño, es una disminución en la latencia del sueño REM. Aunque en la narcolepsia no hay cambios específicos en la etapa 2 del sueño, la latencia del sueño (el tiempo que necesita la persona para quedarse dormida) típicamente está disminuida.

28. A. El cambio más probable en el ECG de esta mujer joven y sana es un aumento de la frecuencia cardíaca. El sueño REM, que se caracteriza por un aumento de la frecuencia cardíaca, se produce principalmente en las horas tempranas de la madrugada (6 h después de quedarse dormido) y es la etapa del sueño observada justo antes de despertar (despertar para orinar en esta pregunta). El intervalo QT y los cambios en el ritmo auricular no se asocian específicamente con despertares durante la noche en las personas adultas sanas.

Capítulo 11

Espectro de la esquizofrenia y otros trastornos psicóticos

I. ESQUIZOFRENIA

A. Introducción

1. La *esquizofrenia* es una enfermedad mental **crónica** y **degenerativa** caracterizada por períodos en los que se pierde el contacto con la realidad (psicosis), alteraciones persistentes del pensamiento, la conducta, la apariencia y el discurso, afecto anómalo y retraimiento social.

2. La **edad pico de inicio** es entre los **15 y 25 años en los hombres** y los **25 y 35 años en las mujeres**.

3. La esquizofrenia se presenta **en igual proporción en hombres y mujeres, en todas las culturas y en todos los grupos étnicos** estudiados.

B. Síntomas de la esquizofrenia. Pueden clasificarse como **positivos** o **negativos**.

1. Los **síntomas positivos** son comportamientos **adicionales a la conducta esperada**, e incluyen delirios, alucinaciones, agitación y discurso excesivo.

2. Los **síntomas negativos** son comportamientos **ausentes con respecto a la conducta esperada**, e incluyen falta de motivación, retraimiento social, aplanamiento del afecto, alteraciones cognitivas, mala higiene personal y contenido pobre del discurso.

3. Esta clasificación de los síntomas puede ser útil para predecir los efectos de los medicamentos antipsicóticos (*véase* cap. 16).

   a. Los **síntomas positivos** responden bien a la mayoría de los **medicamentos antipsicóticos tradicionales y típicos**.

   b. Los **síntomas negativos** responden mejor a los antipsicóticos **atípicos** que a los antipsicóticos tradicionales.

4. Los pacientes con síntomas predominantemente negativos tienen más **anomalías neuroanatómicas** (*véase* más adelante) y **metabólicas** (p. ej., disminución del metabolismo cerebral de la glucosa), en comparación con los pacientes con síntomas predominantemente positivos.

T a b l a **11-1**	Síntomas de la esquizofrenia: trastornos de la percepción, del contenido del pensamiento, del proceso del pensamiento y de la forma del pensamiento		
Trastorno	**Síntoma**	**Definición**	**Ejemplo**
Percepción	Ilusión	Percepción errónea de un estímulo externo real	Interpretar el aspecto de un abrigo en un armario oscuro como un hombre
	Alucinación	Percepción sensorial falsa	Escuchar voces cuando se está sólo en una habitación
Contenido del pensamiento	Delirio	Creencia falsa no compartida por otros	La idea de ser seguido por la policía
	Idea de referencia	Creencia falsa de que otros se refieren a uno	La sensación de que alguien en la televisión habla de uno mismo
Proceso del pensamiento	Capacidad de abstracción alterada	Problemas para distinguir las cualidades esenciales de los objetos o las relaciones	Cuando se le pregunta qué fue lo que lo trajo al servicio de urgencias, el paciente responde "una ambulancia"
	Pensamiento mágico	Creer que los pensamientos afectan la forma en la que se desarrollan los acontecimientos	Tocar madera para evitar que algo malo suceda
Forma del pensamiento	Circunstancialidad	Incluir demasiados detalles	Cuando se le pregunta por su salud, el paciente explica todo lo que hizo desde que se despertó el día anterior para llegar al tema de su salud
	Asociaciones laxas	Cambiar de ideas de un tema a otro de forma no relacionada	El paciente comienza a responder a una pregunta sobre su salud y luego comienza a hablar de fútbol
	Neologismo	Inventar nuevas palabras	El paciente se refiere a su médico como "medócrata"
	Perseveración	Repetir palabras o frases	El paciente dice "Soy malo, soy malo, soy malo"
	Tangencialidad	Desviarse cada vez más del tema a medida que la conversación avanza	El paciente comienza a responder una pregunta sobre su salud y termina hablando sobre el aborto de su hermana; nunca regresa al tema de su salud

C. **Evolución.** La esquizofrenia tiene **tres fases**: prodrómica, activa (p. ej., psicótica) y residual.

1. Los signos **prodrómicos** se presentan antes del primer episodio psicótico, e incluyen la evitación de actividades sociales, quejas físicas y un nuevo interés en la religión, el ocultismo o la filosofía.

2. En la **fase activa** o **psicótica aguda** se produce una pérdida del contacto con la realidad. Los trastornos de percepción, el contenido del pensamiento, el proceso del pensamiento y la forma del pensamiento (tabla 11-1) se presentan durante los episodios psicóticos agudos.

3. En la **fase residual** (período entre episodios psicóticos) hay contacto con la realidad, pero el comportamiento no es típico.

   a. Esta fase se caracteriza por **síntomas negativos**.

   b. En esta fase, la capacidad de memoria es íntegra, la **orientación** en persona, tiempo y espacio es correcta y hay un **nivel de consciencia típico** (el paciente está alerta).

4. Para establecer el diagnóstico de esquizofrenia, los síntomas de la fase activa deben estar presentes durante al menos **1 mes**, y los síntomas de la fase activa y/o la fase residual deben estar presentes durante al menos **6 meses**.

D. **Pronóstico**

1. En la esquizofrenia suelen producirse episodios psicóticos repetidos, y la afección a menudo tiene una **evolución crónica descendente** a lo largo de los años. La enfermedad frecuentemente se estabiliza en la mediana edad.

2. El **suicidio es habitual** en los pacientes con esquizofrenia. Más del 50% de los casos intentan suicidarse (a menudo durante una depresión postpsicótica o cuando tienen alucinaciones que les "ordenan" lastimarse a ellos mismos), y el 10% de ellos mueren en el intento.

3. El **pronóstico es mejor** y el riesgo de suicidio es menor si el paciente es de mayor edad al inicio de la enfermedad, está casado, tiene relaciones sociales, es mujer, tiene un buen historial de empleo, tiene síntomas del estado de ánimo, tiene pocos síntomas negativos y tiene pocas recaídas (p. ej., episodios psicóticos repetidos).

T a b l a **11-2** Genética de la esquizofrenia	
Grupo	Incidencia aproximada
Población general	1%
Persona que tiene un padre o hijo (o gemelo dicigótico) con esquizofrenia	10%
Persona que tiene dos padres con esquizofrenia	40%
Gemelo monocigótico de una persona con esquizofrenia	50%

E. **Etiología.** Aunque se desconoce la etiología de la esquizofrenia, en su desarrollo se han implicado varios factores.
   1. **Factores genéticos**
      a. La esquizofrenia se presenta en alrededor del **1% de la población**. Las personas con relación genética cercana con un paciente con esquizofrenia tienen más probabilidades de desarrollar la enfermedad en comparación con un familiar más lejano (tabla 11-2).
      b. Hay ciertos marcadores cromosómicos que se han asociado con la esquizofrenia (*véase* cap. 4).
   2. **Otros factores**
      a. La **estación del año del nacimiento** está relacionada con la esquizofrenia. Hay mayor número de personas con esquizofrenia que **nacen durante los meses de clima frío** (p. ej., de enero a abril en el hemisferio norte, y de julio a septiembre en el hemisferio sur). Una posible explicación para este hallazgo es la **infección vírica de la madre** durante el embarazo, ya que estas infecciones se presentan de forma estacional.
      b. **No existen factores sociales o ambientales que causen esquizofrenia.** Sin embargo, dado que los pacientes con esquizofrenia tienden a estar abajo en la escala socioeconómica como resultado de sus déficit sociales (la **hipótesis de la "caída"**), a menudo se les encuentra en grupos socioeconómicos más bajos (p. ej., indigentes).

F. **Patología neural**
   1. **Anatomía**
      a. En los cerebros de personas con esquizofrenia se observan **anomalías en los lóbulos frontales**, que se demuestran por una disminución en la utilización de glucosa en los lóbulos frontales en la tomografía por emisión de positrones (PET, *positron emission tomography*).
      b. También puede haber **crecimiento de los ventrículos laterales y el tercer ventrículo**, asimetría cerebral normal y cambios en la densidad cerebral.
      c. También se observa **un menor volumen de las estructuras límbicas** (p. ej., amígdala e hipocampo).
   2. **Anomalías en los neurotransmisores** (*véase también* tabla 4-3)
      a. La hipótesis de la dopamina de la esquizofrenia establece que los síntomas positivos son resultado de un exceso de actividad dopaminérgica (p. ej., un exceso en el número de receptores de dopamina, una concentración excesiva de dopamina, hipersensibilidad de los receptores a la dopamina) en el sistema límbico. Como evidencia para esta hipótesis, las drogas estimulantes que incrementan la disponibilidad de la dopamina (p. ej., las anfetaminas y la cocaína) pueden causar síntomas psicóticos (*véase* cap. 9). Además, las pruebas de laboratorio pueden mostrar **concentraciones elevadas de ácido homovanílico (AHV)**, un metabolito de la dopamina, en los líquidos corporales de los pacientes con esquizofrenia. Se piensa que los síntomas negativos de la esquizofrenia son el resultado de una reducción en la actividad dopaminérgica en la corteza frontal (*véase* cap. 4).
      b. La **hiperactividad de la serotonina** está implicada en la esquizofrenia dado que los alucinógenos que incrementan las concentraciones de serotonina causan síntomas psicóticos, y ya que algunos antipsicóticos efectivos, como la clozapina (*véase* cap. 16), tienen actividad antiserotoninérgica 2A.
      c. El **glutamato** está implicado en la esquizofrenia; los antagonistas del *N*-metil-D-aspartato (NMDA) (p. ej., la memantina) son útiles para tratar algunos de los síntomas neurodegenerativos (p. ej., la pérdida de las capacidades cognitivas) en los pacientes con esquizofrenia (*véase* cap. 14, I,D,7,b).

G. **Intensidad.** El *Manual diagnóstico y estadístico de los trastornos mentales*, 5.ª ed. (**DSM-5®**), utiliza una escala de cinco puntos para evaluar la intensidad de los síntomas actuales (tabla 11-3).

T a b l a 11-3	Dimensiones de la intensidad de los síntomas psicóticos del *DSM-5* en la esquizofrenia (calificados durante los últimos 7 días como 0 = ausentes; 1 = dudosos; 2 = presentes, pero leves; 3 = presentes y moderados; o 4 = presentes e intensos)
Síntoma	**Características de una puntuación de intensidad de 4 (presente e intenso)**
Alucinaciones	Presión intensa para responder a las alucinaciones auditivas (voces) o alteración significativa por las voces
Delirios	Presión intensa para actuar con base en los delirios (creencias falsas) o alteración significativa por las creencias falsas
Discurso desorganizado	El discurso es casi imposible de seguir
Comportamiento psicomotriz anómalo	Comportamiento motriz anómalo o bizarro intenso, o catatonia casi constante (estupor con ausencia de discurso coherente)
Síntomas negativos	Disminución grave en la expresión facial, los gestos o la conducta, iniciada por la propia persona

H. Diagnóstico diferencial

1. Las **enfermedades médicas** que pueden causar síntomas psicóticos y, por lo tanto, simular la esquizofrenia (p. ej., trastorno psicótico causado por una afección médica) incluyen infecciones neurológicas, neoplasias, traumatismos, enfermedad (p. ej., enfermedad de Huntington, esclerosis múltiple), epilepsia del lóbulo temporal y alteraciones endocrinas (p. ej., síndrome de Cushing, porfiria aguda intermitente).

2. Los **medicamentos** que pueden causar síntomas psicóticos incluyen analgésicos, antibióticos, anticolinérgicos, antihistamínicos, glucósidos cardíacos (p. ej., digital) y hormonas esteroideas.

3. Entre las **enfermedades psiquiátricas** además de la esquizofrenia que pueden estar asociadas con síntomas psicóticos se incluyen:

    a. Otros trastornos psicóticos (*véase* más adelante).

    b. Fase maníaca o depresiva del trastorno bipolar, trastorno depresivo mayor (*véase* cap. 12).

    c. Trastornos neurocognitivos (p. ej., delírium y demencia [*véase* cap. 14]).

    d. Trastornos relacionados con consumo de sustancias (*véase* cap. 9).

4. Los **trastornos esquizotípico**, **paranoide** y **de personalidad límite** (*véase* cap. 14) no se caracterizan por síntomas psicóticos francos, pero tienen otras características de la esquizofrenia (p. ej., conducta aberrante o evitar la relaciones sociales).

I. Tratamiento

1. Entre los medicamentos incluidos en el **tratamiento farmacológico** de la esquizofrenia se encuentran los antipsicóticos tradicionales (antagonistas del receptor de la dopamina 2 [D2]) y antipsicóticos atípicos (*véase* cap. 16). Debido a sus mejores perfiles de efectos secundarios, los fármacos atípicos son actualmente los tratamientos de primera línea. Los antipsicóticos de acción prolongada inyectables, o "de depósito" (p. ej., el decanoato de haloperidol), son opciones útiles en aquellos pacientes cuyos síntomas o circunstancias sociales conducen a una falta de cumplimiento de los esquemas de tratamiento médico.

2. El **tratamiento psicológico**, incluyendo psicoterapia individual, familiar y grupal (*véase* cap. 17), es útil para proporcionar **apoyo a largo plazo** y para ayudar al paciente a apegarse a su esquema de tratamiento farmacológico. Además, debido a la pobreza y factores relacionados, estos pacientes a menudo tienen acceso limitado a alimentos nutritivos y, por lo tanto, pueden desarrollar **insuficiencias nutricionales** que exacerban aún más su afección clínica.

II. OTROS TRASTORNOS PSICÓTICOS

A. Introducción

1. Todos los trastornos psicóticos se caracterizan en algún punto durante su evolución por una pérdida del contacto con la realidad. Sin embargo, los demás trastornos psicóticos **no incluyen todos los criterios** requeridos para el diagnóstico de esquizofrenia.

T a b l a **11-4** Esquizofrenia y otros trastornos psicóticos		
Trastorno	**Características**	**Pronóstico**
Esquizofrenia	Síntomas psicóticos y residuales que duran al menos 6 meses	Alteración social y ocupacional de por vida
Trastorno psicótico breve	Síntomas psicóticos que duran > 1 día, pero < 1 mes; a menudo hay factores psicosociales precipitantes	El 50-80% se recupera completamente
Trastorno esquizofreniforme	Síntomas psicóticos y residuales que duran 1-6 meses	El 33% se recupera completamente
Trastorno esquizoafectivo	Síntomas de depresión o manía, así como esquizofrenia; presencia de síntomas psicóticos durante al menos 2 semanas sin síntomas del estado de ánimo	Alteración social y ocupacional de por vida (hay un nivel general de funcionamiento algo mayor que en la esquizofrenia)
Trastorno delirante	Sistema delirante fijo, persistente (paranoide en el tipo persecutorio y romántico [a menudo con una persona famosa] en el tipo erotomaníaco); pocos o nulos trastornos adicionales del pensamiento	El 50% se recupera completamente; muchos tienen un funcionamiento social y ocupacional relativamente normal
Trastorno delirante en la pareja de un individuo con trastorno delirante	Desarrollo del mismo delirio en una persona que tiene una relación cercana (p. ej., cónyuge, hijo) con una persona con trastorno delirante (el inductor)	El 10-40% se recupera completamente cuando se les separa del inductor

B. **Otros trastornos psicóticos (tabla 11-4)**
   1. Trastorno psicótico breve
   2. Trastorno esquizofreniforme
   3. Trastorno esquizoafectivo
   4. Trastorno delirante
   5. Trastorno delirante en la pareja de un individuo con trastorno delirante

Autoevaluación

Instrucciones: cada reactivo en esta sección va seguido de respuestas o complementos a las afirmaciones. Seleccione la **mejor** opción (**A, B, C, D o E**) para cada caso.

Preguntas 1-3

Una estudiante de medicina de 26 años de edad es llevada al servicio de urgencias por su esposo. Este comenta al médico que su esposa se ha comportado de forma extraña desde que no aprobó un examen hace 2 semanas. En particular, la mujer ha dicho a su esposo que el decano de la Facultad de Medicina está cambiando los resultados de sus exámenes para poder expulsarla. La mujer no tiene antecedentes psiquiátricos previos, y la exploración física y los resultados de las pruebas de laboratorio no muestran alteraciones.

1. ¿Cuál es el diagnóstico más apropiado para esta paciente en este momento?

(A) Esquizofrenia
(B) Trastorno esquizoafectivo
(C) Trastorno esquizofreniforme
(D) Trastorno psicótico breve
(E) Trastorno delirante
(F) Trastorno delirante en la pareja de un individuo con trastorno delirante
(G) Psicosis causada por afección médica general

2. La creencia de que el decano está cambiando los resultados de sus exámenes es un ejemplo de:

(A) Ilusión
(B) Neologismo
(C) Alucinación
(D) Delirio
(E) Idea de referencia

3. El análisis de disponibilidad de neurotransmisores en el sistema límbico de esta paciente es más probable que muestre:

(A) Aumento de la dopamina
(B) Disminución de la dopamina
(C) Aumento de la acetilcolina
(D) Disminución de la histamina
(E) Disminución de la serotonina

4. Un paciente de 27 años de edad con esquizofrenia muestra agitación psicomotriz extrema hasta el punto del agotamiento físico. En ocasiones, mantiene posiciones corporales que parecen incómodas. ¿Cuál de los siguientes síntomas de esquizofrenia está mostrando este paciente?

(A) Catatonia
(B) Alucinaciones
(C) Delirios
(D) Síntomas negativos
(E) Ideas de referencia

Preguntas 5 y 6

Un paciente de 36 años de edad con esquizofrenia comenta al médico que el gobierno ha estado escuchando todas sus conversaciones telefónicas durante el pasado año.

5. ¿Esta presentación indica que el paciente es más probable que tenga cuál de los siguientes síntomas de la esquizofrenia?

(A) Alucinación
(B) Delirio
(C) Discurso desorganizada
(D) Perseveración
(E) Pensamiento mágico

6. La creencia falsa sobre el gobierno es un ejemplo de un trastorno de:

(A) Procesos de pensamiento
(B) Contenido del pensamiento
(C) Forma de pensamiento
(D) Percepción
(E) Afecto

7. ¿Cuál de los siguientes síntomas de esquizofrenia es más probable que responda mejor a los medicamentos antipsicóticos?

(A) Delirios
(B) Aplanamiento del afecto
(C) Contenido pobre del discurso
(D) Falta de motivación
(E) Retraimiento social

8. Cuando se comparan con los medicamentos antipsicóticos tradicionales, ¿para cuál de los siguientes síntomas es más probable que sea útil un medicamento antipsicótico atípico?

(A) Alucinaciones
(B) Delirios
(C) Agitación
(D) Hablar demasiado
(E) Retraimiento social

9. Una mujer de 20 años comenta con el médico que algunas veces se asusta cuando su habitación está a oscuras, ya que su computadora parece un león que le acecha en la oscuridad. Este es un ejemplo de:

(A) Ilusión
(B) Neologismo
(C) Alucinación
(D) Delirio
(E) Idea de referencia

10. Una mujer hospitalizada de 53 años de edad con esquizofrenia comenta al médico que el presentador de noticias estaba hablando de ella en la televisión cuando este dijo "una mujer fue encontrada robando una tienda hoy". Lo que comenta esta paciente es un ejemplo de:

(A) Ilusión
(B) Neologismo
(C) Alucinación
(D) Delirio
(E) Idea de referencia

11. Un hombre de 35 años de edad que vive en un hogar de asistencia comenta que sus compañeros de cuarto lo espían escuchándolo a través de los tomacorrientes. Por este motivo, ha cambiado de compañeros de cuarto varias veces durante los últimos 5 años. Se viste de forma extraña, su cabello está sucio y desarreglado, y se nota preocupado. Informa que tiene problemas para prestar atención a las preguntas del médico, pues dice: "estoy escuchando a mi líder dándome instrucciones en mi cabeza". La evaluación neuropsicológica de este paciente, cuando no está escuchando voces, es decir, en la fase residual de la enfermedad, es más probable que revele:

(A) Alteración grave de la memoria
(B) Incapacidad para decir su nombre
(C) Discapacidad intelectual grave
(D) Disfunción del lóbulo frontal
(E) Falta de orientación en cuanto al lugar

12. Un hombre de 20 años de edad informa que acaba de enterarse de que su madre (a quien él creía muerta desde que era un niño) tiene esquizofrenia y ha estado internada en un hospital psiquiátrico desde hace 15 años. Pregunta cuál es la probabilidad de que desarrolle esquizofrenia a lo largo de su vida. La respuesta más correcta es aproximadamente:

(A) 1%
(B) 5%
(C) 10%
(D) 50%
(E) 80%

13. Un hombre informa que su gemelo idéntico de 19 años de edad ha sido diagnosticado con esquizofrenia y quiere saber cuál es la probabilidad de que él pueda desarrollar el mismo trastorno. La respuesta más correcta es aproximadamente:

(A) 1%
(B) 5%
(C) 10%
(D) 50%
(E) 80%

14. El porcentaje de pacientes con esquizofrenia que intentan suicidarse asciende a aproximadamente:

(A) 1%
(B) 5%
(C) 12%
(D) 50%
(E) 80%

15. ¿Cuál de las siguientes opciones se asocia más con un buen pronóstico en la evolución de la esquizofrenia?

(A) Edad de inicio más temprana
(B) Sexo masculino
(C) Síntomas negativos
(D) Muchas recaídas
(E) Síntomas del estado de ánimo

16. El tipo más frecuente de alucinación observado en la esquizofrenia es:

(A) Visual
(B) Gustativa
(C) Auditiva
(D) Olfativa
(E) Hipnagógica

17. Un médico encuentra que un paciente indigente de 35 años de edad con esquizofrenia tiene hiperqueratosis, encías inflamadas y petequias. ¿Cuál es la explicación más probable para este cuadro clínico?

(A) Trombocitopenia por medicamento antipsicótico

(B) Infección oculta

(C) Bajo recuento leucocitario

(D) Insuficiencia de vitaminas

(E) Vasculitis inducida por medicamento

18. Un paciente de 68 años de edad comenta al médico que, durante los últimos 7 años, su vecino ha estado intentando desalojarlo de su departamento diciendo mentiras sobre él a su casero. El paciente está casado y tiene un empleo a tiempo completo, en el que ha trabajado durante más de 30 años. La evaluación médica no muestra alteraciones. ¿Cuál es el diagnóstico más apropiado en este paciente?

(A) Esquizofrenia

(B) Trastorno esquizoafectivo

(C) Trastorno esquizofreniforme

(D) Trastorno psicótico breve

(E) Trastorno delirante

(F) Trastorno delirante en la pareja de un individuo con trastorno delirante

(G) Psicosis causada por afección médica general

19. Una mujer de 60 años de edad cuyo esposo piensa (sin evidencia alguna) que su casa está llena de polvo radioactivo está preocupada por su capacidad para limpiar la casa cuando lo hospitalicen. La evaluación médica no muestra alteraciones. ¿Cuál es el diagnóstico más apropiado en esta mujer?

(A) Esquizofrenia

(B) Trastorno esquizoafectivo

(C) Trastorno esquizofreniforme

(D) Trastorno psicótico breve

(E) Trastorno delirante

(F) Trastorno delirante en la pareja de un individuo con trastorno delirante

(G) Psicosis causada por afección médica general

20. Un abogado de 40 años de edad está convencido de que su esposa está intentando asesinarle.

Cuando se encierra en el sótano y se rehúsa a salir, llaman a la policía y es llevado al servicio de urgencias del hospital local. La esposa, que niega las acusaciones del marido, nota que el paciente ha mostrado una conducta cada vez más extraña durante los últimos 9 meses. En la exploración física se encuentra una marcha anómala. Los antecedentes muestran que la madre y el tío del paciente, que tuvieron síntomas psiquiátricos y físicos similares, fallecieron pasados los 50 años de edad, después de haber estado internados en hospitales psiquiátricos durante varios años. ¿Cuál es el diagnóstico apropiado para este paciente?

(A) Esquizofrenia

(B) Trastorno esquizoafectivo

(C) Trastorno esquizofreniforme

(D) Trastorno psicótico breve

(E) Trastorno delirante

(F) Trastorno delirante en la pareja de un individuo con trastorno delirante

(G) Psicosis causada por afección médica general

21. En un paciente de 50 años de edad con esquizofrenia, el tamaño de los ventrículos cerebrales, la utilización de glucosa en los lóbulos frontales y el tamaño de las estructuras límbicas, respectivamente, es más probable que esté:

(A) Aumentado, disminuida, disminuido

(B) Aumentado, disminuida, aumentado

(C) Aumentado, aumentada, disminuido

(D) Disminuido, disminuida, disminuido

(E) Disminuido, aumentada, disminuido

(F) Disminuido, aumentada, aumentado

22. Durante la última semana, una paciente de 30 años de edad con esquizofrenia no ha hablado, aunque en ocasiones emite sonidos guturales. Casi no muestra expresión facial, pero parece muy agitada y mantiene posiciones corporales incómodas. En ocasiones, parece estar escuchando a una persona invisible. En la escala de dimensiones de intensidad de los síntomas psicóticos del DSM-5®, la puntuación de esta paciente estará más cercana a:

(A) 0

(B) 4

(C) 10

(D) 12

(E) 18

Respuestas y explicaciones

1. **D.** Esta paciente está mostrando evidencia de un trastorno psicótico breve. Este trastorno se caracteriza por síntomas psicóticos que duran más de un día, pero menos de 1 mes; ha presentado los síntomas durante las últimas 2 semanas. Además, el estrés de no haber pasado la prueba probablemente sea el factor psicosocial precipitante en esta paciente. En el trastorno delirante en la pareja de un individuo con trastorno delirante, una persona desarrolla el mismo delirio que la persona con trastorno delirante con la que mantiene una relación cercana. La psicosis por un padecimiento médico involucra síntomas psicóticos que se presentan como resultado de una enfermedad física. *Véase también* la respuesta a la pregunta típica de examen.

2. **D.** Creer que uno está siendo intoxicado es un delirio, es decir, una creencia falsa. Una *alucinación* es una percepción falsa; una *ilusión* es una percepción alterada de un estímulo externo real; una *idea de referencia* es la creencia falsa de que otros se refieren a uno mismo; un *neologismo* es una palabra nueva inventada. Todos estos fenómenos pueden observarse en los pacientes que muestran síntomas psicóticos, sin importar la causa.

3. **A.** El análisis de disponibilidad de neurotransmisores en el sistema límbico de esta paciente con un síntoma psicótico positivo (un delirio) es más probable que muestre concentraciones elevadas de dopamina o serotonina. La acetilcolina y la histamina no están muy involucradas en la fisiopatología de los síntomas psicóticos.

4. **A.** Este paciente, que muestra agitación psicomotriz extrema y posiciones corporales de aspecto incómodo, está mostrando catatonia. Los otros síntomas mencionados no se caracterizan por agitación psicomotriz o por mantener posiciones corporales inusuales.

5. **B.** La creencia de este paciente sobre el gobierno es un delirio (*véase también* la respuesta a la pregunta 2).

6. **B.** Un delirio es un ejemplo de un trastorno del contenido del pensamiento. Las ilusiones y alucinaciones son trastornos de la percepción, y las asociaciones laxas y la tangencialidad son trastornos de la forma del pensamiento. Los problemas con el estado de ánimo es más probable observarlos en el trastorno esquizoafectivo.

7. **A.** Cuando se comparan con los síntomas negativos (p. ej., aplanamiento del afecto, contenido pobre del discurso, falta de motivación y retraimiento social), los síntomas positivos como los delirios responden mejor a los medicamentos antipsicóticos.

8. **E.** El retraimiento social es un síntoma negativo de la esquizofrenia. Los síntomas negativos responden mejor a los medicamentos antipsicóticos atípicos que a los antipsicóticos tradicionales. Las alucinaciones, delirios, agitación y el hablar demasiado son síntomas positivos de la esquizofrenia.

9. **A.** Una *ilusión* es la percepción errónea de un estímulo externo real (p. ej., que una computadora parece un león acechando en una esquina en una habitación oscura). Una *alucinación* es una percepción sensorial falsa, y un *delirio* es una creencia falsa no compartida por otros. Una *idea de referencia*

es la falsa creencia de que otros se refieren a uno mismo, y un *neologismo* es la invención de una palabra nueva.

10. **E.** Una *idea de referencia* es la falsa creencia de que otros se refieren a uno mismo (p. ej., un presentador de noticias hablando sobre la paciente en la televisión) (*véase también* la respuesta a la pregunta 9).

11. **D.** Es probable que este hombre, que se viste de forma extraña, muestra una higiene personal deficiente y ha tenido delirios paranoides y alucinaciones auditivas durante un período prolongado, padezca esquizofrenia. Asimismo, es probable que la evaluación neuropsicológica de este paciente con esquizofrenia muestre disfunción del lóbulo frontal. Las personas con esquizofrenia (cuando no están psicóticas) suelen presentar una memoria íntegra, orientación en persona, tiempo y espacio correctas, y una función intelectual relativamente normal.

12. **C.** La probabilidad de que el hijo (u otro familiar de primer grado) de una persona con esquizofrenia desarrolle la enfermedad a lo largo de su vida es de aproximadamente el 10%.

13. **D.** La probabilidad de que el gemelo idéntico de una persona con esquizofrenia desarrolle la enfermedad a lo largo de su vida es de aproximadamente un 50%.

14. **D.** Aproximadamente el 50% de los pacientes con esquizofrenia intentan suicidarse en algún momento de sus vidas.

15. **E.** Los síntomas del estado de ánimo se asocian con un buen pronóstico de la esquizofrenia. Un buen pronóstico se asocia también con una mayor edad de inicio, menos síntomas negativos, sexo femenino y pocas recaídas.

16. **C.** Las alucinaciones auditivas son el tipo más habitual de alucinaciones observadas en la esquizofrenia.

17. **D.** Este paciente con esquizofrenia está mostrando indicios de insuficiencia de vitamina C. La vitamina C se encuentra principalmente en las frutas y los vegetales frescos, y la insuficiencia de esta vitamina se asocia con hiperqueratosis, encías inflamadas y petequias. En parte debido a la pobreza y la falta de hogar, para los pacientes con enfermedades mentales graves a menudo es un reto mantener un adecuado estado nutricional. Por lo tanto, proporcionar a los pacientes como este hombre una evaluación nutricional, información y, en ocasiones, alimentos frescos y suplementos dietarios, puede ser una importante intervención médica.

18. **E.** Este paciente está mostrando evidencia de un trastorno delirante, de tipo persecutorio. En este trastorno hay un sistema delirante fijo (paranoide en el tipo persecutorio), pocos o nulos trastornos del pensamiento adicionales, y un funcionamiento social y ocupacional relativamente normal (p. ej., este paciente está casado y ha conservado su trabajo durante más de 30 años) (*véase también* la respuesta a la pregunta 1).

19. **F.** Esta paciente está mostrando evidencia de un trastorno delirante en la pareja de un individuo con trastorno delirante. Ha desarrollado el mismo delirio que su esposo (p. ej., que su casa está llena de polvo radioactivo). Si se le separa de su esposo (el inductor) durante un tiempo, es muy probable que sus síntomas psicóticos remitan (*véase también* la respuesta a la pregunta 1).

20. **G.** Este paciente está mostrando evidencia de psicosis causada por una afección médica. La marcha anómala, la edad del paciente y los antecedentes familiares sugieren intensamente enfermedad de Huntington, que a menudo se presenta con síntomas psiquiátricos como psicosis y depresión (*véase también* la respuesta a la pregunta 1).

21. **A.** Es probable que en los pacientes con esquizofrenia el tamaño de los ventrículos cerebrales, la utilización de glucosa en los lóbulos frontales y el tamaño de las estructuras límbicas estén aumentado, disminuida y disminuido, respectivamente.

22. **E.** La puntuación más alta en la escala de dimensiones de intensidad de los síntomas psicóticos del *DSM-5* es 20. Esta paciente tendrá una puntuación cercana a 18. Tendría una puntuación de 1 (dudosa) por los delirios, 4 por alucinaciones (escuchar a una persona inexistente), 4 por un comportamiento psicomotriz anómalo (mantener posturas extrañas y agitación) y 4 por los síntomas negativos (falta de expresión facial o comunicación).

Capítulo 12

Trastornos depresivos, trastorno bipolar y trastornos relacionados

Pregunta típica de examen

Un internista revisa a un médico de 50 años de edad que comenta que durante los últimos 3 meses ha perdido el interés por jugar al tenis, una actividad de la que antes disfrutaba mucho. El paciente también informa que suele despertarse unas horas antes de que suene su alarma y no puede volver a dormirse, y que ha bajado casi 7 kg de peso sin hacer dieta. Dice: "quizás mi familia estaría mejor sin mí". Comenta que, aunque tiene bastantes dolores y a menudo se siente cansado, se siente un poco mejor a medida que avanza el día. La exploración física y los resultados de laboratorio no muestran alteraciones. El diagnóstico más apropiado para este paciente es:

- **(A)** Trastorno depresivo persistente
- **(B)** Trastorno depresivo mayor
- **(C)** Depresión atípica
- **(D)** Trastorno delirante
- **(E)** Trastorno ciclotímico
- **(F)** Simulación
- **(G)** Trastorno bipolar

(*Véase* "Respuestas y explicaciones" al final del capítulo.)

I. INTRODUCCIÓN

A. Definiciones

1. Los trastornos depresivo y bipolar se caracterizan por una **alteración importante en el estado emocional interno** (**ánimo**), lo que provoca estrés subjetivo y problemas en el funcionamiento social y laboral.
2. **Según la situación social y laboral actual de la persona afectada**, esta se siente emocionalmente:
   a. Algo peor de lo que podría esperarse (**distimia**).
   b. Mucho peor de lo que podría esperarse (**depresión**).
   c. Algo mejor de lo que podría esperarse (**hipomanía**).
   d. Mucho mejor de lo que podría esperarse (**manía**).
3. El *Manual diagnóstico y estadístico de los trastornos mentales*, 5.ª ed. (DSM-5®), separa lo que anteriormente se conocía como *trastornos del estado de ánimo* en trastornos bipolares (trastorno bipolar I, II y trastorno ciclotímico) y *trastornos depresivos* (trastorno depresivo mayor, trastorno depresivo persistente y trastorno disfórico premenstrual [labilidad marcada del estado de ánimo asociada con la menstruación]). Estos trastornos se definen, en parte, por la duración de sus episodios de la siguiente manera:
   a. **Trastorno depresivo mayor.** Uno o más episodios de depresión, cada uno de los cuales dura al menos **2 semanas**.

b. **Trastorno bipolar.** Episodios tanto de manía (que duran al menos **1 semana**) como de depresión mayor (**trastorno bipolar I**) o de hipomanía (que continúa durante al menos **4 días**) y depresión mayor (**trastorno bipolar II**).

c. **Trastorno depresivo persistente.** Estado de ánimo crónicamente deprimido que continúa durante un período de **2 años** (1 año en niños) sin episodios leves de enfermedad.

d. **Trastorno ciclotímico.** Hipomanía y distimia que ocurren durante un período de **2 años** (1 año en niños) sin episodios leves de enfermedad.

e. **El trastorno depresivo y bipolar causados por otras afecciones médicas y el trastorno depresivo y bipolar inducido por sustancias/medicamentos son categorías adicionales.**

B. Epidemiología

1. **No existen diferencias** en la incidencia del trastorno depresivo y el trastorno bipolar asociadas con la etnicidad, la educación, el estado marital o el estatus económico.

2. **La prevalencia de por vida** del trastorno depresivo y el trastorno bipolar en Estados Unidos es:

   a. Trastorno depresivo mayor: 5-12% en hombres; 10-20% en mujeres.

   b. Trastorno bipolar: 1% en general; no hay diferencia por sexo.

   c. Trastorno depresivo persistente: 2% en general; puede ser más frecuente en mujeres.

   d. Trastorno ciclotímico: alrededor de 1% en general; no hay diferencia por sexo.

II. CLASIFICACIÓN DE LOS TRASTORNOS DEPRESIVO Y BIPOLAR

A. Trastornos depresivos

1. **Trastorno depresivo mayor**

   a. La nemotecnia **SWAG** (siglas en inglés) permite identificar rápidamente el trastorno depresivo mayor y ayuda a diferenciarlo de la tristeza típica. Si uno de los siguientes síntomas está presente durante al menos 2 semanas, es probable que el paciente sufra un trastorno depresivo mayor:

      (1) **S**: Ideas **S**uicidas (tener planes o intenciones de autodestrucción).

      (2) **W**: Pérdida de peso (***W****eight loss*) (> 5% del peso corporal).

      (3) **A**: Anhedonia (pérdida del placer o el interés en actividades usualmente placenteras).

      (4) **G**: Culpa (***G****uilt*) (sentimientos de responsabilidad por acontecimientos negativos de la vida cuando realmente no la hay).

   b. En la tabla 12-1 se describen **estos y otros síntomas** del trastorno depresivo mayor.

2. **Depresión con características atípicas (depresión atípica)**

   a. La depresión atípica se caracteriza por dormir y comer de más (particularmente antojos por alimentos ricos en hidratos de carbono) y una sensación de "pesadez" en las piernas ("parálisis plomiza").

   b. La depresión atípica también incluye reactividad del estado de ánimo, es decir, mejora del estado de ánimo en respuesta anticipada a acontecimientos positivos en la vida.

3. **Depresión con patrón estacional (DPE)**

   a. La DPE es una subclasificación del trastorno depresivo mayor que se asocia con la estación de invierno y los días cortos. Aunque es menos frecuente, también puede estar asociada con la estación de verano y los días largos.

   b. La DPE a menudo se caracteriza por síntomas observados en la **depresión atípica**.

   c. Los pacientes con DPE de tipo días cortos pueden mejorar en respuesta a la **exposición a la luz de espectro completo, con o sin medicamentos antidepresivos**.

4. **Trastorno disfórico premenstrual (TDPM)**

   a. Síntomas de labilidad del estado de ánimo, distimia y ansiedad que se presentan **en la semana previa a la menstruación** y que son mínimos o ausentes en la semana posterior a la menstruación.

   b. Síntomas presentes en la mayoría de los ciclos menstruales durante el año previo.

5. **Trastorno depresivo persistente.** Implica una depresión leve a grave la mayor parte del tiempo, que se presenta durante un período de 2 años sin episodios leves de enfermedad.

6. **Riesgo de suicidio**

   a. Los pacientes con trastornos depresivo y bipolar tienen un aumento en el **riesgo de suicidio**.

   b. Ciertos factores demográficos, psicosociales y físicos influyen en este riesgo (tabla 12-2).

   c. Los cinco factores de riesgo principales para el suicidio, de mayor a menor riesgo, son los siguientes:

      (1) Intento de suicidio de alta letalidad previo.

      (2) Edad mayor de 45 años.

Tabla **12-1**   Signos y síntomas de depresión y manía

Depresión	Probabilidad de ocurrencia
Síntomas SWAG (ideas suicidas, pérdida de peso, anhedonia, culpa)	++++
Tristeza, desamparo, falta de esperanza, baja autoestima	++++
Disminución de la energía y la motivación	++++
Ansiedad (muestra aprehensión acerca de peligros imaginarios)	++++
Problemas del sueño (se despierta con frecuencia durante la noche y muy temprano por la mañana); duerme de más en la depresión atípica	++++
Problemas cognitivos (tiene dificultades con la memoria y la concentración)	+++
Cambio en la actividad física (tiene retraso psicomotriz o agitación)	+++
Disminución o aumento (en la depresión atípica) del apetito por la comida y el sexo	+++
Pobre higiene personal	++
Variación diurna de los síntomas (peores en la mañana, mejores por la tarde)	++
Ideación suicida (tiene pensamientos de suicidarse)	++
Suicidio (terminar con la propia vida)	+
Síntomas psicóticos (tiene delirios de destrucción y enfermedad mortal)	+
Manía	**Probabilidad de ocurrencia**
Elevación del estado de ánimo (sentimientos fuertes de felicidad y bienestar físico)	++++
Grandiosidad (tiene sentimientos de autoestima)	++++
Irritabilidad e impulsividad (se molesta con facilidad y tiene propensión a la ira)	++++
Desinhibición (muestra una falta de modestia poco usual en cuanto a la conducta o la vestimenta)	++++
Agresividad (no puede controlar los impulsos agresivos; causa problemas legales)	++++
Fácil distracción (no puede concentrarse en estímulos relevantes)	++++
Fuga de ideas (los pensamientos se mueven muy rápido de uno a otro)	++++
Discurso acelerado (parece tener la obligación de hablar rápidamente)	++++
Juicio alterado (proporciona respuestas inusuales a preguntas hipotéticas [p. ej., dice que compraría un banco de sangre si heredara dinero])	++++
Síntomas psicóticos (tiene delirios de poder e influencia)	+++

Porcentaje aproximado de pacientes en el que se observa el signo o síntoma: +, < 25%; ++, 50%; +++, 70%; ++++, > 70%.

Tabla **12-2**   Factores de riesgo de suicidio

Categoría	Factor	Aumento del riesgo	Disminución del riesgo
Antecedentes	Antecedentes personales	Intento de suicidio de alta letalidad (alrededor del 30% de las personas que intentan suicidarse lo vuelven a intentar, y el 10% lo logra)	Gesto suicida, pero no un intento de alta letalidad
		< 3 meses desde el intento previo	> 3 meses desde el último intento
		La posibilidad de rescate era remota	La posibilidad de rescate era alta
	Antecedentes familiares	Uno de los progenitores cometió suicidio	No hay antecedentes familiares de suicidio
		Pérdida temprana de un progenitor por divorcio o muerte	Familia íntegra durante toda la infancia
Factores sociales, psicológicos y físicos actuales	Síntomas psiquiátricos	Depresión	Distimia
		Síntomas psicóticos	Sin síntomas psicóticos
		Desesperanza	Algo de esperanza
		Impulsividad	Piensa las cosas
	Profundidad de la depresión	Etapas iniciales de recuperación de una depresión profunda; los pacientes en recuperación pueden tener suficiente energía para cometer suicidio	La profundidad de la depresión grave; los pacientes rara vez tienen la claridad de pensamiento o energía requeridas para planificar y cometer suicidio
	Consumo de sustancias	Dependencia al alcohol y drogas	Poco o nulo uso de sustancias
	Salud física	Intoxicación actual	No está actualmente intoxicado/a
		Enfermedad médica grave (p. ej., cáncer, sida)	No hay enfermedad grave reciente o visitas al médico
		Percepción de una enfermedad grave (la mayoría de los pacientes han acudido al médico en los 6 meses previos al suicidio)	
	Relaciones sociales	Divorcio (en particular, en hombres)	Casado/a
		Viudez	Fuerte apoyo social

Tabla 12-2		Factores de riesgo de suicidio (*continuación*)	
Categoría	**Factor**	**Aumento del riesgo**	**Disminución del riesgo**
		Soltero/a, nunca antes casado/a	Tiene hijos
		Vive solo/a	Vive con otras personas
Factores demográficos	Edad	Adulto/a mayor (personas de 65 años o más, en especial hombres)	Niños (hasta los 15 años de edad)
		Mediana edad (más de 55 años en mujeres y 45 años en hombres)	Adultos jóvenes (25-40 años de edad)
		Adolescentes (el suicidio es la principal causa de muerte en aquellos de 15-24 años de edad; las tasas aumentan después del suicidio de un vecino en el caso de un adolescente o cuando los medios muestran suicidio adolescente)	
	Sexo	Sexo masculino (los hombres se cometen suicidio con mayor éxito que las mujeres)	Sexo femenino (aunque las mujeres intentan suicidarse con más frecuencia que los hombres)
	Ocupación	Profesionales	No profesionales
	Ocupación específica	Médicos (especialmente mujeres y psiquiatras)	
		Dentistas y veterinarios	
		Oficiales de policía	
		Abogados	
		Músicos	
		Desempleados	Empleados
	Etnia	Caucásicos	No caucásicos
	Religión	No religiosos	Religiosos
		Judíos	Católicos
		Protestantes	Musulmanes
	Condiciones económicas	Recesión o pérdida económica	Estado económico saludable
Letalidad del intento	Plan y medios	Un plan para suicidarse (p. ej., decisión de acumular pastillas)	Sin plan para suicidarse
		Un medio para cometer suicidio (p. ej., acceso a una pistola)	Sin medio para suicidarse
		Aparición repentina de paz en paciente agitado/a o deprimido/a (ha tomado la decisión interna de morir y ahora está tranquilo/a)	
	Método	Dispararse a sí mismo	Tomar pastillas o veneno
		Chocar el propio vehículo	Cortarse las venas de las muñecas
		Ahorcarse	
		Saltar de un sitio elevado	

(3) Dependencia de alcohol.

(4) Antecedentes de conducta violenta e ira.

(5) Sexo masculino.

B. Trastorno bipolar

1. En el trastorno bipolar, **hay episodios tanto de manía como de depresión (trastorno bipolar I) o de hipomanía y depresión (trastorno bipolar II)**.

2. No existe un trastorno maníaco simple, ya que siempre acaban presentándose síntomas depresivos. Por lo tanto, **un episodio de síntomas de manía** (*véase* tabla 12-1) sola, o de hipomanía más un episodio de depresión mayor, define el trastorno bipolar.

3. En la depresión pueden presentarse **síntomas psicóticos**, como delirios (depresión con características psicóticas), así como en la manía.

   a. En algunos pacientes (p. ej., pacientes pobres con poco acceso a la atención médica), el trastorno depresivo o bipolar con síntomas psicóticos puede volverse lo suficientemente grave como para ser **mal diagnosticado como esquizofrenia**.

   b. A diferencia de la esquizofrenia y el trastorno esquizoafectivo, en los que los pacientes presentan una alteración crónica, en los trastornos depresivo y bipolar, el ánimo y el funcionamiento del paciente suelen **regresar al estado basal** entre episodios.

4. El **trastorno ciclotímico** implica mejorías leves en el estado de ánimo y depresiones leves que continúan durante al menos 2 años.

III. ETIOLOGÍA

A. **Biológica**. La etiología biológica de los trastornos depresivo y bipolar incluye las siguientes causas:
 1. **Alteración de la actividad de los neurotransmisores** (*véase* cap. 4).
 2. **Componente genético**, más fuerte en el trastorno bipolar (tabla 12-3).
 3. **Enfermedad física** y factores relacionados (tabla 12-4).
 4. Anomalías en el eje límbico-hipotalámico-hipofisario-suprarrenal (*véase* cap. 5).

B. **Psicosocial**. La etiología psicosocial de la depresión y la distimia puede incluir las siguientes causas:
 1. **Pérdida de un progenitor en la infancia.**
 2. **Pérdida del cónyuge o de un hijo en la vida adulta.**
 3. **Pérdida de la salud.**
 4. **Baja autoestima** y una interpretación negativa de los acontecimientos de la vida.
 5. **"Desamparo aprendido"** (p. ej., debido a que, en el pasado, los intentos por escapar de situaciones adversas han sido inútiles, la persona se siente ahora desamparada) (*véase* cap. 7).

C. Los factores psicosociales **no están directamente implicados en la etiología de la manía** o la hipomanía.

IV. TRATAMIENTO

A. **Introducción**
 1. La depresión **puede tratarse exitosamente en la mayoría de los pacientes**.
 2. Solo alrededor del **25% de los pacientes con depresión buscan y reciben tratamiento**.
   a. Los pacientes no buscan tratamiento en parte porque los estadounidenses a menudo piensan que la enfermedad mental indica **fracaso personal** o **debilidad**.
   b. Al igual que en otras enfermedades, **es más probable que las mujeres busquen tratamiento en comparación con los hombres**.
 3. Los episodios no tratados de depresión y manía **suelen ser autolimitados** y duran aproximadamente 6-12 meses y 3 meses, respectivamente.
 4. El **tratamiento más eficaz** para los trastornos depresivo y bipolar es el **farmacológico**.

B. **Tratamiento farmacológico** (*véase* cap. 16)
 1. El tratamiento de la depresión y el trastorno depresivo persistente incluye **medicamentos antidepresivos** (p. ej., heterocíclicos, inhibidores selectivos de la recaptación de serotonina [ISRS] e inhibidores de la recaptación de serotonina y noradrenalina [IRSN], inhibidores de la monoaminooxidasa [IMAO] y estimulantes).
 2. **Estabilizadores del estado de ánimo**
   a. El **litio** y los **anticonvulsivos** como la carbamazepina y el valproato se utilizan para tratar el trastorno bipolar.
   b. Los estabilizadores del estado de ánimo, en dosis similares a las utilizadas para tratar el trastorno bipolar, son el tratamiento de primera línea para el trastorno ciclotímico.
   c. **Antipsicóticos atípicos** como la olanzapina y la risperidona.
   d. Los **medicamentos sedantes**, como el lorazepam, se utilizan para ayudar a manejar los episodios maníacos agudos, ya que mejoran rápidamente los síntomas.

T a b l a   12-3 La genética del trastorno bipolar

Grupo	Incidencia aproximada (%)
Población general	1
Persona con un progenitor o hermano/a (o gemelo/a dicigótico/a) con trastorno bipolar	20
Persona con dos progenitores con trastorno bipolar	60
Gemelo/a monocigoto/a de una persona con trastorno bipolar	75

T a b l a **12-4** Diagnóstico diferencial de la depresión	
Afecciones médicas	**Afecciones psiquiátricas y otras relacionadas**
Cáncer, particularmente pancreático y otros tumores gastrointestinales	Esquizofrenia (particularmente tras un episodio psicótico agudo)
Enfermedad vírica (p. ej., neumonía, gripe [influenza], síndrome de inmunodeficiencia adquirida [sida])	Trastorno de adaptación Trastorno de ansiedad
Anomalía endocrina (p. ej., hipotiroidismo, diabetes, síndrome de Cushing)	Reacción típica a la muerte de alguien cercano, por ejemplo, duelo Trastorno de síntomas somáticos
Enfermedad neurológica (p. ej., enfermedad de Parkinson, esclerosis múltiple, enfermedad de Huntington, demencia, ictus [particularmente, frontal izquierdo])	Trastorno de la alimentación Consumo de drogas o alcohol (particularmente, consumo de sedantes y abstinencia de estimulantes)
Insuficiencia nutricional (p. ej., ácido fólico, vitamina B_{12}) Enfermedad renal o cardiopulmonar	Uso de medicamentos de prescripción (p. ej., reserpina, corticoesteroides, antihipertensivos, antineoplásicos)

C. Tratamiento psicológico

1. El tratamiento psicológico de la depresión y el trastorno depresivo persistente incluye terapia psicoanalítica, interpersonal, familiar, conductual y cognitiva (*véase* cap. 17).

2. El **tratamiento psicológico junto con el farmacológico es más eficaz** que cualquiera de las dos formas de tratamiento por sí sola.

D. Terapia electroconvulsiva (TEC). La principal indicación para la TEC es el **trastorno depresivo mayor** (*véase* cap. 16). Se utiliza cuando:

1. Los síntomas **no responden a los medicamentos antidepresivos**.

2. Los antidepresivos son **demasiado peligrosos** o **tienen efectos secundarios intolerables**. Por lo tanto, la TEC puede ser particularmente útil en adultos mayores.

3. Se requiere una **rápida resolución** de los síntomas porque el paciente está **psicótico** o **presenta un alto riesgo de suicidio**.

Autoevaluación

Instrucciones: cada reactivo en esta sección va seguido de respuestas o complementos a las afirmaciones. Seleccione la **mejor** opción (**A, B, C, D o E**) para cada caso.

1. Una mujer de 65 años de edad, que fue diagnosticada con cáncer de pulmón avanzado hace 3 meses, ha perdido 8 kg de peso, camina con frecuencia durante la noche y tiene muy poca energía. Durante el mes pasado ha estado preocupada por sentimientos de culpa sobre "las personas a las que he lastimado durante mi vida", y expresa temor de que morirá con dolor. El signo o síntoma que más probablemente indica que esta paciente está experimentando un episodio depresivo mayor y no una reacción típica a una enfermedad terminal es:

(A) Pérdida de peso
(B) Disminución de la energía
(C) Dificultad para dormir
(D) Preocupación con sentimientos de culpa
(E) Temor a morir con dolor

Preguntas 2-4

Un estudiante universitario de 20 años de edad es llevado al servicio de urgencias por la policía porque intentó entrar a un edificio federal para "tener una charla con el gobernador" sobre llevar a cabo un acto para recaudar fondos con objeto de "financiar mi cura contra el cáncer". Cuando la policía le impide la entrada en el edificio, se vuelve irritable y hostil, y se resiste a los intentos de contenerlo. La exploración física no muestra alteraciones.

2. El diagnóstico más apropiado para este paciente es:

(A) Trastorno depresivo persistente
(B) Trastorno depresivo mayor
(C) Trastorno bipolar
(D) Trastorno delirante
(E) Trastorno ciclotímico

3. El tratamiento a largo plazo más eficaz para este paciente es:

(A) Antidepresivo heterocíclico
(B) Litio
(C) Terapia electroconvulsiva
(D) Psicoterapia
(E) Inhibidor de la monoaminooxidasa

4. Este estudiante tiene dos hermanos. El primero es su gemelo monocigótico; el segundo es 2 años menor. El riesgo de que el primer y segundo hermanos desarrollen trastorno bipolar es, respectivamente, alrededor de:

(A) 75% y 60%
(B) 75% y 20%
(C) 60% y 10%
(D) 50% y 10%
(E) 10% y 1%

Preguntas 5 y 6

Durante los pasados meses, una mujer de 28 años de edad ha mostrado mucha energía y optimismo sin ninguna razón aparente. Aunque solo duerme alrededor de 6 h por las noches, ha sido muy productiva en su trabajo. Es parlanchina y sociable, y comenta que es miembro de cuatro clubes y dos equipos deportivos diferentes. Unos años antes, según sus amigos, a menudo se mostraba pesimista, y parecía cansada y "desgastada". Durante este período continuó trabajando, pero no buscó actividades sociales y tenía poco interés en la actividad sexual. No hay evidencia de un trastorno del pensamiento y la paciente niega pensamientos suicidas o sensación de desamparo. La exploración física no muestra alteraciones.

5. Esta paciente muestra evidencia de:

(A) Trastorno depresivo persistente
(B) Trastorno depresivo mayor
(C) Trastorno bipolar
(D) Trastorno delirante
(E) Trastorno ciclotímico

6. El tratamiento a largo plazo más eficaz para esta paciente es:

(A) Antidepresivo heterocíclico
(B) Litio
(C) Terapia electroconvulsiva
(D) Psicoterapia
(E) Inhibidor de la monoaminooxidasa

Preguntas 7 y 8

Una mujer de 62 años de edad cuyo esposo falleció hace 6 meses comenta a su médico que, desde que murió, ella también desea morir y terminar con su sufrimiento mental. La exploración física no muestra alteraciones.

7. De los siguientes signos y síntomas, ¿cuál es más probable observar en esta paciente?

(A) Aumento de peso
(B) Fuga de ideas
(C) Alucinaciones auditivas
(D) Sentirse mejor por la mañana que por la tarde
(E) Mala higiene personal

8. El análisis de la disponibilidad de neurotransmisores en el cerebro de este paciente es más probable que muestre:

(A) Aumento de dopamina
(B) Disminución de histamina
(C) Aumento de acetilcolina
(D) Disminución de acetilcolina
(E) Disminución de serotonina

9. Un paciente masculino de 25 años de edad con movimientos lentos y aplanamiento del afecto inicia tratamiento con fluoxetina. A las 2 semanas, el paciente muestra un aumento significativo del nivel de actividad, fuga de ideas y discurso apresurado. En este paciente, el tratamiento ha:

(A) Precipitado un episodio maníaco
(B) Tenido un efecto tóxico
(C) Tenido efecto retrasado
(D) Aumentado la ansiedad
(E) Aumentado la depresión

10. Un maestro de 43 años de edad comenta que, durante el año pasado, a menudo ha sentido que no vale la pena vivir. Además, menciona que, durante este tiempo, ha notado un deterioro gradual de la cognición, voz de tono más grave, estreñimiento y pérdida del cabello. La exploración física es normal, excepto por una marcada resequedad de la piel y un retraso en la fase de relajación del reflejo aquíleo. En este momento, el diagnóstico más probable de este paciente es:

(A) Trastorno depresivo mayor
(B) Trastorno bipolar I
(C) Trastorno bipolar II
(D) Trastorno depresivo persistente
(E) Trastorno ciclotímico
(F) Trastorno depresivo inducido por sustancias
(G) Trastorno depresivo debido a otra afección médica

11. Un hombre de 28 años de edad acude a la consulta con quejas de aumento de peso y somnolencia excesiva durante los últimos 6 meses. Su exploración médica es irrelevante. El paciente nota que a menudo está triste pero que, si un amigo le pide salir, suele alegrarse. Tras 4 semanas de prueba con un fármaco antidepresivo, su peso se ha estabilizado y ya no está somnoliento. El diagnóstico más apropiado para este paciente es:

(A) Trastorno depresivo persistente
(B) Trastorno depresivo mayor
(C) Depresión atípica
(D) Trastorno delirante
(E) Trastorno ciclotímico
(F) Simulación
(G) Trastorno bipolar

Preguntas 12-14

Un paciente católico de 65 años de edad ha estado abusando del alcohol durante los últimos 15 años. Sus antecedentes muestran que recientemente su esposa le pidió el divorcio.

12. ¿Cuál de las siguientes características es el mayor factor de riesgo de suicidio de este paciente?

(A) Alcoholismo
(B) Sexo masculino
(C) Separación marital
(D) Religión
(E) Edad

13. Este hombre tiene el riesgo más bajo de suicidio si trabaja como:

(A) Mensajero
(B) Policía
(C) Médico
(D) Abogado
(E) Dentista

14. Si este paciente intenta suicidarse, el método que más probabilidad tiene de fallar es:

(A) Dispararse con una pistola
(B) Chocar con su automóvil
(C) Cortarse las venas de las muñecas
(D) Saltar desde un sitio elevado
(E) Ahorcarse

15. El porcentaje de pacientes deprimidos que buscan tratamiento para sus síntomas es de alrededor del:

(A) 1%
(B) 5%
(C) 25%
(D) 50%
(E) 75%

16. Una adolescente de 17 años de edad es llevada al servicio de urgencias después de haber ingerido 20 comprimidos de paracetamol. Le dice al médico que intentó suicidarse porque no la aceptaron en una clase de inglés para estudiantes de alto rendimiento. También le dice que es la presidenta de su clase y que siempre intenta ser perfecta. El factor más importante para saber si esta niña intentará suicidarse nuevamente es:

(A) Que es mujer
(B) El método con el que intentó suicidarse
(C) Que tiene trastorno depresivo mayor
(D) Que ya intentó suicidarse una vez
(E) Que siente la necesidad de ser perfecta

17. En comparación con un hombre, la probabilidad de que una mujer sea diagnosticada con trastorno depresivo mayor, trastorno depresivo persistente o trastorno bipolar en el transcurso de su vida es, respectivamente:

(A) Mayor, mayor, igual
(B) Mayor, mayor, menor
(C) Mayor, igual, mayor
(D) Mayor, mayor, mayor
(E) Igual, mayor, igual
(F) Igual, mayor, menor
(G) Igual, igual, igual

18. Una consultora financiera de 30 años de edad comenta a su médico que, durante los últimos 5 años, se ha sentido con el ánimo bajo casi todo el tiempo. Afirma que, cuando los colegas la invitan a cenar o a alguna reunión, suele decirles que sí, pero rara vez se siente con ganas de ir cuando llega la hora, y no se lo pasa bien cuando va. No hay hallazgos físicos significativos. Aunque la paciente niega ideas suicidas, nota que nunca se siente realmente emocionada o feliz por nada. El mejor diagnóstico para esta paciente en este momento es:

(A) Trastorno depresivo mayor
(B) Trastorno bipolar I
(C) Trastorno bipolar II
(D) Trastorno depresivo mayor persistente
(E) Trastorno ciclotímico

(F) Trastorno depresivo inducido por sustancias
(G) Trastorno depresivo debido a otra afección médica

19. Una mujer de 28 años de edad es detenida en el área de seguridad en el aeropuerto cuando pretende tomar un avión a Manaos, en Brasil. Afirma que siempre ha querido ir al Amazonas a salvar la vida silvestre brasileña y que hoy decidió que debe ir enseguida. El precio del vuelo en avión supera los $5 000 dólares, que paga con tarjeta de crédito. La mujer no trae pasaporte ni equipaje. Habla muy fuerte y rápidamente, y niega cualquier consumo de sustancias o enfermedades médicas. Cuando el guardia de seguridad le pide que se calle para que le permita hablar, parece incapaz de dejar de hablar. El mejor diagnóstico para esta mujer en este momento es:

(A) Trastorno depresivo mayor
(B) Trastorno bipolar I
(C) Trastorno bipolar II
(D) Trastorno depresivo mayor persistente
(E) Trastorno ciclotímico
(F) Trastorno depresivo inducido por sustancias
(G) Trastorno depresivo debido a otra afección médica

20. Un hombre de 45 años de edad que padece trastorno bipolar comenta a su médico que se ha vuelto a casar y que le gustaría tener un hijo con su nueva esposa. Está preocupado porque la hija de 19 años que tuvo con su primera esposa acaba de ser diagnosticada con trastorno bipolar. Ninguna de las esposas tiene este trastorno bipolar. ¿Cuál es la probabilidad de que este paciente tenga otro hijo con trastorno bipolar?

(A) 1%
(B) 10%
(C) 20%
(D) 50%
(E) 70%

Pregunta típica de examen

B. Es probable que este paciente padezca trastorno depresivo mayor. La evidencia de esto es que no hay hallazgos físicos, pero ha perdido el interés por sus actividades habituales, se despierta demasiado temprano por la mañana, tiene síntomas físicos inespecíficos, muestra variación diurna en los síntomas (es peor por la mañana), ha bajado significativamente de peso y muestra ideación suicida ("quizás mi familia estaría mejor sin mí"). Además, sus síntomas han estado presentes por una cantidad de tiempo bien definida. El trastorno depresivo persistente implica una depresión leve a moderada la mayoría del tiempo, que ocurre durante un período de 2 años sin episodios definidos de enfermedad. El trastorno bipolar involucra episodios tanto de manía como de depresión. El trastorno ciclotímico comprende episodios de hipomanía y distimia que ocurren a lo largo de un período de 2 años, sin episodios claros de enfermedad. En el trastorno delirante (*véase* cap. 11), que a menudo dura varios años, existe un sistema fijo de delirios; pocos, si alguno, trastornos del pensamiento más; y un funcionamiento social y ocupacional relativamente normal. Las personas que simulan la enfermedad inventan síntomas para obtener un beneficio evidente (p. ej., ganar dinero en un juicio) (*véase* cap. 13).

1. **D.** El signo o síntoma que más probablemente indique que esta paciente experimenta un episodio depresivo mayor en lugar de una reacción típica a una enfermedad grave es su preocupación con sentimientos de culpa. Tales sentimientos son más característicos de la depresión mayor que la tristeza por encontrarse muy enferma. Los otros síntomas que muestra la paciente (es decir, pérdida de peso, menos energía y problemas de sueño) son característicos de los pacientes con cáncer avanzado. El miedo a morir con dolor es realista y suele observarse en los pacientes con enfermedades terminales.

2. **C. / 3. B. / 4. B.** Es probable que este paciente padezca trastorno bipolar I. Si bien este trastorno implica episodios tanto de manía como de depresión, un solo episodio de manía define la enfermedad. La creencia de que es lo suficientemente importante como para exigir una conferencia con el gobernador y curar el cáncer son delirios de grandeza. Los delirios en la esquizofrenia son con frecuencia de naturaleza paranoide. De los tratamientos mencionados, el más eficaz para el trastorno bipolar es el litio. Los antidepresivos heterocíclicos, la terapia electroconvulsiva, los inhibidores de la monoaminooxidasa y la psicoterapia se utilizan principalmente para tratar la depresión. Los antidepresivos y la psicoterapia se utilizan para tratar el trastorno depresivo persistente. Las probabilidades de que el gemelo monocigótico y un familiar de primer grado (es decir, un hermano) de este paciente desarrollen trastorno bipolar son del 75% y el 20%, respectivamente.

5. **E. / 6. B.** Esta paciente muestra indicios de trastorno ciclotímico. Este trastorno implica períodos tanto de hipomanía (energía y optimismo) como de distimia (pesimismo y sentirse agotado) que ocurren a lo largo de 2 años sin episodios evidentes de enfermedad. De los tratamientos mencionados, el más eficaz para el trastorno ciclotímico, así como para el trastorno bipolar, es el litio. Los antidepresivos heterocíclicos, la terapia electroconvulsiva, los inhibidores de la monoaminooxidasa y la psicoterapia se usan principalmente para tratar el trastorno depresivo.

7. **E. / 8. E.** Esta mujer muestra indicios de depresión mayor (nota: la ideación suicida *no* es una reacción típica del duelo). Las personas con depresión típicamente muestran cuidado personal deficiente. Además, es más probable que tenga pérdida de peso y que se sienta mejor por la tarde que por la mañana. Las alucinaciones auditivas son frecuentes en la esquizofrenia, pero poco comunes en la depresión. La fuga de ideas es característica de la manía. El análisis de la disponibilidad de neurotransmisores en esta paciente probablemente mostraría una reducción de las concentraciones de serotonina, con frecuencia evidenciados como concentraciones disminuidas en plasma de su metabolito principal, 5-HIAA. El aumento en la dopamina se observa en la esquizofrenia, y la disminución de las concentraciones de acetilcolina se produce en la enfermedad de Alzheimer.

9. **A.** En este paciente con depresión, el antidepresivo fluoxetina ha precipitado un episodio maníaco (con mayor nivel de actividad, fuga de ideas y discurso apresurado). Esto indica que el paciente tiene

trastorno bipolar, en lugar de trastorno depresivo mayor. No hay indicios de mayor depresión, mayor ansiedad o efecto retrasado o tóxico de la fluoxetina en este paciente.

10. **G.** El diagnóstico más probable en este momento es el trastorno depresivo debido a otra afección médica. Este paciente muestra síntomas de hipotiroidismo, como enlentecimiento cognitivo, voz más grave, estreñimiento, piel seca, caída del cabello y retraso en la fase de relajación del reflejo aquíleo, además de los síntomas de depresión mayor (es decir, la ideación suicida). Los trastornos depresivos se diagnostican cuando no hay hallazgos médicos que expliquen los síntomas depresivos. El trastorno depresivo mayor incluye al menos un síntoma SWAG la mayor parte del tiempo durante al menos 2 semanas. El trastorno depresivo persistente implica depresión leve a moderada la mayor parte del tiempo, que ocurre durante un período de 2 años sin episodios evidentes de los síntomas. El trastorno bipolar involucra episodios tanto de manía como de depresión (bipolar I) o hipomanía y depresión (bipolar II). El trastorno ciclotímico comprende episodios de hipomanía y distimia que ocurren durante un período de 2 años, sin episodios evidentes de los síntomas.

11. **C.** El aumento de peso de este paciente y la somnolencia, junto con su estado de ánimo triste, indican que tiene depresión atípica. La mejora del estado de ánimo que se observa cuando anticipa acontecimientos placenteros de la vida también se presenta en la depresión atípica. No hay evidencia en este paciente de un trastorno delirante, trastorno bipolar, trastorno depresivo persistente, trastorno ciclotímico o simulación de enfermedad.

12. **E. / 13. A. / 14. C.** Aunque el sexo masculino, el abuso de alcohol y el divorcio son todos factores de riesgo de suicidio, el mayor factor de riesgo de los mencionados en este paciente es su edad avanzada. La religión católica se asocia con un menor riesgo de suicidio. Los no profesionales tiene un menor riesgo de suicidio que los profesionales. Entre los profesionales, aquellos con un mayor riesgo de suicidio son los policías, los médicos, los abogados y los odontólogos. El método de suicidio con mayor probabilidad de fracaso es cortarse las muñecas o tomar pastillas. Dispararse, chocar con el automóvil, saltar desde un lugar elevado y ahorcarse son métodos más mortales de suicidio.

15. **C.** Solo cerca del 25% de los pacientes con depresión buscan tratamiento, aunque el tratamiento (antidepresivos, psicoterapia, terapia electroconvulsiva) es eficaz en la mayoría de los pacientes con depresión.

16. **D.** Esta adolescente muestra numerosos factores de riesgo de depresión e intento de suicidio, entre los cuales se incluyen sexo femenino y su excesiva necesidad de ser perfecta. No obstante, el factor más importante de que vuelva a intentar suicidarse es que ya lo ha intentado una vez. Tomar medicamentos como ácido acetilsalicílico o paracetamol es menos mortal que otros métodos, pero una persona joven como esta adolescente podría no saberlo. Por lo tanto, esta paciente ha tenido un intento de suicidio serio (*véanse también* las respuestas a las preguntas 12-14).

17. **A.** En comparación con los hombres, una mujer tiene el doble de probabilidades de ser diagnosticada con trastorno depresivo mayor y tres veces más probabilidades de desarrollar trastorno depresivo mayor persistente. El trastorno bipolar y el ciclotímico ocurren con la misma frecuencia en hombres y mujeres.

18. **D.** El mejor diagnóstico para esta paciente es trastorno depresivo persistente. La paciente ha tenido un estado de ánimo bajo durante años, nunca está realmente feliz o emocionada por lo que deberían ser experiencias placenteras. Puesto que sus síntomas son crónicos y no episódicos, es menos probable que tenga trastorno depresivo mayor.

19. **B.** Esta mujer muestra datos de episodio maníaco. Los episodios maníacos caracterizan el trastorno bipolar I (*véanse* preguntas 2-4). Los episodios maníacos se distinguen, como en esta mujer, por comportamiento compulsivo (volar al Amazonas sin pasaporte o equipaje) y discurso apresurado (incapacidad para dejar de hablar aunque se le solicite).

20. **C.** La probabilidad de que este hombre con trastorno bipolar tenga un hijo con trastorno bipolar es cercana al 20%. El hecho de que su hija mayor tenga trastorno bipolar no es relevante para la probabilidad de que su próximo hijo desarrolle la enfermedad.

Capítulo 13

Trastornos de ansiedad, trastorno obsesivo-compulsivo y trastornos relacionados, trastornos de síntomas somáticos y trastornos relacionados con traumas y factores de estrés

Pregunta típica de examen

Un hombre de 40 años de edad comenta a su médico que a menudo llega tarde al trabajo porque tiene problemas para despertarse temprano. Él atribuye este problema al hecho de que durante la noche se levanta varias veces de la cama para revisar los seguros de las puertas y ver que las hornillas de la estufa estén apagadas. Además, el problema se exacerba por su necesidad de contar todos los semáforos a lo largo de su camino al trabajo. Si sospecha que se le ha pasado alguno, se pone muy ansioso y debe regresar y contarlos todos de nuevo. La exploración física y los estudios de laboratorio no muestran alteraciones. De los siguientes, el tratamiento a largo plazo más eficaz para este paciente es:

(A) Un antidepresivo
(B) Un antipsicótico
(C) Una benzodiazepina
(D) Buspirona
(E) Un β-bloqueador

(*Véase* "Respuestas y explicaciones" al final del capítulo.)

I. TRASTORNOS DE ANSIEDAD

A. Miedo y ansiedad
1. El **miedo** es una reacción típica a una fuente externa conocida de peligro.
2. En la **ansiedad**, el individuo está asustado, pero la fuente del peligro no se conoce, no se identifica o no justifica los síntomas.
3. Las manifestaciones psicológicas de la ansiedad son similares a las del miedo. Incluyen las siguientes:
   a. Temblor y sudoración
   b. Palpitaciones (experiencia subjetiva de taquicardia)
   c. Sensación de hormigueo en los miembros y entumecimiento alrededor de la boca
   d. Mareo y síncope (desmayo)
   e. Alteraciones gastrointestinales y urinarias (p. ej., diarrea y urgencia urinaria)
   f. Midriasis (dilatación pupilar)

B. Clasificación en incidencia de los trastornos de ansiedad y afecciones relacionadas

1. La clasificación del *Manual diagnóstico y estadístico de los trastornos mentales*, 5.ª ed. (DSM-5®), de los trastornos de ansiedad y afecciones relacionadas incluye las siguientes alteraciones:
   a. Trastorno de pánico
   b. Fobias (fobias específicas, agorafobia y trastorno de ansiedad social)
   c. Trastorno de ansiedad generalizada (TAG)
   d. Trastorno de ansiedad por separación (*véase* cap. 15)
   e. Mutismo selectivo (*véase* cap. 15)
2. En la **tabla 13-1** se muestran las descripciones de los tres primeros de estos trastornos, así como del trastorno obsesivo-compulsivo (TOC) y los trastornos relacionados con traumas y factores de estrés.
3. Los trastornos de ansiedad y las afecciones relacionadas son los problemas de salud mental **más frecuentemente tratados**.

C. Bases orgánicas de la ansiedad

1. Los neurotransmisores involucrados en el desarrollo de la ansiedad incluyen la noradrenalina (aumento de su actividad), serotonina (disminución de su actividad) y el ácido γ-aminobutírico (GABA) (disminución de su actividad) (*véase* cap. 4).
2. El **locus cerúleo** (neuronas noradrenérgicas), los **núcleos del rafe** (neuronas serotoninérgicas), el **núcleo caudado**, la **corteza temporal** y la **corteza frontal** son las áreas del cerebro que más probablemente estén involucradas en los trastornos de ansiedad.
3. Las causas orgánicas de los síntomas de ansiedad incluyen **ingesta excesiva de cafeína**, consumo de sustancias, hipertiroidismo, insuficiencia de vitamina B_{12}, hipoglucemia o hiperglucemia, arritmia cardíaca, anemia, enfermedad pulmonar y **feocromocitoma** (tumor de la médula suprarrenal).
4. La etiología es principalmente orgánica; los diagnósticos de **trastorno de ansiedad inducido por sustancias/medicamentos** y el **trastorno de ansiedad causado por otra afección médica** pueden ser apropiados.

D. Tratamiento de los trastornos de ansiedad

1. **Ansiolíticos** (*véase* cap. 16). Incluyen benzodiazepinas, buspirona y β-bloqueadores y se utilizan para tratar los síntomas de ansiedad.
   a. Las **benzodiazepinas** son ansiolíticos de acción rápida.
      (1) Dado que conllevan un alto riesgo de dependencia y adicción, suelen usarse solo **un tiempo limitado** para tratar los síntomas agudos de la ansiedad.
      (2) Dado que actúan rápidamente, las benzodiazepinas, en particular el **alprazolam**, se utilizan para el tratamiento del **trastorno de pánico** en el servicio de urgencias.
   b. La **buspirona** es un medicamento ansiolítico no benzodiazepínico.
      (1) Debido a su **bajo potencial de adicción**, la buspirona es útil como terapia de **mantenimiento a largo plazo** para los pacientes con **TAG**.
      (2) Dado que **tarda hasta dos semanas en actuar**, tiene poco efecto inmediato sobre los síntomas de ansiedad.
   c. Los **β-bloqueadores**, como el **propranolol**, se utilizan para controlar los **síntomas autónomos** (p. ej., taquicardia) de la ansiedad, particularmente en la ansiedad de realizar actividades en público o al hacer un examen.
2. **Antidepresivos** (*véase* cap. 16)
   a. Los antidepresivos, incluyendo los inhibidores de la monoaminooxidasa (IMAO), los antidepresivos tricíclicos y especialmente los **inhibidores selectivos de la recaptación de serotonina** (**ISRS**), como la paroxetina, la fluoxetina y la sertralina, representan la terapia a largo plazo (de mantenimiento) más eficaz para el trastorno de pánico y el TOC (la fluvoxamina solo está indicada para el TOC), y han demostrado eficacia también en el trastorno de estrés postraumático (TEPT).
   b. Los ISRS (p. ej., escitalopram), los **inhibidores de la recaptación de serotonina y noradrenalina** (**IRSN**) (venlafaxina y duloxetina) y la pregabalina están aprobados para el tratamiento del TAG.
   c. En la actualidad, la paroxetina, la sertralina y la venlafaxina también están indicadas para el tratamiento del **trastorno de ansiedad social**.

| T a b l a **13-1** | Clasificación del *DSM-5®* de los trastornos de ansiedad, el trastorno obsesivo-compulsivo y trastornos relacionados, así como trastornos relacionados con traumas y factores de estrés |

Trastornos de ansiedad: trastorno de pánico

Episodios recurrentes de ansiedad intensa (ataques de pánico)

Síntomas cardíacos y respiratorios y la convicción de que uno está a punto de morir o de perder el juicio

Inicio repentino de los síntomas, que aumentan de intensidad durante un período de alrededor de 10 días y duran alrededor de 30 min (los ataques rara vez siguen un patrón fijo)

Los ataques pueden ser inducidos por la administración de lactato de sodio o CO_2 (*véase* cap. 5)

Fuerte componente genético

Más frecuente en mujeres en la segunda década de la vida

Trastornos de ansiedad: fobias (fobia específica, trastorno de ansiedad social y agorafobia)

En la fobia específica, hay un miedo irracional a ciertas cosas (p. ej., ascensores, serpientes o espacios cerrados)

En el trastorno de ansiedad social, hay un miedo exagerado de pasar vergüenza en situaciones sociales (p. ej., hablar en público, comer en público, usar baños públicos)

En la agorafobia, hay un miedo intenso asociado con estar en espacios abiertos o situaciones en las que uno no puede escapar o pedir ayuda

Debido a la fobia, la persona evita el objeto o la situación

Esta conducta lleva a alteraciones sociales y laborales

Trastornos de ansiedad: trastorno de ansiedad generalizada

Síntomas de ansiedad persistentes, entre los que se incluyen aumento del estado de alerta y la preocupación que dura 6 meses o más

Los síntomas gastrointestinales son habituales

Los síntomas no están relacionados con una persona o situación específica (p. ej., ansiedad flotante)

Suele comenzar durante la segunda década de la vida

Trastorno obsesivo-compulsivo (TOC) y trastornos relacionados: trastorno dismórfico corporal, trastorno de acumulación y trastorno de arrancarse el pelo (tricotilomanía)

Sentimientos, imágenes y pensamientos intrusivos y recurrentes (obsesiones) que causan ansiedad

La ansiedad se alivia, en parte, al realizar acciones repetitivas (compulsiones)

Una obsesión frecuente consiste en tratar de evitar la contaminación de las manos y la necesidad compulsiva de lavarlas después de tocar algo

Las dudas obsesivas conducen a revisiones compulsivas (p. ej., revisar las hornillas de la estufa para ver que estén apagadas) y contar objetos, necesidad obsesiva de simetría que conduce a ordenar y reordenar las cosas, y una preocupación obsesiva sobre deshacerse de objetos valiosos que conduce a acumulación obsesiva (trastorno de acumulación: un diagnóstico establecido en el DSM-5)

Los pacientes suelen ser conscientes de sus acciones (p. ej., se dan cuenta de que estos pensamientos y conductas son irracionales y desean eliminarlas)

Suele iniciar al comienzo de la vida adulta, pero puede comenzar en la infancia

La frecuencia de TOC aumenta en los parientes de primer grado de pacientes con síndrome de Tourette, y ambos trastornos también involucran el núcleo caudado

El trastorno dismórfico corporal implica una atención excesiva sobre un defecto físico mínimo o imaginario; los síntomas no están justificados por anorexia nerviosa

El trastorno de arrancarse el pelo implica una fuerte necesidad de tirarse a uno mismo del cabello. También involucra comerse el cabello, lo que puede llevar a la formación de bezoares (bolas de pelo) que pueden causar obstrucción intestinal

Trastornos relacionados con traumas y factores de estrés (trastorno de estrés postraumático [TEPT], trastorno de estrés agudo [TEA], trastorno de adaptación, trastorno de apego reactivo y trastorno de relación social desinhibida)

Los síntomas ocurren tras un acontecimiento catastrófico (potencialmente mortal, p. ej., una guerra, un incendio en el hogar, un accidente grave, ser víctima de violación o robo) que afecta al paciente o a un familiar o amigo cercano del paciente

Los síntomas pueden dividirse en cuatro tipos:
1. Reexperimentación (recuerdos intrusivos del acontecimiento [*flashbacks*] y pesadillas)
2. Aumento del estado de alerta (p. ej., ansiedad, sobresalto exagerado, alteración del sueño, hipervigilancia)
3. Embotamiento emocional (p. ej., dificultad para conectarse con otros)
4. Evasión (p. ej., culpa del superviviente, disociación y retraimiento social)

En el TEPT, los síntomas duran más de 1 mes (a veces años) y pueden tener un inicio retardado

En el TEA, los síntomas duran solo entre 2 días y 4 semanas

En el trastorno de adaptación, hay síntomas emocionales (p. ej., ansiedad, depresión o problemas de conducta) que causan alteración social, escolar o laboral y que ocurren en los primeros 3 meses y duran < 6 meses después de un acontecimiento grave (p. ej., divorcio, bancarrota, cambiar de residencia), pero que no cumplen con los criterios de un trastorno del estado del ánimo o ansiedad

En el trastorno de adaptación, los síntomas pueden persistir durante más de 6 meses en presencia de un factor estresante crónico

El trastorno de adaptación no se diagnostica si los síntomas representan un duelo típico

El trastorno de apego reactivo y el trastorno de **relación social desinhibida** implican constelaciones de alteraciones en las relaciones sociales de los niños debidos a una crianza atípica (p. ej., crecer en un orfanato); *véase también* el cap. 1

3. Tratamiento psicológico (*véase también* cap. 17)

   a. La **desensibilización sistemática y la terapia cognitivo-conductual** constituyen el tratamiento más eficaz para las fobias específicas, y son adyuvantes útiles al tratamiento farmacológico en otros trastornos de ansiedad.

   b. Las terapias conductuales, como el desbordamiento y la implosión, también son útiles en las fobias específicas.

   c. Los grupos de apoyo (p. ej., grupos de víctimas y supervivientes) son particularmente útiles para el trastorno de estrés agudo (TEA) y el TEPT.

II. TRASTORNOS DE SÍNTOMAS SOMÁTICOS Y RELACIONADOS

A. Características y clasificación

   1. Los síntomas somáticos y los trastornos relacionados se caracterizan por **síntomas físicos que causan estrés y alteran la vida cotidiana**.

   2. El paciente piensa que los síntomas tienen una causa orgánica, pero se piensa que los síntomas tienen un **componente psicológico** y, por lo tanto, pueden ser una expresión inconsciente de sentimientos inaceptables (*véase* cap. 6).

   3. En la tabla 13-2 se muestran las **categorías del *DSM-5*®** de los síntomas somáticos y trastornos relacionados, así como sus características.

B. Diagnóstico diferencial

   1. El diagnóstico diferencial más importante para los síntomas somáticos y trastornos relacionados es una **enfermedad orgánica no identificada**.

   2. El trastorno facticio (*véase* más adelante) y la simulación (fingir una enfermedad) también deben ser descartados.

C. Tratamiento

   1. Las estrategias eficaces para el tratamiento de pacientes con síntomas somáticos y trastornos relacionados incluyen los siguientes:

   a. Formar una **buena relación médico-paciente** (p. ej., agendar consultas mensuales regulares, reconfortar al paciente).

   b. Proporcionar un **abordaje multidisciplinario**, incluyendo a otros profesionales médicos (p. ej., tratamiento del dolor y servicios de salud mental).

   c. Identificar y **reducir las dificultades sociales** en la vida del paciente que puedan intensificar los síntomas.

   2. Los **medicamentos ansiolíticos y antidepresivos** y la **terapia conductual de relajación** también pueden ser útiles.

T a b l a **13-2** Clasificación del *DSM-5*® del trastorno de síntomas somáticos y trastornos relacionados

Clasificación	Características
Trastorno de síntomas somáticos	Uno o más síntomas físicos que alteran la vida cotidiana con un foco excesivo en los síntomas Estar sintomático durante más de 6 meses
Trastorno de ansiedad por enfermedad	Preocupación exagerada por la salud y la enfermedad que dura al menos 6 meses en ausencia de síntomas somáticos La preocupación persiste a pesar de la evaluación médica y la tranquilidad por parte del médico En la variante de búsqueda de atención, el paciente acude con muchos médicos diferentes en busca de ayuda
Trastorno conversivo (trastorno de síntomas neurológicos funcionales)	Pérdida repentina y radical de la función sensorial o motriz (p. ej., ceguera, parálisis), a menudo asociada con un acontecimiento estresante en la vida Los pacientes parecen relativamente despreocupados ("la bella indiferencia")
Trastorno de síntomas somáticos con dolor predominante	Dolor agudo e intenso no explicado completamente por una enfermedad física y fuertemente asociado con estrés psicológico Suele iniciar entre los 30 y los 40 años

III. TRASTORNO FACTICIO, TRASTORNO FACTICIO APLICADO A OTRO (POR PODERES) Y SIMULACIÓN

A. **Características**
1. Mientras que los individuos con trastornos de síntomas somáticos piensan realmente que están enfermos, los pacientes con trastornos facticios y simulación **fingen enfermedad mental o física, o incluso se inducen a sí mismos o a otros una enfermedad física** buscando un beneficio psicológico (trastorno facticio) o un beneficio tangible (simulación) (tabla 13-3).
2. Los pacientes con trastorno facticio a menudo han trabajado en el área médica (p. ej., enfermeras, técnicos) y saben cómo simular de forma convincente una enfermedad.
3. La simulación no es un trastorno psiquiátrico.

B. **Síntomas simulados.** Incluyen con mayor frecuencia dolor abdominal, fiebre (calentando el termómetro), sangre en la orina (agregando sangre de un pinchazo con una aguja), inducción de taquicardia (por administración de fármacos), lesiones en la piel (lastimando áreas fácilmente accesibles) y convulsiones ("seudoconvulsiones").

C. Cuando son confrontados por el médico con el hecho de que no puede encontrarse una causa orgánica, los pacientes con trastorno facticio o que están simulando **se enfurecen y se alejan rápidamente de la situación**.

D. **Tirotoxicosis facticia.** Puede diagnosticarse cuando un individuo utiliza en secreto hormona tiroidea para bajar de peso, aun cuando el paciente no busca obtener atención por estar enfermo.

T a b l a 13-3 Trastorno facticio, trastorno facticio aplicado a otro (por poderes) y simulación

Trastorno	Características
Trastorno facticio	Simulación consciente de una enfermedad física o psiquiátrica El objetivo es obtener atención por estar "enfermo" Se somete a procedimientos médicos y quirúrgicos innecesarios Presencia de "abdomen en cuadrícula" (múltiples cicatrices cruzadas por cirugías innecesarias repetidas)
Trastorno facticio aplicado a otro	Simulación consciente de una enfermedad en otra persona, típicamente un progenitor sobre un hijo/a, para obtener atención del personal médico Es una forma de abuso infantil (*véase* cap. 18), ya que el niño/a es sometido/a a procedimientos médicos y quirúrgicos innecesarios Debe comunicarse a las autoridades estatales de servicios de bienestar infantil
Simulación	Fingimiento consciente o exageración de una enfermedad física o psiquiátrica buscando una ganancia financiera (p. ej., el pago de un seguro) o de otro tipo (p. ej., evitar ir a prisión) Evita ser tratado por personal médico Las quejas sobre salud terminan una vez que se obtiene la ganancia deseada

Autoevaluación

Instrucciones: cada reactivo en esta sección va seguido de respuestas o complementos a las afirmaciones. Seleccione la **mejor** opción (**A, B, C, D o E**) para cada caso.

Preguntas 1-3

Una estudiante de medicina de 23 años de edad acude al servicio de urgencias con aumento de la frecuencia cardíaca, sudoración y falta de aliento. La estudiante está convencida de que se sofocará. Los síntomas comenzaron repentinamente durante un viaje en auto hacia la escuela. La estudiante ha presentado episodios como este en al menos tres ocasiones previas durante las últimas 2 semanas, y ahora tiene miedo a salir de su casa incluso para ir a la escuela. No tiene antecedente de asma y, además de la frecuencia cardíaca elevada, los hallazgos físicos no muestran otras alteraciones.

1. De las siguientes opciones, el tratamiento inmediato más eficaz para esta paciente es:

(A) Un antidepresivo
(B) Un grupo de apoyo
(C) Una benzodiazepina
(D) Buspirona
(E) Un β-bloqueador

2. De las siguientes opciones, el tratamiento a largo plazo más eficaz para esta paciente es:

(A) Un antidepresivo
(B) Un grupo de apoyo
(C) Una benzodiazepina
(D) Buspirona
(E) Un β-bloqueador

3. El mecanismo neural más implicado en la etiología de los síntomas de esta paciente es:

(A) Hiposensibilidad del núcleo *accumbens*
(B) Hipersensibilidad ventral tegmental
(C) Hiposensibilidad ventral tegmental
(D) Hipersensibilidad del locus cerúleo
(E) Hipersensibilidad autónoma periférica

4. Una mujer de 35 años de edad que fue violada hace 5 años tiene recuerdos vívidos recurrentes del incidente acompañados de ansiedad intensa. Estos recuerdos frecuentemente se presentan durante sus actividades diarias, y a menudo la despiertan pesadillas acerca del acontecimiento. Sus síntomas se intensificaron cuando una compañera de trabajo fue violada hace 2 meses. De las siguientes opciones, el tratamiento a largo plazo más eficaz para esta paciente es:

(A) Un antidepresivo
(B) Un grupo de apoyo
(C) Una benzodiazepina
(D) Buspirona
(E) Un β-bloqueador

Preguntas 5 y 6

Una mujer de 45 años de edad dice que a menudo se siente "nerviosa" y tiene "malestar estomacal" que incluye pirosis, indigestión y diarrea. Ha presentado este problema desde que tenía 25 años de edad, y comenta que otros miembros de su familia también son "nerviosos y tensos".

5. ¿Cuál de los siguientes signos o síntomas adicionales es más probable que muestre esta paciente?

(A) Fuga de ideas
(B) Alucinaciones
(C) Sensación de hormigueo en los miembros
(D) Ideas de referencia
(E) Neologismos

6. De las siguientes opciones, el tratamiento a largo plazo más eficaz para esta paciente es:

(A) Alprazolam
(B) Psicoterapia
(C) Propranolol
(D) Buspirona
(E) Diazepam

7. Una mujer de 39 años de edad dice que se lastimó la mano en el trabajo. Asegura que el dolor causado por la lesión le impide trabajar. No ha presentado más problemas con la mano desde que recibió una indemnización de $30 000 dólares. Esta presentación clínica es un ejemplo de:

(A) Trastorno facticio
(B) Trastorno de conversión
(C) Trastorno facticio aplicado a otro
(D) Trastorno de síntomas somáticos
(E) Trastorno de dolor
(F) Simulación

8. ¿Cuál de los siguientes acontecimientos es más probable que produzca un trastorno de estrés postraumático (TEPT)?

(A) Divorcio
(B) Bancarrota
(C) Diagnóstico de diabetes mellitus
(D) Cambiar de residencia
(E) Víctima de robo a mano armada

Preguntas 9 y 10

Una mujer de 39 años de edad lleva a su hijo de 6 años al consultorio médico. Dice que el niño a menudo presenta episodios de problemas respiratorios y dolor abdominal. Los antecedentes médicos del niño muestran muchas visitas a consultorios médicos y cuatro procedimientos quirúrgicos abdominales, aunque nunca se encontraron anomalías. La exploración física y los estudios de laboratorio no muestran alteraciones. Cuando el doctor confronta a la madre con la sospecha de que está inventando la enfermedad del niño, la mujer se molesta, toma al niño y sale inmediatamente del consultorio.

9. Esta presentación clínica es un ejemplo de:

(A) Trastorno facticio
(B) Trastorno de conversión
(C) Trastorno facticio aplicado a otro
(D) Trastorno de síntomas somáticos
(E) Trastorno de dolor
(F) Simulación

10. En esta situación, ¿qué es lo primero que debe hacer el médico?

(A) Hablar solo con el niño y preguntarle cómo se siente
(B) Contactar a un neumólogo pediatra para determinar la causa de la disnea
(C) Contactar a un gastroenterólogo pediatra para determinar la causa del dolor abdominal
(D) Notificar a la agencia de servicios sociales estatales apropiada para informar sobre las sospechas
(E) Esperar hasta la siguiente visita del niño antes de tomar alguna acción

Preguntas 11-18

Para cada uno de los siguientes casos, seleccione el padecimiento que mejor describa el cuadro clínico.

(A) Trastorno de estrés postraumático
(B) Trastorno de ansiedad por enfermedad
(C) Trastorno obsesivo-compulsivo
(D) Trastorno de pánico
(E) Trastorno de síntomas somáticos
(F) Trastorno de ansiedad generalizada
(G) Trastorno dismórfico corporal
(H) Trastorno conversivo
(I) Fobia específica
(J) Trastorno de ansiedad social
(K) Trastorno de adaptación
(L) Depresión atípica

11. Una mujer de 45 años de edad tiene antecedentes de 20 años con quejas físicas vagas que incluyen náuseas, menstruación dolorosa y pérdida de la sensibilidad en las piernas. La exploración física y los resultados de laboratorio no muestran alteraciones. Dice que siempre ha tenido problemas físicos, pero sus doctores nunca parecen dar con la causa.

12. Tres meses después de haberse mudado a un nuevo departamento, un adolescente que anteriormente era sociable y un buen estudiante parece triste, ha perdido el interés en hacer amigos y comienza a tener un mal desempeño escolar. Su apetito es normal y no hay evidencia de ideación suicida.

13. Un hombre de 29 años de edad experimenta hemiparesia súbita del lado derecho, pero parece no preocuparle. Informa que poco antes del inicio de la debilidad vio a su novia con otro hombre. La exploración física no muestra indicios de problema médico alguno.

14. Un hombre de 41 años de edad dice que ha sido "enfermizo" la mayor parte de su vida. Ha visto a muchos médicos, pero está molesto con casi todos porque lo derivan para buscar ayuda psicológica. Teme tener cáncer gástrico porque su estómago hace mucho ruido después de comer. La exploración física no muestra alteraciones y el peso corporal es normal para su estatura.

15. Un hombre de 41 años de edad dice que ha sido "enfermizo" durante los últimos 3 meses. Teme tener alguna "enfermedad en el estómago" porque siente hambre todo el tiempo y siente fuerte antojo por el helado y el pastel. El paciente no está afeitado y parece algo lento. La exploración física, incluyendo un abordaje gastrointestinal, no muestra alteraciones, salvo que ha aumentado 4.5 kg desde su última consulta hace 1 año.

16. Una mujer de 28 años de edad busca realizarse cirugía estética para tratar sus "ojeras" debajo de los párpados. Rara vez sale durante el día porque piensa que este problema la hace "parecerse a mi abuela". En la exploración física, los párpados no muestran alteraciones.

17. Un hombre de 29 años de edad está molesto porque debe llevar a un cliente a cenar a un restaurante. Aunque conoce bien al cliente, teme tanto ensuciarse al comer que dice que no tiene apetito y solo bebe sorbos de un vaso de agua en lugar de pedir algo para comer.

18. Un hombre de 29 años de edad comenta a su médico que ha estado tan "nervioso" y alterado desde que su novia rompió con él hace 1 mes, que tuvo que renunciar a su empleo y quedarse en casa. El hombre no tiene antecedentes de trastornos médicos o psiquiátricos, aunque su padre tiene antecedentes de trastorno bipolar, su madre tiene antecedentes de alcoholismo y su hermano menor estuvo en rehabilitación por drogadicción el año anterior.

19. Un adolescente de 15 años de edad es llevado al médico por su madre por "conductas extrañas". Informa que su hijo a menudo llega tarde a la escuela porque pasa más de 1 h en la ducha todas las mañanas. Cuando se le pregunta por esta situación, dice que tarda tanto tiempo porque se siente obligado a lavarse de cierta forma y debe repetir todo el proceso si comete algún error. Él sabe que esta conducta es ridícula y que hace que llegue tarde a la escuela y a otras actividades, pero parece no poder dejar de hacerlo. No hay hallazgos médicos significativos.

20. Un hombre de 22 años de edad es trasladado al servicio de urgencias por la policía. El oficial comenta al médico que el hombre fue sorprendido intentando robar un banco. Cuando la policía le ordenó detenerse y soltar el arma, el hombre se desplomó sobre el suelo y no podía hablar, pero permanecía consciente. Cuando el médico intenta interrogarlo, el paciente se queda dormido repetidamente. Los antecedentes muestran que el hermano del paciente tiene narcolepsia. ¿Cuál de las siguientes opciones describe mejor el cuadro clínico?

(A) Trastorno del sueño
(B) Trastorno convulsivo
(C) Trastorno de síntomas somáticos
(D) Simulación
(E) Alteración endocrina
(F) Trastorno facticio

21. Un niño de 12 años de edad es hospitalizado con diagnóstico de "dolor de origen desconocido". Sus progenitores comentan al médico que el niño se ha quejado de dolor en las piernas desde hace

alrededor de un mes. La exploración neurológica y ortopédica no encuentran enfermedad alguna. Los antecedentes revelan que el niño fue hospitalizado en dos ocasiones previas por otros síntomas de dolor de los cuales no se encontró la causa. Después de 4 días en el hospital, la enfermera informa que el niño muestra poca evidencia de dolor y parece "bastante contento". También informa que encontró un libro de texto de medicina sobre la mesa, junto a la cama del niño, con una separación en la sección titulada "dolor óseo de origen desconocido." ¿Cuál de los siguientes describe mejor la producción de síntomas y la motivación en este caso?

(A) Producción consciente de síntomas, motivación principalmente consciente
(B) Producción inconsciente de síntomas, motivación principalmente consciente
(C) Producción consciente de síntomas, motivación principalmente inconsciente
(D) Producción inconsciente de síntomas, motivación principalmente inconsciente

22. Desde que era un lactante, un niño de 8 años de edad fue testigo de cómo frecuentemente su padre abusaba físicamente de su madre. La madre informa que, desde que se divorció del hombre hace 1 año, el niño se despierta repetidamente durante la noche para ir a "ver que ella esté bien". Debido a estos despertares frecuentes, el niño está cansado durante el día, a menudo se queda dormido en clase y no puede estar al día con sus tareas escolares. ¿Este niño está mostrando presentar indicios de cuál de los siguientes trastornos?

(A) Narcolepsia
(B) Trastorno de ansiedad generalizada
(C) Trastorno de ansiedad social
(D) Trastorno de estrés postraumático
(E) Trastorno de ansiedad por enfermedad

23. La madre de un niño de 4 años de edad con diabetes lleva al niño al pediatra para "revisión" al menos una vez por semana. Cuida al niño todo el tiempo y no lo deja jugar fuera de casa. También mide una y otra vez sus porciones de alimentos tres veces en cada comida. La madre comprende que esta conducta es excesiva, pero dice que no puede dejar de hacerlo. El tratamiento farmacológico más apropiado para esta madre es:

(A) Diazepam
(B) Buspirona
(C) Clomipramina
(D) Haloperidol
(E) Propranolol

24. Una enfermera de 35 años de edad es llevada al servicio de urgencias después de sufrir un desmayo fuera de la habitación de un paciente. La enfermera comenta que ha tenido episodios de desmayo antes, y que a menudo se siente débil y agitada. Los estudios de laboratorio muestran hipoglucemia, una concentración de insulina muy elevada y ausencia de péptido C en el plasma. ¿Cuál de las siguientes opciones describe mejor este cuadro clínico?

(A) Trastorno del sueño
(B) Trastorno convulsivo
(C) Trastorno de síntomas somáticos
(D) Simulación
(E) Alteración endocrina
(F) Trastorno facticio

25. Un hombre saludable de 45 años de edad se une a un grupo de apoyo en línea para pacientes afirmando que tiene cáncer de próstata en estadio 4. Posteriormente, recibe muchos correos electrónicos de miembros del grupo expresando empatía. Se une entonces a otro grupo de apoyo en línea afirmando tener un tumor canceroso inoperable en el cerebro. Alguien del segundo grupo lo reconoce y lo enfrenta con el hecho de que dice tener dos enfermedades mortales. En respuesta, el hombre se disculpa y dice que no sabe por qué inventa historias sobre estar enfermo. Abandona ambos grupos de apoyo. Sin embargo, un mes después, se une a otro grupo de apoyo con la afirmación (falsa) de que tiene esclerosis múltiple. Este hombre está mostrando evidencia de:

(A) Trastorno facticio

(B) Trastorno conversivo
(C) Trastorno de adaptación
(D) Trastorno de síntomas somáticos
(E) Simulación

26. Un hombre de 45 años de edad que sufrió quemaduras en su auto 6 meses antes tiene cicatrices en más del 50% del rostro y se rehúsa a salir de casa porque la gente se le queda viendo raro. No hay antecedentes de enfermedad ni otros hallazgos médicos significativos. La conducta de este hombre se describe mejor como:

(A) Trastorno facticio
(B) Trastorno dismórfico corporal
(C) Trastorno de ansiedad por enfermedad
(D) Agorafobia
(E) Conducta normal

27. Una mujer de 38 años de edad acude al servicio de urgencias con una frecuencia cardíaca de 180 lpm y trémula. Informa que se siente extremadamente ansiosa. Las pruebas de sangre muestran aumento de la T_4 y disminución de la hormona estimulante de tiroides; la glándula tiroides no es palpable. La paciente comenta al doctor que no está tomando ningún medicamento. En realidad, secretamente está tomando tiroxina para bajar de peso. ¿Cuál de los siguientes es el mejor diagnóstico para esta paciente en este momento?

(A) Hiperparatiroidismo
(B) Enfermedad de Graves
(C) Tiroiditis de Hashimoto
(D) Hipertiroidismo facticio
(E) Trastorno de síntomas somáticos

Respuestas y explicaciones

1. **C. / 2. A. / 3. D.** Esta paciente está mostrando evidencia de un trastorno de pánico con agorafobia. El trastorno de pánico se caracteriza por ataques de pánico que incluyen aumento de la frecuencia cardíaca, mareos, sudoración, falta de aliento y desmayos, y la convicción de que uno está a punto de morir. Esta mujer también ha desarrollado miedo a salir de su casa (agorafobia), lo que ocurre en algunos pacientes con trastorno de pánico. Aunque el tratamiento inmediato más eficaz para esta paciente es una benzodiazepina, porque actúa rápidamente, el tratamiento a largo plazo (mantenimiento) más efectivo es un antidepresivo, particularmente un inhibidor selectivo de la recaptación de serotonina (ISRS) como la paroxetina. La etiología neural más frecuente en el trastorno de pánico con agorafobia es la hipersensibilidad del locus cerúleo.

4. **B.** Lo más probable es que esta paciente sufra trastorno de estrés postraumático (TEPT). Este trastorno, que se caracteriza por síntomas de ansiedad y recuerdos intrusivos y pesadillas de un acontecimiento que puso en peligro la vida, como una violación, puede durar muchos años en la forma crónica, y pudo haberse intensificado en esta paciente al volver a experimentar su propia violación a través de la violación de una compañera de trabajo. El tratamiento a largo plazo más eficaz para esta paciente es un grupo de apoyo, en este caso, un grupo de apoyo a víctimas de violación. El tratamiento farmacológico, como un antidepresivo, es útil como adyuvante para el tratamiento psicológico en el TEPT.

5. **C. / 6. D.** Lo más probable es que esta paciente sufra un trastorno de ansiedad generalizada (TAG). Este trastorno, que incluye ansiedad y, a menudo, síntomas gastrointestinales, es más frecuente en las mujeres y a menudo inicia en la segunda década de la vida. Existen factores genéticos confirmados mediante la observación de que otros familiares tienen problemas similares con la ansiedad. Los signos y síntomas adicionales que es probable que muestre esta paciente incluyen sensación de hormigueo en los miembros y entumecimiento alrededor de la boca, a menudo resultado de la hiperventilación. La fuga de ideas, las alucinaciones, las ideas de referencia y los neologismos son síntomas psicóticos que no se observan en los trastornos de ansiedad o en los trastornos de síntomas somáticos. Entre las opciones, el tratamiento más eficaz a largo plazo para esta paciente es la buspirona, ya que, a diferencia de las benzodiazepinas alprazolam y diazepam, no causa dependencia o síntomas de abstinencia con el uso a largo plazo. Los antidepresivos venlafaxina y duloxetina y los ISRS también son efectivos para el tratamiento a largo plazo del TAG. La psicoterapia y los β-bloqueadores pueden utilizarse como adyuvantes para tratar el TAG, pero no son los tratamientos más eficaces a largo plazo.

7. **F.** Esta presentación es un ejemplo de simulación, es decir, fingir una enfermedad para una obtener una ganancia evidente (la indemnización de $30 000 dólares). La evidencia de ello es que la mujer no tuvo más problemas con la mano después de recibir el dinero. En el trastorno conversivo, el trastorno de síntomas somáticos, el trastorno facticio y el trastorno facticio aplicado a otros no hay una ganancia evidente o material relacionada con los síntomas.

8. **E.** Es probable que el hecho de ser víctima de robo a mano armada, un acontecimiento que pone en peligro la vida, dé lugar a un trastorno de estrés postraumático (TEPT). Aunque acontecimientos como el divorcio, la bancarrota, la enfermedad o cambiar de residencia son estresantes, rara vez

ponen en peligro la vida. Los síntomas psicológicos que se presentan tras estos acontecimientos menos graves pueden causar un trastorno de adaptación, no TEPT.

9. **C. / 10. D.** Esta presentación es un ejemplo de un trastorno facticio aplicado a otro. La madre ha estado fingiendo la enfermedad del niño (episodios de problemas para respirar y dolor abdominal) buscando la atención del personal médico. Esta simulación ha tenido como resultado cuatro procedimientos quirúrgicos abdominales en los que no se han encontrado anomalías. Dado que sabe que está mintiendo, la madre se molestará y huirá cuando se le confronte con la verdad. La primera cosa que el médico debe hacer es notificar a los servicios estatales de bienestar infantil, ya que el trastorno facticio aplicado a otro es una forma de abuso infantil. Esperar hasta la siguiente consulta del niño antes de actuar podría terminar en un mayor daño o incluso en la muerte del niño. Llamar a especialistas puede ser apropiado después de que el médico comunique sus sospechas a las autoridades correspondientes. No es adecuado preguntar al niño por separado cómo se siente realmente; es poco probable que entienda la conducta de su madre.

11. **E.** Esta mujer con antecedentes de 20 años de molestias físicas vagas e inexplicables probablemente tenga un trastorno de síntoma somáticos. Este puede diferenciarse del trastorno de ansiedad por enfermedad, que es una preocupación exagerada acerca de sensaciones físicas típicas y aflicciones menores (*véanse también* las respuestas a las preguntas 12-18).

12. **K.** Este adolescente, que anteriormente era sociable y un buen estudiante, y que ahora parece triste, ha perdido el interés en hacer amigos y ha comenzado a tener un pobre desempeño en la escuela, probablemente tenga un trastorno de adaptación (con depresión del ánimo). Es probable que esté teniendo problemas para ajustarse a su nueva escuela. A diferencia del trastorno de adaptación, en la depresión típica, los síntomas son más intensos y a menudo incluyen una pérdida de peso significativa y dormir de más (*véase* cap. 12).

13. **H.** Este hombre, que experimenta síntomas neurológicos repentinos desencadenados por ver a su novia con otro hombre, está mostrando indicios de un trastorno conversivo. Este trastorno se caracteriza por una aparente falta de preocupación acerca de los síntomas (p. ej., "la bella indiferencia").

14. **B.** Este hombre, que dice que ha sido "enfermizo" la mayor parte de su vida y teme tener cáncer de estómago, está mostrando indicios de un trastorno de ansiedad por enfermedad, esto es, una preocupación exagerada por sensaciones físicas normales (p. ej., los ruidos estomacales) y afecciones menores. No hay hallazgos físicos ni evidencia obvia de depresión en este paciente.

15. **L.** Este hombre probablemente tenga depresión atípica. A diferencia del hombre con trastorno de ansiedad por enfermedad en la pregunta anterior, la evidencia de depresión en este paciente incluye el hecho de que muestre síntomas de depresión atípica (p. ej., no está bien aseado, parece lento, tiene antojo por azúcares y ha aumentado de peso).

16. **G.** Es probable que esta mujer sufra un trastorno dismórfico corporal, que se caracteriza por una preocupación exagerada por una característica física (p. ej., las "ojeras" debajo de los párpados en este caso), a pesar de tener una apariencia normal.

17. **J.** Es probable que este hombre sufra trastorno de ansiedad social. Teme avergonzarse a sí mismo en una situación pública (p. ej., ensuciarse la cara con comida mientras cena frente a otros en un restaurante).

18. **K.** La explicación más probable para este cuadro clínico que incluye síntomas de ansiedad y que comenzó después de una situación estresante (p. ej., romper con la pareja) es un trastorno de adaptación (con ansiedad). La ausencia de antecedentes previos y la duración breve indican que no es un trastorno de ansiedad, y el hecho de que el factor estresante no puso en peligro la vida descarta un TEPT y un TEA. Es poco probable que los antecedentes familiares estén relacionados con los síntomas de este paciente.

19. **C.** Este adolescente de 15 años que debe bañarse de cierta forma todos los días está mostrando evidencia de TOC. El TOC es una alteración en la que uno se siente obligado a llevar a cabo conductas repetitivas improductivas que, como en el caso de este paciente, alteran el funcionamiento (p. ej., el paciente llega tarde a la escuela y a otras actividades). El hecho de que este adolescente sea consciente de que lo que hace es "ridículo" también es característico del TOC.

20. **D.** Cuando hay una ganancia económica o de otro tipo que pueda obtenerse de una enfermedad, debe considerarse la posibilidad de que la persona esté fingiendo. En este caso, un hombre que ha cometido un crimen está simulando síntomas de narcolepsia para evitar ser juzgado por las autoridades.

El conocimiento de la enfermedad de su hermano le ha enseñado cómo fingir la cataplejía (pérdida repentina del control motriz) y la somnolencia diurna asociada con la narcolepsia (*véase* cap. 7).

21. **C.** Esta presentación clínica es un ejemplo de trastorno facticio (nota: la mayoría de los diagnósticos de trastornos psiquiátricos también pueden realizarse en niños). A diferencia de los pacientes con trastorno de síntomas somáticos, que realmente piensan que están enfermos, los pacientes con trastorno facticio son conscientes de que están fingiendo su enfermedad. El dolor es uno de los síntomas más comúnmente simulados, y la lectura de este paciente le está proporcionando conocimiento específico sobre cómo fingir los síntomas de forma realista. Aunque está produciendo los síntomas de forma consciente, no existe un beneficio tangible derivado de esta conducta. Por lo tanto, a diferencia de los individuos que fingen enfermedad de forma consciente por una ganancia evidente, es decir, simulación (*véase también* la respuesta a la pregunta 20), la motivación para la conducta de fingir enfermedad en este paciente es principalmente inconsciente.

22. **D.** Este niño de 8 años de edad está mostrando indicios de TEPT. El TEPT puede diagnosticarse en familiares cercanos (el niño en este caso) de individuos que han enfrentado situaciones que ponen en peligro la vida. No hay evidencia de que este niño tenga un trastorno de ansiedad social (miedo de pasar vergüenza en una situación pública) o trastorno de ansiedad generalizada (al menos 6 meses con síntomas de ansiedad sin un factor precipitante específico). El cansancio del niño durante el día es explicable por estos despertares frecuentes durante la noche, y no se debe a narcolepsia.

23. **C.** La necesidad de revisar una y otra vez las porciones del niño y llevarlo repetidamente al médico indica que, como en la pregunta 22, esta paciente está mostrando síntomas de TOC. El hecho de que sabe que su conducta es excesiva es una característica de los pacientes con TOC. El tratamiento a largo plazo más eficaz para el TOC es un ISRS o un antidepresivo cíclico como la clomipramina.

24. **F.** La tríada de hipoglucemia, concentración elevada de insulina y ausencia de péptido C en plasma indica que esta enfermera se ha inyectado insulina a sí misma, una situación conocida como *hiperinsulinismo facticio*. En el hiperinsulinismo por causas médicas, por ejemplo, un insulinoma (tumor de las células β pancreáticas), el péptido C en el plasma suele estar elevado, no disminuido. El trastorno facticio es más frecuente en profesiones, como la de esta mujer, asociadas con la salud. No hay evidencia en esta mujer de un trastorno del sueño, trastorno de ansiedad, trastorno de síntomas somáticos o alteración endocrina como la diabetes. Dado que no hay una ganancia evidente o práctica para la conducta de esta mujer, la simulación es poco probable.

25. **A.** Al igual que la mujer en la pregunta anterior, este hombre sano está mostrando indicios de trastorno facticio. Las personas con trastorno facticio fingen enfermedad a propósito (a diferencia de aquellas con trastorno conversivo y trastorno de síntomas somáticos, en los que la producción de los síntomas es inconsciente) a fin de ser consideradas por otros como una persona enferma (*véase también* la respuesta a la pregunta 21). No hay una ganancia tangible por asumir un "papel de enfermo", como sí la hay en la simulación. No hay evidencia de un factor estresante específico que precipite síntomas psicológicos, como lo habría en un trastorno de adaptación.

26. **E.** Este hombre con cicatrices faciales notorias que piensa que las personas le mirarán y que, por lo tanto, se rehúsa a salir de su casa, está mostrando una conducta normal. De hecho, es muy probable que la gente se le quede viendo. El trastorno dismórfico corporal se diagnostica en las personas que tienen un aspecto normal pero que piensan que otras personas los miran porque hay algo mal en su aspecto (*véanse también* las respuestas a las preguntas 3, 14 y 24).

27. **D.** El aumento de la T_4, la disminución de la hormona estimulante de la tiroides, la frecuencia cardíaca elevada, el temblor y la ansiedad se asocian con hipertiroidismo. Si el cuadro clínico es resultado de tomar a propósito una cantidad excesiva de hormona tiroidea exógena (en este caso, para bajar de peso), a la afección se le conoce como *hipertiroidismo facticio*. La tiroiditis de Hashimoto se caracteriza por un exceso de hormona tiroidea causado por actividad excesiva de la glándula tiroides. La enfermedad de Graves se diagnostica cuando hay concentraciones de hormona tiroidea en sangre por debajo de las normales. En el trastorno de síntomas somáticos, la persona tiene síntomas físicos, pero, a diferencia de la paciente de este caso, no hay una explicación médica. Los síntomas del hiperparatiroidismo incluyen fatiga, depresión y síntomas gastrointestinales, no el cuadro clínico que se observa en esta paciente, y no está relacionado con tomar hormona tiroidea en exceso.

Capítulo 14

Trastornos neurocognitivos, de la personalidad, disociativos y de la conducta alimentaria

Pregunta típica de examen

La esposa de un médico de 78 años de edad informa que, aunque en el pasado el paciente tenía una gran agudeza mental, últimamente suele mostrarse confuso y desorientado. Al hacerle preguntas, el paciente está alerta y comenta que en los últimos meses ha tenido dificultad para mover las piernas al caminar. Dice que siente que "sus pies están pegados al suelo". El paciente también ha tenido algunos incidentes en los cuales, sin darse cuenta, ha orinado y mojado su ropa. La exploración física y estudios de sangre no tienen indicios relevantes. La presión de apertura del líquido cefalorraquídeo (LCR) se encuentra dentro del intervalo normal (< 13 mm Hg); la resonancia magnética (RM) de cerebro muestra un crecimiento moderado del tercer ventrículo y de los ventrículos laterales. Este cuando clínico es más consistente con:

(A) Delírium
(B) Seudodemencia
(C) Enfermedad de Alzheimer
(D) Fuga disociativa
(E) Trastorno neurocognitivo debido a otra afección médica

(*Véase* "Respuestas y explicaciones" al final del capítulo.)

I. TRASTORNOS NEUROCOGNITIVOS

A. Características generales

1. Los trastornos neurocognitivos (TNC) implican problemas en la **memoria**, la orientación, el grado de **consciencia** y otras funciones intelectuales.

   a. Estas dificultades se deben a alteraciones en la química, la estructura o la fisiología neuronal, ya sea **originadas en el cerebro** o **secundarias a una enfermedad sistémica**.

   b. Los pacientes con un TNC pueden mostrar también **síntomas psiquiátricos** (p. ej., depresión, ansiedad, alucinaciones, delirios e ilusiones; *véase* tabla 8-2), que son secundarios a los problemas neurocognitivos.

   c. Los TNC incluyen los siguientes:

      (1) Delírium.

      (2) TNC mayor y leve (demencia) debido a enfermedad de Alzheimer, degeneración del lóbulo frontotemporal, enfermedad por cuerpos de Lewy, demencia vascular, traumatismo craneoencefálico, demencia inducida por sustancias/medicamentos, infección por virus de la inmunodeficiencia humana (VIH), enfermedad por priones (p. ej., enfermedad de Creutzfeldt-Jakob), enfermedad de Parkinson o enfermedad de Huntington.

      (3) TNC debido a otras afecciones médicas (p. ej., hidrocefalia normotensiva) o debido a etiologías múltiples.

2. Las características y etiologías de algunos de estos trastornos se muestran en la tabla 14-1 y se detallan más adelante.

B. Delírium

1. El *delírium* es un síndrome que incluye **confusión** y **obnubilación mental** como resultado de la alteración del sistema nervioso central (SNC).

T a b l a   14-1   Características y etiologías de los trastornos neurocognitivos

Característica	Delírium	Demencia	Inducido por sustancias/ medicamentos
Rasgo característico	Alteración de la consciencia	Pérdida de la memoria y capacidades intelectuales	Pérdida de la memoria con pocos problemas cognitivos adicionales
Etiología	Enfermedad del SNC (p. ej., enfermedad de Huntington o Parkinson en etapa avanzada) Traumatismo en el SNC Infección del SNC (p. ej., meningitis, VIH) Enfermedad sistémica (p. ej., hepática, cardiovascular) Fiebre alta Consumo de sustancias Abstinencia de sustancias Sobredosis de medicamentos controlados (p. ej., atropina)	Enfermedad de Alzheimer Enfermedad vascular Traumatismo en el SNC Infección del SNC (p. ej., VIH o enfermedad de Creutzfeldt-Jakob) TNC por cuerpos de Lewy Enfermedad de Pick (demencia frontotemporal)	Insuficiencia de tiamina debida al uso prolongado de alcohol, que conduce a destrucción de las estructuras del lóbulo mediotemporal (p. ej., cuerpos mamilares)
Incidencia	Más frecuente en niños y adultos mayores Etiología más frecuente de síntomas psiquiátricos en unidades hospitalarias médicas y quirúrgicas	Más frecuente en adultos mayores Observado en alrededor del 20% de las personas mayores de 85 años	Más frecuente en pacientes con antecedentes de trastorno por consumo de alcohol
Hallazgos físicos asociados	Enfermedad médica aguda Disfunción autónoma EEG anómalo (actividad de ondas rápidas o enlentecimiento generalizado)	No hay enfermedad médica Poca disfunción autónoma EEG típico	No hay enfermedad médica Poca disfunción autónoma EEG típico
Hallazgos psicológicos asociados	Alteración de la consciencia Ilusiones, delirios (a menudo paranoides) o alucinaciones (a menudo visuales y desorganizadas) "Fenómeno del ocaso" (los síntomas empeoran por la noche) Ansiedad con agitación psicomotriz	Consciencia íntegra Síntomas psicóticos poco habituales en las etapas iniciales Ánimo deprimido "Fenómeno del ocaso" Cambios en la personalidad en las etapas iniciales (en el TNC frontotemporal)	Consciencia íntegra Síntomas psicóticos poco habituales en las etapas iniciales Reducción del estado del ánimo Poca variabilidad diurna Confabulación (mentir para ocultar la pérdida de memoria)
Evolución	Se desarrolla de forma rápida Curso fluctuante con intervalos de lucidez	Se desarrolla de forma lenta Curso progresivo a la baja	Se desarrolla de forma lenta Curso progresivo a la baja si continúa el uso de sustancias
Tratamiento y pronóstico	La eliminación del problema médico subyacente permitirá la resolución de los síntomas Proporcionar un entorno estructurado Incrementar los estímulos orientadores Debe descartarse el delírium antes de poder establecer el diagnóstico de demencia	No hay tratamiento eficaz, rara vez es reversible Tratamiento farmacológico y terapia de apoyo para tratar los síntomas psiquiátricos asociados Inhibidores de la acetilcolinesterasa y antagonistas del receptor NMDA (para la enfermedad de Alzheimer) Antihipertensivos o anticoagulantes (para la enfermedad vascular) Proporcionar un entorno estructurado	No hay tratamiento eficaz, rara vez es reversible Tratamiento farmacológico y terapia de apoyo para tratar los síntomas psiquiátricos asociados Vitamina B₁ para los síntomas agudos si se debe al consumo de alcohol

EEG, electroencefalograma; *NMDA*, N-metil-ᴅ-aspartato; *SNC*, sistema nervioso central; *TNC*, trastorno neurocognitivo; *VIH*, virus de la inmunodeficiencia humana.

2. Suele producirse en el transcurso de una **enfermedad médica aguda** como la encefalitis o la meningitis, pero también se observa durante el consumo y la abstinencia de drogas, especialmente por abstinencia de alcohol (*delirium tremens*).

3. Se observa con frecuencia en las unidades de **cuidados quirúrgicos** e **intensivos** y en **adultos mayores débiles**.

C. **TNC mayor y leve (demencia)**

1. La demencia implica la **pérdida gradual de las habilidades intelectuales** sin alteración de la consciencia.

2. El término *TNC leve* se utiliza cuando el déficit intelectual no interfiere de forma significativa con la funcionalidad del paciente.

D. **Trastorno neurocognitivo debido a enfermedad de Alzheimer** (de aquí en adelante, *enfermedad de Alzheimer*). Es el **tipo más frecuente** de demencia (50-65% de todas las demencias).

1. **Diagnóstico**

   a. Los pacientes con enfermedad de Alzheimer muestran **pérdida gradual de la memoria y de las habilidades intelectuales**. Los síntomas psiquiátricos incluyen incapacidad para controlar impulsos y pérdida del juicio, así como depresión y ansiedad.

   b. Más adelante, los síntomas incluyen confusión y psicosis que progresan a coma y **muerte (por lo general, después de 8-10 años desde el diagnóstico)**.

   c. Para el tratamiento y pronóstico de los pacientes, es importante distinguir entre **enfermedad de Alzheimer** y tanto **seudodemencia** (depresión que se asemeja a la demencia) como cambios de comportamiento asociados con el **envejecimiento normal** (tabla 14-2).

2. **Asociaciones genéticas.** En la enfermedad de Alzheimer se incluyen las siguientes:

   a. Alteraciones del **cromosoma 21** (los pacientes con síndrome de Down típicamente desarrollan la enfermedad de Alzheimer a edad avanzada).

   b. Alteraciones en los **cromosomas 1 y 14** (sitios de los genes de la presenilina 2 y la presenilina 1, respectivamente), implicados especialmente en la enfermedad de Alzheimer de inicio temprano (es decir, la que inicia antes de los 65 años).

   c. Poseer al menos una copia del gen de la apolipoproteína E4 (**APOE4**) en el cromosoma 19.

   d. Sexo: hay una mayor frecuencia de enfermedad de Alzheimer en las **mujeres**.

T a b l a   14-2   Problemas de memoria en los adultos mayores: una comparación de la enfermedad de Alzheimer, la seudodemencia y el envejecimiento normal

Afección	Etiología	Ejemplo clínico	Manifestaciones principales	Intervenciones médicas
Enfermedad de Alzheimer	Disfunción cerebral	Un exbanquero de 65 años de edad no puede recordar apagar las hornillas de la estufa, ni puede recordar el nombre del objeto que sostiene en la mano (un peine)	Pérdida intensa de la memoria Otros problemas cognitivos Disminución del coeficiente intelectual Alteración de la vida cotidiana	Entorno estructurado Inhibidores de la acetilcolinesterasa Antagonistas del receptor NMDA Finalmente, ingreso en un hogar para adultos mayores
Seudodemencia (depresión que simula la demencia)	Reducción del estado de ánimo	Un dentista de 65 años de edad no recuerda pagar sus facturas. También parece físicamente "lento" (retraso psicomotriz) y muy triste	Pérdida moderada de la memoria Otros problemas cognitivos No hay disminución del coeficiente intelectual Alteración de la vida cotidiana	Antidepresivos Terapia electroconvulsiva (TEC) Psicoterapia
Envejecimiento normal	Cambios menores en el cerebro normal	Una mujer de 65 años de edad se olvida de los números telefónicos y nombres nuevos, pero es capaz de funcionar y vivir bien por sí sola	Olvidos menores Reducción en la capacidad para aprender cosas nuevas rápidamente No hay disminución del coeficiente intelectual No hay alteración de la vida cotidiana	No hay intervención médica Apoyo práctico y emocional por parte del médico

3. Los **factores neurofisiológicos** incluyen los siguientes:
   a. Menor actividad de acetilcolina (Ach) y disminución de las concentraciones cerebrales de colina acetiltransferasa (es decir, la enzima necesaria para sintetizar la Ach; *véase* cap. 4).
   b. Procesamiento anómalo de la proteína precursora del amiloide.
   c. Sobreestimulación del receptor de *N*-metil-D-aspartato (NMDA) por el glutamato, lo cual causa influjo de calcio, degeneración neuronal y muerte celular (*véase* cap. 4, pregunta 25).
4. Los **cambios anatómicos cerebrales macroscópicos** incluyen los siguientes:
   a. Agrandamiento de los ventrículos cerebrales.
   b. Atrofia difusa y aplanamiento de las circunvoluciones cerebrales.
5. Los **cambios anatómicos cerebrales microscópicos** incluyen los siguientes:
   a. Placas de amiloide y **ovillos neurofibrilares** (que también se encuentran en otras enfermedades neurodegenerativas, en el síndrome de Down y, en menor medida, en el envejecimiento normal).
   b. Pérdida de neuronas colinérgicas en el prosencéfalo basal.
   c. Pérdida y degeneración neuronal en el hipocampo y la corteza.
6. La enfermedad de Alzheimer tiene un curso **progresivo**, **irreversible** y de **deterioro gradual**. Las intervenciones iniciales más eficaces incluyen **brindar un ambiente estructurado** en el que se ofrezcan guías de orientación visual. Dichas guías pueden ser etiquetas en las puertas de las habitaciones para identificar su función; señalar diariamente el día de la semana, fecha y año; escribir la agenda de actividades diaria; y medidas de seguridad prácticas como desconectar la estufa o mantener algunas luces encendidas durante la noche.
7. Los tratamientos **farmacológicos** incluyen:
   a. Los **inhibidores de acetilcolinesterasa** (p. ej., tacrina, donepezilo, rivastigmina y galantamina) **enlentecen temporalmente la progresión** de la enfermedad. No obstante, estos fármacos no pueden mejorar la función que ya se perdió.
   b. La memantina, un **antagonista de NMDA**, disminuye el influjo neurotóxico de glutamato y calcio y, por lo tanto, enlentece el deterioro en los pacientes con enfermedad de Alzheimer moderada a grave; tampoco puede reponer las funciones que ya se perdieron.
   c. Los **fármacos psicotrópicos** se utilizan para tratar los síntomas asociados de ansiedad, depresión o psicosis. Puesto que los antipsicóticos se asocian con una mayor mortalidad en los adultos mayores con demencia (en especial en aquellos con enfermedad por cuerpos de Lewy), deben utilizarse con extremo cuidado.

E. **Otras demencias (todas pueden ser TNC mayor o leve)**
   1. **TNC (demencia) vascular**
      a. La demencia causada por **enfermedad vascular** comprende hasta el 10-15% de las demencias.
      b. Se debe a múltiples y pequeños infartos cerebrales que suelen ser resultado de enfermedades cardiovasculares tales como hipertensión o ateroesclerosis.
      c. A diferencia de la enfermedad de Alzheimer, la demencia vascular es más frecuente en hombres y es más propensa a condicionar síntomas motrices.
      d. La principal intervención es el tratamiento de la afección cardiovascular (p. ej., antihipertensivos, anticoagulantes) para prevenir más infartos que den origen al deterioro del funcionamiento neurocognitivo.
   2. **TNC por cuerpos de Lewy**
      a. Pérdida gradual y progresiva de habilidades neurocognitivas, así como alucinaciones (a menudo visuales) y características motrices de la enfermedad de Parkinson. También se asocia con trastornos del comportamiento del sueño REM (*véase* cap. 10).
      b. Los hallazgos patológicos incluyen placas amiloides, pero, a diferencia de la enfermedad de Alzheimer, hay pocos ovillos neurofibrilares.
      c. Los pacientes típicamente tienen **respuestas adversas a los antipsicóticos**.
   3. **TNC debido a infección por VIH**
      a. Como resultado de la infección cerebral directa por el VIH, puede apreciarse atrofia cortical, inflamación y desmielinización. El tratamiento principal son las medidas de apoyo.
      b. En los pacientes con VIH, debe diferenciarse del delírium causado por linfoma cerebral o infección cerebral oportunista. A diferencia de la demencia, el delírium a menudo es reversible con tratamientos de quimioterapia o antibióticos.
   4. **TNC frontotemporal (enfermedad de Pick).** Desarrollo progresivo de cambios conductuales (p. ej., desinhibición y apatía) y alteraciones del lenguaje, seguidos por deterioro neurocognitivo.

5. **TNC por enfermedad por priones (p. ej., enfermedad de Creutzfeldt-Jakob, kuru, síndrome de Gerstmann-Straussler-Scheinker e insomnio mortal)**. Progresa de manera rápida (a lo largo de varios meses) con síntomas psiquiátricos como ansiedad, así como fatiga, alteraciones del sueño y apetito, síntomas motrices como ataxia y, posteriormente, demencia, lo que causa la muerte en 1-2 años.

II. TRASTORNOS DE LA PERSONALIDAD

A. Características

1. Las personas con trastornos de la personalidad (TP) muestran **patrones crónicos, rígidos e inapropiados para relacionarse con los demás a lo largo de la vida**, que condicionan problemas sociales y ocupacionales (pocos amigos, pérdida del trabajo, etc.).

2. Las personas con TP no suelen darse cuenta de que ellos son la causa de sus propios problemas (**no tienen "capacidad de introspección o *insight***), no tienen síntomas psicóticos francos y **no buscan ayuda psiquiátrica para su TP**.

B. Clasificación

1. En la 5.ª edición del *Manual diagnóstico y estadístico de los trastornos mentales* (**DSM-5®**), los TP se clasifican en **grupos**: **A** (paranoide, esquizoide, esquizotípica); **B** (histriónica, narcisista, límite y antisocial); y **C** (evasiva, obsesiva-compulsiva y dependiente). Otras categorías incluyen el cambio de la personalidad debido a una afección médica, otros TP especificados y TP no especificados. La categoría de otros TP especificados se utiliza cuando hay presencia de varios TP, pero ninguno cumple criterios para un TP específico; los TP no especificados se usan cuando una persona tiene un TP pero no está incluido en ninguno de los tres grupos (p. ej., TP pasiva-agresiva).

2. Cada grupo tiene sus propias características distintivas y **asociaciones genéticas o familiares** (los parientes de personas con TP tienen una mayor probabilidad de presentar algunos trastornos determinados) (tabla 14-3).

3. Los TP suelen comenzar a ser evidentes durante la adolescencia y deben estar presentes en la edad adulta temprana. El TP antisocial no puede diagnosticarse hasta los 18 años de edad; antes de esta edad, el diagnóstico es trastorno de la conducta (*véase* cap. 15).

T a b l a 14-3 Clasificación del DSM-5® y características de los trastornos de la personalidad

Trastorno de la personalidad	Características
Grupo A	
Rasgo característico	Evita las relaciones sociales y es "peculiar", pero no psicótico
Asociación genética o familiar	Enfermedades psicóticas
Paranoide	Desconfiado, suspicaz, litigante
	Atribuye a otros la responsabilidad de sus propios problemas
	Interpreta como malignos los motivos de otros
	Colecciona armas
Esquizoide	Patrón prolongado de retraimiento social voluntario
	Desapegado, emociones restringidas, ausencia de empatía, sin problemas de pensamiento
Equizotípica	Apariencia peculiar
	Pensamiento mágico (p. ej., creer que los pensamientos de uno pueden afectar el curso de los acontecimientos)
	Patrones extraños de pensamiento y conducta sin psicosis franca
Grupo B	
Rasgo característico	Dramático, emocional, contradictorio
Asociación genética o familiar	Trastorno depresivo o bipolar, consumo de sustancias y trastornos de síntomas somáticos
Histriónica	Extrovertido, emocional, sexualmente provocativo ("el alma de la fiesta")
	Superficial, vacío
	En hombres, conducta y vestimenta tipo "Don Juan"
	No puede mantener relaciones íntimas

(continúa)

Tabla 14-3	Clasificación del DSM-5® y características de los trastornos de la personalidad (*continuación*)
Trastorno de la personalidad	**Características**
Narcisista	Pomposo, con un sentido de merecimiento especial
	Carente de empatía hacia otros
Antisocial	Se rehúsa a apegarse a las normas sociales y no muestra preocupación por otros
	Asociado con trastorno de conducta en la niñez y conducta criminal en la vida adulta ("psicópatas" o "sociópatas")
Límite	Conducta y ánimo erráticos, impulsivos e inestables
	Sensación de aburrimiento, soledad y "vacío"
	Intentos de suicidio por motivos relativamente triviales
	Automutilación (cortarse o quemarse a sí mismo)
	A menudo, afección concomitante con trastorno depresivo, bipolar o de la conducta alimentaria
Grupo C	
Rasgo característico	Temeroso, ansioso
Asociación genética o familiar	Trastornos de ansiedad
Evasiva	Hipersensible ante la crítica o el rechazo
Obsesiva-compulsiva	Sentimientos de inferioridad, retraimiento social
	Perfeccionista, ordenado, inflexible
	Terco e indeciso
	Ineficiente al final
Dependiente	Permite que otros tomen decisiones y asuman responsabilidad por ello
	Baja confianza en sí mismo
	Puede tolerar el abuso por el compañero doméstico por miedo a ser abandonado
No especificado	
Pasiva-agresiva	Procrastina y es ineficiente
	Por fuera está de acuerdo con las cosas, pero por dentro está molesto y se muestra desafiante

C. Tratamiento
   1. Para aquellos que buscan ayuda, puede ser de utilidad la psicoterapia individual y grupal.
   2. El tratamiento farmacológico también puede ser útil para manejar síntomas como depresión y ansiedad que pueden estar asociados con los TP.

III. TRASTORNOS DISOCIATIVOS

A. Características
   1. Los trastornos disociativos se caracterizan por **pérdida de la memoria** (**amnesia**) o **identidad** de forma abrupta pero temporal, o sentimientos persistentes de desapego.
   2. A diferencia de los TNC, en los cuales la pérdida de la memoria se debe a una disfunción cerebral (*véase* sección I), los problemas de memoria en los trastornos disociativos se relacionan con **factores psicológicos** tales como experiencias emocionales perturbadoras en el pasado reciente o remoto del paciente.

B. Clasificación y tratamiento
   1. Las categorías de los trastornos disociativos según el **DSM-5®** se mencionan en la tabla 14-4.
   2. El tratamiento de los trastornos disociativos incluye **hipnosis** y **entrevista asistida con fármacos** (*véase* cap. 5), así como **terapia de tipo psicoanalítico** a largo plazo (*véase* cap. 17) para recuperar los recuerdos o experiencias perturbadoras "perdidos" (reprimidos).

T a b l a **14-4**	Clasificación del DSM-5® y características de los trastornos disociativos
Clasificación	**Características**
Amnesia disociativa con o sin fuga disociativa	Incapacidad para recordar información importante sobre uno mismo tras un acontecimiento estresante en la vida La amnesia suele resolverse en minutos o días, pero puede durar más La fuga implica la amnesia combinada con viajes repentinos fuera del hogar después de un acontecimiento estresante en la vida La fuga también puede involucrar la adopción de una identidad diferente
Trastorno de identidad disociativo (anteriormente "trastorno de la personalidad múltiple")	Al menos dos personalidades diferentes en un individuo Más frecuente en mujeres (particularmente en aquellas que fueron víctimas de abuso sexual en la infancia) En un contexto forense (p. ej., prisión), deben considerarse y descartarse la simulación y el consumo de alcohol
Trastorno de despersonalización/ desrealización	Sentimientos recurrentes y persistentes de despegarse del propio cuerpo, de la situación social (despersonalización) o del entorno (desrealización) cuando se está estresado Comprender que estas percepciones son solo sentimientos, es decir, evaluación típica de la realidad
Alteración de la identidad	Síntomas disociativos (p. ej., estado similar a un trance, pérdida de memoria) (1) en personas expuestas a persuasión coercitiva intensa (p. ej., lavado de cerebro) o (2) propios de lugares o culturas particulares (p. ej., Amok en Indonesia)

IV. OBESIDAD Y TRASTORNOS DE LA CONDUCTA ALIMENTARIA

A. Obesidad

1. Generalidades

a. La *obesidad* se define como tener **más de un 20% adicional al peso ideal** de acuerdo con las tablas estandarizadas de talla y peso, o tener un **índice de masa corporal** (**IMC**) (peso corporal en kg/estatura en m²) **de 30 o más** (fig. 14-1).

b. Al menos el **25% de los adultos** tienen obesidad, y un número cada vez mayor de niños tiene sobrepeso (están en o por encima del percentil 95 del IMC para la edad) en Estados Unidos.

c. La obesidad **no es un trastorno de la conducta alimentaria**. Los **factores genéticos** son los más importantes; el peso en la edad adulta es más parecido al de los progenitores biológicos que los adoptivos.

d. La obesidad es más frecuente en los grupos de bajo nivel socioeconómico y se asocia con un **mayor riesgo** de problemas cardiorrespiratorios, del sueño y ortopédicos, así como hipertensión y diabetes mellitus.

2. Tratamiento

a. La mayor parte del peso que se pierde mediante dietas comerciales y programas para bajar de peso se **recupera en un período de 5 años**.

b. La **cirugía bariátrica** (como *bypass* o derivación gástrica, banda gástrica) inicialmente es eficaz, pero de valor limitado para mantener la pérdida de peso a largo plazo.

c. Los tratamientos farmacológicos orales aprobados por la Food and Drug Administration (FDA) de Estados Unidos para la pérdida de peso incluyen **orlistat**, un inhibidor de la lipasa pancreática que limita la digestión de grasas en la dieta; **fentermina**, una amina simpaticomimética que disminuye el apetito; **lorcaserina**, un agonista selectivo del receptor 5-HT2C que promueve la sensación de saciedad; fentermina combinada con el anticonvulsivo **topiramato**; y **naltrexona/buprenorfina**, un antagonista del receptor de opioides combinado con un antidepresivo (*véase* cap. 16).

d. Una combinación de una dieta razonable y ejercicio es la forma más eficaz para mantener la pérdida de peso a largo plazo.

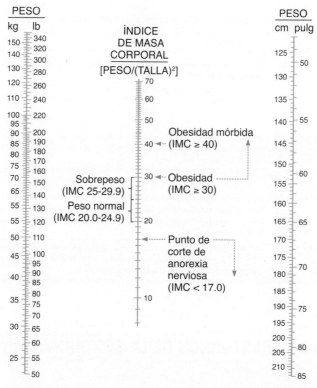

FIGURA 14-1. IMC. El IMC se calcula colocando una línea recta entre la columna del peso corporal (**izquierda**) y la columna de la talla (**derecha**) y leyendo el IMC en el punto donde la línea recta cruza la columna del IMC.

B. Trastornos de la conducta alimentaria: anorexia nerviosa, bulimia nerviosa y trastorno por atracón

1. En los trastornos de la conducta alimentaria, el paciente muestra un comportamiento anómalo asociado con la alimentación, a pesar de tener **apetito normal**.

2. Los **subtipos de anorexia nerviosa** son el **tipo restrictivo** (dietas excesivas) y, en el 50% de los pacientes, el **tipo atracón-purga** (dietas excesivas además de atracones [consumir grandes cantidades de alimentos con alta densidad calórica en una ocasión] y comportamiento compensatorio como purgas [vómitos o abuso de laxantes, diuréticos y enemas]).

3. En la **bulimia nerviosa** hay conducta de atracón y comportamiento compensatorio recurrente. El **trastorno por atracón** incluye el comportamiento de alimentación asociado con la bulimia, pero sin el comportamiento compensatorio recurrente.

4. Si hay conducta de purga, ya sea en la anorexia nerviosa o la bulimia nerviosa, a menudo se observan **alteraciones electrolíticas**. Las alteraciones específicas de electrólitos se relacionan con el tipo de purga.

   a. Se observan concentraciones bajas de potasio (hipocalemia), bajas de sodio (hiponatremia) y altas de bicarbonato (alcalosis metabólicas) en casos con **vómito** o **abuso de diuréticos**.

   b. Se observan concentraciones bajas de potasio, altas de cloro y bajas de bicarbonato (conocidas en conjunto como *acidosis metabólica hiperclorémica*) en casos de **abuso de laxantes**.

5. Los trastornos de la conducta alimentaria son **más frecuentes** en **las mujeres**, en **grupos de alto nivel socioeconómico** y en **Estados Unidos** (en comparación con otros países desarrollados).

6. Algunas personas jóvenes con diabetes de tipo 1 con frecuencia reducen, u omiten, la insulina para controlar su peso, una afección denominada **"diabulimia"**.

7. Las características físicas y psicológicas, así como el tratamiento de la anorexia nerviosa y la bulimia nerviosa, pueden consultarse en la tabla 14-5.

T a b l a 14-5 Características físicas y psicosociales y tratamiento de la anorexia y la bulimia nerviosa

Trastorno	Características físicas	Características psicológicas	Tratamiento (en orden de mayor a menor utilidad)
Anorexia nerviosa	Pérdida de peso extrema (IMC < 17.0) Alteraciones electrolíticas Hipercolesterolemia Anemia leve y leucopenia Lanugo (vello corporal fino en el tronco) Melanosis *coli* (área oscura en el colon cuando hay abuso de laxantes) Osteoporosis Intolerancia al frío Síncope	Rehusarse a comer a pesar de un apetito normal debido a un miedo intenso de estar obeso Creencia de que uno está gordo cuando en realidad está muy delgado Mucho interés en actividades relacionadas con la comida (p. ej., cocinar) Simula comer Falta de interés en el sexo Era un "niño perfecto" (p. ej., buen estudiante) Conflictos interfamiliares (p. ej., los problemas del paciente desvían la atención de un problema marital de los progenitores o un intento por ganar control para separarse de la madre) Ejercicio excesivo	Hospitalización dirigida a recuperarse de una alteración nutricional (el ayuno y la conducta compensadora como el vómito pueden causar anomalías metabólicas [p. ej., hipocalemia] que conducen a arritmia cardíaca produciendo la muerte) Terapia familiar (dirigida particularmente a normalizar la relación madre-hijo) Psicoterapia grupal en un programa intrahospitalario de trastornos de alimentación
Bulimia nerviosa	Peso corporal relativamente típico Várices esofágicas causadas por vomitar repetidamente Erosión del esmalte dental por ácido gástrico en la boca Inflamación o infección de las glándulas parótidas Callos metacarpofalángicos (signo de Russell) causados por los dientes cuando se utiliza la mano para inducir el vómito Alteraciones electrolíticas	Atracones (en secreto) de alimentos con alto contenido calórico, seguidos de vómitos u otra conducta purgante para evitar subir de peso Depresión Ejercicio excesivo	Terapia cognitivo-conductual Dosis medias o altas de antidepresivos; la fluoxetina es el único medicamento aprobado por la FDA; el bupropión está contraindicado, ya que reduce el umbral de convulsiones Psicoterapia grupal en un programa intrahospitalario de trastornos de la conducta alimentaria

Autoevaluación

Instrucciones: cada reactivo en esta sección va seguido de respuestas o complementos a las afirmaciones. Seleccione la **mejor** opción (**A, B, C, D o E**) para cada caso.

1. La madre de un hombre de 25 años de edad, a quien le diagnosticaron infección por VIH hace un año, informa que su hijo había estado bien hasta esta mañana, cuando lo vio actuar de forma extraña. Estaba sentado en su cama y parecía estar golpeando el aire y tomando insectos, aunque no había nada. El recuento de CD4+ del paciente es menor de 100 células/mm³, y su temperatura es de 39 °C. La madre está preocupada por estos síntomas porque el hermano mayor del paciente tiene esquizofrenia. Este cuadro clínico es más compatible con:

(A) Demencia por VIH
(B) Delírium causado por meningitis por criptococo
(C) Esquizofrenia
(D) Trastorno psicótico breve
(E) Trastorno neurocognitivo debido a otra afección médica

2. Aunque no tiene antecedentes psiquiátricos, un hombre de 45 años de edad informa que en las últimas semanas se ha sentido muy ansioso. Su esposa comenta al médico que el paciente también ha comenzado recientemente a perder la memoria y a comportarse de forma diferente a la habitual. La memoria y el comportamiento del hombre se deterioran de forma radical a lo largo del año siguiente y, después, fallece. La autopsia revela ovillos neurofibrilares en el cerebro. El diagnóstico más probable para el trastorno neurocognitivo (TNC) de este paciente es:

(A) Demencia frontotemporal
(B) Enfermedad de Alzheimer
(C) Enfermedad por priones
(D) Enfermedad de Parkinson
(E) Enfermedad de Huntington

3. La madre de un niño de 12 años de edad con obesidad comenta al médico que "el niño no está comiendo bien". ¿Cuál es la mejor respuesta a la afirmación de la madre?

(A) ¿A qué se refiere con "no está comiendo bien"?
(B) El niño parece estar comiendo bastante bien
(C) Hay varias dietas disponibles que son excelentes para los niños

(D) Hacer más ejercicio podría ser la respuesta al problema de peso de su hijo
(E) La dieta y el ejercicio son los tratamientos más eficaces para la obesidad

4. En los pacientes con enfermedad de Alzheimer, el principal efecto en sistemas neurotransmisores de tacrina, donepezilo, rivastigmina y galantamina es:

(A) El aumento de la disponibilidad de dopamina
(B) La reducción de la disponibilidad de dopamina
(C) El aumento de la disponibilidad de acetilcolina (Ach)
(D) La reducción de la disponibilidad de Ach
(E) La reducción de la disponibilidad de serotonina

Preguntas 5 y 6

Una médica jubilada de 78 años de edad informa que se ha sentido confundida y olvidadiza los últimos 10 meses. Además, ha tenido dificultad para dormir, su apetito ha disminuido y ha bajado 9 kg de peso. La exploración médica, las pruebas de neuroimagen y los estudios de laboratorio arrojan resultados normales. En la entrevista dirigida, revela que hace 10 meses falleció su perro de 18 años de edad.

5. En este momento, el diagnóstico más adecuado para esta paciente es:

(A) Delírium
(B) Seudodemencia
(C) Enfermedad de Alzheimer
(D) Amnesia disociativa con fuga disociativa
(E) Trastorno neurocognitivo debido a otra afección médica

6. De las siguientes opciones, la intervención inicial más apropiada para esta paciente es:

(A) Un antipsicótico
(B) Brindar un ambiente estructurado
(C) Un antidepresivo
(D) Donepezilo
(E) Tranquilizarla

Preguntas 7 y 8

Un hombre de 75 años de edad es llevado al servicio de urgencias después de quemarse en el incendio de una casa. Esta es la tercera visita del paciente en 2 meses. Sus otras visitas fueron tras inhalar gas natural cuando dejó la estufa encendida sin flama, y cuando cayó por las escaleras cuando vagabundeaba por la casa a medianoche. No hay evidencia de una enfermedad física ni antecedentes de consumo de sustancias. Su esposa está desesperada y ruega al médico que deje a su esposo ir a casa.

7. Este paciente tiene datos de:

(A) Delírium
(B) Seudodemencia
(C) Enfermedad de Alzheimer
(D) Amnesia disociativa con fuga disociativa
(E) Trastorno neurocognitivo debido a otra afección médica

8. De las siguientes opciones, la intervención inicial más apropiada para este paciente es:

(A) Un antipsicótico
(B) Brindar un ambiente estructurado
(C) Un antidepresivo
(D) Donepezilo
(E) Tranquilizarlo

9. Una mujer de 43 años de edad afirma que, cuando está estresada, a menudo siente como si estuviera "fuera de sí" y viendo su vida como si estuviera en una obra de teatro. Estas experiencias le son molestas, aunque ella sabe que esta percepción es solo un sentimiento y que ella en realidad está viviendo su vida. Esta mujer tiene datos de:

(A) Amnesia disociativa
(B) Amnesia disociativa con fuga disociativa
(C) Trastorno disociativo de identidad
(D) Trastorno de despersonalización/desrealización
(E) Esquizofrenia

10. Una agente de bolsa de 28 años de edad que está casada y tiene dos hijos suele vestirse de forma tradicional. Recibe una carta que contiene una foto reciente de ella en un traje minúsculo de cuero negro. Ella no recuerda al hombre que firmó la carta o haber posado para la fotografía. Esta mujer muestra datos de:

(A) Amnesia disociativa
(B) Amnesia disociativa con fuga disociativa
(C) Trastorno disociativo de identidad
(D) Trastorno de despersonalización/desrealización
(E) Esquizofrenia

11. Una mujer soltera de 30 años de edad que ha estado fumando tres paquetes diarios de tabaco durante al menos 10 años solicita a su médico que le ayude para dejar de fumar. El médico le pregunta por qué fuma tanto. La paciente responde: "siempre me siento muy sola y vacía por dentro; fumo para llenarme". La paciente revela que a veces corta la piel de sus brazos con un cuchillo para "sentir algo". Además, indica que, cuando está enfadada, consume cocaína y tiene sexo con hombres a los que no conoce bien. Tras estos episodios, típicamente se siente aún más sola y vacía. ¿Cuál de los siguientes es el mecanismo de defensa más característico usado por personas con el trastorno de la personalidad de esta mujer?

(A) Desplazamiento
(B) Intelectualización
(C) Negación
(D) Formación reactiva
(E) Clivaje o escisión

12. Los padres de un paciente de 45 años de edad con discapacidad intelectual leve comentan al médico que su hijo inició con dificultad para identificar objetos y personas familiares desde hace 6 meses. La exploración física revela que el paciente es de baja estatura, tiene lengua prominente, facies plana, hipotonía y cuello grueso. La alteración genética responsable de este cuadro clínico se asocia probablemente con el cromosoma:

(A) 1
(B) 4
(C) 14
(D) 19
(E) 21

13. Una estudiante de 18 años de edad con cerca de 4.5 kg de sobrepeso comenta a su médico que ha decidido seguir una dieta baja en azúcares que conoció en un libro. Afirma que el libro garantiza que las personas que siguen la dieta perderán al menos 11 kg en 3 semanas. La mejor respuesta del médico en este momento para la paciente es:

(A) "Esto no tiene sentido, usted no puede perder tanto peso en solo 3 semanas"
(B) "Usted podría perder el peso, pero terminará aumentándolo incluso más"
(C) "Por favor, dígame más sobre el libro que leyó"
(D) "Usted podría estar mostrando datos de un trastorno de la conducta alimentaria"
(E) "Muchas personas de su edad tienen trastornos de la conducta alimentaria"

14. Dos días después de haber sido rescatado de un incendio, un hombre de 23 años de edad no recuerda el incidente o las pocas horas antes o después del episodio. La exploración física y los estudios de laboratorio son normales. La explicación más probable para este cuadro clínico es:

(A) Trastorno de estrés postraumático
(B) Amnesia disociativa
(C) Reacción de adaptación
(D) Enfermedad de Alzheimer en etapa temprana
(E) Hemorragia subaracnoidea

15. Un médico realiza la exploración física anual de un paciente sano de 85 años de edad. ¿Cuál de las siguientes características mentales es más probable que encuentre este médico?

(A) Alteración del estado de alerta
(B) Consciencia alterada
(C) Olvidos leves
(D) Psicosis
(E) Depresión

Preguntas 16 y 17

Una bailarina de *ballet* de 21 años de edad, que mide 1.70 m y pesa 43 kg (IMC = 14.5), comenta al médico que necesita bajar otros 7 kg para poder dedicarse a la danza profesional. Su ánimo parece bueno. Los hallazgos de la exploración física son irrelevantes excepto por su delgadez extrema y crecimiento excesivo de lanugo.

16. ¿Cuál de las siguientes opciones caracteriza mejor a esta mujer?

(A) Falta de interés en preparar comida
(B) Avergonzarse de su apariencia
(C) Falta de apetito
(D) Conflictos con su madre
(E) Pobre desempeño escolar

17. ¿Cuál de los siguientes trastornos podría afectar más probablemente a esta paciente en el futuro?

(A) Dermatitis
(B) Artrosis
(C) Osteoporosis
(D) Cáncer de páncreas
(E) Atresia biliar

18. Un médico quisiera prescribir un antidepresivo para tratar a su paciente masculino de 24 años de edad con bulimia. ¿Cuál de los siguientes medicamentos debe evitarse en este paciente?

(A) Desipramina
(B) Fluoxetina
(C) Bupropión
(D) Tranilcipromina
(E) Paroxetina

19. Un hombre de 20 años de edad afirma que se siente incómodo con las mujeres. Dice que siente ansiedad cuando está con una mujer y que no sabe qué decirle. El paciente, que se graduó de secundaria, informa que tiene unos pocos amigos hombres con quienes sale, y que le va bien en su trabajo en la construcción. Este cuadro clínico es más compatible con ¿cuál de las siguientes opciones?

(A) Trastorno de la personalidad esquizoide
(B) Trastorno de la personalidad esquizotípica
(C) Trastorno de la personalidad evasiva
(D) Trastorno leve del espectro autista
(E) Timidez típica

20. Un hombre de 75 años de edad con diagnóstico de enfermedad de Alzheimer desde hace 5 años ha comenzado a desorientarse cuando se apagan las luces por la noche. Vagabundea por el departamento por la noche, y su esposa está preocupada porque podría lastimarse mientras ella duerme. El *Mini-Examen del Estado Mental* (MMSE) de Folstein muestra que el paciente está desorientado en tiempo y espacio y que tiene pobre memoria a corto plazo. La exploración física es normal, y actualmente el paciente no toma ningún medicamento. ¿Cuál sería la primera recomendación más apropiada para el tratamiento de este paciente?

(A) Solicitar a la esposa que aumente la iluminación nocturna
(B) Prescribir donepezilo al paciente
(C) Prescribir haloperidol al paciente
(D) Prescribir metilfenidato a la esposa para que pueda estar alerta por la noche
(E) Recomendar que al paciente se le coloquen restricciones mecánicas a la hora de dormir

Preguntas 21-28

Para cada paciente que se menciona, elija el trastorno de la personalidad más apropiado.

(A) Trastorno de la personalidad límite
(B) Trastorno de la personalidad histriónica
(C) Trastorno de la personalidad obsesiva-compulsiva
(D) Trastorno de la personalidad evasiva
(E) Trastorno de la personalidad antisocial
(F) Trastorno de la personalidad dependiente
(G) Trastorno disociativo de la identidad
(H) Trastorno de la personalidad paranoide
(I) Trastorno de la personalidad pasiva-agresiva
(J) Trastorno de la personalidad narcisista
(K) Trastorno de la personalidad esquizotípica
(L) Trastorno de la personalidad esquizoide

21. Un hombre de 38 años de edad solicita a su médico que lo derive con un colega que haya acudido a una escuela de medicina muy bien calificada. Afirma que sabe que el médico no se ofenderá porque comprenderá que él es "mejor" que sus otros pacientes.

22. Un estudiante universitario de 20 años de edad comenta a su médica que, puesto que tenía miedo de estar solo, intentó suicidarse después de que un hombre con quien tuvo dos citas ya no lo volviera a llamar. Tras la entrevista, comenta a la médica que todos los otros médicos que lo han atendido son terribles y que ella es la única que ha entendido sus problemas.

23. Cada vez que una mujer de 28 años de edad acude al consultorio médico, lleva regalos para la recepcionista y el personal de enfermería. Cuando escucha que una de las enfermeras cambiará de trabajo, llora ruidosamente. Cuando el doctor la atiende, informa que se siente tan caliente que debe tener "fiebre de al menos 41 °C".

24. Dos semanas después de que un hombre de 50 años de edad con sobrepeso e hipertensión acordó iniciar a un programa de ejercicio, subió casi 2 kg de peso. Informa que aún no se ha ejercitado porque "el gimnasio estaba muy lleno".

25. Los padres de una mujer de 26 años de edad dicen estar muy preocupados porque ella no tiene amigos y pasa la mayor parte de su tiempo caminando en el bosque y trabajando en su equipo de cómputo. El médico la revisa y encuentra que es feliz con su vida solitaria y que no tiene datos de trastornos del pensamiento.

26. Una estudiante de medicina de 22 años de edad es incapaz de dejar de estudiar hasta haber memorizado todas las notas de cada una de sus clases. Hacer listas de todos los temas que debe estudiar también interfiere con su tiempo de estudio. Debido a esto, constantemente se atrasa en su trabajo y está en riesgo de perderse las clases.

27. Un hombre de 40 años de edad con moretones en los brazos, cuello y espalda dice al médico que su amante constantemente lo agrede y lastima físicamente. Ruega al médico que no interfiera porque teme que su amante lo vaya a abandonar y quedarse solo.

28. Una estudiante universitaria de 20 años de edad que no pudo responder una pregunta en clase a su maestro se da de baja de la escuela al día siguiente.

Respuestas y explicaciones

Pregunta típica de examen

E. Este paciente muestra datos de trastorno neurocognitivo debido a otra afección médica, en este caso hidrocefalia normotensiva. Los síntomas de esta enfermedad son crónicos y a menudo originan un diagnóstico erróneo de enfermedad de Alzheimer u otras demencias. Tales síntomas incluyen confusión, dificultad para levantar los pies e incontinencia urinaria. En general, la hidrocefalia normotensiva se trata con cirugía mediante una derivación ventriculoperitoneal (derivación VP). En este paciente, no hay datos de alteración del grado de consciencia como lo habría en el delírium, ni hay datos de depresión como en la seudodemencia. La amnesia disociativa implica pérdida de la memoria y deambular lejos de casa, y no se explica por hallazgos médicos.

1. **B.** Este cuadro clínico, que incluye el inicio repentino de un síntoma psiquiátrico (las alucinaciones visuales) que coincide con el inicio de fiebre alta en un paciente con VIH de diagnóstico relativamente reciente (1 año), es más compatible con delírium causado por una infección oportunista del cerebro como podría ser la meningitis por criptococos. Las enfermedades psicóticas como la esquizofrenia o el trastorno psicótico breve no pueden diagnosticarse si los síntomas (como en este paciente) pueden atribuirse a una afección médica aguda. La demencia por VIH típicamente ocurre en las etapas tardías de la enfermedad y se caracteriza principalmente por deterioro gradual de las funciones cognitivas (p. ej., pérdida de la memoria), así como síntomas motrices. Un trastorno neurocognitivo debido a otra afección médica se asocia con una enfermedad médica y a menudo lleva una evolución de deterioro gradual y progresivo.

2. **C.** Dado que este paciente falleció en menos de un año después del inicio de los síntomas, este cuadro clínico es más compatible con enfermedad por priones como la enfermedad de Creutzfeldt-Jakob. Los TNC debido a demencia frontotemporal, enfermedad de Alzheimer, enfermedad de Parkinson y enfermedad de Huntington típicamente progresan a lo largo de muchos años hasta causar la muerte. Los ovillos neurofibrilares pueden encontrarse en numerosas enfermedades neurodegenerativas, así como en el envejecimiento normal, y no son específicos de la enfermedad de Alzheimer.

3. **A.** La mejor respuesta del médico a la afirmación de la madre es solicitar más información, como, por ejemplo: "¿a qué se refiere con que no está comiendo bien?". Recomendar cambios en la dieta o con respecto a la necesidad de hacer ejercicio, o comentar sobre la apariencia del niño, no es adecuado; el médico necesita saber más sobre la percepción de la madre acerca del problema.

4. **C.** Las concentraciones reducidas de acetilcolina (Ach) se asocian con los síntomas de la enfermedad de Alzheimer. La tacrina, el donepezilo, la rivastigmina y la galantamina son inhibidores de la acetilcolinesterasa (bloquean la degradación de Ach mediante el incremento de su disponibilidad). Por lo tanto, estos medicamentos pueden ser eficaces para enlentecer la progresión de la enfermedad. No recuperan la función que ya ha perdido el paciente.

5. **B. / 6. C.** La mejor explicación para los síntomas de esta paciente es la seudodemencia, es decir, depresión que simula demencia. En los adultos mayores, la depresión a menudo se asocia con problemas cognitivos, así como con problemas de sueño y apetito. Los datos de depresión son que los síntomas de la paciente iniciaron con la pérdida de una relación importante (es decir, la muerte de su perro). El delírium y la demencia son causados por alteraciones fisiológicas en el cerebro. La amnesia disociativa con fuga disociativa implica viajes repentinos fuera de casa, y los trastornos neurocognitivos por otra afección médica se asocian con una enfermedad médica. La intervención más eficaz para esta paciente con depresión es un fármaco antidepresivo. Cuando el medicamento mejore los síntomas depresivos, su memoria mejorará. Los antipsicóticos, brindar un ambiente estructurado, los inhibidores de acetilcolinesterasa como donepezilo y simplemente tranquilizarla, no son apropiados para esta paciente.

7. **C. / 8. B.** Este paciente muestra datos de enfermedad de Alzheimer. Está sufriendo accidentes por sus olvidos (olvidar apagar el gas de la estufa) y vagabundea fuera de casa porque no reconoce cuáles

son las puertas del armario o del baño y cuál es la puerta de la calle. No hay evidencia de una causa médica para sus síntomas, como lo habría en el delírium. No hay datos de depresión, como en la seudodemencia, o antecedentes de consumo de alcohol, como en el trastorno neurocognitivo inducido por sustancias o medicamentos. La intervención inicial más eficaz para este paciente es brindar un ambiente estructurado (proporcionar al paciente guías visuales para orientación como etiquetar las puertas y sus funciones, y tomar medidas prácticas como retirar la estufa de gas). Entonces, se podría utilizar el donepezilo para enlentecer la progresión de su enfermedad. Otros medicamentos y tranquilizar pudieran ser de utilidad para síntomas como psicosis, depresión y ansiedad, pero tendrían poco efecto sobre el comportamiento olvidadizo y potencialmente peligroso del paciente.

9. **D.** Esta mujer, que se siente como si estuviera "fuera de sí" viendo su vida como si fuera una obra de teatro, muestra datos de trastorno de despersonalización/desrealización, una sensación persistente de desprendimiento del propio cuerpo o la situación social. A diferencia de los trastornos psicóticos como la esquizofrenia (*véase* cap. 11), la paciente es consciente de que se trata de solo un sentimiento y que ella en realidad está viviendo su vida.

10. **C.** Esta agente de bolsa muestra datos de trastorno disociativo de la identidad. No recuerda al hombre que firmó la carta o haber posado para la fotografía porque estos acontecimientos ocurrieron cuando ella estaba en otra personalidad. La amnesia disociativa implica un fallo para recordar información importante sobre uno mismo, y la amnesia disociativa con fuga combina la amnesia con viajes repentinos fuera de casa y adquirir una identidad diferente. El trastorno de despersonalización/desrealización es un sentimiento persistente de desprendimiento del propio cuerpo, de la situación social o del ambiente (desrealización) (*véase también* la respuesta a la pregunta 9).

11. **E.** Esta mujer, que siempre se ha sentido vacía y sola (no solamente solitaria), muestra datos de trastorno límite de la personalidad. Los pacientes con este trastorno típicamente utilizan el clivaje o escisión (*véase* cap. 6) como mecanismo de defensa. El comportamiento autolesivo e impulsivo (consumo de drogas, múltiples parejas sexuales) también son característicos de las personas con este trastorno de la personalidad.

12. **E.** Este paciente, con leve discapacidad intelectual y hallazgos físicos asociados, tiene síndrome de Down, que se asocia con el cromosoma 21. Los pacientes con síndrome de Down a menudo desarrollan enfermedad de Alzheimer en la edad adulta, lo cual explica su pérdida de memoria.

13. **C.** La mejor respuesta del médico para la paciente en este momento sería: "por favor, dígame más sobre el libro que leyó". Es importante obtener la mayor cantidad de información posible de la paciente antes de decidir el curso a tomar.

14. **B.** La explicación más probable para este cuadro clínico, es decir, no recordar un acontecimiento traumático sin hallazgos físicos, es la amnesia disociativa. En el TEPT y la reacción de adaptación, existen pensamientos excesivos, en lugar de reducidos, sobre el acontecimiento. La hemorragia subaracnoidea, una hemorragia entre el espacio aracnoideo y la piamadre, típicamente se presenta con cefalea "en trueno", vómitos y otros síntomas neurológicos.

15. **C.** Es probable que este paciente sano de 85 años de edad experimente problemas leves de memoria, tales como olvidar números y nombres nuevos. La alteración del grado de consciencia, la psicosis y las anomalías en el estado de vigilia se observan en el delírium, que se asocia con una gran cantidad de enfermedades fisiológicas. Como en las personas jóvenes, en los adultos mayores la depresión es una enfermedad (*véase* cap. 12), no una consecuencia del envejecimiento normal.

16. **D. / 17. C.** Los hallazgos de esta chica, que ya tiene un peso muy bajo pero que desea perder aún más, y que ha desarrollado lanugo (vello corporal fino), indican que tiene anorexia nerviosa. Puesto que las bailarinas y gimnastas a menudo deben ser pequeñas y delgadas, estas actividades se relacionan íntimamente con el desarrollo de anorexia nerviosa. La anorexia también se caracteriza por conflictos familiares, especialmente con la madre; apetito normal; gran interés en la comida y cocinar; poco interés sexual; buen desempeño escolar y ejercitarse de forma excesiva. Los pacientes que han tenido anorexia nerviosa durante un período amplio (5 años en el caso de esta joven) tienen un riesgo elevado de sufrir osteoporosis.

18. **C.** El bupropión está contraindicado en pacientes con trastorno de la conducta alimentaria que se purgan, ya que puede reducir el umbral de convulsiones. El único antidepresivo aprobado por la Food and Drug Administration (FDA) para pacientes con bulimia nerviosa es la fluoxetina.

19. **E.** Este cuadro clínico es más compatible con timidez normal. Aunque este paciente de 20 años de edad se siente algo ansioso con las mujeres, el hecho de que tenga amigos y se desempeñe bien en su

trabajo hacen poco probable que tenga un trastorno de la personalidad o un trastorno del espectro autista (*véase* cap. 15).

20. A. La primera recomendación adecuada para el manejo de este paciente es solicitar a la esposa que incremente la iluminación nocturna en casa. La iluminación mejorará la capacidad del paciente para reconocer su casa de noche y, de este modo, disminuirá su desorientación nocturna. Mantener a la esposa despierta no es práctico ni positivo para ella, y las restricciones mecánicas deben evitarse en la medida de lo posible (*véanse también* las respuestas a las preguntas 7 y 8).

21. J. Este hombre de 38 años de edad que pide ser derivado con un médico que haya asistido a la mejor facultad de Medicina porque él es "mejor" que los otros pacientes muestra evidencia de un trastorno de la personalidad narcisista (*véanse también* las respuestas a las preguntas 22-28).

22. A. Este estudiante universitario de 20 años, que tuvo un intento de suicidio tras romper una relación relativamente trivial y que utiliza el clivaje o escisión como mecanismo de defensa (todos los otros médicos que lo han atendido son terribles y este médico es perfecto), muestra datos de trastorno de la personalidad límite.

23. B. Esta mujer de 28 años de edad, que lleva regalos a la recepcionista y al personal de enfermería porque necesita la atención de todos, muestra datos de trastorno de la personalidad histriónica. Los pacientes con este trastorno de la personalidad tienden a exagerar sus síntomas físicos para obtener un efecto dramático ("fiebre de al menos 41 °C").

24. I. Este hombre de 50 años de edad, que acordó iniciar un programa de ejercicios y luego da malas excusas por no seguirlo, muestra datos de trastorno de la personalidad pasiva-agresiva. Realmente no deseaba seguir el programa de ejercicio indicado por el médico (se rebela interiormente), pero acordó hacerlo (obedece exteriormente).

25. L. Esta mujer de 26 años de edad, que no muestra datos de un trastorno del pensamiento, que no tiene amigos y pasa la mayor parte del tiempo en actividades solitarias, muestra datos de trastorno de la personalidad esquizoide. Los pacientes con trastorno de la personalidad esquizoide típicamente se sienten felices con su estilo de vida solitario.

26. C. Esta estudiante de medicina, que constantemente debe hacer listas y memorizar sus apuntes, muestra datos de trastorno de la personalidad obsesiva-compulsiva. Este comportamiento finalmente resulta ineficiente y le ha causado problemas académicos.

27. F. Este hombre, que sufre abusos por parte de su pareja, muestra trastorno de la personalidad dependiente. Tolera el abuso de su pareja por su miedo abrumador a ser abandonado por su amante, estar solo y tener que tomar sus propias decisiones.

28. D. Esta estudiante universitaria de 20 años de edad muestra datos de trastorno de la personalidad evasiva. Está tan agobiada por lo que percibe como crítica y rechazo que decide darse de baja de la escuela en lugar de volver a enfrentar a su maestro y compañeros de clase.

Capítulo 15

Trastornos psiquiátricos de la niñez

Pregunta típica de examen

Un niño de 9 años de edad es llevado al médico por su madre porque está teniendo problemas en su nueva escuela. Al leer el informe de la nueva escuela, el médico nota que el niño es callado en clase y tiene problemas con la escritura y redacción. El informe, además, señala que el niño se desempeña por encima de la media en matemáticas. La madre pregunta al médico si el niño, quien recibió un diagnóstico de trastorno por déficit de atención/hiperactividad (TDAH) en su escuela previa, fue diagnosticado correctamente. La respuesta más apropiada del médico sería:

(A) "No estoy seguro, pero le prescribiré un estimulante para ver si hay mejoría"
(B) "No se trata de TDAH por la edad de inicio"
(C) "No puede tener TDAH, ya que es bueno en matemáticas"
(D) "El TDAH tiende a sobreponerse con otros problemas de aprendizaje"
(E) "No puede ser TDAH, ya que es muy callado en clase"

(*Véase* "Respuestas y explicaciones" al final del capítulo.)

I. TRASTORNO DEL ESPECTRO AUTISTA Y OTROS TRASTORNOS

A. Generalidades

1. El trastorno del espectro autista y otros trastornos relacionados se caracterizan por el **fallo en la adquisición** o la **pérdida temprana de habilidades sociales** y por dificultades con el **lenguaje**, lo cual tiene como resultado problemas a largo plazo del funcionamiento **social** y **ocupacional**.

2. Estos trastornos **son irreversibles**. El manejo incluye **terapia conductual** para fortalecer las habilidades sociales y de comunicación, reducir los problemas de conducta (p. ej., autolesiones) y mejorar las habilidades de autocuidado, así como terapia de apoyo y consejo para los progenitores (*véase* cap. 17).

B. Trastorno del espectro autista (TEA)

1. Las características del TEA incluyen:
   a. Problemas significativos con la **comunicación** (a pesar de tener una buena audición).
   b. Problemas significativos para establecer **relaciones sociales** (incluidos los cuidadores).
   c. **Rango de intereses restringido**: no juegan a juegos que requieren imaginación o señalan a objetos de interés.
   d. **Comportamiento repetitivo y sin objetivo** (p. ej., girar, autolesionarse).
   e. Inteligencia menor de lo normal en el 25-75% de los niños.
   f. **Habilidades inusuales** en algunos niños (p. ej., habilidades excepcionales de memoria o cálculo). Se denominan *habilidades de sabio*.

2. Según la 5.ª edición del *Manual diagnóstico y estadístico de los trastornos mentales* (DSM-5®), el TEA se clasifica por niveles de gravedad.
   a. Nivel 1: requiere apoyo.
   b. Nivel 2: requiere apoyo sustancial.

     c. Nivel 3: requiere apoyo muy sustancial.

     d. En los niveles 2 y 3 hay déficits marcados en la comunicación verbal y no verbal.

     e. En el nivel 1, el individuo puede hablar con oraciones completas y comunicarse, aunque a menudo hay una alteración de las habilidades de lenguaje conversacional.

  3. Frecuencia del TEA

     a. Ocurre en casi el **1%** de los niños y adultos.

     b. Inicia en la **niñez temprana**.

     c. El trastorno es cuatro veces más frecuente en los **hombres**.

  4. Las alteraciones que indican una **etiología neurobiológica** (no se han identificado causas psicológicas) del TEA incluyen:

     a. Disfunción cerebral; el 25% de los pacientes desarrollan **crisis convulsivas**.

     b. Antecedentes de **complicaciones perinatales**.

     c. Un **componente genético** (es decir, hay mayor concordancia en los gemelos monocigóticos que en los gemelos dicigóticos).

     d. Indicios de **sobrecrecimiento** cerebral total (y de la **amígdala**) durante los primeros años de vida.

     e. Alteraciones en el hipocampo, menos células de Purkinje en el cerebelo.

     f. Menos **oxitocina** circulante y alteración de la síntesis de **serotonina**.

C. Trastornos relacionados

  1. El **síndrome de Rett** implica:

     a. Deterioro del **desarrollo social**, **verbal** y **cognitivo** después de transcurridos hasta 4 años de funcionamiento normal.

     b. Ocurre casi exclusivamente en **niñas** (el síndrome de Rett es ligado al X, específicamente Xq28, y los hombres afectados suelen fallecer antes del nacimiento).

     c. Movimientos estereotipados de **retorcer las manos**; ataxia.

     d. Problemas de **respiración**.

     e. Discapacidad intelectual.

     f. Problemas motrices en fases más avanzadas de la enfermedad.

  2. El **mutismo selectivo** implica:

     a. Hablar en algunas situaciones sociales (p. ej., en casa), pero no en otras (p. ej., en la escuela).

     b. Es más frecuente en las **niñas**.

     c. Susurrar o comunicarse solo con **señas manuales**.

     d. El mutismo selectivo debe distinguirse de la timidez típica.

II. TRASTORNOS POR DÉFICIT DE ATENCIÓN/HIPERACTIVIDAD, OPOSICIONISTA DESAFIANTE Y DE LA CONDUCTA

A. Generalidades

  1. El trastorno por déficit de atención/hiperactividad (TDAH), el trastorno de la conducta y el trastorno oposicionista desafiante se caracterizan por un comportamiento **inapropiado** para la edad del niño que le causa dificultades en las relaciones sociales y el desempeño escolar.

  2. No hay una **discapacidad intelectual franca**, aunque los trastornos pueden asociarse con **trastornos del aprendizaje** específicos como problemas para la lectura, la expresión escrita o las matemáticas.

  3. Estos trastornos no son infrecuentes y se observan más a menudo en los **hombres**.

  4. El **diagnóstico diferencial** incluye **trastornos de ansiedad y depresivos**.

  5. Si las alteraciones del comportamiento **ocurren solo en un entorno** (p. ej., solo en la casa o en la escuela), no se diagnostican; en su lugar, deben buscarse problemas en las relaciones (p. ej., con los progenitores o los maestros).

  6. Las características y pronósticos de estos trastornos se incluyen en la tabla 15-1.

B. Etiología

  1. Hay **factores genéticos** implicados. Los familiares de niños con trastornos de la conducta y TDAH tienen una mayor incidencia de estos trastornos y de **trastorno de la personalidad antisocial** y **trastornos por consumo de sustancias**.

  2. Aunque no hay evidencia de problemas estructurales graves en el cerebro, los niños con trastornos de la conducta y TDAH tienen **disfunción cerebral leve**.

T a b l a **15-1**	Características y pronóstico del trastorno por déficit de atención/hiperactividad, el trastorno de la conducta y el trastorno oposicionista desafiante	
Trastorno por déficit de atención e hiperactividad (TDAH)	**Trastorno de la conducta**	**Trastorno oposicionista desafiante**

Características (deben estar presentes en al menos dos contextos, p. ej., en el hogar y en la escuela)

Hiperactividad Desatención Impulsividad Descuido Propensión a los accidentes Antecedentes de llanto excesivo, alta sensibilidad a los estímulos y patrones de sueño irregulares durante la infancia Los síntomas se presentan antes de los 12 años de edad	Conducta que viola francamente las normas sociales (p. ej., torturar animales, robar, incendiar cosas, ausentismo escolar)	Conducta que, aunque desafiante, negativa y desobediente (p. ej., enojo, discusiones, con resentimiento hacia las figuras de autoridad), no viola francamente las normas sociales

Pronóstico

La hiperactividad es el primer síntoma que mejora a medida que el niño llega a la adolescencia	Puede ser de inicio en la infancia (de los 6 a los 10 años) o en la adolescencia (no hay síntomas antes de los 10 años)	Inicio gradual, usualmente antes de los 8 años de edad
Riesgo de trastorno de la conducta y de trastorno oposicionista desafiante	Riesgo de trastorno de la conducta, trastorno de la personalidad antisocial, trastorno de consumo de sustancias y trastornos depresivos en la edad adulta	Puede progresar a trastorno de la conducta
La mayoría de los niños muestran remisión en la edad adulta	La mayoría de los niños muestran remisión en la edad adulta	La mayoría de los niños muestran remisión en la edad adulta

3. Se observan trastornos por consumo de sustancias, problemas parentales graves y trastornos depresivos en algunos progenitores de niños con estos trastornos; debido a su comportamiento problemático, estos niños también tienen **más probabilidades de ser objeto de abuso** por sus padres o cuidadores.
4. **No existen bases científicas** para la supuesta asociación entre el TDAH y una dieta inadecuada (p. ej., consumo excesivo de azúcar) o una alergia alimentaria (p. ej., a colorantes o saborizantes artificiales).

C. Tratamiento
1. El **tratamiento farmacológico** del TDAH consiste en la administración de **estimulantes** del sistema nervioso central (SNC), entre los que se incluyen metilfenidato, sulfato de dextroanfetamina, una combinación de anfetamina y dextroanfetamina, y dexmetilfenidato. La atomoxetina, un **inhibidor de la recaptación de noradrenalina**, también está indicado en el TDAH.
   a. En el TDAH, los estimulantes del SNC parecen ayudar a **reducir el nivel de actividad e incrementan el período de atención** y la capacidad de concentración; los antidepresivos también podrían ser de utilidad.
   b. Puesto que los fármacos estimulantes **disminuyen el apetito** (*véase* cap. 9), podrían inhibir el crecimiento y causar **fallo para ganar peso**; tanto el crecimiento como el peso suelen mejorar cuando el niño deja de tomar el medicamento.
2. La **terapia familiar** es el tratamiento más eficaz para los trastornos de la conducta y el trastorno oposicionista desafiante (*véase* cap. 17).

III. OTROS TRASTORNOS DE LA NIÑEZ

A. Síndrome de Tourette
1. El síndrome o trastorno de Tourette se caracteriza por **movimientos** y **vocalizaciones involuntarios** (**tics**) que persisten durante más de 1 año; pueden incluir el uso involuntario de obscenidades (coprolalia). Si bien estos comportamientos pueden controlarse de forma breve, al final deben ser expresados.
2. El trastorno, que es **crónico y dura toda la vida**, inicia antes de los 18 años de edad. Suele comenzar con un tic motriz (p. ej., gestos faciales) entre los 4 y 6 años de edad.
3. El trastorno es tres veces **más frecuente en los varones** y tiene un **fuerte componente genético**.

4. Existe una relación genética **entre** el síndrome de Tourette y tanto el **TDAH** como el **trastorno obsesivo-compulsivo** (*véase* cap. 13).

5. Si bien las manifestaciones son conductuales, la **etiología** del síndrome de Tourette es **neurológica**. Se piensa que implica una regulación alterada de la **dopamina** en el **núcleo caudado**; frecuentemente se trata con antagonistas de la dopamina como los **fármacos antipsicóticos** típicos (p. ej., haloperidol, pimozida) así como con fármacos atípicos (risperidona). En los casos más leves, los agonistas α_2-adrenérgicos como la **clonidina** también son de utilidad.

B. Trastorno de ansiedad por separación

1. A menudo denominado incorrectamente "fobia a la escuela", puesto que los niños se niegan a ir al colegio, este trastorno se caracteriza por un **temor abrumador a perder una figura de apego importante**, particularmente la madre.

2. El niño a menudo se queja de **síntomas físicos** (p. ej., dolor de estómago o de cabeza) para evitar ir a la escuela y separarse de su madre.

3. El tratamiento más eficaz para un niño con este trastorno es hacer que **uno de los progenitores le acompañe a la escuela** y, entonces, cuando el niño se sienta más cómodo, disminuir gradualmente el tiempo que pasa el progenitor en la institución.

4. Los individuos con antecedente de trastorno de ansiedad por separación en la niñez tienen un mayor riesgo de padecer trastornos de ansiedad en la vida adulta, particularmente **agorafobia**.

C. Trastornos de eliminación: enuresis y encopresis

1. Típicamente, la mayoría de los niños han entrenado el control de los esfínteres vesical y anal a los 3 años de edad.

2. Los trastornos de eliminación **encopresis** (incontinencia fecal) y **enuresis** (incontinencia vesical) no se diagnostican hasta los 4 y 5 años de edad, respectivamente.

3. Tras haber descartado factores médicos (p. ej., infección de vías urinarias), la causa más frecuente de la enuresis es la **inmadurez fisiológica** (*véase* cap. 1).

4. El **tratamiento** de la enuresis nocturna (en orden de utilidad) incluye:

a. **Restringir la ingesta de líquidos** después de la cena.

b. Utilizar un aparato de **campana y almohadilla**. Por las noches, se coloca bajo el niño una almohadilla sensible a la humedad. Si la almohadilla se humedece, suena una alarma o campana que despierta al niño. Mediante refuerzo negativo (*véase* cap. 7), el niño acaba despertándose antes de mojar la cama.

c. Uso de un fármaco como el **acetato de desmopresina** (un análogo sintético de la hormona antidiurética) o un antidepresivo tricíclico como la **imipramina** a la hora de dormir. Ambos medicamentos reducen la producción nocturna de orina; la desmopresina se prefiere porque tiene menos efectos adversos.

Autoevaluación

Instrucciones: cada reactivo en esta sección va seguido de respuestas o complementos a las afirmaciones. Seleccione la **mejor** opción (**A, B, C, D** o **E**) para cada caso.

Preguntas 1 y 2

Desde los 8 años de edad, una niña de 15 años con inteligencia y habilidades sociales normales ha mostrado movimientos motrices repetitivos. Recientemente ha empezado con ataques en los cuales dice obscenidades y grita. Cuando se le pregunta si puede controlar las vocalizaciones y movimientos, dice: "solo un rato; es como aguantar la respiración, que finalmente tienes que dejarlo". La exploración médica no revela nada.

1. Esta niña muestra datos de:

(A) Trastorno del espectro autista (TEA)
(B) Síndrome de Rett
(C) Trastorno por déficit de atención/hiperactividad (TDAH)
(D) Síndrome de Tourette
(E) Mutismo selectivo

2. El tratamiento farmacológico más eficaz para las vocalizaciones y movimientos no deseados es:

(A) Un agonista de la dopamina
(B) Un antagonista de la dopamina
(C) Un agonista de la serotonina
(D) Un antagonista de la serotonina
(E) Un antagonista α$_2$-adrenérgico

3. Un niño de 4 años de edad nunca ha hablado de forma voluntaria y no muestra interés en formar una relación con sus progenitores, otros adultos u otros niños. La exploración física y prueba de audición son normales. La madre comenta al médico que el niño abre repetidamente los grifos para ver correr el agua, y que grita y pelea furiosamente cuando intenta vestirlo. ¿Cuál de los siguientes trastornos describe mejor el cuadro clínico?

(A) Trastorno del espectro autista (TEA)
(B) Síndrome de Rett
(C) Trastorno por déficit de atención/hiperactividad (TDAH)
(D) Síndrome de Tourette
(E) Mutismo selectivo

Preguntas 4-7

Un niño de 9 años de edad con inteligencia normal suele tener problemas en la escuela: habla gritando sin levantar la mano, interrumpe a su maestro, molesta a otros estudiantes y no parece ser capaz de quedarse quieto en clase. Asimismo, con frecuencia se lastima durante el juego y rara vez puede estar sentado todo el tiempo que dura una comida en casa. Sus hermanos dicen que es "una verdadera plaga". Sin embargo, cuando se encuentra a solas con su tutor, el niño hace la tarea y se porta bien.

4. La mejor explicación para el comportamiento de este niño es:

(A) Trastorno oposicionista desafiante
(B) Trastorno por déficit de atención/hiperactividad (TDAH)
(C) Dificultades sociales en la familia
(D) Trastorno de la conducta
(E) Comportamiento normal y apropiado para la edad

5. ¿Cuál de los siguientes se relaciona más con la etiología del problema de este niño?

(A) Alergia alimentaria
(B) Dieta inadecuada
(C) Disfunción neurológica
(D) Castigo excesivo
(E) Indulgencia excesiva

6. De las siguientes opciones, el tratamiento más eficaz para este paciente es:

(A) Un antipsicótico
(B) Un antidepresivo
(C) Terapia familiar
(D) Un estimulante
(E) Psicoterapia individual

7. ¿Este niño tiene un mayor riesgo que otros de desarrollar cuál de los siguientes trastornos?

(A) Síndrome de Tourette
(B) Trastorno de ansiedad por separación
(C) Trastorno bipolar
(D) Trastorno de conducta
(E) Esquizofrenia

8. Al iniciar el primer grado, un niño de 7 años de edad a menudo se queja por sentirse mal y se niega a ir a la escuela. No hay hallazgos médicos. En casa, el niño interactúa de forma adecuada con sus padres y, cuando sus amigos lo visitan, juega bien con ellos. Al principio, sus progenitores le permitían quedarse en casa, pero cada vez les preocupa más que se esté retrasando en el trabajo escolar. Sus padres desean contratar a un tutor para el niño. El mejor siguiente paso de tratamiento del pediatra para aconsejar a los progenitores es:

(A) Ir a la escuela con el niño y, a lo largo de los días, disminuir gradualmente el tiempo que ellos pasan ahí

(B) Permitir al niño quedarse en casa hasta que él indique que se siente cómodo al separarse de sus progenitores

(C) Ignorar que no quiere ir a la escuela, llevar al niño a la escuela y decirle a qué hora irán a buscarle

(D) Contratar un tutor para el año escolar en curso es lo mejor para el niño

(E) Decirles que debería administrarse un ansiolítico al niño, pero solo los días que va a la escuela

9. Un niño de 9 años de edad con inteligencia normal tiene antecedentes de pelear con otros niños y atrapar y torturar pájaros, ardillas y conejos. Cuando se le pregunta por qué se comporta así, dice que lo hace por diversión. Su historia de desarrollo y antecedentes médicos no tienen hallazgos relevantes. La mejor explicación para el comportamiento de este niño es:

(A) Trastorno oposicionista desafiante

(B) Trastorno por déficit de atención/hiperactividad (TDAH)

(C) Dificultades sociales en la familia

(D) Trastorno de la conducta

(E) Comportamiento normal y apropiado para la edad

Preguntas 10 y 11

Los preocupados padres de un niño de 7 años de edad llevan a su hijo al pediatra para ser evaluado. Notan que, desde que era un lactante, su hijo nunca ha deseado ser abrazado, llora cuando lo bañan y se molesta mucho cuando su rutina diaria se cambia de alguna manera. Aunque el niño aún no puede leer, los progenitores indican que puede identificar el lugar de origen de cualquier matrícula de automóvil y que juega casi exclusivamente con réplicas de matrículas de automóviles. El niño habla en oraciones completas y tiene un buen vocabulario, pero su comportamiento parece inusual y no hace contacto visual cuando se le habla. La evaluación médica no tiene hallazgos relevantes.

10. En la adolescencia, ¿este muchacho probablemente tendrá una mayor dificultad en cuál de las siguientes áreas?

(A) Poner atención en la escuela

(B) Concentrarse en estímulos relevantes

(C) Cuidar mascotas

(D) Hacer amigos

(E) Controlar su nivel de actividad

11. La principal característica que sugiere que este niño tiene trastorno del espectro autista de nivel 1 en lugar de nivel 3 es que este paciente **no** muestra:

(A) Intereses restringidos

(B) Habilidades especiales

(C) Empeño en mantener las rutinas

(D) Problemas relacionales con otros niños

(E) Retraso en el lenguaje

12. Los progenitores y la maestra de un niño de 7 años de edad notan que el niño encoge frecuentemente los hombros. A menudo, parpadea excesivamente y, en otras ocasiones, grita sin razón. En la adultez, ¿este niño tiene riesgo de desarrollar cuál de las siguientes afecciones?

(A) Trastorno convulsivo

(B) Trastorno obsesivo-compulsivo

(C) Trastorno de conducta

(D) Esquizofrenia

(E) Trastorno del espectro autista

13. Los progenitores de un niño de 10 años de edad informan que el niño aún moja la cama. Al niño le es muy molesto porque le gustaría ir a un campamento de verano, pero teme que mojará la cama allí también. La exploración física es normal, y el niño por lo demás tiene un desarrollo típico para la edad. Las intervenciones conductuales tales como limitar la ingesta de líquidos antes de dormir y el aparato de campana y almohadilla no han sido eficaces. En este momento, ¿cuál de las siguientes es la mejor opción de tratamiento farmacológico para la enuresis de este niño?

(A) Imipramina

(B) Diazepam

(C) Acetato de desmopresina

(D) Paracetamol

(E) Ácido acetilsalicílico

14. Los progenitores de un niño de 8 años de edad informan que su comportamiento en casa es problemático. Se niega a realizar sus deberes y a menudo pelea con su hermano de 6 años y su hermana de 11 años. Su maestro informa que se porta bien en la escuela, trabaja al nivel esperado y se lleva bien con otros niños. La exploración médica es irrelevante. La explicación más probable para este cuadro es:

(A) Trastorno oposicionista desafiante
(B) Trastorno por déficit de atención/hiperactividad (TDAH)
(C) Dificultades sociales en la familia
(D) Trastorno de la conducta
(E) Comportamiento normal y apropiado para la edad

15. Una niña de 2 años de edad quien ha alcanzado todos sus hitos del desarrollo en las edades típicas no parece poder poner atención a una tarea durante más de 15 min a la vez en la guardería. A menudo se levanta de su asiento para caminar por la habitación o jugar en el suelo. La niña juega con otros niños, pero se niega a compartir sus juguetes con ellos. La exploración médica no muestra signos relevantes. La explicación más probable para el comportamiento de esta niña es:

(A) Comportamiento típico para la edad
(B) Trastorno por déficit de atención/hiperactividad (TDAH)
(C) Trastorno del espectro autista
(D) Trastorno oposicionista desafiante
(E) Síndrome de Rett

Respuestas y explicaciones

D. Si bien puede sobreponerse con otros problemas del aprendizaje, no está claro si este niño tiene TDAH. Por lo tanto, administrarle un fármaco estimulante no sería apropiado. El hecho de que el niño sea bueno en matemáticas, su edad y que sea callado en clase no descartan el TDAH. Los niños con TDAH pueden tener un desempeño superior a la media en una o más materias. Además, el TDAH inicia antes de los 12 años de edad y el déficit de atención puede estar presente incluso si el niño no muestra hiperactividad.

1. **D. / 2. B.** Esta niña probablemente padezca el síndrome de Tourette, una afección neurológica crónica con manifestaciones conductuales tales como actividad motriz y vocalizaciones no deseadas. Las vocalizaciones y tics motrices pueden controlarse solo brevemente y luego deben ser expresadas. El tratamiento más eficaz para el síndrome de Tourette es un agonista de la dopamina, es decir, un antipsicótico como el haloperidol.

3. **A.** Este niño, que nunca ha hablado de forma voluntaria y no muestra interés o conexión con sus progenitores, otros adultos o niños a pesar de escuchar bien, probablemente tenga TEA. Abre el grifo del agua para ver el agua correr porque, como a muchos niños con TEA, los movimientos repetitivos lo calman. Cualquier modificación en su ambiente, como ser vestido, causa una molestia intensa, forcejeos y gritos (*véanse también* las respuestas a las preguntas 10 y 11).

4. **B. / 5. C. / 6. D. / 7. D.** Este niño de 9 años de edad, que tiene problemas en la escuela porque molesta a su maestro y a otros estudiantes, tiene problemas conductuales en casa y con sus hermanos, y no parece poder estarse quieto, muestra indicios de TDAH. Los niños con TDAH a menudo pueden aprender bien cuando hay pocos distractores (es decir, a solas con un tutor). Los niños con trastornos de la conducta tienen comportamientos que violan las normas sociales, como robar. Por el contrario, los niños con TDAH tienen problemas para controlar su comportamiento, pero no causan daño intencionado. Los niños con trastorno oposicionista desafiante tienen problemas con las figuras de autoridad, pero no con otros niños o animales. Se piensa que el TDAH es resultado de una disfunción neurológica. Aunque la evidencia anecdótica lo señala, los estudios científicos no han revelado una asociación entre el TDAH y una dieta inadecuada (es decir, con ingesta excesiva de azúcar) o una intolerancia o alergia alimentaria (p. ej., a colorantes o saborizantes artificiales). El trastorno tampoco es resultado del estilo educativo de los progenitores, como puede ser castigos o una permisividad excesiva. Sin embargo, en parte debido a su comportamiento difícil, los niños con TDAH tienen más probabilidades de sufrir abuso físico por sus progenitores. El tratamiento más eficaz para los niños con TDAH es el empleo de estimulantes del sistema nervioso central (SNC), entre los que se incluyen metilfenidato y sulfato de dextroanfetamina. El litio se utiliza para tratar el trastorno bipolar, los antidepresivos se usan principalmente para tratar la depresión, y los sedantes se emplean más para tratar la ansiedad. Si bien la psicoterapia puede ayudar a los progenitores y al niño a afrontar los síntomas conductuales, no es el tratamiento más eficaz, ya que el problema se basa en una disfunción neurológica. Los niños con TDAH tienen mayor riesgo que otros niños de desarrollar trastorno oposicionista desafiante y trastorno de la conducta.

8. **A.** Este niño muestra datos de trastorno de ansiedad por separación. A los 3-4 años de edad, los niños deben ser capaces de pasar algún tiempo lejos de sus progenitores, como en la escuela. La mejor recomendación del pediatra para los progenitores es que vayan a la escuela con el niño y, a lo largo de los días, gradualmente pasen menos tiempo ahí. Permitir que el niño siga en casa o contratar un tutor para casa solo aumentará la dificultad del niño para separarse de sus progenitores. El tratamiento farmacológico no es de primera elección en el tratamiento de este niño.

9. **D.** Este niño muestra datos de trastorno de la conducta. Los niños con este trastorno tienen poco o ningún interés por los demás o por los animales (p. ej., a este niño le parece que torturar animales es "divertido") (*véanse también* las respuestas a las preguntas 4-7).

10. D. / 11. E. Es probable que este niño, que no desea que le toquen, llora cuando cambian su ambiente (es decir, cuando lo bañan) y no establece contacto visual, padezca TEA. Los niños con TEA tienen grandes dificultades con las relaciones interpersonales. Los problemas de atención y concentración son más característicos del TDAH. Los niños con trastorno de la conducta suelen tener poco auto-control y tienden a romper las reglas sociales. Puede presentarse hiperactividad, pero no se asocia específicamente con TEA. La principal característica que diferencia el TEA de niveles 1 o 3 es que, en el segundo, a diferencia del primero, hay retraso en el desarrollo del lenguaje, y este niño muestra desarrollo del lenguaje relativamente normal. Los intereses restringidos o inusuales (en este caso, intenso interés en las licencias de autos), habilidades especiales, concentrarse en mantener rutinas y problemas con la relación con los demás son todos característicos de todos los niveles de TEA.

12. B. Este niño, que muestra datos de síndrome de Tourette, también está en riesgo de desarrollar trastorno obsesivo-compulsivo (TOC) en la edad adulta. Ambos trastornos implican una disfunción del núcleo caudado. Los trastornos convulsivos, trastorno de la conducta, esquizofrenia y TEA no se asocian particularmente con el síndrome de Tourette (*véase también* la respuesta a la pregunta 1).

13. C. La mejor opción para el tratamiento farmacológico de la enuresis en un niño mayor es el acetato de desmopresina. La imipramina también es de utilidad para tratar la enuresis, pero tiene más efectos adversos. El diazepam (una benzodiazepina), que se utiliza para tratar la ansiedad, y el paracetamol y el ácido acetilsalicílico, que se emplean en el tratamiento del dolor leve, no son de utilidad para tratar la enuresis.

14. C. La explicación más probable por la que este niño se porta mal en casa, pero no en la escuela, es que hay dificultades sociales en la familia, por ejemplo, problemas en la relación entre ambos progeni-tores. Por el contrario, los niños con trastorno de la conducta muestran comportamiento que viola las normas sociales (p. ej., robar). Los niños con TDAH tienen problemas para controlar su compor-tamiento, y los niños con trastorno oposicionista desafiante tienen problemas al tratar con las figuras de autoridad. En estos trastornos, las dificultades del comportamiento típicamente se presentan tanto en casa como en la escuela.

15. A. Esta niña de 2 años de edad muestra un comportamiento típico para su edad. Los niños de 2 años de edad no pueden poner atención durante más de unos cuantos minutos a la vez, aún no juegan de forma cooperativa con otros niños y, por lo general, son renuentes a compartir sus juguetes (*véase también* el cap. 1). El TDAH, el trastorno de la conducta y el trastorno oposicionista desafiante pueden ser difíciles de distinguir del comportamiento típico en los niños menores de 4 años.

Capítulo 16

Terapias biológicas: psicofarmacología

Pregunta típica de examen

Un hombre de 60 años de edad con trastorno depresivo mayor ha estado tomando 40 mg/día de fluoxetina durante los últimos 3 meses. Antes de eso, el paciente tomó 40 mg/día de citalopram durante un período de 6 meses. El paciente dice que, aunque vio poca mejoría en comparación como cuando tomaba citalopram, se siente un poco mejor tomando la fluoxetina. Sin embargo, comenta que aún se siente ligeramente deprimido y se queja de que ha aumentado 4 kg de peso desde que inició la fluoxetina. El médico decide reforzar la fluoxetina añadiendo otro medicamento. De las siguientes opciones, el medicamento más apropiado para reforzar el tratamiento en este paciente es:

- **(A)** Bupropión
- **(B)** Lorazepam
- **(C)** Nortriptilina
- **(D)** Olanzapina
- **(E)** Fenelzina

(*Véase* "Respuestas y Explicaciones" al final del capítulo.)

I. INTRODUCCIÓN

A. **Anomalías en los neurotransmisores.** Las alteraciones en los neurotransmisores están implicadas en la etiología de muchas enfermedades psiquiátricas (p. ej., trastornos psicóticos, trastornos depresivo y bipolar, trastornos de ansiedad) (*véase* cap. 4).

B. Aunque la normalización en las concentraciones de neurotransmisores mediante **tratamiento farmacológicos** puede mejorar los síntomas, estos cambios **no curan propiamente** los trastornos psiquiátricos.

C. Los medicamentos psicofarmacológicos también pueden ser útiles para el **tratamiento de los síntomas de ciertas afecciones médicas** (p. ej., problemas gastrointestinales, dolor, convulsiones).

II. ANTIPSICÓTICOS

A. **Introducción**
1. Los fármacos antipsicóticos (anteriormente llamados *neurolépticos* o *tranquilizantes mayores*) se utilizan en el tratamiento de la **esquizofrenia**, así como en el manejo de síntomas psicóticos asociados con otros trastornos psiquiátricos y físicos.
2. Los antipsicóticos también se emplean médicamente para tratar las náuseas, el hipo, la ansiedad y la agitación intensas y el síndrome de Tourette.

3. Aunque los antipsicóticos suelen tomarse diariamente por vía oral, los pacientes con bajo cumplimiento pueden ser tratados con formas de **"depósito"** de larga duración, como el **decanoato de haloperidol** o el **decanoato de flufenazina**, administrados de forma intramuscular cada 2-4 semanas.

4. Un medicamento antipsicótico puede ser clasificado como **tradicional** (**p. ej., típico**) o **atípico**, según su modo de acción y su perfil de efectos secundarios.

B. **Antipsicóticos típicos**

1. Los medicamentos antipsicóticos típicos actúan principalmente mediante el **bloqueo de los receptores centrales de dopamina 2 (D$_2$)**.

2. Aunque los síntomas negativos de la esquizofrenia, como el aislamiento social, pueden mejorar con el tratamiento continuo, los medicamentos antipsicóticos tradicionales son **más eficaces para los síntomas positivos**, como las alucinaciones y los delirios (*véase* cap. 11).

3. **Efectos adversos** de los antipsicóticos típicos (tabla 16-1)

   a. Los fármacos de **baja potencia** (p. ej., clorpromazina, tioridazina) se asocian principalmente con efectos adversos **no neurológicos**. Dado que hay mejores opciones (p. ej., los medicamentos atípicos), hoy en día rara vez se utilizan.

   b. Los fármacos de **alta potencia** (p. ej., haloperidol, trifluoperazina, flufenazina, perfenazina, tiotixeno y molindona) se asocian principalmente con efectos adversos **neurológicos** como la **acatisia** (inquietud motriz extrema) y otros **síntomas extrapiramidales** (SEP).

   c. Los fármacos relacionados con los antipsicóticos, como el antagonista del receptor de dopamina **metoclopramida**, que se utiliza para reducir las náuseas y vómitos en pacientes con enfermedades médicas, pueden tener efectos adversos neurológicos similares.

C. **Antipsicóticos atípicos** (p. ej., aripiprazol, clozapina, olanzapina, risperidona, quetiapina, ziprasidona, asenapina, iloperidona, lurasidona, paliperidona, brexpiprazol y cariprazina)

1. A diferencia de los antipsicóticos tradicionales, un mecanismo de acción importante de los antipsicóticos atípicos parece ser sobre los **sistemas serotoninérgicos**. También afectan receptores dopaminérgicos distintos a los de D$_2$ (p. ej., D$_1$, D$_3$ y D$_4$).

2. Algunos antipsicóticos atípicos también están indicados para el tratamiento del **trastorno bipolar**.

3. **Ventajas** de los fármacos atípicos sobre los fármacos tradicionales:

   a. Los fármacos atípicos, particularmente la clozapina, pueden ser **más eficaces** cuando se usan para tratar los **síntomas negativos** crónicos y resistentes al tratamiento de la esquizofrenia (*véase* cap. 11).

T a b l a 16-1 Efectos adversos de los antipsicóticos típicos

Sistema	Efectos adversos
Efectos adversos no neurológicos - Más frecuentes con los medicamentos tradicionales de baja potencia	
Circulatorio	Hipotensión ortostática (postural) Anomalías en el electrocardiograma (p. ej., prolongación de los intervalos QT y PR)
Endocrino	Aumento en las concentraciones de prolactina que causa ginecomastia (aumento del tamaño de las mamas), galactorrea, disfunción eréctil, amenorrea, disminución de la libido
Hemático	Leucopenia, agranulocitosis
Hepático	Ictericia, aumento de las concentraciones de enzimas hepáticas
Tegumentario	Erupciones cutáneas, fotosensibilidad, coloración grisácea de la piel
Oftálmico	Pigmentación retiniana irreversible (particularmente con la tioridazina)
Anticolinérgico	Efectos periféricos: boca seca, estreñimiento, retención urinaria y visión borrosa Efectos centrales: agitación y desorientación
Antihistamínico	Aumento de peso y sedación
Efectos adversos neurológicos - Más frecuentes con los agentes tradicionales de alta potencia	
Extrapiramidales	Seudoparkinsonismo (rigidez muscular, marcha arrastrada, temblor en reposo, expresión facial en máscara) Acatisia (sensación subjetiva de inquietud motriz) Distonía aguda (espasmos musculares prolongados); más frecuente en hombres menores de 40 años Tratar con medicamento anticolinérgico (p. ej., benzatropina) o antihistamínico (p. ej., difenhidramina)
Otros	Rara vez reversible Síndrome neuroléptico maligno (*véase* la tabla 16-4 para los síntomas y el tratamiento); más frecuente en hombres y en la fase inicial del tratamiento; tasa de mortalidad de alrededor del 20% Disminución del umbral de convulsiones

T a b l a 16-2 Efectos adversos de algunos medicamentos antipsicóticos atípicos[a]

Efecto adverso	Aripiprazol	Clozapina	Olanzapina	Risperidona	Quetiapina	Ziprasidona	Asenapina	Iloperidona	Lurasidona	Paliperidona
SMB	±	++++	+++	++	+++	+	±	+	±	±
SEP	+	±	+	+++	±	±	+	±	++	++
Aumento de la prolactina	±	±	±	+++	±	±	±	±	±	++
Sedación	±	++++	+++	++	+++	++	++	++	++	±
Aumento del intervalo QT	+	++	++	++	++	++++	++	++++	±	++

[a]Se agradece el apoyo de la Dra. Meredith Brandon para elaborar esta tabla.
SEP, síntomas extrapiramidales; *SMB*, síndrome metabólico (aumento de peso, diabetes mellitus); ±, pocos o nulos; +, leves; ++, moderados; +++, intensos; ++++, muy intensos.

   b. Tienen **menor probabilidad de causar síntomas neurológicos adversos** y distonía (*véase* tabla 16-1) y, por lo tanto, hoy en día son los **medicamentos de primera línea** para tratar trastornos psiquiátricos crónicos tales como la esquizofrenia.
4. Desventajas de los medicamentos atípicos:
   a. Los fármacos atípicos pueden aumentar la probabilidad de presentar discrasias sanguíneas como la **agranulocitosis** (recuento de granulocitos muy bajo que conduce a infecciones graves); la **clozapina** es el medicamento más problemático en este sentido.
   b. También pueden aumentar la probabilidad de tener **convulsiones**, anomalías metabólicas que conducen a **aumento de peso**, efectos secundarios anticolinérgicos y pancreatitis.
   c. Algunos fármacos atípicos tienen más efectos adversos que otros. En la tabla 16-2 se muestran los efectos adversos de algunos fármacos atípicos con respecto al síndrome metabólico, entre los cuales se incluyen **aumento de peso** y **diabetes tipo 2**, **SEP** y **aumento de la prolactina**, **sedación** y efectos cardiovasculares tales como **prolongación del intervalo QT**.

III. ANTIDEPRESIVOS

A. Introducción
1. Los **antidepresivos heterocíclicos (AHC)**, los **inhibidores selectivos de la recaptación de serotonina (ISRS)**, los **inhibidores selectivos de la recaptación de serotonina y noradrenalina (IRSN)**, los **inhibidores de la monoaminooxidasa (IMAO)** y los **antidepresivos atípicos** se utilizan para tratar la depresión. Estos fármacos también tienen otros usos clínicos (tabla 16-3).
2. Se piensa que todos los antidepresivos aumentan la disponibilidad de la serotonina o la noradrenalina en las sinapsis a través de la inhibición de los mecanismos de recaptación (p. ej., AHC, ISRS, IRSN) o bloqueo de la MAO (p. ej., IMAO), lo que al final conduce a una **regulación a la baja de los receptores postsinápticos** y mejora en el estado de ánimo (*véase* cap. 4).
3. Todos los antidepresivos requieren **3-6 semanas para actuar** y todos tienen la **misma eficacia**.
4. Aunque los AHC fueron en su tiempo la piedra angular del tratamiento, dado su perfil más positivo de efectos secundarios, hoy en día son los **ISRS** (p. ej., fluoxetina) los **fármacos de primera línea**.
5. Los antidepresivos **no elevan el estado de ánimo en personas no deprimidas y no tienen potencial de adicción**. Sin embargo, pueden **precipitar episodios maníacos** en pacientes potencialmente bipolares.
6. Los **estimulantes**, como el metilfenidato o la dextroanfetamina, también son útiles en el tratamiento de la depresión. Actúan rápidamente y, por lo tanto, mejoran el estado de ánimo en pacientes con enfermedad terminal o adultos mayores. También son útiles en pacientes con depresión resistente a otros tratamientos, y en aquellos en riesgo de desarrollar efectos adversos de otros medicamentos para la depresión. Las desventajas incluyen su potencial de adicción.

Tabla 16-3   Medicamentos antidepresivos (agrupados alfabéticamente por categoría)

Medicamento	Efectos	Usos clínicos, además de la depresión, aprobados por la FDA
Medicamentos (antidepresivos) heterocíclicos (AHC)		
Amitriptilina	Sedante Anticolinérgico Intervalo QT prolongado	Depresión con insomnio Dolor crónico
Clomipramina	El más específico de los AHC para serotonina Sedante, antihistaminérgico Anticolinérgico	Trastorno obsesivo-compulsivo (TOC) Enfermedad por úlcera péptica Prurito
Doxepina	Hipotensión ortostática Intervalo QT prolongado	Trastorno de pánico con agorafobia Enuresis Trastornos de la alimentación
Imipramina	Puede causar convulsiones	Ansiedad con características depresivas
Maprotilina	El que menos probabilidad tiene de los AHC de causar hipotensión ortostática	Depresión en adultos mayores Prurito Pacientes con enfermedades cardíacas
Nortriptilina	Estimulante	TDAH Narcolepsia
Inhibidores selectivos de la recaptación de serotonina (ISRS)		
Citalopram	Mayor cardiotoxicidad que otros ISRS Pocos efectos en el citocromo P450	TOC (paroxetina, sertralina, fluoxetina) Trastorno de pánico (paroxetina, sertralina, fluoxetina)
Escitalopram	El más específico de los ISRS para serotonina Pocos efectos en el citocromo P450 Menos efectos secundarios que el citalopram Rápido alivio de los síntomas	Dolor crónico Trastornos parafílicos Trastorno de ansiedad generalizada (paroxetina y escitalopram)
Fluoxetina	Puede causar agitación e insomnio inicialmente Disfunción sexual Puede causar algo de pérdida de peso	Disforia premenstrual (sertralina) Bulimia nerviosa (fluoxetina)
Fluvoxamina	Actualmente indicado solo para el TOC	
Paroxetina	El más sedante de los ISRS El más anticolinérgico de los ISRS Disfunción sexual	Eyaculación precoz Trastorno dismórfico corporal Síntomas de la menopausia
Sertralina	El que más probabilidad tiene de los ISRS de causar alteraciones gastrointestinales (p. ej., diarrea)	Trastorno de ansiedad social (paroxetina, sertralina) TEPT (paroxetina, sertralina)
Vilazodona	Agonista parcial del receptor ISRS + 5-HT$_{1A}$	Indicado solo para el trastorno depresivo mayor
Vortioxetina	Disfunción sexual	Indicado solo para el trastorno depresivo mayor
Inhibidores de la recaptura de serotonina y noradrenalina (IRSN)		
Duloxetina	Rápido alivio de los síntomas Pocos efectos secundarios sexuales	Trastorno de ansiedad generalizada Trastorno de ansiedad social Dolor crónico (duloxetina)
Levomilnaciprán	Dosis una vez al día	Indicado solo para el trastorno depresivo mayor
Venlafaxina y desvenlafaxina	Rápido alivio de los síntomas Pocos efectos secundarios sexuales Pocos efectos en el citocromo P450 Aumento de la presión arterial diastólica en dosis altas	Trastorno de pánico
Inhibidores de la monoaminooxidasa (IMAO)		
Isocarboxazida Tranilcipromina Fenelzina Selegilina	Crisis hiperadrenérgica precipitada por ingesta de aminas vasopresoras en alimentos que contienen tiramina o fármacos simpaticomiméticos Hipotensión ortostática	Depresión geriátrica Depresión atípica Trastornos de dolor Trastornos alimentarios Trastorno de pánico Trastorno de ansiedad social

(*continúa*)

T a b l a **16-3**	Medicamentos antidepresivos (agrupados alfabéticamente por categoría) (*continuación*)	
Medicamento	**Efectos**	**Usos clínicos, además de la depresión, aprobados por la FDA**
Otros antidepresivos		
Amoxapina	Efectos antidopaminérgicos (p. ej., síntomas parkinsonianos, galactorrea, disfunción sexual) Su sobredosis es la más peligrosa	Depresión con características psicóticas
Brexanolona	Modulador de los receptores de ácido γ-aminobutírico A (GABA$_A$). Se administra por vía intravenosa durante 60 h	Depresión posparto
Bupropión	Insomnio Convulsiones: evítese en pacientes con trastornos de la alimentación que se purgan Sudoración Pocos efectos adversos sexuales	Dejar de fumar Trastorno depresivo mayor con patrón estacional o como refuerzo para la disfunción sexual inducida por ISRS o depresión "resistente al tratamiento" TDAH en el adulto Obesidad
Esketamina	Espray nasal derivado de la ketamina indicado para usarse con antidepresivos orales	Depresión resistente al tratamiento
Mirtazapina	Aumento del apetito	Insomnio
Trazodona	Sedación Priapismo (tratado con inyección peneana de fenilefrina) Hipotensión	Insomnio
Vilazodona	Menos efectos adversos sexuales	Indicada solo para el trastorno depresivo mayor

7. Los pacientes con **"depresión resistente al tratamiento"** (trastorno depresivo mayor que no ha respondido de forma satisfactoria a al menos dos esquemas de tratamiento con medicamentos antidepresivos) pueden beneficiarse de un reforzamiento del tratamiento con liotironina (una forma sintética de la forma metabólicamente activa de la T$_4$, la triyodotironina [T$_3$]), un antipsicótico u otro antidepresivo como el bupropión.

B. Antidepresivos heterocíclicos (AHC)
   1. Los AHC bloquean la recaptación de noradrenalina y serotonina en la sinapsis. Algunos también bloquean la recaptación de dopamina.
      a. Estos fármacos también bloquean los receptores muscarínicos de la acetilcolina, lo que produce **efectos anticolinérgicos** (p. ej., boca seca, visión borrosa, retención urinaria, estreñimiento, confusión); están contraindicados en los pacientes con **glaucoma**.
      b. Los receptores de histamina también son bloqueados por los AHC, lo que da lugar a efectos antihistaminérgicos (p. ej., **aumento de peso** y **sedación**).
   2. Otros efectos adversos incluyen efectos cardiovasculares, como hipotensión ortostática y prolongación del intervalo QT, y efectos neurológicos como temblor, así como aumento de peso y disfunción sexual.
   3. Los AHC son **peligrosos en caso de sobredosis**.

C. ISRS e IRSN
   1. Los ISRS bloquean de forma selectiva la recaptación de serotonina; los IRSN bloquean la recaptación tanto de serotonina como de noradrenalina.
   2. Los ISRS e IRNS tienen poco efecto sobre los sistemas de acetilcolina o histamina.
   3. Debido a esta selectividad, los ISRS e IRSN causan **menos efectos secundarios** y son **más seguros en caso de sobredosis, en adultos mayores** y en pacientes **embarazadas**, que los AHC o los IMAO.
   4. Los IRSN pueden actuar **más rápidamente** (p. ej., en 2-3 semanas) y causan menos efectos secundarios sexuales que los ISRS.

D. IMAO
   1. Los IMAO inhiben la degradación de neurotransmisores por la monoaminooxidasa A (MAO$_A$) en el cerebro en una reacción irreversible.

2. Estos medicamentos pueden ser particularmente útiles en el tratamiento de la **depresión atípica** (*véase* cap. 12) y la resistencia al tratamiento con otros medicamentos.
3. Una gran desventaja de los IMAO es una reacción **potencialmente mortal** cuando se toman en conjunto con ciertos alimentos o medicamentos. Esta reacción se presenta porque:
   a. **La MAO metaboliza tiramina, un vasopresor, en el tubo digestivo.**
   b. Si se inhibe la MAO, la ingesta de **alimentos ricos en tiramina** (p. ej., quesos añejos, cerveza, vino, carne o hígado de pollo, y carnes o pescados ahumados) puede aumentar las concentraciones de tiramina.
   c. El aumento en la tiramina puede causar hipertensión arterial, sudoración, cefalea y vómitos (p. ej., **crisis hipertensiva** o noradrenérgica), que a su vez pueden conducir a un **ictus** y la **muerte**.
   d. El uso de un noradrenérgico, es decir, **medicamentos simpaticomiméticos** (p. ej., efedrina, metilfenidato, fenilefrina, seudoefedrina), puede tener el mismo efecto, por lo que debe evitarse.
4. Otros efectos adversos de los IMAO son similares a los de los heterocíclicos, e incluyen el peligro en caso de sobredosis.
5. **El síndrome serotoninérgico**
   a. Los IMAO y los ISRS o AHC utilizados juntos, así como los IMAO usados junto con analgésicos serotoninérgicos, como **meperidina** o **tramadol**, pueden causar interacciones medicamentosas potencialmente mortales, el síndrome serotoninérgico.
   b. Este síndrome se caracteriza por **fiebre alta**, inestabilidad autónoma, cefalea, convulsiones, delirio, náuseas, diarrea, vómitos y mioclono (espasmos musculares).
   c. Para evitar esta reacción, el **período de lavado** recomendado para un ISRS o un AHC antes de iniciar un IMAO es de 5 semanas y 2 semanas, respectivamente.
   d. En la tabla 16-4 se comparan **tres síndromes que ponen en peligro la vida** (cada uno seguido de una nemotecnia), todos asociados con el uso de fármacos psicoactivos: el síndrome neuroléptico maligno (**FALTER**), el síndrome serotoninérgico (**FADEM**) y la crisis hipertensiva (**ETHICS**).

T a b l a 16-4 Comparación entre el síndrome neuroléptico maligno, el síndrome serotoninérgico y la crisis hipertensiva

Síndrome	Neurotransmisor afectado	Fármacos causales	Síntomas	Hallazgos de laboratorio	Tratamiento
Síndrome neuroléptico maligno	Disminución de la dopamina (DA)	Antipsicóticos (p. ej., haloperidol) Antieméticos (p. ej., metoclopramida)	**"FALTER"** 1. **F**iebre 2. Inestabilidad **A**utónoma 3. **L**eucocitosis 4. **T**emblor 5. **R**igidez "en tubo de plomo" 6. Cambios en el estado mental 7. Bradicinesia 8. Inicio lento	Aumento de 1. Creatina-fosfocinasa (CPK) 2. Enzimas hepáticas 3. Leucocitos (leucocitosis) 4. Mioglobina en orina	Suspender el fármaco Tratamiento de apoyo y agonistas DA (p. ej., bromocriptina) y relajantes musculares (p. ej., dantroleno)
Síndrome serotoninérgico	Aumento de la serotonina (5-HT)	ISRS + IMAO (p. ej., fenelzina) ISRS + analgésicos serotoninérgicos (p. ej., meperidina, tramadol) ISRS + supresor de la tos (p. ej., dextroanfetamina)	**"FADEM"** 1. **F**iebre 2. Inestabilidad **A**utónoma 3. **D**iarrea 4. **M**ioclonos 5. Cambios en el estado mental 6. Hipocinesia 7. Inicio rápido	No hay cambio en la CPK o en las enzimas hepáticas	Suspender el fármaco Tratamiento de apoyo y medicamento antiserotonina (p. ej., ciproheptadina)
Crisis hipertensiva	Aumento de la noradrenalina (NA)	IMAO + tiramina (en los alimentos) IMAO + estimulante (p. ej., seudoefedrina)	**"ETHICS"** 1. **E**levación de la presión arterial 2. **T**iramina 3. Cefalea (***H****eadache*) 4. Dolor torácico (***C****hest pain*) 5. Convulsiones (***S****eizures*)	Aumento en el nitrógeno ureico en sangre (BUN)	Suspender el fármaco Tratamiento de apoyo y medicamento hipotensor (p. ej., fentolamina i.v.)

IMAO, inhibidor de la monoaminooxidasa; *ISRS*, inhibidor selectivo de la recaptación de serotonina.

IV. ESTABILIZADORES DEL ESTADO DE ÁNIMO

A. Litio (carbonato y citrato)

1. El litio es un estabilizador del estado de ánimo utilizado para prevenir tanto la fase maníaca como la depresiva del trastorno bipolar.

2. También puede utilizarse para **aumentar la eficacia de los fármacos antidepresivos** en la enfermedad depresiva, y para **controlar la conducta agresiva** (*véase* cap. 20).

3. Los **efectos adversos** del uso crónico del litio incluyen:
   a. Hipotiroidismo
   b. Temblor
   c. Disfunción renal que conduce a diabetes insípida
   d. Problemas en la conducción cardíaca
   e. Acné
   f. Deterioro cognitivo leve
   g. Anomalías congénitas (particularmente en el sistema cardiovascular, p. ej., **anomalía de Ebstein**) (*véase* tabla 16-6)

4. El litio requiere **de 2 a 3 semanas para actuar**. Por lo tanto, los antipsicóticos y las benzodiazepinas (BZ), y no el litio, son el tratamiento inicial para los síntomas psicóticos en un episodio maníaco agudo.

5. Debido a su potencial **toxicidad**, las concentraciones de litio en sangre deben mantenerse a 0.8-1.2 mEq/L. Por lo tanto, en los pacientes que están tomando litio, deben evitarse los fármacos que puedan aumentar las concentraciones de esta sal, entre los que se incluyen medicamentos antiinflamatorios no esteroideos (AINE) como el ibuprofeno, diuréticos (p. ej., hidroclorotiazida) y los inhibidores de la enzima convertidora de angiotensina (IECA) (p. ej., captopril).

B. Anticonvulsivos: carbamazepina, oxcarbazepina, ácido valproico y otros

1. Los anticonvulsivos también se utilizan para tratar el trastorno bipolar, particularmente el **trastorno bipolar de ciclos rápidos** (p. ej., más de cuatro episodios al año).

2. La **carbamazepina** puede asociarse con efectos adversos graves, como la **anemia aplásica** y la **agranulocitosis**.

3. El **ácido valproico** puede ser particularmente útil para tratar los síntomas bipolares que resultan de trastornos cognitivos (*véase* cap. 14) y para la profilaxis de la cefalea migrañosa.

4. Los efectos adversos del ácido valproico incluyen problemas gastrointestinales y hepáticos, defectos congénitos del tubo neural (p. ej., **espina bífida**) y alopecia (caída del cabello).

5. **Otros medicamentos anticonvulsivos** que parecen tener efectos estabilizadores del estado de ánimo incluyen lamotrigina, gabapentina, topiramato y tiagabina.

C. Antipsicóticos atípicos. Fármacos como asenapina, cariprazina, olanzapina, quetiapina, risperidona y ziprasidona también están indicados para tratar el trastorno bipolar.

D. Levotiroxina. Es una forma sintética de la tiroxina (T_4) que tiene efectos estabilizadores del estado de ánimo en algunos pacientes con trastorno bipolar.

V. ANSIOLÍTICOS

A. Benzodiazepinas

1. Las BZ activan sitios de unión en el **receptor de ácido γ-aminobutírico A ($GABA_A$)**, lo que disminuye la activación (desencadenamiento) de las células neuronales y musculares.

2. Estos fármacos tienen un inicio y duración de acción corto, intermedio y prolongado, y pueden ser utilizados para tratar otras alteraciones además de los trastornos de ansiedad (tabla 16-5).

3. Sus características de acción está relacionadas con sus indicaciones clínicas y con su potencial de causar adicción; por ejemplo, los fármacos de acción corta son buenos hipnóticos (inductores del sueño), pero tienen un mayor potencial de causar adicción y teratogenicidad en comparación con los fármacos de acción prolongada.

4. Las BZ suelen causar sedación, pero tienen unos cuantos efectos adversos en adultos, además de este.

T a b l a 16-5 Medicamentos ansiolíticos (agrupados alfabéticamente por categoría de duración de acción)

Medicamento	Duración de la acción	Usos clínicos, además de la ansiedad
Benzodiazepinas		
Clorazepato	Corta	Adyuvante en el tratamiento de las crisis convulsivas parciales
Triazolam	Corta	Insomnio
Alprazolam	Intermedia	Depresión, trastorno de pánico, trastorno de ansiedad social
Lorazepam	Intermedia	Agitación psicótica, abstinencia de alcohol, control agudo de las convulsiones
Quazepam	Intermedia	Insomnio
Temazepam	Intermedia	Insomnio
Clordiazepóxido	Larga	Abstinencia de alcohol (particularmente para la agitación)
Clonazepam	Larga	Convulsiones, manía, trastorno de ansiedad social, trastorno de pánico, trastorno obsesivo compulsivo
Diazepam	Larga	Relajación muscular, analgesia, convulsiones, abstinencia de alcohol (particularmente para las convulsiones)
Flurazepam	Larga	Insomnio
No benzodiazepinas		
Ramelteón	Corta	Indicado solo para el insomnio
Zaleplón	Corta	Indicado solo para el insomnio
Zolpidem	Corta (hay disponible una versión "CR" de mayor duración)	Indicado solo para el insomnio
Eszopiclona	Intermedia	Indicada solo para el insomnio
Buspirona	Muy prolongada	Ansiedad en adultos mayores, trastorno de ansiedad generalizada

    5. Con el uso crónico de estos medicamentos pueden desarrollarse **tolerancia** y **dependencia**, y los síntomas de abstinencia pueden poner en peligro la vida.

    6. El **flumazenil** es un antagonista del receptor de BZ que puede revertir los efectos de las BZ en casos de sobredosis, o cuando se utilizan BZ (p. ej., midazolam), para lograr la sedación durante los procedimientos médicos o quirúrgicos.

B. Ansiolíticos no benzodiazepínicos

    1. La **buspirona**, una azaspirodecanodiona, no está relacionada con las BZ.

       a. A diferencia de las BZ, no es sedante y **no se asocia con dependencia**, **adicción** o **abstinencia**.

       b. Se utiliza principalmente para tratar afecciones que causan ansiedad crónica, en las que la dependencia de las BZ puede convertirse en un problema (p. ej., **trastorno de ansiedad generalizada**) (*véase* cap. 13).

       c. La buspirona **tarda hasta dos semanas en actuar**, y puede no ser aceptable para aquellos pacientes que están acostumbrados a tomar las BZ de acción rápida para sus síntomas.

    2. El **zolpidem**, el **zaleplón**, la **eszopiclona**, el **suvorexant** y el **ramelteón** son fármacos de acción corta utilizados principalmente para tratar el insomnio (*véase* cap. 10). Al igual que las BZ, los primeros cuatro de estos fármacos actúan sobre el receptor GABA$_A$. Por el contrario, el ramelteón es un **agonista selectivo de la melatonina**.

    3. Los **antihipertensivos**, incluyendo los β-bloqueadores (bloquean los receptores adrenérgicos tanto α_1 como β_2) y el propranolol, y los antagonistas del receptor α_2-adrenérgico, como la clonidina, disminuyen el estado excesivo de alerta autónomo y se utilizan para tratar los síntomas físicos de la ansiedad (p. ej., taquicardia), particularmente en los pacientes con ansiedad social, como el miedo a hablar en público.

VI. MEDICAMENTOS PSICOACTIVOS EN EL EMBARAZO

A. Cuando una mujer en edad reproductiva tiene síntomas psiquiátricos, a menudo hay preguntas en relación con si deben administrarse o no medicamentos psicoactivos durante el embarazo.

B. Los beneficios potenciales de muchos medicamentos psicoactivos pueden favorecer su utilización durante el embarazo. En la tabla 16-6 se incluyen las categorías de la Food and Drug Administration (**FDA**) de Estados Unidos para el uso de medicamentos psicoactivos durante el embarazo. Por ejemplo, la mayoría de los antidepresivos y antipsicóticos se ubican en la **categoría C** de la FDA para su uso en el embarazo. Por el contrario, dado que las BZ pueden causar dificultades respiratorias, músculos "laxos" y otros efectos adversos en recién nacidos de madres que los utilizan durante el embarazo, estos medicamentos se encuentran en las **categorías D y X** de la FDA. La FDA actualmente está cambiando este sistema de cinco categorías, y lo remplazará con un sistema nuevo que incluirá información adicional, por ejemplo, el riesgo para el recién nacido durante la lactancia.

Tabla 16-6 Fármacos psicoactivos agrupados por categoría de la FDA para su uso en el embarazo (en orden alfabético según el tipo de medicamento)

Categoría en el embarazo	Antipsicóticos	Antidepresivos	Estabilizadores del estado de ánimo	Ansiolíticos
A	Ninguno	Ninguno	Ninguno	Ninguno
B	Clozapina Lurasidona	Bupropión Maprotilina	Ninguno	Buspirona Zolpidem
C	Aripiprazol Asenapina Clorpromazina Flufenazina Haloperidol Iloperidona Loxapina Olanzapina Paliperidona Perfenazina Pimozida Quetiapina Risperidona Tioridazina Tiotixeno Trifluoperazina Ziprasidona	Amitriptilina Amoxapina Citalopram Clomipramina Desipramina Doxepina Duloxetina Escitalopram Fluoxetina Fluvoxamina Imipramina Mirtazapina Nortriptilina Protriptilina Sertralina Trazodona Venlafaxina	Lamotrigina	Eszopiclona Quazepam Zaleplón
D	Ninguno	Paroxetina	Carbamazepina Litio Ácido valproico	Alprazolam Clordiazepóxido Clonazepam Clorazepato Diazepam Lorazepam Oxazepam
X	Ninguno	Ninguno	Ninguno	Estazolam Flurazepam Temazepam Triazolam Midazolam

Categoría **A.** No hay riesgo para el feto en estudios en animales o en seres humanos.
Categoría **B.** No hay riesgo o hay poco riesgo para el feto en estudios en animales; no se ha observado riesgo en estudios en seres humanos.
Categoría **C.** Riesgo al feto en animales; no hay estudios adecuados en seres humanos. El beneficio potencial puede hacer que esté indicado su uso en el embarazo.
Categoría **D.** Riesgo al feto en humanos. El beneficio potencial puede hacer que esté indicado su uso en el embarazo.
Categoría **X.** El riesgo fetal en seres humanos sobrepasa los beneficios potenciales.

VII. TERAPIA ELECTROCONVULSIVA Y TERAPIAS RELACIONADAS

A. **Usos de la terapia electroconvulsiva (TEC)**
1. La TEC proporciona un tratamiento **rápido**, **eficaz** y **seguro** para algunos trastornos psiquiátricos.
   a. Suele utilizarse para tratar el **trastorno depresivo mayor** que es **resistente a los antidepresivos**.
   b. La TEC puede estar indicada para la depresión intensa cuando se requiere de forma imperativa una rápida resolución de los síntomas, debido a **síntomas psicóticos** o **riesgo de suicidio** (*véase* cap. 12).
   c. La TEC es particularmente útil para tratar la **depresión en los adultos mayore**s, ya que puede ser más segura que el uso de antidepresivos a largo plazo. También puede utilizarse para tratar la depresión durante el embarazo.
2. No se conoce con precisión cuál es el mecanismo de acción de la TEC, pero puede estar relacionado con la alteración de la función de los neurotransmisores, de forma similar al tratamiento con medicamentos psicoactivos.

B. **Administración**
1. La TEC implica la inducción de una **convulsión generalizada**, de 25-60 s de duración, mediante el **paso de una corriente eléctrica a través del cerebro**.
2. Antes de la inducción de la convulsión, el paciente es **premedicado** (p. ej., con atropina), y luego se le administra anestesia general de corta duración (p. ej., metohexital) y un relajante muscular (p. ej., succinilcolina) para evitar lesiones durante la convulsión.
3. La mejoría en el estado de ánimo suele **comenzar después de varios tratamientos con TEC**. La respuesta máxima a la TEC suele observarse después de 5-10 tratamientos administrados durante un período de 2-3 semanas.

C. **Problemas asociados con la TEC**
1. Los principales efectos adversos de la TEC son los **problemas de memoria**.
2. Un **aumento de la presión intracraneal** o un **infarto de miocardio** reciente (en las últimas 2 semanas) son **contraindicaciones** relativas para la TEC.
3. La tasa de mortalidad asociada con la TEC es baja, y es comparable con la tasa de mortalidad de la inducción de anestesia general.

D. **Otras terapias somáticas**
1. La **estimulación magnética transcraneal** (**EMT**) es un tipo de tratamiento en el que se aplica una corriente eléctrica a través de la piel cabelluda durante períodos de 45 min en sesiones repetidas, para generar un campo magnético de alrededor de 2 cm de profundidad que estimula las interneuronas corticales que yacen en paralelo a la superficie del cerebro. La EMT ha sido aprobada por la FDA para la depresión resistente al tratamiento.
2. Recientemente, la FDA aprobó una variante de la EMT, la **estimulación por estallidos theta** (**EET**), en la que se aplica EMT solo durante períodos cortos (3 min).

Autoevaluación

Preguntas 1 y 2

Un hombre de 22 años de edad con esquizofrenia, que ha estado tomando un antipsicótico durante los últimos 3 meses, informa que recientemente ha experimentado una sensación molesta en los brazos y piernas durante el día, y necesita moverlos constantemente. Debido a esto, solo puede estar sentado sin moverse durante algunos minutos cada vez.

1. Este efecto secundario del medicamento se describe mejor como:

(A) Síndrome de piernas inquietas
(B) Síndrome neuroléptico maligno
(C) Acatisia
(D) Discinesia tardía
(E) Distonía aguda
(F) Seudoparkinsonismo

2. El medicamento antipsicótico que está tomando este paciente es más probablemente:

(A) Iloperidona
(B) Tioridazina
(C) Olanzapina
(D) Haloperidol
(E) Clozapina

Preguntas 3 y 4

Una mujer de 54 años de edad con esquizofrenia, que ha estado tomando un antipsicótico de alta potencia durante los últimos 5 años, tiene movimientos involuntarios de masticación y succión.

3. Estos signos indican que esta paciente tiene un efecto secundario de los antipsicóticos conocido como:

(A) Síndrome de piernas inquietas
(B) Síndrome neuroléptico maligno
(C) Acatisia
(D) Discinesia tardía
(E) Distonía aguda
(F) Seudoparkinsonismo

4. El efecto secundario descrito en la pregunta 3 se trata mejor inicialmente:

(A) Cambiando a un medicamento antipsicótico de baja potencia o atípico
(B) Con un medicamento ansiolítico
(C) Con un medicamento antidepresivo
(D) Con un anticonvulsivo
(E) Suspendiendo el medicamento antipsicótico

Preguntas 5 y 6

Un paciente de 25 años de edad que ha tomado haloperidol durante los últimos 2 meses es trasladado al hospital con una temperatura de 40 °C, presión arterial de 190/110 y rigidez muscular.

5. Estos signos indican que el paciente tiene un efecto secundario de los antipsicóticos conocido como:

(A) Síndrome de piernas inquietas
(B) Síndrome neuroléptico maligno
(C) Acatisia
(D) Discinesia tardía
(E) Distonía aguda
(F) Seudoparkinsonismo

6. El efecto secundario descrito en la pregunta 5 se trata mejor inicialmente:

(A) Cambiando a un medicamento antipsicótico de baja potencia
(B) Con un medicamento ansiolítico
(C) Con un medicamento antidepresivo
(D) Con un anticonvulsivo
(E) Suspendiendo el medicamento antipsicótico

7. Un hombre de 40 años de edad acude al servicio de urgencias con antecedentes de vómitos y diarrea de 4 días de evolución. El paciente muestra un aumento de la presión arterial y la temperatura, así como mioclono. Los estudios de sangre y orina están dentro de límites normales, y no hay evidencia de infección. El paciente, que ha estado tomando 40 mg/día de fluoxetina durante años, recientemente ha empezado a tomar un medicamento para el dolor de espalda. ¿Cuál de los siguientes es el medicamento que más probablemente esté tomando este paciente?

(A) Oxicodona
(B) Hidrocodona
(C) Gabapentina
(D) Tramadol
(E) Ibuprofeno

8. Una mujer de 30 años de edad comenta con su médico que todos los días necesita hacer al menos tres veces la ruta para ir al trabajo desde su casa para asegurarse de que no atropelló a ningún animal en el camino. De los siguientes, el tratamiento farmacológico más apropiado a largo plazo para esta paciente es:

(A) Un antipsicótico de alta potencia
(B) Un anticolinérgico
(C) Un ansiolítico
(D) Un antidepresivo
(E) Litio

9. Una mujer de 45 años de edad presenta síntomas de trastorno depresivo mayor. La paciente nunca ha tomado antidepresivos anteriormente. El médico decide prescribirle fluoxetina. La razón más probable para esta elección es que, comparado con los antidepresivos heterocíclicos, la fluoxetina:

(A) Es más eficaz
(B) Actúa más rápido
(C) Tiene menos efectos secundarios
(D) Es menos probable que cause adicción
(E) Tiene una duración más prolongada

10. La mejor elección de un medicamento ansiolítico para una mujer de 40 años de edad con trastorno de ansiedad generalizada y antecedentes de adicción a benzodiazepinas es:

(A) Zolpidem
(B) Flurazepam
(C) Clonazepam
(D) Buspirona
(E) Clordiazepóxido
(F) Bupropión

11. Un hombre de negocios de 40 años de edad que ha sido paciente de un médico durante los últimos 5 años, le solicita algún fármaco que le ayude a dormir en un vuelo que durará toda una noche con destino a Australia. La salud general del paciente es buena, y no tiene antecedentes de trastorno por uso de sustancias. De los siguientes, el mejor medicamento para esta situación es:

(A) Zaleplón
(B) Flurazepam
(C) Clonazepam
(D) Buspirona
(E) Clordiazepóxido
(F) Bupropión

12. Un hombre de 57 años de edad con antecedentes de alcoholismo ha decidido dejar de beber. De los siguientes, el fármaco más utilizado para tratar la ansiedad y la agitación asociadas con las etapas iniciales de la abstinencia del alcohol es:

(A) Zaleplón
(B) Flurazepam
(C) Clonazepam
(D) Buspirona
(E) Clordiazepóxido
(F) Bupropión

13. ¿Cuál de los siguientes medicamentos antipsicóticos debe evitarse en un paciente masculino de 30 años de edad con antecedentes de trastorno por consumo de sustancias?

(A) Diazepam
(B) Haloperidol
(C) Fluoxetina
(D) Buspirona
(E) Litio

14. Un hombre de 80 años de edad es llevado por su esposa al servicio de urgencias. El hombre, que tienen antecedentes de depresión y conducta suicida, se rehúsa a comer y dice que ya no vale la pena vivir. La exploración física no muestra alteraciones. Al preguntar a su médico de cabecera y a un psiquiatra que lo trata, ambos comentan que el paciente no ha respondido al menos a tres antidepresivos diferentes que ha tomado en dosis adecuadas y durante períodos correctos en los últimos 2 años. El siguiente paso más apropiado para el tratamiento de este paciente es recomendar:

(A) Diazepam
(B) Terapia electroconvulsiva (TEC)
(C) Psicoterapia
(D) Buspirona
(E) Litio

15. Un hombre de 30 años de edad con esquizofrenia se ha mostrado muy retraído y apático durante más de 10 años. Actualmente está tomando un medicamento antipsicótico que le ayude a ser más extrovertido y sociable. Sin embargo, el paciente presenta convulsiones, y los estudios de sangre muestran agranulocitosis. El medicamento antipsicótico que este paciente está tomando probablemente es:

(A) Risperidona
(B) Tioridazina
(C) Olanzapina
(D) Haloperidol
(E) Clozapina

Preguntas 16 y 17

Un paciente de 30 años de edad es trasladado al servicio de urgencias después de haber sido encontrado corriendo desnudo en la calle. Habla demasiado rápido y comenta al médico que ha regalado su ropa y todo su dinero a un indigente. Dice que Dios habló con él y le dijo que lo hiciera. La exploración física no muestra alteraciones. Sus antecedentes muestran que es un abogado practicante, casado y con tres hijos.

16. El tratamiento inmediato más eficaz para este paciente es:

(A) Litio
(B) Fluoxetina
(C) Amitriptilina
(D) Buspirona
(E) Haloperidol

17. El tratamiento a largo plazo más eficaz para este paciente es:

(A) Litio
(B) Fluoxetina
(C) Amitriptilina
(D) Buspirona
(E) Haloperidol

18. ¿Cuál es el medicamento más apropiado que puede recomendar un médico a un paciente deprimido de 34 años de edad con sobrepeso que necesita un antidepresivo, pero teme aumentar de peso?

(A) Venlafaxina
(B) Tranilcipromina
(C) Trazodona
(D) Doxepina
(E) Amoxapina

(F) Fluoxetina
(G) Nortriptilina
(H) Imipramina

19. ¿Cuál es el medicamento antidepresivo con mayor probabilidad de causar erecciones persistentes (priapismo) en un paciente masculino de 40 años de edad?

(A) Venlafaxina
(B) Tranilcipromina
(C) Trazodona
(D) Doxepina
(E) Amoxapina
(F) Fluoxetina
(G) Nortriptilina
(H) Imipramina

20. ¿Cuál es el medicamento antidepresivo con mayor probabilidad de causar ginecomastia y síntomas parkinsonianos en un paciente masculino de 45 años de edad?

(A) Venlafaxina
(B) Tranilcipromina
(C) Trazodona
(D) Doxepina
(E) Amoxapina
(F) Fluoxetina
(G) Nortriptilina
(H) Imipramina

21. ¿Cuál es el medicamento antidepresivo más apropiado para el rápido alivio de los síntomas de depresión en una mujer de 25 años de edad?

(A) Venlafaxina
(B) Tranilcipromina
(C) Trazodona
(D) Doxepina
(E) Amoxapina
(F) Fluoxetina
(G) Nortriptilina
(H) Imipramina

22. ¿Cuál es el medicamento antidepresivo con mayor probabilidad de causar sedación extrema?

(A) Venlafaxina
(B) Tranilcipromina
(C) Trazodona
(D) Doxepina
(E) Amoxapina
(F) Fluoxetina
(G) Nortriptilina
(H) Imipramina

23. Una mujer de 30 años de edad que está tomando un medicamento antipsicótico informa que ha estado supurando líquido por los pezones. ¿Cuál de las siguientes hormonas es más probable que sea la responsable de este problema?

(A) Progesterona
(B) Testosterona
(C) Prolactina
(D) Estrógenos
(E) Cortisol

24. Un hombre de 35 años de edad que ha estado tomando haloperidol durante el último año desarrolla temblor en reposo, expresión facial en máscara y dificultad para iniciar los movimientos corporales. Tras reducir la dosis de haloperidol, el siguiente paso que debe tomar el médico para aliviar estos síntomas es administrar al paciente:

(A) Un antipsicótico de alta potencia
(B) Un anticolinérgico
(C) Un ansiolítico
(D) Un antidepresivo
(E) Litio

25. Un hombre de 45 años de edad acude al servicio de urgencias con taquicardia sinusal (112 lpm), aplanamiento de las ondas T y prolongación del intervalo QT. El paciente comenta al médico que está tomando "pastillas para los nervios". ¿Cuál de los siguientes medicamentos es más probable que esté tomando el paciente?

(A) Bupropión
(B) Fluoxetina
(C) Lorazepam
(D) Ácido valproico
(E) Imipramina

26. Una mujer de 45 años de edad con esquizofrenia ha estado tomando un antipsicótico atípico durante el último año. Desde que empezó a tomar el medicamento, ha aumentado 15 kg de peso, ha desarrollado diabetes mellitus y muestra prolongación del intervalo QT. Debido a los efectos secundarios de este medicamento, su médico desea cambiar a un medicamento atípico diferente. ¿Cuál de los siguientes medicamentos atípicos sería la mejor opción para esta paciente?

(A) Quetiapina
(B) Ziprasidona
(C) Aripiprazol
(D) Clozapina
(E) Olanzapina

27. Se requiere a un residente para que evalúe a un paciente oncológico en la planta de medicina general. El paciente ha desarrollado espasmo muscular, lo que hace que su cuello gire de forma incontrolable hacia la izquierda. El residente evalúa la lista de medicamentos del paciente y concluye que estos nuevos síntomas probablemente se deban a ¿cuál de los siguientes medicamentos?

(A) Ácido acetilsalicílico
(B) Digoxina
(C) Eritromicina
(D) Fluoxetina
(E) Metoclopramida

28. Un hombre de 23 años de edad con esquizofrenia ha sido tratado con haloperidol a dosis baja durante los últimos 3 años. Desde hace 1 mes, sus síntomas de paranoia y alucinaciones se han vuelto más importantes, y su psiquiatra decide aumentar la dosis del mismo fármaco. La madre del paciente llama al psiquiatra, preocupada porque el paciente parece más lento de lo habitual, y tiene temblor fino en reposo en sus miembros superiores. Además, el paciente se queja de que se siente "rígido". El resto de la exploración médica es normal. ¿Este cuadro clínico sugiere que el paciente está experimentando cuál de las siguientes opciones?

(A) Temblor esencial benigno
(B) Parkinsonismo inducido por antipsicóticos
(C) Síndrome neuroléptico maligno
(D) Enfermedad de Parkinson
(E) Discinesia tardía

Preguntas 29 y 30

Una mujer de 32 años de edad y su esposo comentan al médico que desean tener un bebé, pero que están preocupados acerca del impacto que esto tendrá en el estado emocional de la esposa. La mujer ha tenido tres episodios de depresión mayor en los últimos 10 años, que han sido tratados de forma exitosa con medicamento antidepresivo. La mujer está preocupada de que pueda deprimirse mientras esté embarazada y no pueda tomar el medicamento debido al embarazo.

29. ¿Cuál de las siguientes es la respuesta más apropiada del médico?

(A) "La depresión asociada con el embarazo no está relacionada con depresión mayor; por lo tanto, usted no tiene mayor riesgo de deprimirse mientras esté embarazada."

(B) "El riesgo de depresión es mayor tras el parto, y la depresión durante el embarazo a menudo puede tratarse de forma segura."

(C) "El riesgo de depresión es mayor durante el embarazo, pero la terapia electroconvulsiva (TEC) es bastante segura."

(D) "Dado que usted ha estado libre de síntomas durante el año pasado, no debe tener un riesgo de depresión más elevado que el de la población normal."

(E) "Necesitaremos seguirla de cerca, ya que la tasa de suicidio es más alta en mujeres que están embarazadas en comparación con las mujeres que no lo están."

30. Si el médico decide prescribir un antidepresivo para esta paciente durante el embarazo, ¿cuál de los siguientes ISRS debe evitarse?

(A) Citalopram
(B) Escitalopram
(C) Fluoxetina
(D) Paroxetina
(E) Sertralina

31. ¿Cuál es el mecanismo de acción principal del medicamento de elección para tratar la bulimia en una mujer de 29 años?

(A) Supresión del apetito
(B) Antiemético
(C) Inhibición de la recaptación de noradrenalina
(D) Inhibición de la recaptación de serotonina
(E) Antagonismo a la dopamina

32. Un hombre de 26 años de edad acude al servicio de urgencias con aumento de la presión arterial, sudoración, cefalea y vómitos. Su compañero dice al médico que el paciente se enfermó en una fiesta en la que comió pizza y tomó ponche con alcohol. Es probable que el medicamento que este paciente está tomando sea:

(A) Fluoxetina
(B) Litio
(C) Nortriptilina
(D) Tranilcipromina
(E) Haloperidol

33. Un hombre de 74 años de edad con trastorno bipolar, que ha estado tomando litio sin problemas durante años, muestra temblor y náuseas en las últimas 2 semanas. También tiene mucha sed, somnolencia y debilidad muscular. Aunque no ha subido la dosis de litio, sus concentraciones, que han permanecido constantes en un rango de 1.0-1.2 mEq/L, ahora son de 2.4 mEq/L. Justo antes de iniciar los síntomas hace 2 semanas, su médico le aumentó la dosis de sus medicamentos hipertensivos (propranolol) y para la diabetes (metformina, insulina), e inició tratamiento con un antibiótico (amoxicilina). Al mismo tiempo, el paciente aumentó su dosis de medicamento de venta libre para el dolor (ibuprofeno) debido a una exacerbación de su artrosis. ¿Cuál de los siguientes medicamentos es la causa más probable del aumento en su concentración de litio?

(A) Propranolol
(B) Insulina
(C) Metformina
(D) Amoxicilina
(E) Ibuprofeno

34. Una mujer de 28 años de edad que está tomando fluoxetina, litio y flufenazina, presenta una temperatura de 39 °C, presión arterial de 190/110, rigidez muscular intensa y aumento de la creatina-fosfocinasa (CPK). La concentración de litio es de 1.0 mEq/L. La paciente comenta que también está tomando naproxeno diariamente por dolor de cabeza. ¿Este cuadro clínico es más probable que se deba a cuál de los siguientes fármacos?

(A) Fluoxetina
(B) Litio
(C) Flufenazina
(D) Naproxeno sódico

Respuestas y explicaciones

Pregunta típica de examen

A. La "depresión resistente al tratamiento" se refiere al trastorno depresivo mayor que no ha respondido de forma satisfactoria a al menos dos esquemas de tratamiento con antidepresivos. Este paciente cumple con esta descripción. Una estrategia para tratar este tipo de depresión es reforzar el antidepresivo con otro medicamento. El bupropión y los antipsicóticos, como la olanzapina, son estrategias de reforzamiento efectivas. Dado que la olanzapina provoca aumento de peso y el bupropión causa pérdida de peso, este último puede ser más apropiado para este paciente que ha aumentado de peso con la fluoxetina.

1. **C. / 2. D.** El síntoma que está describiendo este paciente es la acatisia, una sensación subjetiva e incómoda de inquietud motriz relacionada con el uso de algunos antipsicóticos. El síndrome de piernas inquietas también implica una sensación desagradable en las piernas, pero es un trastorno del sueño (*véase* cap. 10) que causa dificultad para conciliar el sueño y para permanecer dormido. Otros efectos secundarios de los antipsicóticos incluyen el síndrome neuroléptico maligno (fiebre alta, sudoración, aumento del pulso y la presión arterial y rigidez muscular), seudoparkinsonismo (rigidez muscular, marcha arrastrada, temblor en reposo y expresión facial en máscara) y discinesia tardía (movimientos involuntarios que incluyen movimientos de masticación y succión). Los antipsicóticos de alta potencia, como el haloperidol, tienen mayor probabilidad de causar estos efectos secundarios neurológicos en comparación con los medicamentos de baja potencia, como la tioridazina, o los medicamentos atípicos, como la iloperidona, la olanzapina y la clozapina.

3. **D. / 4. A.** Estos movimientos involuntarios de masticación y succión indican que la paciente ha desarrollado discinesia tardía, un efecto secundario grave y rara vez reversible del tratamiento con medicamentos antipsicóticos (*véase también* la respuesta a la pregunta 1). La discinesia tardía suele presentarse después de al menos 6 meses de haber iniciado un antipsicótico de alta potencia, y se trata mejor cambiando a un medicamento de baja potencia o uno atípico; suspender el tratamiento con antipsicóticos exacerbará los síntomas.

5. **B. / 6. E.** El aumento de la temperatura corporal y la presión arterial, así como la rigidez muscular, indican que este paciente ha desarrollado un efecto secundario de los medicamentos antipsicóticos conocido como *síndrome neuroléptico maligno* (*véase también* la respuesta a la pregunta 1). El síndrome neuroléptico maligno se observa más frecuentemente con los antipsicóticos de alta potencia, y la mejor forma de tratarlo es suspendiendo el medicamento antipsicótico, proporcionar apoyo médico y administrar dantroleno, un relajante muscular. Después de recuperarse de esta afección que puede poner en peligro la vida, puede cambiarse a un medicamento atípico, ya que tienen menos probabilidad de causar este peligroso efecto secundario en comparación con los medicamentos de alta potencia, como el haloperidol.

7. **D.** Las combinaciones de tramadol, un analgésico serotoninérgico, con un ISRS como la fluoxetina, pueden conducir a los síntomas que está mostrando este paciente, es decir, un síndrome serotoninérgico. Los opiáceos, como la oxicodona y la hidrocodona, y los estabilizadores del ánimo, como la gabapentina o el ibuprofeno, tienen poca probabilidad de producir este síndrome cuando se combinan con un ISRS.

8. **D.** El tratamiento farmacológico más eficaz para esta paciente con trastorno obsesivo-compulsivo es un antidepresivo, particularmente un inhibidor selectivo de la recaptación de serotonina (*véase* cap. 13). Los antipsicóticos, ansiolíticos y el litio no son apropiados como antidepresivos para esta paciente.

9. **C.** El médico decide administrar a esta paciente fluoxetina, ya que, cuando se comparan con un AHC, los ISRS como la fluoxetina tienen menos efectos secundarios. Los AHC y los ISRS tienen la misma eficacia, velocidad de acción equivalente y duración de acción similar. Tanto los ISRS como los heterocíclicos tienen muy poca probabilidad de crear adicción.

10. **D.** El ansiolítico de elección para un paciente de 40 años de edad con trastorno de ansiedad generalizada y antecedentes de adicción a benzodiazepinas es la buspirona, un fármaco no benzodiazepínico con muy bajo potencial de adicción. Las benzodiazepinas como el flurazepam, el clonazepam y el clordiazepóxido tienen mayor potencial de adicción que la buspirona. El bupropión es un antidepresivo que también se utiliza para dejar de fumar. El zolpidem es un somnífero no benzodiazepínico.

11. **A.** El zaleplón, un medicamento somnífero no benzodiazepínico, es la mejor elección para ayudar a este paciente a dormir durante un vuelo que se alargue durante toda la noche. Las benzodiazepinas tienen un potencial de adicción más alto que los medicamentos como el zaleplón. La buspirona tiene bajo potencial de adicción, pero no causa sedación y, en cualquier caso, requiere 2 semanas para actuar. El bupropión es un medicamento antidepresivo, no un sedante.

12. **E.** Debido a su acción prolongada y su potencial de adicción relativamente bajo para una benzodiazepina, el clordiazepóxido es el ansiolítico más frecuentemente utilizado para tratar la ansiedad y la agitación asociadas con las etapas iniciales de la abstinencia de alcohol.

13. **A.** De los medicamentos en la lista, las benzodiazepinas, como el diazepam, tienen la mayor probabilidad de causar adicción. Los antipsicóticos, como el haloperidol; los antidepresivos, como la fluoxetina; los estabilizadores del ánimo, como el litio; y las no benzodiazepinas, como la buspirona (*véase también* la respuesta a la pregunta 10), tienen poco o ningún potencial de adicción.

14. **B.** El siguiente paso más apropiado es recomendar un esquema de terapia electroconvulsiva (TEC) para este paciente adulto mayor con depresión intensa. La TEC es un tratamiento seguro, rápido y eficaz para la depresión mayor. El diazepam, el litio, la buspirona y la psicoterapia no serán tan eficaces como la TEC para aliviar rápidamente la depresión suicida de este paciente.

15. **E.** El medicamento antipsicótico más probable es la clozapina. Al igual que otros medicamentos atípicos, la clozapina es más eficaz contra los síntomas negativos (p. ej., el aislamiento) que los medicamentos tradicionales como el haloperidol. Sin embargo, la clozapina también tiene mayor probabilidad de causar convulsiones y agranulocitosis en comparación con los medicamentos tradicionales u otros atípicos como la risperidona y la olanzapina.

16. **E. / 17. A.** Los buenos antecedentes laborales y su situación familiar sugieren que sus síntomas psicóticos son una manifestación aguda de un episodio maníaco. Aunque el tratamiento inmediato más eficaz para este paciente es un fármaco antipsicótico de acción rápida y alta potencia, como el haloperidol, para controlar sus alucinaciones y delirios, el litio, que requiere 2-3 semanas para actuar, sería más efectivo como mantenimiento a largo plazo. La fluoxetina, la amitriptilina y la buspirona son tratamientos menos apropiados para este paciente bipolar.

18. **F.** A diferencia de la mayoría de los medicamentos antidepresivos, que se asocian con aumento de peso, la fluoxetina se asocia con cierta pérdida de peso. Por lo tanto, es el antidepresivo más apropiado para un paciente que teme aumentar de peso.

19. **C.** La trazodona es el fármaco que más probablemente puede causar priapismo en este paciente (*véase* la pregunta 22).

20. **E.** La amoxapina tiene acción antidopaminérgica y, por lo tanto, es el medicamento que más probablemente puede causar ginecomastia, así como síntomas parkinsonianos, en este paciente.

21. **A.** Los ISRS pueden actuar más rápido (p. ej., en 2-3 semanas) que otros antidepresivos y, como tal, la venlafaxina es una buena elección para el alivio rápido de los síntomas depresivos en esta mujer joven.

22. **C.** La trazodona no solo puede causar priapismo (*véase también* la respuesta a la pregunta 19), sino que es altamente sedante. Por lo tanto, a menudo se utiliza en pacientes que tienen depresión con insomnio.

23. **C.** La prolactina es la hormona responsable de la galactorrea o secreción de líquido por los pezones. La galactorrea es más frecuente con el uso de medicamentos antipsicóticos de baja potencia.

24. **B.** Este paciente está mostrando evidencia de seudoparkinsonismo, un efecto secundario neurológico causado por un bloqueo excesivo de los receptores postsinápticos de dopamina durante el tratamiento con antipsicóticos de alta potencia, como el haloperidol. Dado que la dopamina típicamente suprime la actividad de la acetilcolina, administrar a este paciente un medicamento anticolinérgico (p. ej., benzatropina) servirá para aumentar la actividad dopaminérgica y aliviar los síntomas. Los ansiolíticos, como las benzodiazepinas, pueden utilizarse como adyuvantes a los anticolinérgicos,

pero los antidepresivos y el litio no son eficaces para revertir los síntomas parkinsonianos causados por los antipsicóticos.

25. **E.** Los ATC, como la imipramina, causan taquicardia sinusal, ondas T aplanadas, prolongación del intervalo QT y depresión del segmento ST. Es menos probable que el bupropión, la fluoxetina, el lorazepam y el ácido valproico causen estos efectos cardiovasculares.

26. **C.** Debido a su aumento de peso, la diabetes tipo 2 y el problema cardiovascular, la mejor opción de antipsicótico atípico para esta paciente es el aripiprazol. La clozapina y la olanzapina tienen un alto riesgo, y la ziprasidona y el aripiprazol tienen un bajo riesgo de causar aumento de peso y diabetes. Sin embargo, la ziprasidona prolonga el intervalo QT y, por lo tanto, debe evitarse en esta paciente.

27. **E.** La metoclopramida, un medicamento para la motilidad gástrica y antiemético, a menudo se utiliza para controlar las náuseas y vómitos en pacientes con cáncer que están recibiendo quimioterapia. Tiene propiedades antidopaminérgicas y puede causar reacciones distónicas agudas, que es lo que está ocurriendo en este paciente. El tratamiento incluye suspender la metoclopramida y administrar un medicamento anticolinérgico, como la benzatropina, o un antihistamínico, como la difenhidramina, los cuales suelen administrarse por vía intramuscular para lograr un efecto inmediato. Es poco probable que el ácido acetilsalicílico, la digoxina, la eritromicina o la fluoxetina causen reacciones distónicas.

28. **B.** Este paciente, que se muestra más lento y tiene temblor fino en reposo en sus miembros superiores, así como rigidez, está mostrando evidencia de parkinsonismo inducido por antipsicóticos. El temblor esencial benigno y la enfermedad de Parkinson no están relacionados con los medicamentos antipsicóticos. Aunque ambos pueden ser efectos secundarios del tratamiento con haloperidol, el síndrome neuroléptico maligno y la discinesia tardía se caracterizan por fiebre alta y movimientos faciales y de la lengua típicos, respectivamente.

29. **B. / 30. D.** La respuesta más apropiada del médico es comentar a la paciente que el riesgo de depresión es mayor después del parto, y que durante el embarazo la depresión suele poder tratarse de forma segura. La mayoría de los antidepresivos en el embarazo están en la categoría C, pero dos de ellos, el bupropión y la maprotilina, están en la categoría B. Hablar sobre las tasas de suicidio no es una intervención útil. En cualquier caso, la tasa de suicidio es menor en las mujeres embarazadas que en aquellas que no lo están. Aunque la TEC es bastante segura en el embarazo, la psicofarmacología es menos invasiva y suele preferirse. Si el médico decide prescribir un ISRS para esta paciente durante el embarazo, debe evitarse la paroxetina (medicamento de categoría D).

31. **D.** El medicamento de elección para el tratamiento de la bulimia nerviosa es la fluoxetina, un ISRS. La acción de los ISRS es la inhibición de la recaptación de serotonina.

32. **D.** Es probable que este paciente, que enfermó en una fiesta, esté tomando tranilcipromina, un inhibidor de la monoaminooxidasa (IMAO). Estos medicamentos pueden causar una crisis hipertensiva si se ingieren ciertos alimentos (p. ej., quesos añejos, carnes ahumadas, cerveza y vino). Un paciente que come en un sitio desconocido (p. ej., en una fiesta) puede ingerir, sin darse cuenta, alimentos proscritos. Este paciente comió pizza que probablemente contenía queso parmesano añejo; también bebió ponche, que probablemente contenía vino tinto. Esto causó una crisis hipertensiva (p. ej., elevación de la presión arterial, sudoración, cefalea y vómitos). La fluoxetina, el litio, la nortriptilina y el haloperidol no interactúan de forma negativa con los alimentos.

33. **E.** Las combinaciones de litio y dosis altas de antiinflamatorios no esteroideos, como el ibuprofeno, pueden conducir a un aumento de las concentraciones de litio, particularmente en los adultos mayores como este paciente de 74 años. Los síntomas de la toxicidad por litio incluyen temblor, náuseas, sed, somnolencia y debilidad muscular. Las concentraciones de litio también pueden aumentar con el uso de diuréticos o IECA, pero no aumentan específicamente con el uso de propranolol, insulina, metformina o amoxicilina.

34. **C.** La fiebre, el aumento de la presión arterial, la rigidez muscular y la elevación de la CPK indican que esta mujer tiene síndrome neuroléptico maligno, un efecto secundario del uso de antipsicóticos como la flufenazina. Su concentración de litio está dentro del rango apropiado, de modo que es poco probable que esté causando estos síntomas. La fluoxetina y el naproxeno no producen estos efectos secundarios.

Capítulo 17 Terapias psicológicas

I. PSICOANÁLISIS Y TERAPIAS RELACIONADAS

A. **Introducción**
1. El psicoanálisis y las terapias relacionadas (p. ej., psicoterapia de orientación psicoanalítica, psicoterapia dinámica breve) son tratamientos psicoterapéuticos basados en conceptos de Freud de la **mente inconsciente, los mecanismos de defensa y las reacciones de transferencia** (*véase* cap. 6).
2. La estrategia central de estas terapias es **descubrir experiencias que están reprimidas en la mente inconsciente** e integrarlas en la mente consciente y la personalidad de la persona.

B. **Técnicas utilizadas para recuperar experiencias reprimidas**
1. **Asociación libre**
   a. En el psicoanálisis clásico, la persona **se recuesta en un diván** en una posición reclinada de espaldas al terapeuta, y dice lo que le viene a la mente (asociación libre).
   b. En las terapias relacionadas con el psicoanálisis clásico, la persona se sienta en una silla y habla de frente al terapeuta.
2. La **interpretación de sueños** se utiliza para examinar los conflictos e impulsos inconscientes.
3. El **análisis de reacciones de transferencia** (p. ej., las respuestas inconscientes de la persona al terapeuta) se utiliza para examinar relaciones pasadas importantes (*véase* cap. 6).

C. Las personas que son candidatas apropiadas para ser sometidas a psicoanálisis y terapias relacionadas deben tener las siguientes características:
1. Ser menores de 40 años de edad.
2. Ser inteligentes y no estar psicóticas.
3. Tener una buena relación con otros (p. ej., sin evidencia de trastorno antisocial o límite de la personalidad).

4. Tener una situación de vida estable (p. ej., no atravesando un divorcio).

5. Tener tiempo y dinero para gastar en el tratamiento.

D. En el **psicoanálisis**, las personas reciben tratamiento **cuatro a cinco veces por semana durante 3-4 años**; las terapias relacionadas son más breves y más directas (p. ej., la psicoterapia dinámica breve se limita a 12-40 sesiones, una por semana).

II. TERAPIAS CONDUCTUALES

A. Las terapias conductuales se basan en la **teoría del aprendizaje** (*véase* cap. 7), es decir, los síntomas se alivian "desaprendiendo" patrones de conducta mal adaptados y mediante la alteración de patrones negativos de pensamiento.

B. A diferencia del psicoanálisis y las terapias relacionadas, los antecedentes de la persona y sus **conflictos inconscientes son irrelevantes** y, por lo tanto, no son explorados en las terapias conductuales.

C. En la tabla 17-1 se muestran las características de algunas terapias conductuales específicas (p. ej., desensibilización sistemática, condicionamiento aversivo, desbordamiento e implosión, economía de fichas, biorretroalimentación y terapia cognitivo-conductual).

T a b l a 17-1 Terapias conductuales: usos y estrategias

Uso más frecuente	Estrategia
Desensibilización sistemática	
Tratamiento de fobias (miedos irracionales; *véase* cap. 13)	En el pasado, a través del proceso de condicionamiento clásico (*véase* cap. 7), la persona asociaba un objeto inocuo con un estímulo que provocaba miedo, hasta que el objeto inocuo se volvía atemorizante
	En el presente, dosis cada vez más altas del estímulo que provoca miedo son emparejadas con un estímulo relajante que induzca una respuesta de relajación
	Dado que una persona no puede estar relajada y tener miedo al mismo tiempo (inhibición recíproca), en el futuro la persona muestra menos ansiedad cuando se le expone al estímulo que provoca temor
Condicionamiento aversivo	
Tratamiento de trastornos parafílicos (p. ej., trastorno pedofílico) o por uso de sustancias (p. ej., tabaquismo)	Se utiliza condicionamiento clásico para emparejar un estímulo placentero, pero de mala adaptación, con un estímulo doloroso o aversivo (p. ej., una descarga), de modo que ambos se asocien
	La persona termina por suspender la conducta de mala adaptación, ya que automáticamente provoca una respuesta desagradable
Desbordamiento e implosión	
Tratamiento de fobias	La persona es expuesta a una dosis abrumadora del estímulo atemorizante real (desbordamiento) o imaginario (implosión)
	A través del proceso de habituación (*véase* cap. 7), la persona se acostumbra al estímulo y ya no le causa temor
Economía de fichas	
Para aumentar la conducta positiva en una persona que está desorganizada (p. ej., tiene síntomas psicóticos) o que tiene trastorno del espectro autista o discapacidad intelectual	A través del proceso de condicionamiento operante (*véase* cap. 7), el comportamiento deseable (p. ej., afeitarse, peinarse) se ve reforzado por una recompensa o refuerzo positivo (p. ej., la ficha)
	La persona aumenta el comportamiento deseable para obtener la ficha, que luego puede cambiarse por un objeto deseado (p. ej., una película o un regalo)
Biorretroalimentación	
Para tratar la hipertensión, enfermedad de Raynaud, migraña y cefalea tensional, dolor crónico, incontinencia fecal y dolor en la articulación temporomandibular	A través de proceso de condicionamiento operante, a la persona se le brinda información fisiológica (p. ej., la medición de su presión arterial), que actúa como un refuerzo (p. ej., cuando la presión disminuye)
	La persona utiliza esta información junto con técnicas de relajación para controlar mentalmente cambios viscerales (p. ej., frecuencia cardíaca, presión arterial, tono del músculo liso)
Terapia cognitivo-conductual (TCC)	
Para tratar la depresión leve a moderada, trastornos de síntomas somáticos, trastornos de alimentación	Semanalmente, durante 15-25 semanas, a la persona se le ayuda a identificar pensamientos distorsionados y negativos sobre sí misma. Entonces, la persona reemplaza estos pensamientos negativos con pensamientos positivos y confortantes, y los síntomas mejoran

D. La **terapia dialéctico-conductual** es un tipo de terapia cognitivo-conductual (*véase* tabla 17-1) en la cual los individuos aprenden a manejar sus emociones intensas y pensamientos suicidas mediante terapia individual, sesiones de entrenamiento de habilidades grupales y reuniones con equipos de terapeutas. Es especialmente útil para las personas con **trastorno límite de la personalidad** (*véase* cap. 14).

III. OTRAS TERAPIAS

Otras terapias incluyen grupal, familiar, marital o de pareja, de apoyo e interpersonal, así como técnicas para manejo del estrés. Los usos específicos de estas terapias se pueden consultar en la tabla 17-2.

A. Terapia grupal
  1. Grupos con terapeutas
   a. Grupos de aproximadamente ocho personas con un problema o experiencia vital negativa en común que se reúnen cada semana durante 1-2 h; compartir la terapia reduce los costos.
   b. Los miembros del grupo brindan la oportunidad de expresar sentimientos, así como **retroalimentación**, **apoyo** y **amistad** entre ellos.
   c. **El/la terapeuta tiene poco aporte.** Facilita y observa las interacciones interpersonales entre los miembros del grupo.
  2. Grupos sin líderes
   a. Ocurre en un grupo sin líder, puesto que **ninguna persona es la autoridad**.
   b. Los miembros del grupo se brindan unos a otros **apoyo y ayuda práctica** para un problema en común (p. ej., alcoholismo, pérdida de alguien amado o una enfermedad específica).
   c. Los grupos de 12 pasos como **Narcóticos Anónimos (NA) y Comedores Anónimos (CA)** se basan en el modelo de grupos sin líder de **Alcohólicos Anónimos (AA)** (*véase* cap. 9).

B. Terapia familiar
  1. Teoría familiar sistémica
   a. La terapia familiar se basa en la idea de los sistemas familiares de que la psicopatología en un miembro de la familia (p. ej., el paciente identificado) refleja una **disfunción del sistema familiar entero**.
   b. Dado que todos los miembros de la familia puedan causar cambios conductuales en otros miembros, **la familia (no el paciente identificado) es realmente el paciente**.
   c. Las **estrategias** de la terapia familiar incluyen identificar **díadas** (p. ej., subsistemas entre dos miembros de la familia), **triángulos** (p. ej., alianzas disfuncionales entre dos miembros de la familia en contra de un tercer miembro) y **límites** (p. ej., barreras entre subsistemas) que puedan ser demasiado rígidos o demasiado permeables.

T a b l a **17-2**	Usos de las terapias de grupo, familia, marital/de pareja, de apoyo, interpersonal y de manejo del estrés
Tipo de terapia	**Población objetivo**
Terapia de grupo	Personas con un problema o una experiencia negativa en la vida común Personas con problemas interpersonales Personas que tienen problemas para interactuar con terapeutas como figuras de autoridad en la terapia individual
Terapia familiar	Niños con problemas conductuales Familias en conflicto Personas con trastornos de la alimentación o de uso de sustancias
Terapia marital/de pareja	Compañeros domésticos con problemas de comunicación o psicosexuales Compañeros domésticos con diferencias en los valores
Terapia de apoyo	Personas que están experimentando una crisis en la vida Personas con enfermedades mentales que están lidiando con situaciones de la vida cotidiana
Terapia interpersonal	Personas con dificultades emocionales debidas a problemas con habilidades interpersonales
Manejo del estrés	Personas con trastornos de ansiedad o síntomas somáticos relacionados con el estrés

2. En la terapia familiar se utilizan **técnicas específicas**.

   a. Se fomenta la **acomodación mutua**. Este es un proceso en el que los miembros de la familia trabajan para cumplir con las necesidades de cada uno.

   b. Se fomenta la **normalización de límites** entre subsistemas y se busca reducir la posibilidad de que se formen triángulos.

   c. Otra técnica importante es **redefinir la "culpa"** (p. ej., instar a un miembro de la familia a que reconsidere su propia responsabilidad en los problemas).

C. Terapia de apoyo e interpersonal

   1. La terapia de apoyo está dirigida no a buscar la causa de los problemas, sino a ayudar a que las personas se sientan protegidas y apoyadas durante una crisis en la vida (p. ej., la enfermedad grave de un ser querido). Para las personas con **enfermedades mentales crónicas**, la terapia de apoyo puede utilizarse durante muchos años junto con el tratamiento farmacológico.

   2. Con base en la idea de que problemas psiquiátricos como la ansiedad y la depresión tienen su origen en dificultades para lidiar con otras personas, la terapia interpersonal busca desarrollar **habilidades interpersonales** en 12-16 sesiones, una por semanales.

Autoevaluación

Instrucciones: cada reactivo en esta sección va seguido de respuestas o complementos a las afirmaciones. Seleccione la **mejor** opción (**A, B, C, D o E**) para cada caso.

1. Cada vez que se peina, una mujer de 20 años de edad con trastorno del espectro autista de nivel 3 recibe un cupón que puede cambiar por un postre en la cafetería. Su aseo personal mejora posteriormente. ¿Cuál de las siguientes técnicas de terapia psicológica es ilustrada por este ejemplo?

(A) Implosión
(B) Biorretroalimentación
(C) Condicionamiento aversivo
(D) Economía de fichas
(E) Desbordamiento
(F) Desensibilización sistemática
(G) Terapia cognitivo-conductual

2. A un hombre de 30 años de edad que tiene miedo de subir por los ascensores se le ubica en un estado de relajación y después se le muestra una película de personas entrando en los ascensores en un edificio de varios pisos. Este método de manejo se basa principalmente en:

(A) Inhibición recíproca
(B) Condicionamiento clásico
(C) Condicionamiento aversivo
(D) Condicionamiento operante
(E) Generalización del estímulo

3. Una mujer de 28 años de edad se reúne con otras 10 mujeres que han sido víctimas de abuso por parte de sus parejas. Las mujeres se reúnen semanalmente y las reuniones son conducidas por un psicoterapeuta entrenado en cuestiones de abuso doméstico. Este tipo de terapia se describe mejor como:

(A) Terapia dialéctico-conductual
(B) Terapia de grupo sin líder
(C) Psicoterapia dinámica breve
(D) Terapia familiar
(E) Terapia de apoyo
(F) Terapia de grupo

4. Un niño de 9 años de edad que está molesto y resentido hacia los adultos (trastorno oposicionista desafiante; *véase* cap. 15) se reúne con un terapeuta durante 2 h cada semana, junto con sus padres y su hermana. Después de 6 meses, la conducta desafiante del niño hacia los adultos ha mejorado. Este tipo de terapia se describe mejor como:

(A) Terapia dialéctico-conductual
(B) Terapia de grupo sin líder
(C) Psicoterapia dinámica breve
(D) Terapia familiar
(E) Terapia de apoyo
(F) Terapia de grupo

5. Diez pacientes con artritis se reúnen una vez por semana para conversar y para compartir información sobre nuevos dispositivos y servicios para ayudar a personas con discapacidad con las tareas de la vida cotidiana. Este tipo de terapia se describe como:

(A) Terapia dialéctico-conductual
(B) Terapia de grupo sin líder
(C) Psicoterapia dinámica breve
(D) Terapia familiar
(E) Terapia de apoyo
(F) Terapia de grupo

6. A un paciente hipertenso de 50 años de edad se le proporcionan sus lecturas de presión arterial mientras utiliza técnicas de relajación mental para intentar reducir su presión. Después de cuatro sesiones utilizando esta técnica, su presión arterial es más baja. Este método de reducción de la presión arterial se basa principalmente en:

(A) Inhibición recíproca
(B) Condicionamiento clásico
(C) Condicionamiento aversivo
(D) Condicionamiento operante
(E) Generalización del estímulo

7. A un hombre de 35 años de edad que teme a las alturas se le pide que vaya a la torre de observación de un edificio muy alto, y que mire hacia abajo desde la ventana hasta que ya no sienta temor. Tras tres visitas a la torre de 1 h de duración cada una, el hombre ya no teme a las alturas. ¿Cuál de las siguientes técnicas de terapia es ilustrada por este ejemplo?

(A) Implosión
(B) Biorretroalimentación
(C) Condicionamiento aversivo
(D) Economía de fichas
(E) Desbordamiento
(F) Desensibilización sistemática
(G) Terapia cognitivo-conductual

8. A un hombre que teme conducir se le dice que imagine ir conduciendo un auto desde el extremo norte hasta el extremo sur de su país. Finalmente, puede conducir sin temor. ¿Cuál de las siguientes técnicas terapéuticas es ilustrada por este ejemplo?

(A) Implosión
(B) Biorretroalimentación
(C) Condicionamiento aversivo
(D) Economía de fichas
(E) Desbordamiento
(F) Desensibilización sistemática
(G) Terapia cognitivo-conductual

9. A un hombre de 30 años de edad con depresión se le dice que reemplace cada pensamiento negativo que tenga sobre sí mismo con una imagen mental de victoria y halago. Durante los siguientes meses, su depresión desaparece gradualmente. ¿Cuál de las siguientes técnicas terapéutica es ilustrada por este ejemplo?

(A) Implosión
(B) Biorretroalimentación
(C) Condicionamiento aversivo
(D) Economía de fichas
(E) Desbordamiento
(F) Desensibilización sistemática
(G) Terapia cognitivo-conductual

10. A un hombre de 42 años con interés sexual en los niños (pedofilia) se le administra una descarga eléctrica cada vez que se le muestra una película con niños. Posteriormente, se siente tenso alrededor de los niños y los evita. ¿Cuál de las siguientes técnicas terapéuticas es ilustrada por este ejemplo?

(A) Implosión
(B) Biorretroalimentación
(C) Condicionamiento aversivo
(D) Economía de fichas
(E) Desbordamiento
(F) Desensibilización sistemática
(G) Terapia cognitivo-conductual

11. Una niña de 5 años que, a la edad de 2 años, estaba jugando con un perro grande cuando una baldosa del techo le calló en la cabeza, ahora teme tanto a los perros que se rehúsa a ir al parque porque puede haber alguno. La exploración médica no muestra alteraciones, y el desarrollo motriz, social y cognitivo de la niña es normal para su edad. Para manejar el miedo de la niña, el médico recomienda primero que su padre le acerque muy gradualmente un pequeño perro de juguete mientras ella está escuchando su música favorita. ¿Cuál de las siguientes terapias se ilustra con este ejemplo?

(A) Implosión
(B) Biorretroalimentación
(C) Condicionamiento aversivo
(D) Economía de fichas
(E) Desbordamiento
(F) Desensibilización sistemática
(G) Terapia cognitivo-conductual

12. El principal motivo por el que los pacientes que podrían beneficiarse de la psicoterapia psicoanalítica no la reciben es que a menudo:

(A) No quieren compartir su historia con extraños
(B) No quieren compartir sus problemas personales con extraños
(C) Piensan que es costoso y lleva mucho tiempo
(D) Tienen poco interés en explorar sus infancias
(E) No se sienten cómodas en el entorno terapéutico

Respuestas y explicaciones

Pregunta típica de examen

A. Esta paciente está mostrando indicios (cortarse a sí misma, aburrimiento, ideas suicidas) de trastorno límite de la personalidad (*véase* cap. 14). La técnica de psicoterapia más eficaz para los pacientes con este trastorno es la terapia dialéctico-conductual, un tipo de terapia cognitiva. La terapia grupal es una técnica de manejo en el que personas con un problema en común (p. ej., ansiedad irracional) se reúnen con un psicoterapeuta. En la terapia de grupo sin líder, no hay terapeuta u otra persona que tenga la autoridad; los miembros del grupo se proporcionan unos a otros apoyo y ayuda práctica para un problema que comparten, como el consumo de sustancias. La psicoterapia dinámica breve es una forma de terapia de orientación psicoanalítica en la que una persona trabaja en conjunto con un terapeuta para obtener entendimiento psicológico de la causa subyacente de sus problemas. En la terapia de apoyo, un terapeuta ayuda a la persona a sentirse protegida y apoyada durante una crisis en la vida.

1. **D.** La técnica terapéutica aquí descrita es la economía de fichas. En la economía de fichas, la conducta deseada (p. ej., mejorar el aseo personal) es reforzada por una ficha (p. ej., un cupón que puede ser intercambiado por un postre), y la persona aumenta la conducta deseada para obtener la recompensa (p. ej., el postre). En la desensibilización sistemática, dosis cada vez mayores del estímulo atemorizante son emparejadas con un estímulo relajante para provocar una respuesta de relajación en situaciones que involucran el estímulo atemorizante. El desbordamiento es una técnica para el manejo de fobias en el que una persona es expuesta a una dosis abrumadora del estímulo o situación atemorizante hasta que ya no se sienta atemorizada. En la implosión, una persona es expuesta a una dosis abrumadora imaginaria, en lugar de real, de un estímulo o situación atemorizante. En la biorretroalimentación, a la persona se le proporciona información fisiológica que actúa como reforzamiento. En el condicionamiento aversivo, un estímulo placentero, pero mal adaptado, es emparejado con un estímulo aversivo o doloroso, de modo que ambos se asocien y la conducta mal adaptada desaparezca. En la terapia cognitivo-conductual, se ayuda a la persona a identificar pensamientos negativos, distorsionados, y a reemplazarlos con pensamientos positivos.

2. **B.** La desensibilización sistemática se basa en el condicionamiento clásico. La película de personas entrando en ascensores en un edificio de varios pisos se empareja con relajación. Después de emparejar continuamente los ascensores con la relajación, estos ya no producirán miedo. Más adelante en el tratamiento, se alienta a la persona a ver un ascensor real y, por último, a subirse a uno (*véanse* las respuestas a la pregunta típica de examen, y a las preguntas 2 y 11).

3. **F.** Este tipo de terapia se describe mejor como *terapia de grupo*, una técnica terapéutica en la que personas con un problema en común (p. ej., víctimas de abuso) se reúnen con un psicoterapeuta (*véase también* la respuesta a la pregunta típica de examen).

4. **D.** Este tipo de terapia, en la que un niño con un problema de conducta y su familia se reúnen con un terapeuta, se describe mejor como *terapia familiar*. La terapia familiar se basa en la idea de que la psicopatología de un miembro de la familia (p. ej., un niño) refleja disfunción de todo el sistema familiar.

5. **B.** Este tipo de terapia, en la que pacientes con una enfermedad particular (p. ej., artritis) se reúnen para conversar y compartir ayuda práctica, es la terapia de grupo sin líder (*véase* la respuesta a la respuesta a la pregunta típica de examen).

6. **D.** La técnica aquí descrita (biorretroalimentación) se basa principalmente en el condicionamiento operante (*véase* el cap. 7 para un análisis sobre condicionamiento clásico, generalización del estímulo y condicionamiento operante). La inhibición recíproca es el mecanismo que impide que uno sienta dos emociones opuestas al mismo tiempo (p. ej., relajación y miedo), y está asociada con la desensibilización sistemática. En el condicionamiento aversivo, se utiliza el condicionamiento clásico para emparejar un estímulo placentero, pero mal adaptado, con un estímulo aversivo o doloroso, de modo que ambos se asocien y la persona deje de incurrir en la conducta mal adaptada.

7. E. La técnica terapéutica aquí descrita es el desbordamiento, una técnica para el tratamiento de las fobias. En el desbordamiento, una persona es expuesta a una dosis abrumadora del estímulo o situación atemorizante, en este caso las alturas, hasta que ya no se sienta atemorizada.

8. A. La técnica terapéutica aquí descrita es la implosión, una técnica relacionada con el desbordamiento (*véase también* la respuesta a la pregunta 1) en la que a una persona se le instruye a imaginar una exposición intensa a un estímulo atemorizante (conducir un auto) hasta que ya no sienta temor.

9. G. La técnica terapéutica aquí descrita es la terapia cognitivo-conductual, una técnica de manejo conductual a corto plazo en la que a la persona se le instruye a reemplazar cada pensamiento negativo con una imagen mental positiva.

10. C. La técnica terapéutica aquí descrita es el condicionamiento aversivo, en el que un estímulo placentero, pero mal adaptado (para este hombre, el interés sexual en los niños), es emparejado con un estímulo doloroso (p. ej., una descarga eléctrica), de modo que ambos se asocien. La persona ahora asocia el interés sexual en los niños con el dolor y detiene esta conducta mal adaptada.

11. F. La técnica terapéutica aquí descrita es la desensibilización sistemática. En este ejemplo, la niña estableció una asociación negativa errónea entre los perros y el dolor cuando se lastimó en presencia del perro. En la desensibilización sistemática, dosis cada vez mayores del estímulo atemorizante (los perros) son emparejadas con un estímulo relajante (la música favorita) para provocar una respuesta de relajación en situaciones que involucran al estímulo atemorizante. Más adelante en el tratamiento, esta niña permanecerá en un estado relajado cuando esté expuesta a un perro vivo.

12. C. El principal motivo por el que los pacientes que podrían beneficiarse de la psicoterapia de orientación psicoanalítica no la reciben es porque, a menudo, y de forma acertada, piensan que es costosa y consume mucho tiempo. Es menos común que las personas no quieran compartir sus historias y problemas personales con extraños, que no estén interesadas en explorar sus infancias o que se sientan incómodas en el entorno terapéutico.

Familia, cultura y enfermedad

I. GENERALIDADES DE LA FAMILIA

A. Definición
1. Una *familia* es un grupo de personas unidas por **consanguinidad**, **adopción**, **matrimonio** o **elección personal**.
2. Las relaciones interpersonales en las familias desempeñan un papel importante en la salud de los miembros de la familia.

B. Tipos de familias
1. La **familia nuclear** incluye dos progenitores (hombre y mujer, dos mujeres o dos hombres) y sus hijos menores de edad (menores de 18 años), quienes comparten una vivienda.
2. La **familia extendida** incluye a miembros familiares como abuelos, tías, tíos y primos, quienes viven fuera de la casa familiar.

II. DEMOGRAFÍA Y TENDENCIAS ACTUALES

A. Matrimonio y niños
1. En Estados Unidos, la **media de edad del primer matrimonio es 27.8 años para las mujeres y 29.8 para los hombres**; ha seguido creciendo desde la década de 1970.
2. Cerca del 50% de los adultos están casados.

| Tabla 18-1 | Porcentaje de niños estadounidenses caucásicos, afroamericanos y latinos (menores de 18 años) en diferentes condiciones familiares en Estados Unidos en 2018 | | | |

Grupo étnico	Dos progenitores (%)	Solo madre (%)	Solo padre (%)	Ninguno de los progenitores (%)
Estadounidenses caucásicos	74.6	17.4	4.4	3.6
Estadounidenses afroamericanos	39.7	48.1	5.0	7.1
Estadounidenses latinos	67.0	24.9	4.0	4.1
Todos los niños	69.1	22.2	4.4	4.2

3. Un buen matrimonio es un factor predictivo importante de salud. Las personas casadas son **más sanas mental y físicamente** y tienen mayor autoestima que las personas no casadas.

4. Aproximadamente el **60% de los niños** viven en familias con **dos progenitores trabajadores**; solo el **20% de los niños** vive en **"la familia tradicional"**, en la cual uno de los progenitores trabaja fuera de casa y el otro se dedica a la casa de tiempo completo.

5. Criar niños es costoso. Como ejemplo, el costo actual de criar un hijo hasta los 17 años de edad en Estados Unidos es de casi $250 000 dólares. La educación después de la secundaria incrementa esta cifra de forma significativa.

B. Divorcio y familias de un solo progenitor

1. Cerca del 40% de los matrimonios en Estados Unidos terminan en divorcio. En general, las tasas de divorcio están disminuyendo, pero disminuyen más entre las personas con educación universitaria que entre las personas con educación secundaria.

   a. Los factores asociados con el divorcio incluyen **edad joven** al casarse, noviazgo corto, falta de apoyo familiar, embarazo premarital, divorcio de los progenitores, diferencias en el origen religioso o socioeconómico, y enfermedad grave o muerte de un hijo.

   b. Los **médicos tienen una tasa de divorcio mayor** que aquellos con otras profesiones. Gran parte de esta diferencia podría resultar de un estilo de vida y estrés diferentes asociados con su carrera.

2. Familias de un solo progenitor o monoparentales

   a. Las familias de un solo progenitor a menudo tienen **menores ingresos económicos y menor apoyo social** y, por lo tanto, sus miembros enfrentan más probabilidades de enfermedad física y mental.

   b. El porcentaje de niños que viven en familias monoparentales varía por grupo étnico (tabla 18-1).

   c. Los niños de familias con un solo progenitor tienen **mayor riesgo** de fracaso escolar, depresión, consumo de drogas, suicidio, actividad delictiva y divorcio.

   d. Incluso si el **progenitor sin la custodia** no brinda apoyo financiero, los niños que siguen teniendo **contacto regular** con ese progenitor tendrán menos problemas que aquellos que no tienen contacto.

3. Custodia de los niños

   a. Tras el divorcio, los tipos de custodia que puede conceder la ley incluyen conjunta o compartida, partida, o monoparental o en exclusividad; **a los hombres se les concede cada vez más la custodia** conjunta o en exclusividad.

   b. En la **custodia en exclusividad**, el menor vive con un progenitor y el otro progenitor tiene derecho a visitas. Antes la custodia en exclusividad era el tipo más frecuente de custodia tras el divorcio.

   c. En la **custodia conjunta o compartida**, que se ha vuelto más habitual, el menor pasa parte de su tiempo viviendo con cada uno de los progenitores.

   d. En la **custodia partida**, cada progenitor tiene la custodia de al menos un menor.

III. CULTURA EN ESTADOS UNIDOS

A. Características

1. Hay al menos **328 millones de personas** en Estados Unidos, lo que convierte a este país en el tercero más poblado del mundo después de China (1400 millones) e India (1250 millones).

2. El pueblo estadounidense está compuesto por muchas **subculturas minoritarias**, así como una **gran clase media caucásica**, que es la principal influencia cultural. En 2019, los **inmigrantes** o hijos de inmigrantes constituyeron cerca del **13%** del **Congreso de Estados Unidos**.

3. Aunque muchas subculturas han moldeado la cultura estadounidense, la cultura tiene ciertas características propias.

   a. La **independencia financiera y personal** son muy valoradas a todas las edades y, especialmente, en los adultos mayores. Entre los estadounidenses de 65 años y más, cerca del **26%** pasa sus últimos años **viviendo solo**; únicamente cerca del **0.4%** vive con sus **hijos adultos**. Aproximadamente el **5%** de los mayores de 65 años y el **15%** de los mayores de 85 años viven en **asilos** o instancias similares; el resto vive con su cónyuge, pareja u otros familiares o no familiares.

   b. Se enfatiza en la **higiene personal** y la limpieza.

   c. Se valora la **familia nuclear** con pocos niños.

B. Cultura y enfermedad

1. Si bien los grupos étnicos no son homogéneos (sus miembros tienen diferentes orígenes y motivos para haber emigrado), los grupos a menudo tienen formas características de manejar la enfermedad.

2. Aunque los trastornos psiquiátricos mayores como la esquizofrenia, el trastorno bipolar y el trastorno depresivo mayor se observan en una proporción similar en todas las culturas, el tipo de comportamiento **considerado atípico podría diferir** considerablemente entre culturas.

3. A pesar de que la diferencia en la presentación de los síntomas puede ser resultado de las características individuales de cada paciente, también puede relacionarse con las características del grupo étnico particular.

4. El **sistema de creencias** de un paciente tiene un gran impacto en el cumplimiento y la respuesta al tratamiento. Los médicos deben respetar y trabajar dentro del contexto de esas creencias para poder ayudar a los pacientes. Por ejemplo:

   a. En algunos grupos étnicos, se cree que la enfermedad puede curarse al consumir algunos **alimentos**. Por lo tanto, si no hay contraindicación médica, el doctor debería garantizar la disponibilidad del alimento que el paciente enfermo considera que le podría ayudar.

   b. La idea de que una **influencia externa** (un hechizo o maldición impuesta por la ira de un conocido o pariente) puede causar la enfermedad es común en algunos grupos étnicos. El médico no debe desestimar la creencia del paciente, sino que debe preguntarle quién podría ayudarle a retirar la maldición e involucrar a esa persona en el plan de tratamiento.

   c. Las personas podrían buscar atención a la salud por **sanadores tradicionales** o **religiosos** (como *chamanes*, *curanderos* y *espiritistas* entre la población latina). El tratamiento brindado por estos sanadores incluye productos de herbolaria y cambios específicos en la dieta. El médico no debe rechazar el tratamiento tradicional, sino incluirlo, si es posible, en el plan de tratamiento.

   d. En algunas culturas hay la creencia de que existe una **comunicación con los espíritus de las personas fallecidas** (p. ej., en los latinos). Dado que son creencias compartidas por los miembros de un grupo cultural, esta creencia no debe considerarse delirante (*véase* cap. 11).

C. Estrés o choque cultural

1. El concepto de *estrés cultural* se usa como un término alternativo a "choque cultural." Es una **respuesta emocional** que incluye **síntomas psiquiátricos**, así como una mayor susceptibilidad a la enfermedad, que se relaciona con la relocalización geográfica y la necesidad de adaptarse a un ambiente desconocido social y culturalmente. El estrés cultural se reduce cuando grupos de inmigrantes de una cultura particular viven en la misma zona geográfica.

2. Los **hombres jóvenes inmigrantes** parecen tener **mayor riesgo** de padecer estrés cultural, que incluye síntomas como paranoia y depresión, que otros sexos y grupos de edad. Esto se debe en parte a:

   a. Los hombres jóvenes **pierden la mayor parte de su estatus** cuando abandonan su cultura de origen.

   b. A diferencia de otros en el grupo que pueden quedarse en casa entre otras personas conocidas, los hombres jóvenes a menudo deben "salir" a la nueva cultura y ganarse la vida.

D. Diferencias étnicas en atención a la salud

1. Las minorías raciales y étnicas en Estados Unidos a menudo enfrentan obstáculos para obtener atención de calidad para la salud mental y física.

2. Las diferencias étnicas en atención a la salud son en parte resultado de:

   a. **Factores económicos**, por ejemplo, la media de ingresos de las familias afroamericanas es cercana al 61% respecto al de las familias caucásicas.

   b. **Menor acceso físico** a la atención a la salud.

   c. Dificultades de **comunicación** médico-paciente.

   d. Sesgos francos y **estereotipos raciales** negativos que poseen algunos médicos.

   e. Escasez relativa de médicos dentro de la minoría étnica.

IV. SUBCULTURAS ESTADOUNIDENSES

A. **Estadounidenses afroamericanos**
 1. Los estadounidenses afroamericanos representan cerca del **13.4%** de la población total de Estados Unidos.
 2. Comparado con los caucásicos, los **estadounidenses afroamericanos** tienen:
   a. **Menor expectativa de vida** (*véase* fig. 3-1).
   b. **Mayores tasas** de hipertensión, cardiopatía, vasculopatía cerebral, mortalidad infantil (*véase también* la tabla 1-1), obesidad, asma, tuberculosis, diabetes, cáncer de próstata y sida.
   c. **Mayores tasas de mortalidad** por cardiopatía y por la mayoría de los tipos de cáncer.
 3. La **religión y sus fuertes lazos con la familia extendida** desempeñan un gran papel como apoyo social y personal entre muchos estadounidenses afroamericanos. Esto puede **explicar en parte por qué la tasa general de suicidio es menor entre estos que entre los estadounidenses caucásicos**.
 4. Aunque la tasa general de suicidio es menor, el suicidio entre los afroamericanos adolescentes, que antes era poco habitual, ha aumentado en los últimos 20 años. Actualmente es la tercera causa de muerte en este grupo (el homicidio es la primera y los accidentes la segunda). En los estadounidenses adolescentes caucásicos, los accidentes son la primera causa, seguida por el suicidio y el homicidio.

B. **Estadounidenses latinos o hispanos**
 1. **Generalidades**
   a. Con cerca del **18.1%** de la población, los hispanos (grupo que incluye en su mayoría a personas de habla hispana provenientes de Latinoamérica, por lo cual también se les denomina *latinos*) son actualmente el **mayor grupo minoritario** en Estados Unidos.
   b. Como grupo, los latinos valoran de forma significativa la familia nuclear y las **familias nucleares con muchos niños**.
   c. **El respeto por lo mayores** es importante. Se espera que los jóvenes cuiden a los miembros mayores de la familia, que **protejan a los familiares mayores de diagnósticos médicos adversos** y, a menudo, que tomen decisiones médicas respecto a su cuidado.
   d. Entre los latinos, **el "calor" y el "frío" tienen influencia** sobre las enfermedades.
   e. Las mujeres latinas suelen realizarse menos mastografías y tienen más probabilidades de tener cáncer de cuello uterino que las estadounidenses afroamericanas y caucásicas.
 2. Dos terceras partes de los latinos, especialmente en la región suroeste, son de origen **mexicano**.
 3. El segundo grupo más grande de latinos es de origen **puertorriqueño** (9.4%). La mayoría vive en los estados del noreste.
 4. Más del 3.7% de los latinos son de origen **cubano** y viven principalmente en el suroeste, especialmente en Florida.
 5. Aunque se desconoce el motivo (*véase* cap. 3, I E 3), como grupo, los latinos tienen expectativas de vida mayores que los afroamericanos y estadounidenses caucásicos (*véase* fig. 3-1).

C. **Estadounidenses asiáticos**
 1. Cerca del **5.8%** de la población de Estados Unidos tiene origen asiático. Los principales grupos son **chino, filipino** e **indoasiático**.
 2. Otros grupos asiáticos estadounidenses incluyen **vietnamita, coreano** y **japonés**.
 3. Aunque muchos grupos se han **asimilado**, las diferencias étnicas aún pueden dar lugar a diferentes respuestas a las enfermedades entre todos estos grupos.
 4. Las características de estas culturas incluyen lo siguiente:
   a. Al igual que las culturas latinas, los niños asiáticos estadounidenses **muestran un gran respeto por y se espera que cuiden a sus familiares mayores**, les protejan de diagnósticos médicos adversos y tomen decisiones médicas acerca de su cuidado.
   b. Los pacientes pueden expresar el dolor emocional como enfermedades físicas.
   c. En algunos grupos asiáticos estadounidenses, la **región toracoabdominal**, en lugar del cerebro, se considera el centro espiritual de la persona. Por lo tanto, el concepto de muerte cerebral y, a su vez, el trasplante de órganos no es bien aceptado en general.
   d. Entre los **remedios caseros** se incluye el denominado *acuñamiento* (se frota una moneda en la zona afectada presionando aceite medicinal en la piel); el personal médico puede confundir las lesiones que ocurren como resultado de estos tratamientos como maltrato (*véase* cap. 20).

    e. Algunos trastornos, como el **cáncer gástrico**, son más frecuentes en los asiáticos que viven en sus países de origen que en aquellos que viven en Estados Unidos. Por ejemplo, las tasas de cáncer gástrico son cuatro veces mayores en los japoneses que viven en Japón que en aquellos que viven en Estados Unidos. Los factores dietéticos relacionados con la cultura (p. ej., un mayor consumo de alimentos ricos en nitratos en Japón) podrían explicar en parte esta diferencia.

D. Nativos americanos: indios americanos y esquimales

   1. Constituyen entre el **1 y 2%** de la población; los nativos americanos (entre los cuales se incluyen aquellos de ascendencia mixta) están cubiertos por un programa de atención médica bajo la dirección del **Servicio de Salud de los Indígenas** del Gobierno federal estadounidense.

   2. La distinción entre la enfermedad mental y física puede no ser clara; se cree que practicar conductas prohibidas y la brujería causan enfermedad.

   3. En general, los nativos americanos tienen bajos ingresos y **tasas elevadas de alcoholismo y suicidio**, especialmente entre adolescentes.

E. Estadounidenses de Oriente Medio y el norte de África

   1. Las personas de origen en Oriente Medio y el norte de África (cerca del **0.4%** de la población), que hablan dialectos del **idioma árabe** (p. ej., de Líbano, Egipto, Palestina, Siria, Marruecos, Irak, Jordania y Yemen), son a menudo designadas como *árabes*. Otros grupos de Oriente Medio son las personas de Arabia Saudita, Kuwait, Baréin, Omán, Qatar, Irán, Afganistán y Pakistán.

   2. Algunas personas de Oriente Medio son cristianas (cristianos coptos) o judíos, pero la mayoría sigue la religión **musulmana**.

   3. Las personas que siguen la religión musulmana **valoran la modestia femenina**. Las pacientes femeninas podrían desear permanecer lo más cubiertas posible durante la exploración (p. ej., de la cabeza y la cara por un velo o pañuelo). A menudo prefieren una doctora o, si las va a revisar un médico varón, podrían solicitar la presencia de un familiar. Los médicos deben hacer lo posible por cumplir estos deseos.

F. Estadounidenses caucásicos no hispanos (60.7% de la población de Estados Unidos)

   1. Los **angloamericanos** proceden de países europeos de habla inglesa, principalmente de Irlanda.

   2. Los angloamericanos en general son menos emocionales, más estoicos y menos verbales acerca del dolor y la enfermedad que los miembros de grupos de **origen mediterráneo** (judíos, griegos e italianos).

   3. Por lo tanto, los angloamericanos pueden estar muy enfermos antes de buscar tratamiento, mientras que las personas de origen mediterráneo podrían considerarse quejumbrosos y ser ignorados cuando, en realidad, están enfermos.

Autoevaluación

Instrucciones: cada reactivo en esta sección va seguido de respuestas o complementos a las afirmaciones. Seleccione la **mejor** opción (**A, B, C, D o E**) para cada caso.

1. Una mujer musulmana casada de 24 años de edad con dolor pélvico intenso es trasladada al servicio de urgencias por su esposo. Cuando se le indica que se desvista y se coloque una bata del hospital, ella se niega a menos que se le asegure que la atenderá una médica. La respuesta más apropiada del médico de urgencias varón en este momento es:

(A) "Trataré de encontrar a una médica, pero si no puedo hacerlo, yo tendré que revisarla."
(B) "Soy un médico certificado y tengo las mismas capacidades que una médica para revisarla y tratarla."
(C) "Trataré de encontrar una médica, pero si no lo logro, ¿cómo puedo ayudarle a que se sienta más cómoda conmigo como médico?"
(D) "No puedo ayudarle si usted no coopera."
(E) "El dolor pélvico intenso a veces puede ser mortal. Debo revisarla inmediatamente."

Preguntas 2-4

Una escuela primaria incluye a niños de muchas culturas. De hecho, la directora descubre que la población de la escuela es un reflejo directo de la población de Estados Unidos.

2. Si la directora desea estimar cuántos de sus estudiantes viven en una familia "tradicional", la mejor estimación sería:

(A) < 10%
(B) 15-25%
(C) 45-50%
(D) 55-65%
(E) 75-85%

3. De igual manera, si la directora desea predecir el porcentaje de estudiantes afroamericanos que viven solo con su madre, la mejor cifra sería:

(A) < 10%
(B) 15-25%
(C) 45-50%
(D) 50-60%
(E) 75-85%

4. La mejor estimación de la directora sobre el porcentaje de estudiantes de origen nativo americano es:

(A) < 10%
(B) 15-25%
(C) 45-50%
(D) 55-65%
(E) 75-85%

5. Una gran familia extendida emigra a Estados Unidos. La persona de la familia con mayor riesgo de síntomas psiquiátricos tras la mudanza es:

(A) El bisabuelo de 84 años
(B) El tío de 28 años de edad
(C) La tía de 36 años de edad
(D) La hermana de 10 años de edad
(E) La abuela de 55 años de edad

6. A un niño de 12 años se le solicita escribir un informe sobre la "familia nuclear." Para hacer esta tarea correctamente, el informe debe incluir información sobre su:

(A) Bisabuelo de 84 años
(B) Tío de 28 años de edad
(C) Tía de 36 años de edad
(D) Hermana de 10 años de edad
(E) Abuela de 55 años de edad

Preguntas 7 y 8

En Estados Unidos, la independencia se valora a todas las edades. Sin embargo, los adultos mayores pueden necesitar ser cuidados por otros cuando se encuentran discapacitados. Lo asilos son una opción para recibir este tipo de cuidado.

7. ¿Qué porcentaje de adultos mayores estadounidenses pasa los últimos años viviendo en un asilo para ancianos?

(A) < 10%
(B) 15-25%
(C) 45-50%
(D) 55-65%
(E) 75-85%

8. ¿Cuál de estas mujeres es más propensa a pasar los últimos años de su vida en un asilo?

(A) Una mujer angloamericana de 80 años de edad

(B) Una mujer puertorriqueña de 80 años de edad

(C) Una mujer japonesa de 80 años de edad

(D) Una mujer mexicana de 80 años de edad

(E) Una mujer vietnamita de 80 años de edad

9. Un médico tiene dos pacientes de 56 años de edad. Uno es afroamericano y el otro es caucásico. Estadísticamente, el paciente afroamericano tiene una menor probabilidad de:

(A) Vasculopatía cerebral

(B) Asma

(C) Hipertensión

(D) Suicidio

(E) Cáncer de próstata

10. ¿Cuál de las siguientes situaciones de vida es la menos frecuente en Estados Unidos?

(A) Un residente de medicina de 34 años de edad viviendo con sus progenitores

(B) Una mujer divorciada de 46 años de edad que vive con su hijo de 10 años

(C) Un hombre soltero de 46 años de edad que vive solo

(D) Un hombre de 46 años de edad que vive con su esposa e hijos

(E) Una mujer de 85 años de edad que vive con sus familiares

11. Una mujer de 26 años de edad y un hombre de 29 años se casan después de un compromiso de 2 años. Ambos son de religión episcopal y de familias de clase media. Los progenitores de ambos están divorciados. ¿Cuál de los siguientes factores incrementa el riesgo de divorcio de esta pareja?

(A) Su edad

(B) La duración de su compromiso

(C) La historia marital de los progenitores

(D) Su contexto socioeconómico

(E) Su religión

12. Una mujer japonesa de 40 años de edad que nació y vive en Tokio ha experimentado sangrado gástrico y, tras una endoscopia, se le diagnostica cáncer de estómago. Al escuchar esta noticia, la gemela idéntica de la paciente, quien ha vivido en Estados Unidos durante 20 años y se ejercita en el gimnasio tres veces por semana, se realiza una endoscopia. El resultado del estudio de la hermana es normal, y no se encuentran datos de cáncer de estómago. La explicación más probable de la diferencia entre la enfermedad de las gemelas es que:

(A) El cáncer gástrico no se relaciona con factores genéticos

(B) Los factores ambientales podrían tener un papel en el desarrollo del cáncer gástrico

(C) Las pruebas diagnósticas para el cáncer gástrico son mejores en Japón que en Estados Unidos

(D) El ejercicio puede prevenir el cáncer gástrico

(E) Una dieta alta en nitratos es probablemente la responsable del cáncer gástrico

13. Un hombre de 40 años de edad con ascendencia mexicana a quien se le diagnosticó hipertensión comenta con su médico que un curandero, quien atiende a muchos miembros de la comunidad, le dijo que comer maíz diario le bajaría su presión arterial. Le explica que el curandero afirma que la hipertensión es una enfermedad "caliente" y que el maíz es un alimento "frío". Si comer maíz no representa un peligro para este paciente, ¿cuál es la siguiente frase más apropiada que podría decir el médico a continuación?

(A) "No hay evidencia médica sobre la eficacia del maíz para bajar la presión arterial."

(B) "No puedo seguir atendiéndole hasta que deje de ir con el curandero."

(C) "¿El curandero estudió medicina contemporánea?"

(D) "Existen tratamientos médicos para la hipertensión que usted podría implementar, además de comer maíz."

(E) "Consuma maíz durante un mes y, si su presión arterial sigue alta, le administraré un medicamento para bajarla."

14. Una mujer latina de 70 años de edad, cuyo esposo murió hace 4 meses, dice tranquilamente a su médico que su esposo aún se comunica con ella. La paciente no muestra datos de trastornos del pensamiento y su exploración física es normal. ¿Cuál de las siguientes sería la mejor pregunta o afirmación del médico en este momento?

(A) "¿Usted cree que su esposo sigue vivo?"

(B) "¿Otras personas en su comunidad creen que los muertos y los vivos pueden comunicarse entre sí?"

(C) "Me gustaría que tome un medicamento llamado risperidona los siguientes meses."

(D) "La mayoría de las personas no creen poder comunicarse con los muertos."

(E) "¿Cómo se siente cuando su esposo se comunica con usted?"

Respuestas y explicaciones

E. Cuando un paciente no habla inglés, la mejor elección del médico es llamar a un intérprete profesional para explicar la situación directamente a la paciente. Puesto que en este caso no está disponible un intérprete profesional, la mejor elección aquí es el personal de salud disponible que habla el idioma de la paciente. Pedirle a un miembro de la familia que traduzca las palabras del médico es menos deseable, ya que los familiares podrían tratar de proteger a la paciente de malas noticias respecto a su salud. Por lo tanto, para traducir la información, el esposo podría no darle a la paciente todos los elementos sobre su salud. Escribir las instrucciones en inglés para que sean traducidas después no es apropiado, ya que no se sabe cuándo se hará la traducción.

1. **C.** Las mujeres musulmanas suelen preferir que su médico sea mujer, especialmente para los problemas ginecológicos u obstétricos. En este caso, el médico debe tratar de cumplir el deseo de la paciente. Si no es posible, puede consultarse a la paciente por alternativas aceptables, por ejemplo, podría sugerírsele que su esposo u otro miembro de la familia (p. ej., su madre) esté presente cuando la revise un médico varón. Tratar de impresionar a la paciente con la capacidad o asustarla para que ceda no son estrategias útiles o adecuadas (*véase también* el cap. 21).

2. **B. / 3. C. / 4. A.** Aproximadamente el 20% de los niños estadounidenses viven en una situación de familia "tradicional" con dos progenitores, en la cual uno de los progenitores se queda en casa y otro trabaja fuera de casa. Cerca del 48% de los niños afroamericanos viven solamente con su madre. Los nativos americanos comprenden entre el 1 y 2% de todos los estadounidenses.

5. **B.** Los hombres jóvenes inmigrantes, como el tío de 28 años de edad, tienen mayor riesgo de desarrollar síntomas psiquiátricos cuando llegan a una cultura nueva que cualquier otro sexo o grupo de edad. Esto se debe a que pierden su estatus al dejar su cultura previa y, a diferencia de otros grupos que pueden seguir en casa con sus familiares, los hombres jóvenes a menudo deben "salir" a la nueva cultura a trabajar y ganar dinero.

6. **D.** La "familia nuclear" consiste en los progenitores e hijos dependientes (es decir, la hermana del niño) que viven juntos en una casa. El bisabuelo, el tío, la tía y la abuela suelen formar parte de la "familia extendida".

7. **A. / 8. A.** Cerca del 5% de los adultos mayores estadounidenses pasan sus últimos años viviendo en un asilo. Los adultos mayores de origen asiático e hispano en Estados Unidos tienen más probabilidades que los angloamericanos de ser cuidados por sus hijos adultos que en un asilo.

9. **D.** Estadísticamente, un paciente afroamericano de mediana edad tiene una menor probabilidad de suicidio que un paciente estadounidense caucásico de la misma edad. Sin embargo, al compararlos con pacientes estadounidenses caucásicos, los afroamericanos tienen mayor riesgo de vasculopatía cerebral, asma, hipertensión, cáncer de próstata, así como cardiopatía, tuberculosis, diabetes y sida.

10. **A.** En Estados Unidos no suele ocurrir que un adulto que ya es autosuficiente, como el residente de medicina de 34 años de edad, siga viviendo con sus progenitores. Un hombre de 46 años de edad viviendo con su esposa e hijos es algo frecuente en Estados Unidos; la tasa de divorcios es alta, pero la mayoría de las personas de 40 años están casadas, no solteras ni divorciadas. Puesto que los adultos mayores a menudo tienen problemas de salud que les provocan alguna discapacidad para la movilidad o visión, una mujer de 85 años podría vivir con un familiar.

11. **C.** De los factores mencionados, los antecedentes de divorcio de sus progenitores es un factor de riesgo para que esta pareja se divorcie. Los matrimonios de adolescentes, un noviazgo breve y diferencias en los orígenes socioeconómicos y religiosos también son factores de riesgo de divorcio.

12. **B.** La explicación más probable para esta diferencia entre gemelas (la que vive en Japón y la que vive en Estados Unidos que no tiene cáncer gástrico) es que los factores ambientales probablemente

desempeñen un papel en el desarrollo de cáncer gástrico. Si solo fueran relevantes los factores genéticos, probablemente ambas mujeres tendrían la enfermedad. Una dieta alta en nitratos como la que se consume en Japón es un factor de riesgo para cáncer gástrico, pero no está claro que este sea el único factor ambiental al cual las dos mujeres tengan diferentes exposiciones. No hay motivos para pensar que las pruebas diagnósticas para cáncer gástrico sean diferentes en Japón y Estados Unidos o que el ejercicio prevenga el cáncer gástrico.

13. **D.** Mientras que el tratamiento no dañe al paciente, el médico debería trabajar en conjunto con el curandero. Puesto que en este caso el tratamiento tradicional es inocuo, el paciente puede seguir usándolo junto con el tratamiento médico habitual (es decir, un antihipertensivo). El médico no debería tratar de separar al paciente de sus creencias culturales negándose a tratarle hasta que deje de ver al curandero, cuestionar el entrenamiento del curandero en medicina contemporánea o dudar del valor del remedio recomendado. Sería peligroso retrasar el tratamiento del paciente un mes para demostrarle que comer maíz no le ayudará con su enfermedad.

14. **B.** Esta paciente latina, que dice comunicarse con su esposo fallecido, probablemente no esté teniendo un delirio (una creencia falsa no compartida por otros, [*véase* tabla 11-1]). En lugar de ello, probablemente experimente un fenómeno cultural basado en la creencia de que, en algunas culturas latinas, la línea entre los muertos y los vivos es muy fina. Como mayor evidencia de que esto no es un delirio de la paciente, ella no muestra datos de un trastorno del pensamiento. Por lo tanto, no necesita tomar un antipsicótico como la risperidona. No hay evidencia de que piense que su esposo está vivo o de que estas experiencias le sean incómodas.

Sexualidad

I. DESARROLLO SEXUAL

A. Desarrollo físico sexual prenatal

1. La diferenciación de las **gónadas** depende de la presencia o ausencia del **cromosoma Y**, que contiene el gen determinante testicular.

2. Las secreciones de andrógenos de los **testículos** fetales guían la diferenciación de los genitales internos y externos **masculinos**.

   a. **En ausencia de andrógenos** durante la vida prenatal, los **genitales** internos y externos son **femeninos**.

   b. En el **síndrome de insensibilidad a los andrógenos**, a pesar de la presencia de un **genotipo XY** y de testículos que secretan andrógenos, un defecto genético impide que las células respondan a los andrógenos, lo cual tiene como resultado un fenotipo femenino. En la pubertad, los testículos descendidos pueden parecer tumoraciones en los labios mayores o la ingle.

   c. En presencia de un exceso de secreción suprarrenal prenatal (**hiperplasia suprarrenal virilizante congénita**), los genitales de un individuo genéticamente femenino se masculinizan, e inicialmente la niña puede ser identificada visualmente como un hombre.

B. Desarrollo psicológico sexual prenatal

1. La exposición diferenciada a hormonas sexuales durante la vida prenatal también da lugar a **diferencias de ciertas áreas cerebrales según el sexo** (p. ej., el hipotálamo, la comisura anterior, el cuerpo calloso y el tálamo).

2. La **identidad de género**, el **rol de género** y la **orientación sexual** (tabla 19-1) también pueden verse afectados por la exposición prenatal a hormonas gonadales.

T a b l a **19-1** Identidad de género, rol de género y orientación sexual			
Término	Definición	Etiología probable	Comentarios
Identidad de género	Sensación de uno mismo de ser hombre o mujer	Exposición diferencial a hormonas sexuales prenatales	Puede no corresponder con el sexo fisiológico (disforia de género)
Rol de género	Expresión de la identidad de género en la sociedad	Presión social para cumplir con las normas propias del sexo	Puede no corresponder con la identidad de género o sexo fisiológico (p. ej., decidir vestirse como el género opuesto)
Orientación sexual	Preferencia persistente o inamovible por las personas del mismo sexo (homosexual), del sexo opuesto (heterosexual) o sin preferencia (bisexual) para relaciones, incluyendo amorosa, y expresión sexual	Exposición diferencial a hormonas sexuales prenatales Influencias genéticas	La homosexualidad y bisexualidad se consideran variantes normales de la expresión sexual

a. Los individuos con **disforia de género** (transexuales o transgénero) tienen un profundo sentimiento psicológico de haber nacido en el cuerpo del sexo equivocado a pesar de tener el cuerpo típico de su sexo fisiológico.

b. Los niños de edad escolar con disforia de género prefieren vestirse como y tener amigos del sexo opuesto. Puesto que la **identidad de género es permanente**, el tratamiento más eficaz para esta situación es ayudar a los progenitores a aceptar al niño o niña como es.

c. En la edad adulta, estos individuos con frecuencia toman hormonas del género preferido o se hacen procedimientos de cirugía plástica para asumir mejor el rol de género; algunos también pueden buscar cirugía para cambiar su sexo genital.

II. BIOLOGÍA DE LA SEXUALIDAD EN LOS ADULTOS

En los adultos, las alteraciones en las concentraciones circulantes de hormonas gonadales (estrógenos, progesterona y testosterona) pueden afectar el interés y la expresión sexual.

A. Hormonas y comportamiento en las mujeres

1. Puesto que los estrógenos están solo mínimamente relacionados con la libido, la **menopausia** (**cese de la producción ovárica de estrógenos**) **y el envejecimiento no reducen el deseo sexual** si la salud general de la mujer es buena (*véase* cap. 2).

2. La **testosterona** es secretada por las glándulas suprarrenales (así como en los ovarios y testículos) a lo largo de la vida adulta y se piensa que desempeña un papel importante en el **deseo sexual tanto de hombres como de mujeres**.

B. Hormonas y comportamiento en los hombres

1. Las concentraciones de testosterona en los hombres suelen ser **más elevadas de lo necesario** para mantener el funcionamiento sexual típico; las concentraciones reducidas de testosterona causan disfunción sexual con menor probabilidad que los problemas en las relaciones, la edad, el consumo de alcohol o enfermedades no identificadas.

2. El **estrés** físico y psicológico **puede reducir las concentraciones de testosterona**.

3. El tratamiento médico con **estrógenos**, **progesterona** o **antiandrógenos** (p. ej., para tratar el cáncer de próstata) puede reducir la disponibilidad de testosterona mediante mecanismos de retroalimentación hipotalámica, lo que causa **menor interés** y **comportamiento sexual**.

C. Homosexualidad (orientación sexual gay o lesbiana; *véase* tabla 19-1)

1. Etiología

a. Se piensa que la etiología de la homosexualidad se relaciona con una **alteración de las concentraciones circulantes de hormonas sexuales prenatales** (es decir, aumento de andrógenos en las mujeres y disminución de andrógenos en los hombres), lo cual causa cambios anatómicos en algunos núcleos hipotalámicos; las concentraciones hormonales en la vida adulta son indistinguibles de aquellas de personas heterosexuales del mismo sexo biológico.

T a b l a **19-2**	Características de las etapas del ciclo de respuesta sexual en hombres y mujeres	
Hombres	**Mujeres**	**Hombres y mujeres**
Fase de excitación		
Erección del pene	Erección del clítoris Edema labial Lubricación vaginal Efecto de tienda (elevación del útero en la cavidad pélvica)	Aumento de pulso, presión arterial y frecuencia respiratoria Erección de los pezones
Fase de meseta		
Aumento del tamaño y movimiento hacia arriba de los testículos Secreción de algunas gotas de líquido que contiene espermatozoides	Contracción del tercio externo de la vagina debido al crecimiento del tercio superior de la vagina	Mayor aumento de pulso, presión arterial y frecuencia respiratoria Eritema del tórax y cara
Fase de orgasmo		
Expulsión forzada de líquido seminal	Contracciones del útero y vagina	Contracciones del esfínter anal Mayor aumento de pulso, presión arterial y frecuencia respiratoria
Fase de resolución		
Período refractario o de reposo (la duración varía según la edad y condición física) en el cual la reestimulación no es posible	Período refractario mínimo o inexistente	Relajación muscular Regreso al estado de preestimulación de los sistemas reproductor, muscular y cardiovascular en 10-15 min

    b. La evidencia de **factores genéticos** incluye una mayor concordancia de homosexualidad en gemelos monocigóticos que dicigóticos.

    c. Los **factores sociales**, como experiencias sexuales tempranas, **no se asocian** con el origen de la homosexualidad.

    d. La homosexualidad es una variante normal de la expresión sexual. Puesto que no es una disfunción, no se requiere **tratamiento**. Las personas que se sienten incómodas con su orientación sexual pueden beneficiarse de una intervención psicológica que les ayude a sentirse más cómodos.

2. Frecuencia

    a. En la mayoría de las estimaciones, al menos el **5-10% de la población** tiene un orientación sexual exclusivamente homosexual; muchas otras más personas han tenido al menos un encuentro sexual que causó excitación con una persona del mismo sexo.

    b. **No** hay diferencias **étnicas significativas** en la frecuencia de la homosexualidad.

    c. Muchas personas con orientación sexual gay y lesbiana han experimentado el sexo heterosexual y han tenido hijos.

D. Ciclo de respuesta sexual

    1. Masters y Johnson diseñaron un **modelo de cuatro etapas** para la respuesta sexual tanto en los hombres como en las mujeres, que incluye las etapas de **excitación**, **meseta**, **orgasmo** y **resolución** (tabla 19-2).

    2. La disfunción sexual comprende dificultad con uno o más aspectos del ciclo de respuesta sexual.

III. DISFUNCIÓN SEXUAL

A. Características

    1. La disfunción sexual puede ser resultado de factores biológicos, psicológicos o interpersonales, o de una combinación de causas.

    a. Las **causas biológicas** incluyen enfermedades médicas no identificadas (p. ej., la **diabetes** puede causar trastornos de la erección; las **adherencias pélvicas** pueden originar dolor pélvico), **efectos adversos de medicamentos** (p. ej., los inhibidores selectivos de recaptación de serotonina [ISRS] pueden condicionar retraso en el orgasmo), **abuso de sustancias** (el alcohol causa problemas de erección) y **alteraciones hormonales** o de **neurotransmisores**.

    b. Las causas psicológicas incluyen problemas en la relación actual, estrés, depresión y ansiedad (p. ej., culpa, presión acerca del rendimiento). En los hombres con trastorno eréctil, la presencia de erecciones matutinas, erecciones durante la masturbación o erecciones durante el sueño de movimientos oculares rápidos (REM, *rapid eye movements*) sugiere una causa psicológica, en lugar de una física, del trastorno eréctil.

  2. Las disfunciones pueden estar presentes desde siempre (**de toda la vida**), o, más frecuentemente, tras un intervalo en el cual la función era normal (**adquirida**). También pueden estar presentes en todas las situaciones sexuales (**generalizada**) o solo en algunas situaciones sexuales (**situacional**).

B. *Manual diagnóstico y estadístico de los trastornos mentales*, 5.ª edición (DSM-5®). Se ofrece una clasificación de la disfunción sexual. Estos trastornos típicamente deben persistir durante al menos 6 meses para establecerse el diagnóstico.

  1. Los trastornos del deseo sexual y trastornos de la excitación incluyen el **trastorno de deseo sexual hipoactivo del hombre**, **trastorno del interés/excitación sexual femenino** y **trastorno eréctil** (trastornos de las fases de excitación y meseta).

  2. Los trastornos del orgasmo incluyen **eyaculación retardada**, **eyaculación prematura** (**precoz**) y **trastorno orgásmico femenino**.

  3. El **trastorno de dolor genitopélvico/penetración** se diagnostica en mujeres cuando el dolor o dificultad para lograr la penetración vaginal no se debe a una afección médica.

  4. En la **tabla 19-3** se muestran las características de las disfunciones sexuales.

C. Tratamiento

  1. El médico debe **entender** el problema sexual del paciente antes de proceder con el tratamiento (es decir, aclarar a qué se refiere el paciente cuando dice: "tengo un problema con el sexo").

  2. El médico **no debe asumir nada** acerca de la sexualidad del paciente (p. ej., un paciente masculino adulto y casado con una mujer podría estar teniendo una relación extramarital con un hombre).

  3. Hay una tendencia creciente de médicos que **tratan los problemas sexuales de pacientes heterosexuales**, **bisexuales** y **homosexuales** en lugar de derivarlos a terapeutas sexuales.

  4. El tratamiento de los problemas sexuales puede ser conductual, médico o quirúrgico.

  5. Técnicas de manejo conductual

    a. En los **ejercicios enfocados en los sentidos** (que se emplean para manejar trastornos del deseo sexual, la exitación y el orgasmo), se incrementa la percepción de la persona a los estímulos del tacto, la vista, el olfato y el sonido durante la actividad sexual, y se disminuye la presión fisiológica para lograr una erección u orgasmo.

T a b l a 19-3 Características de la disfunción sexual según el *DSM-5*

Trastorno	Características (todos pueden ser de toda la vida o adquiridos, así como generalizados o situacionales)
Trastorno de deseo sexual hipoactivo en el hombre	Ausencia o falta de interés en la actividad sexual
Trastorno del interés/excitación sexual femenino	Incapacidad para mantener la lubricación vaginal hasta que se completa el acto sexual, a pesar de una estimulación física adecuada
Trastorno eréctil (TE)	Nunca ha tenido una erección suficiente para lograr la penetración o, con mayor frecuencia, actualmente es incapaz de lograr o mantener una erección a pesar de tener estimulación física adecuada
Trastorno orgásmico femenino	Nunca ha tenido o actualmente es incapaz de experimentar un orgasmo a pesar de tener estimulación física adecuada
Eyaculación retardada	Importante disminución en la frecuencia, ausencia o eyaculación retardada a pesar de tener estimulación física adecuada
Eyaculación precoz (prematura)	Eyaculación antes de lo que al hombre le gustaría que sucediera La fase de meseta del ciclo de respuesta sexual es breve o ausente Suele acompañarse de ansiedad Es el trastorno sexual masculino más frecuente después del TE
Trastorno de dolor genitopélvico/penetración	En ausencia de enfermedad pélvica, se presentan dolor pélvico persistente o espasmos dolorosos en el tercio externo de la vagina que dificultan la relación sexual o la exploración pélvica El dolor pélvico también puede deberse a enfermedades de la pelvis, por ejemplo, la enfermedad pélvica inflamatoria (EPI) debido a infección por clamidia (más frecuente) o gonorrea

   b. En la **técnica de "apretar"**, que se usa para tratar la **eyaculación precoz** (**prematura**), al hombre se le enseña a identificar la sensación que ocurre antes de la emisión de semen. En este momento, el hombre pide a su pareja que ejerza presión sobre el borde coronal del glande a ambos lados del pene hasta que la erección ceda, lo que retrasa la eyaculación.

   c. Las **técnicas de relajación**, **hipnosis** y **desensibilización sistemática** (*véase* cap. 17) se utilizan para reducir la ansiedad asociada con el desempeño sexual.

   d. Puede recomenzarse la **masturbación** para ayudar a la persona a aprender qué estímulo es eficaz para lograr la excitación y el orgasmo.

6. Tratamiento médico

   a. Dado que retrasan el orgasmo, los **ISRS** (p. ej., la fluoxetina) pueden utilizarse para retrasar la **eyaculación prematura** (**precoz**).

   b. La **administración sistémica de antagonistas opioides** (como la naltrexona) y vasodilatadores (como la yohimbina) se ha utilizado para tratar el trastorno de erección.

   c. En el trastorno eréctil, el **citrato de sildenafilo** y los fármacos relacionados:

     (1) Actúan mediante la inhibición de la enzima (fosfodiesterasa 5 [PDE5]) que destruye el guanosín-monofosfato cíclico (GMPc, *cyclic guanosine monophosphate*), un vasodilatador que se secreta en el pene con la estimulación sexual. Esta inhibición conduce a una degradación más lenta del GMPc y a la persistencia de la erección.

     (2) Tienen efectos colaterales que incluyen visión color azul.

     (3) Están contraindicados en hombres que toman nitratos.

     (4) Incluyen los nuevos inhibidores de la PDE5 con mayor potencia y selectividad que el sildenafilo, como el vardenafilo y el tadalafilo.

   d. La **inyección intracorpórea de vasodilatadores** (como papaverina, fentolamina) y la implantación de prótesis también se utilizan para tratar el trastorno eréctil.

   e. El **clorhidrato de apomorfina** incrementa el interés sexual y la función eréctil mediante el aumento de la disponibilidad de dopamina en el cerebro. Se disuelve de forma sublingual y sus efectos adversos incluyen hipotensión postural y síncope.

IV. PARAFILIAS Y TRASTORNOS PARAFÍLICOS

A. Definición. Las parafilias se refieren al uso preferente de **objetos inusuales** de deseo sexual o la participación en **actividades sexuales inusuales** (**tabla 19-4**). Para cumplir con el criterio de trastornos parafílicos del **DSM-5®**, el comportamiento debe continuar por un período de al menos 6 meses y causar deterioro en el funcionamiento ocupacional o social.

T a b l a **19-4** Trastornos parafílicos

Trastorno parafílico (ocurren casi exclusivamente en los hombres)	El método preferido para obtener placer sexual es mediante
Exhibicionismo	Revelar los genitales propios a personas desprevenidas para sorprenderlas
Fetichismo	Contacto con objetos inanimados (p. ej., zapatos de mujer, guantes, medias o calcetines)
Froteurismo	Frotar el pene contra una mujer vestida sin su consentimiento ni atención (p. ej., en un tren lleno de personas)
Necrofilia	Realizar actos sexuales con cadáveres
Pedofilia	Tener fantasías o comportamientos sexuales con niños menores de 14 años del sexo opuesto o del mismo sexo; la persona debe tener al menos 16 años de edad y al menos 5 años más que el niño Es la parafilia más frecuente
Masoquismo sexual	Recibir dolor físico o humillación
Sadismo sexual	Brindar dolor físico o humillación
Travestismo	Usar ropa de mujer, en especial ropa interior (exclusivo de hombres heterosexuales)
Voyeurismo	Observar secretamente a otras personas (a menudo empleando binoculares o cámaras) que se desvisten o realizan actividad sexual
Otros especificados, por ejemplo, zoofilia	Realizar actividad sexual con animales

B. Frecuencia y tratamiento
  1. Las parafilias ocurren **casi exclusivamente en los hombres**.
  2. El **tratamiento farmacológico** incluye **antiandrógenos**, **hormonas sexuales femeninas** e **ISRS** para las parafilias caracterizadas por hipersexualidad masculina.

V. ENFERMEDAD, LESIONES Y SEXUALIDAD

A. Cardiopatía e infarto de miocardio (IM)
  1. Los hombres con antecedentes de IM a menudo tienen **trastorno eréctil**. Tanto hombres como mujeres con antecedentes podrían tener **disminución de la libido** por los efectos adversos de los medicamentos cardíacos y el **miedo a que la actividad sexual pueda causar otro infarto cardíaco**.
  2. Generalmente, si se puede tolerar ejercicio que aumente la frecuencia cardíaca a **110-130 lpm** (p. ej., similar a subir dos pisos de escaleras) sin que haya disnea grave o dolor torácico, puede retomarse la actividad sexual tras un episodio cardíaco como el IM.
  3. Las **posiciones sexuales** que producen el menor esfuerzo para el paciente (p. ej., en las que la **pareja esté en la posición superior**) son las más seguras tras un IM.

B. Diabetes
  1. De una cuarta parte a la mitad de los hombres con diabetes (en especial los pacientes de mayor edad) tienen **trastorno eréctil**. Es menos probable que se afecten el orgasmo y la eyaculación.
  2. Las principales causas de trastorno eréctil en los hombres con diabetes son **cambios vasculares** y **neuropatía diabética**, causada por el daño a los vasos sanguíneos y tejido nervioso en el pene como resultado de la **hiperglucemia**.
     a. Los problemas de erección suelen producirse muchos años después del diagnóstico de diabetes, pero podrían ser el **primer síntoma** de la enfermedad.
     b. El **mal control metabólico** de la diabetes se relaciona con mayor incidencia de problemas sexuales.
     c. El citrato de sildenafilo y otros fármacos relacionados son a menudo útiles en los trastornos de erección por diabetes.
     d. Aunque las causas fisiológicas son más relevantes, los **factores psicológicos** como miedo al "fracaso" sexual también pueden relacionarse con los problemas de erección asociados con la diabetes.

C. Lesiones de médula espinal
  1. Las lesiones de la médula espinal en los **hombres** causan trastorno eréctil y orgásmico, eyaculación retrógrada (hacia la vejiga), concentraciones reducidas de testosterona y menor fecundidad.
  2. Las lesiones de la médula espinal en las **mujeres** causan problemas con la lubricación vaginal, vasocongestión pélvica y orgasmo. La fecundidad no suele verse afectada.

VI. ENVEJECIMIENTO Y SEXUALIDAD

A. Cambios físicos. Con el proceso de envejecimiento se producen alteraciones típicas en el funcionamiento sexual.
  1. En los **hombres**, estos cambios incluyen **erección más lenta**, **menor intensidad de la eyaculación**, **período refractario más prolongado** y **necesidad de una estimulación más directa**.
  2. En las **mujeres**, estos cambios incluyen **adelgazamiento vaginal**, **acortamiento de la longitud vaginal** y **resequedad vaginal**.
  3. La terapia de reemplazo hormonal, que puede revertir estos cambios vaginales, se usa menos que en el pasado (*véase* cap. 2). Sin embargo, la aplicación local de un lubricante vaginal para facilitar la relación sexual podría ser de utilidad.

B. Interés y actividad sexual
  1. A pesar de los cambios físicos, las actitudes de la sociedad y la pérdida de la pareja sexual por enfermedad o muerte, el **interés sexual no suele cambiar significativamente a mayor edad**.
  2. Continuar con la actividad sexual se asocia con buena salud. La abstinencia prolongada del sexo produce atrofia física más rápida de los órganos genitales en la edad adulta (**"úsalo o piérdelo"**).

T a b l a **19-5**	Efectos de algunos medicamentos sobre la sexualidad	
Efecto	Tipo de medicamento (agente representativo)	Neurotransmisor asociado: (disponibilidad ↑ [aumentada] ↓ o [disminuida])
Disminuyen la libido	Antidepresivos (fluoxetina)	↑ Serotonina
	Antihipertensivos (propranolol)	↓ Noradrenalina β
	Antihipertensivos (metildopa)	↑ Noradrenalina central α
Aumentan la libido	Antiparkinsonianos (levodopa [L-dopa])	↑ Dopamina
Disfunción eréctil	Antihipertensivos (propranolol)	↓ Noradrenalina β
	Antihipertensivos (metildopa)	↑ Noradrenalina central α
	Antidepresivos (fluoxetina)	↑ Serotonina
	Antipsicóticos (tioridazina)	↓ Dopamina
Resequedad vaginal	Antihistamínicos (difenhidramina)	↓ Histamina
	Anticolinérgicos (atropina)	↓ Acetilcolina
Inhiben el orgasmo (hombres y mujeres)	Antidepresivos (fluoxetina)	↑ Serotonina
Priapismo (erección persistente)	Antidepresivos (trazodona)	↑ Serotonina
Inhiben la eyaculación	Antidepresivos (fluoxetina)	↑ Serotonina
	Antipsicóticos (tioridazina)	↓ Dopamina

VII. DROGAS/FÁRMACOS Y SEXUALIDAD

A. **Medicamentos de prescripción.** Pueden afectar la libido, la erección, el orgasmo, la eyaculación y otras funciones sexuales, a menudo como resultado de sus efectos sobre el sistema de neurotransmisores (tabla 19-5).

B. **Medicamentos de prescripción que pueden disminuir la función sexual**
   1. **Antihipertensivos**, particularmente agonistas α-adrenérgicos (como la metildopa) y bloqueadores β-adrenérgicos (como el propranolol); la menor frecuencia de efectos sexuales se observa con el uso de inhibidores de la enzima convertidora de angiotensina (IECA) como el captopril.
   2. **Antidepresivos**, en especial los ISRS, puesto que la serotonina disminuye el interés sexual y retrasa el orgasmo.
   3. **Antipsicóticos**, especialmente los bloqueadores del receptor de dopamina 2 (D_2).
      a. La dopamina puede incrementar la sexualidad; su bloqueo puede reducir el funcionamiento sexual.
      b. Las concentraciones de prolactina aumentan como resultado del bloqueo de dopamina; esto, a su vez, disminuye la sexualidad.

C. **Drogas de abuso**
   1. El **alcohol** y la **marihuana** incrementan la sexualidad a corto plazo mediante la disminución de las inhibiciones psicológicas.
      a. Con su consumo a largo plazo, el **alcohol puede causar insuficiencia hepático**, lo que causa mayor disponibilidad de estrógenos y disfunción sexual en los hombres.
      b. El consumo crónico de **marihuana reduce las concentraciones de testosterona** en los hombres y de **gonadotropinas** en las mujeres.
   2. Las **anfetaminas** y la **cocaína** aumentan la sexualidad mediante la estimulación de los sistemas dopaminérgicos.
   3. La **heroína** y, en menor grado, la **metadona** se asocian con supresión de la libido, eyaculación retardada y ausencia de eyaculación.

VIII. VIRUS DE LA INMUNODEFICIENCIA HUMANA Y SEXUALIDAD

A. **Frecuencia de infección por el virus de la inmunodeficiencia humana (VIH)**
   1. Más de 33 millones de personas en el mundo padecen la infección por el VIH.
      a. La mayoría de las personas infectadas viven en África, Asia y el este de Europa.

T a b l a **19-6** Vía de contacto y riesgo de contraer VIH	
Vía de infección	**Riesgo aproximado de contraer VIH por cada 10 000 exposiciones**
Actividad sexual con una persona con infección por VIH	
Relación sexual anal receptiva	138
Relación sexual anal insertiva	11
Relación sexual vaginal receptiva	8
Relación sexual vaginal insertiva	4
Contacto directo con sangre de una persona con infección por VIH	
Transfusión	9 250
Compartir aguja	63
Punción con aguja	23
Madre VIH-positiva a feto	
La madre no toma antirretrovirales u otra medida preventiva	2 500 (1 en 4)
La madre toma antirretrovirales, se le realiza cesárea y no da seno materno	200 (1 en 50)

    b. Menos de un 1 millón de personas infectadas viven en Norteamérica.

    c. Menos de 2 millones de personas infectadas viven en Latinoamérica y el Caribe; cerca de 0.5 millones viven en Europa central y occidental.

  2. Existen **diferencias por sexo** en la carga vírica del VIH y en los síntomas del sida; una mujer con la misma carga vírica de VIH que un hombre tiene mayores probabilidades de desarrollar sida antes que un hombre.

B. Transmisión del VIH

  1. Puesto que depende de la probabilidad de pérdida de continuidad de tejido que cause contacto con la sangre, el **sexo anal receptivo** es el comportamiento sexual de mayor riesgo para la transmisión del VIH (tabla 19-6).

  2. Los pacientes con infección por VIH deben proteger a sus parejas sexuales de la infección. Si no lo hacen (p. ej., no utilizan preservativo) y el médico lo sabe, el profesional debe asegurarse de que el paciente con riesgo esté informado (*véase* cap. 23).

  3. El tratamiento prenatal con **fármacos antirretrovirales** como zidovudina (AZT), lamivudina (3TC) o nevirapina (NTP) puede reducir el riesgo de transmisión de VIH de madre a feto. Sin embargo, incluso si tiene alto riesgo, no puede obligarse a una mujer embarazada a hacerse la prueba o recibir tratamiento (*véase* cap. 23).

Autoevaluación

Instrucciones: cada reactivo en esta sección va seguido de respuestas o complementos a las afirmaciones. Seleccione la **mejor** opción (**A, B, C, D o E**) para cada caso.

1. Un médico de 45 años de edad comenta que ha estado viviendo con otro hombre en una relación sexual y amorosa, estable, durante los últimos 10 años. En su adolescencia, este médico probablemente tuvo antecedentes de:

(A) Ser seducido por un hombre mayor
(B) Enfermedad mental
(C) Fantasías sexuales con hombres
(D) Preferir pasar tiempo a solas
(E) Desear cirugía para cambio de sexo

2. Un hombre de 32 años de edad con diagnóstico reciente de infección por VIH afirma que está seguro de haber contraído la infección por un encuentro sexual que tuvo durante unas vacaciones. ¿Cuál de las siguientes es la pregunta más apropiada del médico para determinar su orientación sexual?

(A) "¿Se describiría a usted mismo como homosexual?"
(B) "¿Es usted principalmente gay o principalmente heterosexual?"
(C) "¿Es usted exclusivamente gay o exclusivamente heterosexual?"
(D) "¿Usted prefiere tener sexo con hombres, con mujeres o con ambos?"
(E) "¿Usted se considera heterosexual, bisexual u homosexual?"

3. Una mujer de 29 años de edad dice que siempre se ha sentido como si fuera "un hombre en el cuerpo de una mujer". El resultado de la exploración física y pélvica es normal. Se siente atraída sexualmente hacia mujeres heterosexuales y quisiera usar ropa de hombre, tomar hormonas masculinas y realizarse mastectomía y cirugía de cambio de sexo para poder vivir como hombre. La mejor forma de describir a esta paciente es que experimenta:

(A) Hiperplasia suprarrenal congénita virilizante
(B) Síndrome de insensibilidad a los andrógenos
(C) Disforia de género
(D) Travestismo
(E) Orientación sexual lesbiana

4. Una mujer de 17 años de edad acude al médico porque nunca ha menstruado y porque se descubrió masas en los labios mayores. La exploración inicial revela una mujer alta, delgada, con genitales externos típicos (además de las masas en los labios mayores) y desarrollo mamario normal. No se realiza exploración pélvica. No se encuentran cuerpos de Barr en el frotis bucal. La mejor forma de describir a esta paciente es que experimenta:

(A) Hiperplasia suprarrenal congénita virilizante
(B) Síndrome de insensibilidad a los andrógenos
(C) Disforia de género
(D) Travestismo
(E) Orientación sexual lesbiana

5. Un hombre de 35 años de edad debe usar tacones y lencería para mujer a fin de excitarse cuando tiene relaciones sexuales con una mujer. Niega tener interés sexual en los hombres. La mejor forma de describir a este paciente es que está experimentando:

(A) Hiperplasia suprarrenal congénita virilizante
(B) Síndrome de insensibilidad a los andrógenos
(C) Disforia de género
(D) Travestismo
(E) Orientación sexual gay

6. La mejor estimación sobre la frecuencia de homosexualidad en los hombres es:

(A) 0.5-1%
(B) 2-3%
(C) 5-10%
(D) 20-25%
(E) 30-35%

7. Un hombre de 50 años de edad presenta crecimiento mamario (ginecomastia) tras años de consumir una sustancia. La sustancia que probablemente consumió fue:

(A) Alcohol
(B) Marihuana
(C) Heroína
(D) Anfetaminas
(E) Nitrito de amilo

Preguntas 8 y 9

Un hombre de 34 años de edad ha estado tomando fluoxetina para tratarse la depresión durante los últimos 4 meses. Ya no padece la afección, pero informa tener problemas sexuales.

8. ¿Cuál de las siguientes disfunciones sexuales es la más probable en este hombre?

(A) Trastorno eréctil de toda la vida
(B) Trastorno eréctil adquirido
(C) Eyaculación precoz (prematura)
(D) Retraso en el orgasmo
(E) Trastorno de dolor con la penetración

9. El neurotransmisor que con mayor probabilidad se asocia con los problemas sexuales de este hombre es:

(A) Aumento de la dopamina
(B) Disminución de la dopamina
(C) Aumento de la serotonina
(D) Disminución de la serotonina
(E) Disminución de la noradrenalina

10. Un hombre de 30 años de edad con infección por VIH pregunta al médico qué tipo de comportamiento sexual es de mayor riesgo para transmitir el VIH a su pareja. La mejor respuesta del médico es:

(A) Relaciones sexuales anales
(B) Contacto oral con pene
(C) Contacto oral con vagina
(D) Relaciones sexuales vaginales
(E) Besarse

11. Un esposo y su esposa de 30 años de edad afirman que están teniendo problemas sexuales. Durante la entrevista, el médico descubre que, aunque su vida sexual había sido buena, la última vez que intentaron tener relaciones sexuales (hace 4 semanas), el esposo no pudo mantener la erección. ¿Cuál de los siguientes medicamentos pudo haber causado el problema?

(A) Cocaína
(B) Propranolol
(C) Levodopa (L-dopa)
(D) Nitrito de amilo
(E) Dextroanfetamina

12. Una pareja casada de 65 años de edad se queja con el médico de que su vida sexual no es lo que era antes. ¿Cuál de los siguientes problemas es el qué más probablemente refiera la pareja?

(A) Eyaculación precoz (prematura)
(B) Resequedad vaginal
(C) Período refractario más corto

(D) Disminución en el interés sexual
(E) Trastorno de dolor con la penetración

13. Un hombre de 32 años de edad afirma no tener problemas con la erección, pero que últimamente tiene el orgasmo y eyacula antes de lograr la penetración vaginal. La queja de este hombre:

(A) Es infrecuente
(B) Se asocia con depresión
(C) Se asocia con ausencia de la fase de excitación
(D) Puede tratarse con psicoterapia intensiva
(E) Puede tratarse en forma exitosa con la técnica de apretar

Preguntas 14 y 15

Un paciente de 62 años de edad comenta con el médico que está teniendo dificultades para mantener la erección cuando tiene relaciones sexuales con su esposa.

14. ¿Cuál de las siguientes enfermedades, si no es tratada, es más probable que esté relacionada con el problema del paciente?

(A) Enfermedad de Alzheimer
(B) Hipertensión
(C) Diabetes
(D) Infarto de miocardio
(E) Esquizofrenia

15. El médico recomienda al paciente que tome citrato de sildenafilo antes de tener relaciones sexuales. El principal efecto de este medicamento en el tratamiento del trastorno eréctil es:

(A) Aumento de la concentración de GMPc
(B) Disminución de la concentración de GMPc
(C) Aumento de la degradación de GMPc
(D) Aumento de la concentración de fosfodiesterasa 5 (PDE5)
(E) Disminución de la degradación de prostaglandina E

16. Un hombre de 25 años de edad se masturba frotándose contra mujeres desprevenidas en autobuses llenos. ¿Cuál de los siguientes trastornos parafílicos muestra este hombre?

(A) Fetichismo
(B) Exhibicionismo
(C) Froteurismo
(D) Voyeurismo
(E) Masoquismo sexual

17. Un paciente casado de 55 años de edad se queja de problemas de erección. El paciente tiene enfermedad de Parkinson bien controlado con L-dopa y es capaz de trabajar a tiempo completo. Además, tiene un trabajo de medio tiempo que le hace trabajar hasta tarde la mayoría de las noches. El paciente también menciona que bebe dos martinis por la tarde, fuma dos paquetes de cigarrillos al día y, en ocasiones, consume cocaína. Su disfunción sexual probablemente se asocie más con su:

(A) Horario de trabajo
(B) Consumo de cocaína
(C) Consumo de L-dopa
(D) Consumo de alcohol
(E) Tabaquismo

18. ¿En cuál de las etapas del ciclo de respuesta sexual inicia el efecto de tienda? ¿Ocurre solo en hombres, solo en mujeres, o en hombres y mujeres?

(A) Fase de excitación: solo en hombres
(B) Fase de meseta: solo en hombres
(C) Fase de orgasmo: solo en hombres
(D) Fase de excitación: mujeres y hombres
(E) Fase de meseta: mujeres y hombres
(F) Fase de orgasmo: mujeres y hombres
(G) Fase de excitación: solo en mujeres
(H) Fase de meseta: solo en mujeres
(I) Fase de orgasmo: solo en mujeres

19. ¿En cuál de las etapas del ciclo de respuesta sexual inician las fases de eritema facial y de tórax? ¿Ocurren solo en hombres, solo en mujeres, o en hombres y mujeres?

(A) Fase de excitación: solo en hombres
(B) Fase de meseta: solo en hombres
(C) Fase de orgasmo: solo en hombres
(D) Fase de excitación: mujeres y hombres
(E) Fase de meseta: mujeres y hombres
(F) Fase de orgasmo: mujeres y hombres
(G) Fase de excitación: solo en mujeres
(H) Fase de meseta: solo en mujeres
(I) Fase de orgasmo: solo en mujeres

20. ¿En qué etapa del ciclo de respuesta sexual se muestra la mayor diferencia en el tiempo entre hombres y mujeres?

(A) Excitación
(B) Meseta
(C) Orgasmo
(D) Resolución

21. ¿En qué etapa del ciclo de respuesta sexual se producen las contracciones uterinas?

(A) Excitación
(B) Meseta
(C) Orgasmo
(D) Resolución

22. La causa más frecuente de enfermedad pélvica inflamatoria (EPI) en las mujeres es la:

(A) Gonorrea
(B) Sífilis
(C) Tricomonosis
(D) Clamidia
(E) Candidosis

23. Un hombre y una mujer de 25 años de edad que han estado casados durante 3 años acuden a la consulta para evaluar su posible esterilidad. Durante la entrevista, la esposa menciona: "no puedo entender por qué no puedo quedarme embarazada. Hemos tenido relaciones sexuales dos a tres veces por semana durante el último año". ¿Cuál es el siguiente paso más apropiado del médico?

(A) Derivar a la pareja para terapia de pareja
(B) Realizar una exploración ginecológica a la esposa
(C) Realizar una exploración testicular al esposo
(D) Sugerir que el esposo se realice evaluación de fecundidad
(E) Sugerir que la esposa se realice evaluación de fecundidad
(F) Preguntar a la pareja a qué se refieren con "relaciones sexuales"

24. Un hombre de 17 años de edad es llevado al médico por sus progenitores, quienes expresan preocupación por sus intereses sexuales y comportamiento. Cuando se le entrevista a solas, el paciente menciona que tuvo sexo con otro joven en una ocasión, pero que también se siente atraído por las mujeres. Comenta al médico que en una ocasión, en una fiesta, usó ropa de mujer y se sintió excitado. La descripción o diagnóstico más apropiado para este joven es:

(A) Trastorno parafílico no especificado
(B) Disforia de género
(C) Comportamiento normal
(D) Homosexualidad
(E) Travestismo

25. Los progenitores preocupados de un niño de 8 años de edad comentan al médico que su hijo únicamente desea jugar con niñas, le gusta vestirse como niña e insiste en orinar sentado. También dice que los niños son sucios y que las niñas tienen mejores cosas y que quiere que le llamen por un nombre femenino. ¿Cuál es la acción más adecuada del médico en este momento?

(A) Decir a los progenitores que castiguen al niño cuando lo vean jugando con niñas

(B) Decir a los progenitores que den al niño solo juguetes masculinos para jugar, como camiones y figuras de acción

(C) Asegurar a los progenitores que el comportamiento de género opuesto es común y que desaparecerá con el tiempo

(D) Informar a los progenitores que este niño probablemente tendrá orientación homosexual

(E) Enseñar a los progenitores que está bien que el niño tenga estos intereses y ayudarles a aceptar al niño como es

(F) Decir a los progenitores que deberían considerar cirugía de cambio de sexo para el niño

26. Unos progenitores preocupados comentan al pediatra que la semana anterior su hija de 6 años de edad los vio mientras tenían relaciones sexuales. Esta semana encontraron a su hija con otra niña de 6 años de edad haciendo el papel de hombre en lo que parecía una simulación de relaciones sexuales. La exploración física de la niña es normal. El siguiente paso que debe tomar el médico es:

(A) Tranquilizar a los progenitores y decirles que este comportamiento es típico en los niños de esta edad

(B) Decir a los progenitores que probablemente esta niña tendrá orientación sexual lesbiana en su edad adulta

(C) Derivar a la familia al psiquiatra infantil

(D) Evaluar las concentraciones de hormonas sexuales de la niña

(E) Aconsejar a los pacientes que esta niña probablemente sufrió abuso sexual

Respuestas y explicaciones

1. **C.** Como otros hombres de orientación sexual homosexual, este médico probablemente tenga antecedentes de fantasías sexuales con hombres (los hombres heterosexuales suelen tener antecedentes de fantasías sexuales con mujeres). La homosexualidad es una variante normal de la expresión sexual y tiene un origen biológico. No hay evidencia que se asocie con antecedentes de seducción en la adolescencia por hombres mayores, enfermedad mental o preferencia por estar solos. Si bien las personas con disforia de género (quienes sienten haber nacido en el cuerpo equivocado) pueden buscar cirugía para cambio de sexo, las personas con orientación sexual homosexual no buscan cambiar su sexo físico.

2. **D.** La pregunta más adecuada para este paciente debe ser directa, por ejemplo: "¿Usted prefiere tener sexo con hombres, con mujeres o con ambos?". Usar descripciones como homosexual, heterosexual o gay podría no ser de utilidad para aclarar la orientación y el comportamiento sexual del paciente.

3. **C.** Esta paciente, que siempre se ha sentido como si fuera "un hombre en el cuerpo de una mujer" en presencia de un cuerpo típicamente femenino, tiene disforia de género. Las mujeres con hiperplasia suprarrenal congénita virilizante tienen genitales masculinizados, y los que experimentan travestismo típicamente son hombres. Las personas con síndrome de insensibilidad a los andrógenos son genéticamente hombres con cuerpos de mujer (con los cuales se sienten contentos); frecuentemente tienen interés sexual por los hombres. Las mujeres lesbianas tienen interés sexual por las mujeres, pero tienen una identidad de género femenina y no desean cambiar su sexo físico (*véanse también* las respuestas a las preguntas 4 y 5.)

4. **B.** Esta paciente, que tiene fenotipo femenino a pesar de tener un genotipo masculino (es decir, no se observaron cuerpos de Barr en el frotis bucal), tiene síndrome de insensibilidad a los andrógenos. En este defecto genético, las células corporales no responden a los andrógenos producidos por los testículos, lo cual da como resultado un fallo en la masculinización física prenatal. Las masas notadas por la paciente probablemente son los testículos, que han descendido a los labios mayores en la pubertad. Las personas con síndrome de insensibilidad a los andrógenos suelen ser heterosexuales con respecto a su sexo fenotípico (es decir, son mujeres con interés sexual en hombres) (*véanse también* las respuestas a las preguntas 3 y 5).

5. **D.** Este hombre, que debe usar ropa de mujer para excitarse sexualmente, muestra travestismo (*véanse también* las respuestas a las perguntas 3 y 4).

6. **C.** La mejor estimación de la frecuencia de homosexualidad en los hombres es del 5-10%.

7. **A.** Es probable que la sustancia consumida por este hombre de 50 años de edad con crecimiento mamario fuera el alcohol. El consumo de alcohol a largo plazo daña el hígado, lo que causa acumulación de estrógenos y feminización del cuerpo. La marihuana, la heroína, las anfetaminas y el nitrito de amilo son, con mucha menos probabilidad, el origen de la acumulación de estrógenos.

8. **D. / 9. C.** Si bien pueden asociarse con pérdida de la libido y trastorno eréctil, es probable que la fluoxetina y otros inhibidores selectivos de la recaptación de serotonina (ISRS) causen ausencia o retraso en el orgasmo (inhiben el orgasmo). Es por ello que los ISRS son útiles para tratar la eyaculación precoz (prematura). El trastorno de dolor con la penetración no se asocia específicamente con el

tratamiento con ISRS. La alteración de neurotransmisores que se asocia con mayor probabilidad a la inhibición del orgasmo es el aumento de la serotonina como resultado del tratamiento con fluoxetina. El aumento en la dopamina tiende a incrementar el interés y el desempeño sexual. La disminución de la dopamina, la reducción de la serotonina y la disminución de la noradrenalina se asocian con menor frecuencia con la inhibición del orgasmo que el aumento de la serotonina.

10. **A.** Puesto que es más probable que las pérdidas de continuidad del tejido que brindan acceso al torrente sanguíneo ocurran con las relaciones sexuales anales, este es el tipo de comportamiento sexual con el mayor riesgo de transmitir el VIH. Si bien es posible transmitirlo por medio de otros comportamientos sexuales (p. ej., con felación [contacto oral con pene], cunilingus [contacto oral con vagina], relaciones sexuales vaginales y besos), dicha transmisión es mucho menos probable que con las relaciones sexuales anales.

11. **B.** De los fármacos mencionados, el que podría causar trastorno eréctil con mayor probabilidad es el propranolol, un fármaco antihipertensivo (β-bloqueador). La cocaína, las anfetaminas y la L-dopa tienden a incrementar el interés y desempeño sexual mediante el aumento de la disponibilidad de dopamina. El nitrito de amilo (un vasodilatador) se utiliza para incrementar la sensación de orgasmo.

12. **B.** Esta pareja casada de 65 años de edad tiene mayor probabilidad de tener problemas sexuales por resequedad vaginal debido a la falta de estrógenos tras la menopausia. El envejecimiento también se caracteriza por un período refractario mayor y por eyaculación precoz en hombres y disminución en la intensidad del orgasmo en hombres y mujeres. Aunque el comportamiento sexual pudiera disminuir con el envejecimiento por estos problemas, el interés sexual permanece igual. El trastorno de dolor con la penetración no se asocia particularmente con el envejecimiento.

13. **E.** Este hombre describe eyaculación precoz (prematura), un tipo frecuente de disfunción sexual que a menudo puede tratarse con éxito con la técnica de apretar (no con psicoterapia). La eyaculación precoz se asocia con ausencia de la fase de meseta en el ciclo de respuesta sexual y no se relaciona específicamente con depresión.

14. **C. / 15. A.** La diabetes no tratada es la enfermedad más asociada con el trastorno eréctil. Aunque los medicamentos que se utilizan para tratar algunas enfermedades se relacionan con trastorno eréctil, las enfermedades por sí solas, por ejemplo la cardiopatía, la hipertensión y la esquizofrenia no tratadas, se asocian menos con trastorno eréctil. De hecho, la expresión sexual puede ser la última forma de comunicación de una pareja cuando uno de ellos tiene enfermedad de Alzheimer. El citrato de sildenafilo funciona mediante el aumento de la concentración de GMPc, un vasodilatador, en el pene, lo cual permite la persistencia de la erección.

16. **C.** Este hombre que se masturba frotándose contra mujeres en autobuses llenos muestra froteurismo. El exhibicionismo implica una preferencia sexual por mostrar los genitales propios a personas desprevenidas para que se sorprendan. El fetichismo es una preferencia sexual por objetos inanimados. El masoquismo sexual es la preferencia por recibir dolor físico o humillación. El voyeurismo es una preferencia por ver secretamente a personas quitándose la ropa o realizando actividades sexuales.

17. **D.** Los problemas de erección de este paciente se asocian más probablemente con beber alcohol. El tabaco es una causa menos probable que el alcohol de afectación de la función sexual. La L-dopa y cocaína tienden a incrementar, en lugar de disminuir, el interés y desempeño sexual mediante el aumento en la disponibilidad de dopamina. El horario de trabajo del hombre, aunque es estresante, es una causa menos probable que el alcohol.

18. **G.** El efecto de tienda, es decir, la elevación del útero en la cavidad pélvica, inicia durante la fase de excitación del ciclo de respuesta sexual en las mujeres.

19. **E.** La ruborización sexual inicia durante la fase de meseta de la fase del ciclo de respuesta sexual tanto en los hombres como en las mujeres.

20. **D.** La resolución muestra la mayor diferencia en la duración temporal entre hombres y mujeres. Los hombres tienen un período de reposo (refractario) tras el orgasmo durante el cual no es posible la reestimulación. Las mujeres suelen tener un menor período refractario que los hombres.

21. **C.** Las contracciones uterinas se producen principalmente durante la fase de orgasmo del ciclo de respuesta sexual.

22. **D.** La causa más frecuente de enfermedad pélvica inflamatoria (EPI) en las mujeres es la infección por clamidia; puede explicar hasta el 50% de los casos. Otras enfermedades de transmisión sexual también pueden causar EPI, pero son menos frecuentes en la población que la infección por clamidia.

23. F. El siguiente paso más apropiado para el médico es aclarar a qué se refiere la pareja con "relaciones sexuales". Las personas sexualmente inexpertas podrían no conocer que algunas formas de expresión sexual (p. ej., felación, relaciones sexuales sin eyaculación) no producen un embarazo. Es inadecuado realizar estudios físicos o de laboratorio para buscar una causa de esterilidad hasta que el médico se asegure de que la pareja está teniendo relaciones sexuales con penetración vaginal y eyaculación.

24. C. Este hombre de 17 años de edad muestra comportamiento normal. No hay evidencia de travestismo u otro trastorno parafílico, puesto que no hay afectación social o legal por su comportamiento ocasional de vestirse con ropa del sexo opuesto. No expresa incomodidad con su sexo biológico y, por lo tanto, no cumple los criterios para disforia de género. Puede o no tener orientación sexual homosexual; en cualquier caso, la homosexualidad es una variante normal de la expresión sexual.

25. E. Este niño de 8 años de edad, que ha adoptado el juego, la ropa y las preferencias sociales típicas de una niña de la misma edad, muestra datos de disforia de género. La identidad de género se relaciona con la exposición temprana del cerebro a hormonas sexuales y no puede modificarse. La estrategia más eficaz consiste en tratar con los progenitores del niño con disforia de género y enseñarles que está bien que el niño tenga estos intereses, así como ayudarles a aceptar al niño o niña tal como es. Presentarle solamente juguetes masculinos o impedir que use juguetes femeninos no será útil para cambiar el comportamiento de este niño. Cuando el niño sea adulto, él podrá decidir si se realiza tratamiento o cirugía de cambio de sexo. A diferencia de este niño, las personas con orientación homosexual se sienten cómodos con su sexo biológico y prefieren tener relaciones románticas y sexuales con personas de su mismo sexo.

26. A. El siguiente paso a tomar por el pediatra es tranquilizar a los progenitores y decirles que su curiosidad acerca del comportamiento sexual es típica en los niños de esta edad. Aunque los progenitores deberían hablar con la niña para asegurarse de que no ha tenido contacto sexual con un adulto, su comportamiento con la otra niña podría explicarse como un intento por imitar el comportamiento de sus progenitores. No hay motivos para pensar que observar un comportamiento sexual o adquirir el papel masculino en un juego sexual la llevará a tener una orientación sexual lesbiana. Dado que la exploración física es normal, probablemente las concentraciones hormonales de la niña también lo sean.

Pregunta típica de examen

Una mujer de 93 años de edad con demencia leve, que en ocasiones presenta incontinencia, vive con su hija de 60 años. De lunes a viernes, la mujer acude a un programa de cuidado diurno de las 9:00 a las 13:00 horas. Desde esa hora hasta las 16:00, una vecina (que tiene un hijo alcohólico y un hijo desempleado) cuida a la mujer. La tarde del domingo, la mujer es trasladada al servicio de urgencias por su hija. El médico observa que la paciente tiene quemaduras realizadas con una cuerda en una muñeca y hematomas alrededor de la boca. La persona que con mayor probabilidad pudo haber causado estas lesiones a la mujer es:

(A) El trabajador del programa de cuidado diurno
(B) El hijo alcohólico de la vecina
(C) La vecina
(D) La hija de la mujer
(E) El hijo desempleado de la vecina

(*Véase* "Respuestas y explicaciones" al final del capítulo).

I. AGRESIVIDAD

A. **Determinantes sociales de la agresividad**
1. Los factores asociados con el aumento de la agresividad incluyen pobreza, frustración, dolor físico y exposición a la agresividad en **los medios**.
2. Los niños con riesgo de mostrar una conducta agresiva en la vida adulta tienen antecedentes de mudanzas frecuentes y cambios repetidos de escuela, han sido **víctimas de abuso físico o sexual**, **maltratan animales** y a niños más pequeños o débiles, y no pueden postergar la gratificación. Sus progenitores frecuentemente muestran conducta delictiva y consumen alcohol u otras drogas.
3. Los homicidios se presentan más a menudo en **poblaciones de estatus socioeconómico bajo**, y su incidencia está aumentando. Al menos la mitad de los homicidios se llevan a cabo con **armas de fuego**.
4. En los **hombres de 15-24 años de edad** afroamericanos y caucásicos, el homicidio es **la principal y la segunda principal causa de muerte**, respectivamente; los accidentes son la segunda causa de muerte en los afroamericanos y la principal en los caucásicos, en este grupo de edad.

B. **Determinantes biológicos de la agresividad**
1. **Hormonas**
   a. Los **andrógenos** están muy asociados con la agresión. En la mayoría de las especies animales y en las sociedades humanas, los hombres son más agresivos que las mujeres; el **homicidio** que involucra a extraños es **cometido** casi exclusivamente por **hombres**.
   b. Los **esteroides anabólicos** y **andrógenos**, a menudo consumidos por fisicoculturistas para aumentar la masa muscular, pueden producir **concentraciones elevadas de agresividad**, e incluso psicosis. Con la abstinencia de estas hormonas con frecuencia se produce depresión.

  c. Por lo tanto, los **estrógenos**, la **progesterona** y los **antiandrógenos** pueden ser útiles para tratar a los agresores sexuales hombres (*véase* cap. 19).

2. Sustancias de abuso y sus efectos sobre la agresividad

  a. El **alcohol** y los **barbitúricos** en dosis bajas inhiben la agresividad, mientras que las dosis altas la aumentan.

  b. Mientras están intoxicados, los adictos a la heroína muestran poca agresión; el aumento de la agresión se asocia con el consumo de **cocaína**, **anfetaminas** y **fenciclidina** (**PCP**).

3. Bases neurológicas de la agresividad

  a. La **serotonina** y el ácido γ-aminobutírico (GABA) inhiben la agresividad, y la **dopamina** y la noradrenalina la incrementan; en las personas que muestran agresividad impulsiva se observan concentraciones bajas de ácido 5-hidroxiindolacético (5-HIAA), un metabolito de la serotonina (*véase* cap. 4).

  b. Los **medicamentos** utilizados para tratar la agresividad inapropiada incluyen antidepresivos, benzodiazepinas, antipsicóticos (particularmente, los medicamentos atípicos), estabilizadores del estado de ánimo (p. ej., litio) y antiandrógenos.

  c. Ciertas **anomalías cerebrales** (p. ej., actividad anómala en la **amígdala** y el área prepiriforme, y epilepsia del lóbulo temporal y psicomotriz) y lesiones en los lóbulos temporales, frontales y el hipotálamo, se asocian con un aumento de la agresividad.

  d. Las **personas violentas** a menudo tienen antecedentes de **lesiones en la cabeza** o muestran lecturas anómalas en el electroencefalograma (EEG).

II. ABUSO Y ABANDONO INFANTIL, DE ADULTOS MAYORES Y DE PERSONAS CON DISCAPACIDAD

A. Introducción

1. Los tipos de abuso infantil (personas menores de 18 años) y del adulto mayor (personas de 65 años y más), así como el abuso de personas con discapacidad física o intelectual, incluyen el **abuso físico** o **emocional** o el **abandono**, así como el **abuso sexual**. Los adultos mayores también pueden ser explotados por un beneficio económico.

2. Las **lesiones relacionadas con el abuso** deben diferenciarse de lesiones sufridas durante la actividad normal. Ejemplos de **lesiones accidentales** (no derivadas de abuso) en los niños incluyen hematomas y raspones en prominencias óseas (p. ej., barbilla, frente, rodillas y espinillas), o, en los adultos mayores, hematomas en las superficies extensoras de los miembros.

3. La incidencia de abuso y las características y signos que indican abandono o abuso se muestran en la tabla 20-1.

B. Secuelas de abuso infantil

1. Los niños que son víctimas de abuso a menudo se ven **tristes**, muestran **cambios conductuales** (p. ej., ya no son amigables) y tienen un **mal desempeño escolar**.

2. Los adultos que fueron víctimas de abuso en la infancia tienen mayor probabilidad de:

  a. Presentar **trastornos disociativos** (**p. ej., trastorno de identidad disociativo**) y **trastorno de la personalidad límite** (*véase* cap. 14).

  b. Presentar **trastorno de estrés postraumático** y trastornos de ansiedad (*véase* cap. 13).

  c. Sufrir **depresión** y trastornos **relacionados con sustancias** (*véanse* caps. 12 y 19, respectivamente).

  d. **Abusar** de sus propios hijos.

C. Abuso sexual en niños

1. Signos

  a. Las **enfermedades de transmisión sexual** (**ETS**) en niños son signo de abuso sexual; los niños no contraen ETS a través del contacto casual con una persona infectada o con su ropa de cama, toallas o asientos de baño.

  b. El **traumatismo genital o anal** también es un signo de abuso.

  c. Los niños pequeños solo tienen un conocimiento vago de las actividades sexuales; el **conocimiento específico sobre actos sexuales** (p. ej., felación) en un niño pequeño a menudo indica que el niño ha sido víctima de abuso sexual.

  d. Las **infecciones de vías urinarias recurrentes** y la **iniciación excesiva de actividad sexual** con amigos o niños más pequeños también son signos de abuso sexual.

T a b l a **20-1**	Abuso físico de niños y adultos mayores	
Categoría	**Características del abuso físico en niños**	**Características del abuso en adultos mayores**
Incidencia		
Incidencia anual	Se notifican al menos 1 millón de casos	Se notifican al menos 1 millón de casos
	La mayoría de los casos no se notifican	La mayoría de los casos no se notifican
Abusador más probable	El familiar más cercano (p. ej., la madre)	El familiar más cercano (cónyuge, hijos u otro familiar) con el que vive la persona (a menudo es apoyado económicamente por el adulto mayor)
Rasgos de la víctima de abuso y del abusador		
Rasgos de la víctima de abuso	Hiperactividad o discapacidad física leve; el niño es percibido como lento o diferente	Cierto grado de alteración cognitiva que empeora (p. ej., enfermedad de Alzheimer); incontinencia
	Niño prematuro o con bajo peso al nacer	Dependencia física de otros
	Niño inquieto o "llorón" Semejanza física con la pareja ausente, que rechaza o abusa el agresor En la tercera parte de los casos, las víctimas son menores de 5 años de edad; en la cuarta parte de los casos, tienen entre 5 y 9 años	No notifica el abuso, sino que dice que se lastimó solo(a) o se cayó Incontinencia
Rasgos del agresor	Trastorno relacionado con sustancias	Trastorno relacionado con sustancias
	Pobreza	Pobreza
	Aislamiento social	Aislamiento social
	Tardan en buscar tratamiento para la víctima Antecedentes personales de abuso por un cuidador o cónyuge	Tardan en buscar tratamiento para la víctima
Signos de abuso		
Abandono	Mala higiene personal (p. ej., exantema del pañal, cabello sucio)	Mala higiene personal (p. ej., olor a orina en una persona incontinente); falta de medicamentos o auxiliares como anteojos o dentaduras
	Falta de nutrición adecuada	Falta de nutrición adecuada
Hematomas	Particularmente en áreas que es poco probable que se lesionen durante el juego típico, como los glúteos o la zona lumbar Marcas por cinturón o hebilla	A menudo ocurre en las superficies internas (flexoras) de los brazos como resultado de ser sujetado con fuerza
Fracturas y quemaduras	Fracturas en diferentes etapas de cicatrización	Fracturas en diferentes etapas de cicatrización
	Fracturas en espiral causadas por torcer las extremidades	Fracturas en espiral causadas por torcer las extremidades
	Quemaduras de cigarrillo y de otro tipo	Quemaduras de cigarrillo y de otro tipo
	Quemaduras causadas por cuerda en las muñecas o tobillos por haber sido atado a la cama o silla Quemaduras en los pies o glúteos causadas por inmersión en agua caliente	Quemaduras causadas por cuerda en las muñecas o tobillos por haber sido atado a la cama o silla
Otros signos	Lesiones abdominales internas (p. ej., rotura de bazo)	Lesiones abdominales internas (p. ej., rotura de bazo)
	"Síndrome del bebé sacudido" (p. ej., desprendimiento de retina o hemorragia y hematoma subdural causado por sacudir al bebé para que deje de llorar)	Evidencia de finanzas personales mermadas (el dinero de la persona fue gastado por el autor del abuso y otros familiares)
	Lesiones en la boca causadas por alimentación forzada	Lesiones en la boca causadas por alimentación forzada

2. **Incidencia**
   a. Se estima que 500 000 niños estadounidenses son víctimas de abuso sexual cada año.
   b. La mayoría de los niños que son víctimas de abuso tienen **8-13 años de edad**, y el 25% tienen menos de 8 años de edad.
   c. Aproximadamente el 20% de las mujeres y el 5-10% de los hombres informan abuso sexual durante su infancia y adolescencia.
3. **Características del abusador sexual**
   a. El 70-90% de los autores de abusos sexuales son **conocidos del niño**, y el 90% de ellos son hombres. Alrededor del 50% de estos hombres son familiares (p. ej., tío, padre, padrastro), y el 50% son conocidos de la familia (p. ej., el novio de la madre, un vecino).

    b. Al autor del abuso sexual a menudo consume drogas, incluyendo el **alcohol**.

    c. El autor del abuso típicamente tiene **problemas conyugales y carece de un(a) compañero(a) sexual alterno(a) apropiado(a)**; en ocasiones presenta trastorno de pedofilia (p. ej., prefiere a los niños en lugar de compañeros sexuales adecuados) (*véase* cap. 19).

III. ABUSO FÍSICO Y SEXUAL DE COMPAÑEROS DOMÉSTICOS

A. Incidencia

    1. Los compañeros domésticos son **parejas que viven juntas** y comparten gastos y responsabilidades en el hogar.

        a. El abuso se produce cuando uno de los compañeros tiene **poder** (p. ej., físico, económico, psicológico) sobre el otro.

        b. El abuso doméstico puede presentarse en parejas casadas heterosexuales u homosexuales (abuso conyugal), pero también en parejas no casadas o en parejas en otros tipos de acuerdo doméstico.

    2. El **abuso doméstico** es una razón frecuente por la que las mujeres estadounidenses acuden al servicio de urgencias de los hospitales. El abuso puede ser físico o sexual, y el autor del abuso es casi siempre hombre.

    3. La víctima de abuso **puede no informar a la policía**, o **puede no dejar al autor del abuso** debido a que no tiene otro lugar a dónde ir, y debido a que el autor del abuso ha **amenazado con lastimar a la víctima del abuso** si lo denuncia o lo abandona (de hecho, una persona tiene un riesgo mucho mayor de ser asesinada por el compañero que abusa si lo abandona).

B. Evidencia de abuso doméstico

    1. La víctima suele presentar **hematomas** (p. ej., ojos morados) o fracturas óseas.

    2. En las **mujeres embarazadas** (que tienen un riesgo más elevado de sufrir abuso), las **lesiones** a menudo se encuentran en la **"zona del bebé"** (p. ej., en las mamas y el abdomen).

    3. Una **explicación irracional** sobre cómo ocurrió la lesión, el **retraso** en la búsqueda de tratamiento y la apariencia de **tristeza** en la víctima son otros indicadores de abuso doméstico.

C. Tres fases del ciclo de abuso

    1. Aumento de la tensión en el autor del abuso

    2. Conducta abusiva (palizas)

    3. Conducta arrepentida y amorosa del autor del abuso hacia la víctima

D. Las características de los autores de abuso conyugal y sus parejas víctimas del abuso se muestran en la tabla 20-2.

T a b l a 20-2 Abuso físico y sexual de compañeros domésticos

Características del abusador
- Casi siempre es hombre
- A menudo consume alcohol u otras drogas
- Es impulsivo e irascible
- Tiene poca tolerancia a la frustración
- Ha amenazado con lastimar a la víctima si lo denuncia o lo abandona
- Muestra conducta arrepentida y amorosa después del abuso
- Tiene baja autoestima

Características de la víctima
- Puede ser hombre o mujer
- Ha sido criado(a) en un hogar en el que existió abuso doméstico
- Es económica o emocionalmente dependiente del abusador
- Se culpa a sí mismo(a) por el abuso
- Puede no notificarlo a la policía ni abandonar al abusador
- Tiene baja autoestima

IV. EL PAPEL DEL MÉDICO ANTE LA SOSPECHA DE ABUSO

A. Abuso de "personas protegidas" (p. ej., niños, adultos mayores y personas con discapacidad física o intelectual)

1. Según la ley de cada estado o país, **los médicos deben informar la sospecha de abuso físico o sexual en un niño o adulto mayor**, o en un adulto que parezca tener una **discapacidad física o intelectual (p. ej., personas protegidas)**, a las autoridades correspondientes (p. ej., servicios de protección infantil o servicios de protección del adulto) **antes de o en conjunto con el tratamiento** del paciente.

2. El médico **no está obligado a contar nada al sospechoso de ser autor del abuso** de la persona protegida de quien se sospecha haber sufrido abuso.

3. El médico **no necesita el consentimiento de la familia** para hospitalizar a la persona protegida, ya sea para tratamiento o protección.

4. Incluso si no hubo intensión de lesionar, si se está utilizando un **remedio cultural** como el "acuñamiento" (*véase* cap. 18) en las lesiones de una persona protegida, estas lesiones también **deben ser comunicadas** a las autoridades correspondientes.

B. Abuso del compañero doméstico

1. **El informe directo de abuso del compañero doméstico por parte del médico no es apropiado** si la víctima es un adulto competente entre los 18 y 64 años de edad.

2. Un médico que sospecha **abuso del compañero doméstico** debe:
   a. Documentar el abuso.
   b. Asegurar la seguridad en ese momento de la persona abusada.
   c. Desarrollar un **plan de escape de emergencia** para la persona abusada.
   d. Proporcionar **apoyo emocional** a la persona abusada.
   e. Derivar a la persona abusada a un **refugio** o **programa apropiado**.
   f. Instar a la persona abusada a notificar el caso a las autoridades.

V. AGRESIÓN SEXUAL: VIOLACIÓN Y CRÍMENES RELACIONADOS

A. Definiciones. La **violación** es un delito de violencia, no de pasión, y se conoce legalmente como "acoso sexual" o "agresión sexual agravada."

1. La violación implica **contacto sexual sin consentimiento**.

2. Puede haber penetración vaginal con el pene, un dedo u otro objeto.

3. No es necesario que haya erección y eyaculación.

4. La *sodomía* se define como la inserción del pene en el **orificio oral** o **anal**. La víctima puede ser hombre o mujer.

B. Consideraciones legales

1. Dado que **los violadores pueden utilizar preservativo** para evitar contraer el virus de la inmunodeficiencia humana (VIH) o para evitar la identificación por ADN, o debido a que pueden tener dificultad con la erección o eyaculación, puede no haber semen en la vagina o el ano de una víctima de violación.

2. La víctima **no necesita demostrar que se resistió al agresor** para que este sea sentenciado. El violador puede ser sentenciado aun si la víctima le pide usar un preservativo u otra forma de protección sexual.

3. En los juicios por violación, generalmente no se admite como evidencia cierta información sobre la víctima (p. ej., actividad sexual previa, vestimenta "seductora" en el momento del ataque sexual).

4. Los **hombres pueden ser juzgados** por forzar a sus esposas a mantener contacto sexual íntimo. Es ilegal forzar a cualquier persona a tener actividad sexual.

5. Incluso si la persona acepta salir en una cita con un hombre, y acepta tener actividad sexual que no involucre coito, un hombre puede ser juzgado por violación (**"violación de cita"**).

6. El sexo consensuado puede ser considerado violación legal o estupro si la víctima es menor de 16 o 18 años (dependiendo de las leyes estatales) o si es mayor, pero tiene alguna **discapacidad física** o **intelectual**.

C. Características del violador y la víctima
  1. **El violador**
     a. Los violadores suelen **tener menos de 25 años de edad**.
     b. Usualmente son de la **misma procedencia étnica** que la víctima.
     c. Generalmente son **conocidos de la víctima**.
     d. A menudo consumen **alcohol** u otras drogas.
  2. **La víctima**
     a. Las víctimas de violación típicamente tienen entre **16 y 24 años de edad**.
     b. La violación se produce con mayor frecuencia **dentro del hogar de la víctima**.
     c. **Puede no haber lesiones vaginales**, particularmente en las mujeres que ya han tenido hijos.

D. Secuelas de la violación
  1. Por diversos motivos, incluyendo vergüenza, miedo a la venganza y las dificultades implicadas en sustentar los cargos por violación, **solo el 25% de las violaciones son informadas a la policía**.
  2. Otros pueden **culpar a la víctima** en los casos de violación.
  3. La duración del período de recuperación emocional tras una violación varía, pero suele ser de **al menos 1 año**. Algunas veces puede presentarse **trastorno de estrés postraumático** tras una violación (*véase* cap. 13).
  4. El tipo de tratamiento más eficaz es la terapia de grupo con otras víctimas de violación.

E. El papel del médico en los casos de violación
  1. **Inmediatamente después de la violación**, el médico debe:
     a. Obtener el historial clínico de la víctima, de forma empática y sin cuestionar la veracidad o el juicio de la víctima.
     b. Llevar a cabo una **exploración física general** y **obtener pruebas de laboratorio** (p. ej., cultivos para ETS y pruebas para detectar la presencia de semen en la vagina, el ano y la faringe).
     c. Prescribir **antibióticos** profilácticos y **métodos anticonceptivos poscoitales** (p. ej., levonorgestrel) en los casos apropiados.
     d. **Instar** a la víctima a notificar a las autoridades. El médico no está obligado a notificar a la policía si la víctima es un adulto competente.
  2. **Hasta 6 semanas después de la violación**
     a. Hablar con la víctima sobre las **secuelas emocionales y físicas** de la violación (p. ej., pensamientos suicidas, sangrado o infección vaginal o rectal) y, en caso necesario, derivar a la víctima a un grupo de apoyo o terapia a largo plazo.
     b. Hacer una **prueba de embarazo** y repetir las pruebas de laboratorio en caso necesario.

Autoevaluación

Instrucciones: cada reactivo en esta sección va seguido de respuestas o complementos a las afirmaciones. Seleccione la **mejor** opción (**A, B, C, D o E**) para cada caso.

1. Después de la muerte de sus progenitores, la familia de un paciente de 30 años de edad con síndrome de Down decide que vivirá con su sobrino de 27 años de edad y que su sobrino lo cuidará. Cuando el sobrino trae al paciente al médico para su revisión anual, el médico nota que el paciente está desnutrido, huele mal y está desaliñado. El sobrino se niega a dejar al médico a solas con el paciente. ¿Cuál de estas opciones es el siguiente paso más apropiado que debería tomar el médico?

(A) Confrontar al sobrino sobre su negligencia con el paciente

(B) Llamar a los servicios estatales de protección familiar tras obtener el consentimiento del sobrino

(C) Llamar a los servicios estatales de protección familiar sin notificar al sobrino

(D) Hablar con el sobrino con el fin de analizar la mejor forma de manejar los problemas conductuales en los pacientes con síndrome de Down

(E) Hablar con el sobrino para saber si el paciente está siendo descuidado

2. Un niño de 3 meses de edad es trasladado al servicio de urgencias. El niño tiene peso normal, pero está flácido y difícilmente despierta. Los resultados de laboratorio incluyen glucosa disminuida, insulina aumentada y péptido C en plasma disminuido. ¿Cuál es la causa más probable de este cuadro?

(A) Insulina exógena

(B) Insulinoma

(C) Pancreatitis

(D) Tumor suprarrenal

(E) Insuficiencia nutricional

3. En la revisión posparto 3 semanas después de un parto vaginal, el médico nota que la paciente tiene una laceración en el orificio vaginal. Al preguntarle, la paciente comenta que su esposo la forzó a retomar las relaciones sexuales a los 6 días después del parto a pesar de que ella le había dicho "no". ¿Cuál es la opción siguiente más apropiada que el médico debería decir a la paciente?

(A) "¿Han abusado de usted así en el pasado?"

(B) "Las laceraciones del orificio vaginal son complicaciones típicas de las relaciones sexuales después del parto vaginal."

(C) "Lo siento mucho por su experiencia, nadie merece que le traten así."

(D) "Debo llamar a la policía y notificar que usted sufrió abuso sexual."

(E) "Por favor, hábleme más acerca de la relación con su esposo."

4. Un lactante de 3 meses de edad es trasladado inconsciente al servicio de urgencias. Si bien no se observan lesiones externas, en la exploración física se detecta un hematoma subdural y hemorragias retinianas. Los progenitores comentan con el médico que el niño se cayó de su cambiador el día previo. Tras estabilizar al niño, el médico del servicio de urgencias debería:

(A) Llamar a la agencia de servicios estatales de protección infantil

(B) Preguntar a los progenitores para determinar si abusaron del niño

(C) Informar a los progenitores que sospecha que han abusado del niño

(D) Solicitar el permiso de los progenitores para hospitalizar al niño

(E) Pedir el permiso de los progenitores para llamar al neurólogo pediatra

5. ¿Cuál de las siguientes lesiones en un niño de 4 años de edad es más probablemente resultado de abuso físico?

(A) Corte en el mentón
(B) Equimosis bilaterales en las tibias
(C) Raspón en la frente
(D) Corte en el codo
(E) Rotura de bazo

6. Una mujer de 40 años de edad se presenta al servicio de urgencias con equimosis en su mejilla derecha y una laceración profunda sobre su ojo derecho. La mujer, quien señala que ha tenido "un problema con el alcohol" durante más de 10 años, establece que su esposo la golpeó porque no tuvo la cena en la mesa cuando él regresó de trabajar. Después de tratar las heridas, la pregunta más apropiada que debería hacer el médico es:

(A) "¿Se describiría a usted misma como alcohólica?"
(B) "¿Por qué piensa que su esposo la golpea?"
(C) "¿Considera que es seguro para usted regresar a casa con su esposo?"
(D) "¿Le gustaría hablar sobre su problema con el alcohol?"
(E) "¿Su padre abusaba de su madre?"
(F) "¿Usted cree que su forma de beber ha tenido un efecto negativo en su matrimonio?"
(G) "¿Le gustaría recibir información sobre Alcohólicos Anónimos?"

7. Una mujer de 18 años de edad con discapacidad intelectual que tiene un coeficiente intelectual de 50 acepta tener relaciones sexuales con un chico de 18 años de edad. Las relaciones sexuales entre estas dos personas se describen mejor como:

(A) Sexo consensual
(B) Violación legal o estupro
(C) Sodomía

(D) Abuso infantil
(E) Abuso sexual

8. Una mujer soltera de 33 años de edad quien tiene un hijo de 4 años de edad acude al servicio de urgencias y notifica que fue violada por un hombre con quien tuvo una cita 2 días antes. La exploración física no muestra evidencia de violación (es decir, no hay lesiones ni semen). La paciente luce ansiosa, desaliñada y "dispersa." Lo más probable es que esta mujer:

(A) Tenga un delirio
(B) Esté fingiendo la violación
(C) Tenga un trastorno de ansiedad
(D) Tenga trastorno conversivo
(E) Fuera violada y su violador usara preservativo

9. Una niña de 7 años de edad y su madre tienen clamidia. La infección de la niña probablemente sea resultado de:

(A) Dormir en la misma cama que la madre
(B) Abuso sexual
(C) Masturbación
(D) Usar la toalla de la madre
(E) Compartir la bañera con su madre

10. En al menos 3 ocasiones, se descubre a un niño de 10 años de edad robando dinero de otros niños de su salón para la comida. El niño tiene bajo peso, el cabello y ropa sucios y vive en un cuarto de motel con su madre y cuatro familiares. Este cuadro sugiere probablemente:

(A) Trastorno por déficit de atención/hiperactividad (TDAH)
(B) Síndrome de Tourette
(C) Trastorno de conducta
(D) Trastorno oposicionista desafiante
(E) Negligencia infantil

11. Una madre lleva a su hija de 9 años de edad al médico que ha estado atendiendo a la familia durante los últimos 10 años. La madre comenta que durante la última semana la niña ha estado orinando con demasiada frecuencia y, además, que, cuando lo hace, le duele. Comenta que 2 meses antes la niña mostró los mismos síntomas. El médico observa que la niña, que antes era muy amigable, se ve triste y no hace contacto visual con él. La madre también dice que, desde que volvió a casarse hace 5 meses, a la niña le ha estado yendo mal en la escuela. La explicación más probable para este cuadro clínico es que la niña:

(A) Está molesta porque su madre se casó otra vez
(B) Se queja para buscar atención de su madre
(C) Está siendo abusada sexualmente por el nuevo esposo de la madre
(D) Se queja para evitar ir a la escuela
(E) Se queja para justificar sus problemas escolares

12. A las 10 de la noche de un lunes, un empleado de supermercado encuentra a un niño de 8 años de edad solo en la tienda. El niño se ve triste y deseaseado, y tiene un corte de 5 cm en el brazo. El empleado encuentra varios paquetes de comida ocultos en su ropa. El niño dice que a sus progenitores no les importa que salga solo. El gerente del supermercado lleva al niño al servicio de urgencias del hospital más cercano. Después de evaluar y tratar la herida del niño, ¿cuál de los siguientes es el paso más adecuado que debe tomar el médico de urgencias?

(A) Contactar al director de la escuela del niño
(B) Notificar el caso al comité de ética del hospital al día siguiente
(C) Notificar el caso a la agencia de servicios de protección infantil
(D) Evaluar al niño en busca de un trastorno de conducta
(E) Contactar a los progenitores del niño

Preguntas 13 y 14

Una niña de 4 años de edad comenta con el médico que su padre, un oficial de policía, le pidió que le tocara el pene. La exploración física de la niña no muestra alteraciones.

13. El siguiente paso más apropiado que debe adoptar el médico es:

(A) Contactar con la agencia de servicios de protección infantil
(B) Pedir a la madre permiso para consultar con un psiquiatra infantil
(C) Preguntar al padre por los comentarios de la niña
(D) Interrogar con la niña más a fondo para ver si está diciendo la verdad
(E) Contactar con un psiquiatra infantil para ver si la niña está diciendo la verdad
(F) Contactar con un ginecólogo pediatra para saber si ha habido abuso sexual

14. Al evaluar el riesgo de dejar a esta niña con sus progenitores, ¿cuál de los siguientes está más asociado con un aumento del riesgo de que la niña sea víctima de un nuevo abuso?

(A) La niña tiene una personalidad callada y pasiva
(B) Los progenitores están siguiendo terapia de pareja
(C) Los progenitores sufren discapacidad intelectual
(D) Hay antecedentes de abuso durante la infancia de los propios progenitores
(E) El padre trabaja para la policía

15. La madre preocupada de un niño de 11 años de edad lleva a su hijo al médico después de encontrarle en la cama acariciando sexualmente a su primo de 4 años. La madre comenta que, en una reunión reciente, el profesor del niño de 11 años les dijo que, aunque el niño había estado teniendo un buen desempeño escolar y se llevaba bien con sus amigos, sus calificaciones han bajado un poco últimamente y que había dejado de socializar con otros niños en clase. La exploración física no muestra alteraciones. ¿Cuál de las siguientes opciones debería considerar primero el médico para explicar la conducta problemática del niño?

(A) Tiene un trastorno de conducta
(B) Ha sido víctima de abuso sexual por un adulto
(C) Está mostrando una conducta preadolescente típica
(D) Tiene trastorno oposicionista desafiante
(E) Está mostrando una orientación sexual homosexual

Respuestas y explicaciones

Pregunta típica de examen

D. Las quemaduras provocadas por una cuerda en la muñeca y las lesiones en la boca sugieren que a esta mujer la han atado y la han alimentado a la fuerza. El autor del abuso más probable es el familiar cercano que tenga la mayor responsabilidad por la persona mayor, en este caso, la hija. Aunque no es excusa para el abuso, esto puede ser en parte resultado del estrés de hacerse cargo de una persona incontinente con demencia. Además, la opción de inscribir a los adultos mayores como esta mujer en un hogar a tiempo completo, o bien, pagar un cuidador permanente, es prohibitivo para muchas familias estadounidenses (*véase* cap. 24). Es mucho menos probable que personas no relacionadas, como los cuidadores (incluso si son alcohólicos o desempleados), abusen de una persona mayor, en comparación con un familiar cercano.

1. **C.** Dado que este paciente con una discapacidad intelectual parece haber sido víctima de abandono, el médico debe protegerle mediante una notificación inmediata a los servicios de protección familiar. No tiene que avisar al sobrino u obtener su consentimiento para ello. Confrontar al sobrino acerca del abandono del paciente, esclarecer el motivo por el que el paciente está siendo abandonado o hablar con el sobrino acerca de cómo afrontar los problemas conductuales en pacientes con síndrome de Down no protegerá al paciente en este momento.

2. **A.** Este niño de 3 meses, que tiene dificultad para despertar, está mostrando indicios de haber recibido insulina exógena (p. ej., disminución de la glucosa, aumento de la insulina y disminución del péptido C). Es probable que la madre le haya administrado insulina a fin de obtener la atención del personal médico, una manifestación de trastorno facticio aplicado a otro (por poderes) (*véase* cap. 13), y una forma de abuso infantil. En el insulinoma, habría aumento, en lugar de disminución, del péptido C en plasma. No hay evidencia de pancreatitis, tumor suprarrenal o insuficiencias nutricionales en este niño.

3. **E.** Nadie tiene derecho a obligar a otra persona a tener actividad sexual. El desgarro del orificio vaginal, aunque no es una complicación típica del coito tras un parto vaginal, puede ocurrir si la actividad sexual se reinicia demasiado rápido tras el parto. Sin embargo, dado que esta mujer es una adulta competente, si desea presentar cargos contra su esposo debe notificarlo ella misma a las autoridades. Ciertamente nadie merece esa clase de trato, pero, a fin de obtener más información acerca de la relación conyugal de la paciente, lo más apropiado es que el médico le diga: "Por favor, hábleme más acerca de la relación con su esposo".

4. **A.** Después de estabilizar al lactante, el médico de urgencias debe contactar con los servicios de protección infantil para notificar la sospecha de abuso infantil. El hematoma subdural, la hemorragia retiniana y el desprendimiento de retina son signos de síndrome del "bebé sacudido", una forma de abuso infantil en la que un adulto sacude a un niño para que deje de llorar. El niño puede no presentar lesiones externas. Los autores de abuso infantil, como estos progenitores, suelen retrasar la búsqueda de asistencia médica para las lesiones, e inventan explicaciones para las lesiones como "el niño se cayó". El médico debe notificar cualquier sospecha de abuso ante las autoridades correspondientes, pero no tiene que cuestionar a los progenitores o informarles de sus sospechas. De igual forma, cuando un médico sospecha de abuso infantil físico o sexual, no requiere el consentimiento de los progenitores para examinar, hospitalizar o tratar al niño, o para consultar con un especialista.

5. **E.** En un niño de 4 años, es probable que una lesión interna como la rotura del bazo sea resultado de abuso. En cambio, es probable que las lesiones en las prominencias óseas como la barbilla, las rodillas, la frente y las espinillas, hayan ocurrido como consecuencia del juego típico.

6. **C.** Lo más importante que debe hacer el médico es asegurar la seguridad del paciente víctima de abuso. Por lo tanto, preguntar a la mujer si es seguro para ella regresar a su casa debe ser la intervención inicial. Sugerir que su problema con la bebida (p. ej., "¿Usted cree que su forma de beber ha tenido algún efecto negativo en su matrimonio?", "¿Se describiría a usted misma como alcohólica?", o "¿Por qué piensa que su esposo la golpea?") o que la conducta de su padre (p. ej., "¿Su padre abusaba de su madre?") tienen algo que ver con el abuso no es apropiado, pues parece culpar a la víctima. El tratamiento (p. ej., "¿Le gustaría hablar sobre su problema con el alcohol?" o "¿Le gustaría recibir información sobre Alcohólicos Anónimos?") puede esperar hasta que se aborde el problema inmediato, que es garantizar su seguridad.

7. **B.** Aun cuando ambos son legalmente adultos, las relaciones sexuales sin consentimiento entre una persona con discapacidad intelectual y una persona sin discapacidad se considera violación legal. Dado que esta mujer padece una discapacidad intelectual (tiene una edad mental de 7.5 años, *véase* cap. 2), puede no entender del todo el significado de su consentimiento en este contexto. El sexo consensual implica que ambas personas tienen la capacidad para decidir interactuar. La sodomía es la inserción del pene en el orificio oral o anal. El abuso infantil y el abuso sexual no son los mejores identificadores para la conducta aquí descrita.

8. **E.** Es más probable que esta mujer haya sido violada por el hombre con el que salió ("violación de cita"). Dado que no hay semen, el violador pudo haber utilizado un preservativo. Las mujeres que han tenido hijos, como esta paciente, pueden no mostrar signos de violación. Las víctimas de violación se ven ansiosas, desaliñadas y "dispersas" (p. ej., usan la disociación como mecanismo de defensa). Las pacientes rara vez mienten a los médicos. No hay indicación de que esta mujer esté mintiendo para obtener una ganancia evidente (simulación), que esté delirante o que tenga un trastorno de ansiedad o de conversión.

9. **B.** Es probable que la infección por clamidia en la niña sea resultado de abuso sexual. Las enfermedades de transmisión sexual casi nunca se contraen por masturbación o por dormir en la misma cama, utilizar la misma toalla o bañarse en la misma bañera que una persona infectada.

10. **E.** La explicación más probable para la conducta de este niño es que está siendo víctima de abandono y está robando dinero para comprar comida. La evidencia de abandono incluye el hecho de que está bajo de peso, su ropa y cabello están sucios y vive en una situación de hacinamiento. Es menos probable que tenga uno de los trastornos de conducta disruptiva, y no hay evidencia de trastorno por déficit de atención/hiperactividad (TDAH) o de los tics observados en el síndrome de Tourette.

11. **C.** La explicación más probable para el cuadro clínico es que esta niña de 9 años está sufriendo abuso sexual por parte del nuevo esposo de su madre. Los signos de abuso sexual incluyen infecciones de vías urinarias y cambios conductuales, por ejemplo, tristeza y retraimiento, así como problemas escolares. Es mucho menos probable que los signos y síntomas de la niña se deban a enojo hacia su madre o representen un intento por llamar su atención o evitar ir a la escuela. En lugar de ello, el abuso puede explicar los problemas recientes de la niña en la escuela.

12. **C.** Un niño de 8 años de edad no debe estar solo fuera de casa durante la noche, y, si se encuentra alguno solo, es muy probable que los progenitores sean negligentes. Por lo tanto, este caso debe ser notificado inmediatamente a los servicios estatales de protección infantil. Aunque los niños con trastornos de conducta muestran actitudes que violan las normas sociales (p. ej., robar), hay evidencia (paquetes de comida escondidos en su ropa, aspecto delgado) de que este niño está robando comida porque tiene hambre. Contactar al director de la escuela del niño o notificar este caso al comité de ética del hospital al día siguiente no va a proteger al niño. Dado que aparentemente no están al tanto o no les importa que el niño esté ausente, los progenitores serán contactados por los servicios de protección infantil mientras el niño está siendo tratado en el hospital (*véase también* la pregunta 10).

13. **A. / 14. D.** Cuando un niño de cualquier edad notifica tocamientos sexuales inapropiados, el médico debe contactar a los servicios de protección infantil. Este ejemplo consta que un niño puede no mostrar signos físicos de abuso sexual. El médico debe asumir que los pacientes (incluso los pequeños) están diciendo la verdad. El médico no necesita hablar más con la niña, consultar con un psiquiatra infantil, contactar con un ginecólogo infantil o hablar con el padre para confirmar la historia. Las agencias estatales manejarán estas cuestiones. Al evaluar el riesgo de dejar a los niños víctimas de abuso con sus progenitores, los antecedentes de abuso en la infancia de los propios progenitores

se asocian con un aumento en el riesgo de que el niño sea víctima de un nuevo abuso. La inteligencia de los progenitores, el empleo de los progenitores en la policía y si los progenitores están o no yendo a terapia de pareja no se asocian específicamente con el riesgo de abuso.

15. **B.** Aunque el juego heterosexual y homosexual entre niños de alrededor de la misma edad es típico (*véanse* caps. 2 y 19), el juego sexual entre niños con edades muy dispares (no importa el sexo) es preocupante. En este caso, la conducta del niño mayor sugiere que recientemente ha sufrido abuso sexual por parte de un adulto y que está imitando lo que le hicieron a él con su primo de 4 años. El deterioro en sus calificaciones y su conducta poco sociable aportan más evidencia de que el niño de 11 años ha sido víctima de abuso. Los trastornos de conducta y el trastorno oposicionista desafiante son poco probables, ya que el niño no tiene antecedentes de problemas conductuales previos.

Capítulo 21

Relación médico-paciente

Pregunta típica de examen

Una mujer de 42 años de edad acude con su médico tras descubrir una tumoración en la mama durante la autoexploración. Dos meses antes, en su evaluación anual, el mismo médico le comentó que todos los hallazgos, incluyendo la exploración mamaria, eran normales. La paciente se realiza una mastografía y, al saber que la tumoración es sospechosa de cáncer de mama, comienza a preguntarse si su médico no la diagnosticó correctamente hace 2 meses. Es más probable que la paciente interponga una demanda por mala práctica contra el médico si:

(A) La biopsia indica que tiene cáncer de mama
(B) Ella piensa que puede obtener una cantidad significativa de dinero de la compañía de seguro del médico
(C) Ella tiene mala comunicación con el médico
(D) Alguien de su familia insiste en que demande al médico
(E) Se entera de que el cáncer tiene metástasis

(*Véase* "Respuestas y explicaciones" al final del capítulo.)

I. PRÁCTICA MÉDICA

A. Búsqueda de atención médica

1. El comportamiento de los pacientes cuando enferman y sus expectativas en relación con los médicos están influidas por su **cultura** (*véase* cap. 18), sus experiencias previas con los cuidados médicos, su condición física y mental, su **estilo de personalidad** (no necesariamente trastornos de la personalidad; *véanse* tablas 14-3 y 21-1) y sus **habilidades para afrontar problemas**.

2. Solo cerca de la **tercera parte de los estadounidenses con síntomas buscan atención médica**; la mayoría de las personas tratan sus enfermedades en casa con medicamentos de venta libre y cuidados caseros.

B. Búsqueda de atención psiquiátrica

1. En Estados Unidos hay un **estigma** con respecto a las enfermedades psiquiátricas. Los síntomas psiquiátricos son considerados por muchos estadounidenses como indicadores de una **debilidad moral** o **falta de autocontrol**. Debido a este estigma, muchos pacientes prefieren no buscar ayuda.

2. Es importante que los pacientes busquen ayuda, pues existe una **fuerte correlación entre las enfermedades psicológicas y las fisiológicas**. Las tasas de morbilidad y mortalidad son mucho mayores en los pacientes que requieren atención psiquiátrica.

T a b l a 21-1	Estilo de personalidad del paciente y características conductuales durante la enfermedad
Estilo de personalidad	**Características conductuales durante la enfermedad**
Paranoide	Culpa al médico por el hecho de tener la enfermedad
Esquizoide	Se vuelve más retraído durante la enfermedad
Esquizotípica	El comportamiento bizarro podría enmascarar enfermedades graves
Histriónica	Podría ser dramático, emocionalmente lábil, y acercarse al médico de manera inapropiadamente seductora durante la enfermedad
Narcisista	Tiene una autoimagen perfecta que es amenazada por la enfermedad, y podría negarse a recibir tratamiento, pues podría alterar su aspecto físico
Antisocial	Podría autoprescribirse o alterar las recetas y mentir al médico
Límite	Idealiza primero al médico, podría hacer gestos o intentos por autolesionarse cuando enferma
Evasiva	Interpreta las sugerencias de salud del médico como críticas, teme rechazo por parte del médico, es hipersensible porque percibe falta de atención o cuidado
Obsesivo-compulsiva	Teme la pérdida del control y podría, en cambio, volverse más controlador durante la enfermedad
Dependiente	Se vuelve más dependiente durante la enfermedad y desea que el médico tome todas las decisiones y asuma toda la responsabilidad
Pasivo-agresiva	Pide ayuda, pero no sigue los consejos del médico

C. El "papel de enfermo"
   1. La persona asume un rol particular en la sociedad y ciertos patrones conductuales cuando está enferma o enfermo (el "papel de enfermo", descrito por T. Parsons). El papel de enfermo incluye **exención de las responsabilidades habituales y expectativa de cuidados por los demás**, así como **trabajar para recuperar la salud y cooperar con el personal de salud** para curarse.
   2. Los **críticos** de la teoría del papel de enfermo argumentan que solo aplica a pacientes de clase media con enfermedad aguda, enfatiza el poder el médico e infravalora la red social de apoyo del individuo para recuperar la salud.

D. Decir la verdad a los pacientes
   1. En Estados Unidos, a los pacientes adultos por lo general se les **dice toda la verdad** acerca de su diagnóstico, el tratamiento y sus efectos adversos, así como el pronóstico de la enfermedad. **Tranquilizar falsamente** o hacer **comentarios paternalistas** como respuesta a las preguntas de los pacientes (como "no te preocupes, te cuidaremos bien" o "puede volver a quedarse embarazada" [después de un aborto]) no es apropiado.
   2. La información acerca de la enfermedad debe darse **directamente al paciente adulto** y no **a través de sus familiares**. Los **progenitores deciden** cómo y cuándo esa información se brindará a un **niño enfermo**, si se brinda.
      a. Con el **permiso del paciente**, el médico puede comentar con sus familiares esta información junto con, o tras informar al paciente.
      b. Aliviar los temores de familiares cercanos con respecto a un paciente gravemente enfermo puede fortalecer el sistema de apoyo y, por lo tanto, ayudar al paciente.

E. Situaciones especiales
   1. Los pacientes pueden **tener miedo de hacer preguntas** sobre los **temas que les avergüenzan** (p. ej., problemas sexuales) o **a los que temen** (como estudios de laboratorio). El médico no debe tratar de adivinar qué es lo que está alterando al paciente; es responsabilidad del médico preguntar de forma abierta (*véase* sección III.B.2.b.) y hablar sobre ello de forma veraz y completa con el paciente.
   2. Los médicos tienen la responsabilidad primordial de resolver los **problemas de cumplimiento** del paciente (*véase* sección II, más adelante), así como los **comportamientos agresivos**, de **posible seducción** o **quejumbrosos** de sus pacientes (tabla 21-2). La derivación a otros médicos debe reservarse solo para los problemas médicos o psiquiátricos que salgan del ámbito de competencia del médico.

T a b l a 21-2	Qué hacer y qué evitar para responder algunas preguntas sobre problemas comunes en la relación médico-paciente	
Problema	**Qué hacer**	**Qué evitar**
Paciente molesto	**Sí** reconocer la molestia del paciente **Sí** atender uno mismo al paciente	**Evitar** tomar personalmente la ira del paciente (el paciente probablemente tema volverse dependiente, además de estar enfermo) **Evitar** derivar al paciente (no importa lo difícil u ofensivo que sea) a otro estudiante, residente o médico
Paciente quejumbroso de otro médico	**Sí** alentar al paciente a hablar directamente al otro médico si se queja de su relación con otro médico	**Evitar** intervenir en la relación del paciente con otro médico a menos que exista una razón médica para hacerlo
Paciente quejumbroso de usted o de su personal	**Sí** hablar con el personal si el paciente tiene una queja sobre alguno de ellos	**Evitar** culpar al paciente de sus problemas con usted o con el personal
Paciente lloroso o asustado	**Sí** reconocer la tristeza o temor del paciente y esperar en silencio a que hable el paciente **Sí** escuchar cuidadosamente al paciente y decir "le escucho" **Sí** decir al paciente toda la verdad sobre su enfermedad y pronóstico en un lenguaje que pueda comprender	**Evitar** apurar al paciente o decir frases paternalistas como "no se preocupe" para confortarlo **Evitar** decir "le entiendo". El paciente es quien hace ese juicio **Evitar** encubrir la verdad sobre la enfermedad del paciente o explicar el diagnóstico y pronóstico en términos médicos que el paciente no comprenda
Paciente que no cumple el tratamiento: necesita mejorar sus hábitos	**Sí** verificar el deseo del paciente de cambiar sus hábitos nocivos (p. ej., fumar); si él o ella no desea hacerlo, hay que trabajar primero en ello	**Evitar** tratar de asustar al paciente para que cambie (p. ej., mostrándole fotografías de cómo es la enfermedad no tratada)
Paciente que no cumple el tratamiento: requiere un estudio (p. ej., una mastografía)	**Sí** identificar la verdadera razón (p. ej., miedo) por la cual el paciente se niega a realizar la intervención y trabajar en ello	**Evitar** derivar al paciente con otro médico
Paciente interrogador	**Sí** explicar al paciente la verdad sobre sus capacidades (p. ej.: "soy estudiante de medicina de tercer año") **Sí** dedicar tiempo al paciente	**Evitar** encubrir el verdadero estatus de los estudiantes de medicina o residentes (p. ej., decir: "soy miembro del equipo del médico") **Evitar** delegar responsabilidades (p. ej., dedicarle más tiempo a otros pacientes) para que otros las cumplan
Paciente seductor	**Sí** llamar a un colega cuando esté con el paciente	**Evitar** no actuar si el paciente cruza la barrera social
	Sí obtener la información mediante preguntas directas en lugar de preguntas abiertas **Sí** establecer límites al comportamiento que se tolerará	**Evitar** negarse a ver al paciente **Evitar** derivar el paciente a otro médico
Paciente suicida	**Sí** valorar la gravedad de la amenaza	**Evitar** asumir que la amenaza no es seria
	Sí sugerir al paciente permanecer en el hospital de forma voluntaria si la amenaza es grave	**Evitar** dejar ir a un paciente hospitalizado que represente una amenaza para él o ella mismo(a) (los pacientes que representan una amenaza a ellos mismos o a otros pueden ser retenidos contra su voluntad) [*véase* cap. 23]
El paciente necesita tomar una decisión médica	**Sí** hablar directamente con pacientes adultos competentes	**Evitar** discutir temas con respecto a la salud de los pacientes con otros familiares (esposo/a, hijos adultos) o cualquier otra persona (p. ej., compañías de seguros) sin el permiso del paciente
	Sí pedir el consentimiento de pacientes adultos competentes acerca de su propio tratamiento	**Evitar** pedir consentimiento a un familiar para tratar al paciente a menos que este no sea competente y el familiar tenga la tutela
	Sí promover que los pacientes competentes tomen decisiones sobre su propia salud (que sean autónomos)	**Evitar** tomar decisiones sobre tratamientos para los pacientes; brindarles la información que requieren para tomar dichas decisiones
	Sí hablar con una paciente embarazada sobre las cuestiones prácticas de tener y cuidar a un hijo	**Evitar** recomendar a una paciente que se realice un aborto (a menos que exista un riesgo médico); no importa la edad de la madre (p. ej., una adolescente) o la condición del feto (p. ej., con síndrome de Down)
	Sí promover que una menor embarazada tome su propia decisión acerca de si se realiza un aborto. Al mismo tiempo, promover que haya diálogo entre la menor y sus progenitores acerca de la mejor decisión	**Evitar** acceder a las demandas de los progenitores de una mujer embaraza de realizar un aborto (incluso si la mujer o su hijo no nato tienen discapacidad intelectual)
El médico necesita tomar una decisión médica	**Sí** tomar decisiones médicas con base en lo que sea mejor para la salud del paciente	**Evitar** limitar la atención a la salud con base en el uso de tiempo o dinero
	Sí analizar todas las opciones de tratamiento con los pacientes, aunque sus compañías de seguros no cubran dichas opciones	**Evitar** restringir la información sobre opciones de tratamiento que no cubra el seguro (no es éticamente aceptable)

II. CUMPLIMIENTO DEL PACIENTE

A. **Características del paciente asociadas con el cumplimiento**

1. El *cumplimiento*, *apego* o *adherencia* del paciente se refiere a la medida en la cual un paciente sigue las recomendaciones del médico, tales como tomar los medicamentos en un horario determinado, someterse a un estudio o procedimiento quirúrgico necesario o seguir instrucciones para un cambio en el estilo de vida, como dieta o ejercicio.

2. Los pacientes necesitan reconocer que su conducta o enfermedad (p. ej., la obesidad) es problemático antes de estar motivados a cambiar o buscar atención médica. El modelo **"Etapas de cambio"** se refiere al punto en el cual se produce este reconocimiento y actitud hacia el cambio (tabla 21-3).

3. Las reacciones **inconscientes** de transferencia de los pacientes a sus médicos, que se basan en las relaciones progenitor-hijo/a de la niñez, pueden aumentar o disminuir el cumplimiento (*véase* cap. 6).

4. Solo cerca de la **tercera parte de los pacientes muestran cumplimiento completo de las recomendaciones terapéuticas**; otra tercera parte tiene apego algunas veces y la tercera parte no lo tiene.

B. **Factores que aumentan o reducen el cumplimiento del paciente**

1. El cumplimiento **no se relaciona** con la inteligencia, la educación, el sexo, la religión, la procedencia étnica o los estados socioeconómico o conyugal.

2. El cumplimiento se **relaciona más con cuánto le agrada el médico al paciente**. La fuerza de la relación médico-paciente es también el factor más importante en el hecho de si el paciente demandará o no a su médico en caso de producirse un error u omisión médica o en caso de que se produzca un mal desenlace (*véase* cap. 23).

3. En la tabla 21-4 se muestran algunos factores asociados con el apego.

III. ENTREVISTA CLÍNICA

A. **Habilidades de comunicación**

1. El cumplimiento del paciente del consejo médico, la detección de problemas tanto físicos como psicológicos y la satisfacción del paciente con el médico mejoran con una buena comunicación médico-paciente.

T a b l a **21-3**	Modelo de etapas del cambio			
Etapa	Nombre de la etapa (disposición para el cambio)	Frase del paciente	Características del paciente	Estrategias del médico
Etapa 1	Precontemplación (no está listo para cambiar)	"Mi padre también fue muy obeso, era peón y casi nunca enfermaba."	No reconoce o niega que haya un problema	Extraer los sentimientos del paciente acerca del problema y explicar los riesgos del comportamiento no deseado
Etapa 2	Contemplación (preparándose para el cambio)	"Quizá su sobrepeso tuvo algo que ver con la muerte de mi padre, pero no lo creo."	Es ambivalente sobre hacer el cambio	Trabajar con los pros y los contras de hacer el cambio, e identificar los factores que podrían reducir la probabilidad de cambio
Etapa 3	Preparación (listo para el cambio)	"Necesito bajar de peso; trataré de comer menos."	Intenta pequeñas mejoras	Preparar un plan de acción para el paciente; identificar sistemas de apoyo social
Etapa 4	Acción (realiza el cambio)	"Ayer comí mi última pizza."	Hace el cambio necesario	Reconocer el logro
Etapa 5	Mantenimiento (continúa con el cambio)	"Es realmente difícil no comer mucho cuando la familia se reúne, pero lo estoy haciendo."	Continúa con el nuevo hábito	Desarrollar estrategias para manejar la tentación y recompensar el éxito
Etapa 6	Recaída (vuelve al hábito previo)	"He estado comiendo todo lo que no debía toda la semana. Estoy muy molesto conmigo mismo."	Siente culpa, ira y decepción	Identificar los factores que causaron la recaída y ayudar al paciente a "regresar a su carril"

T a b l a **21-4**	Factores asociados con el cumplimiento de las recomendaciones médicas	
Factores asociados con un mayor cumplimiento	**Factores asociados con un menor cumplimiento**	**Comentarios**
Buena relación médico-paciente	Mala relación médico-paciente	Que al paciente le agrade el médico es el factor más importante en la decisión de si el paciente demanda o no por mala práctica; es incluso más importante que la habilidad técnica del médico Los médicos percibidos como inaccesibles tienen bajo cumplimiento de los pacientes
El paciente se siente enfermo o tiene dolor y sus actividades habituales son alteradas por la enfermedad	El paciente experimenta pocos síntomas y poca alteración en sus actividades habituales	En las enfermedades asintomáticas, como hipertensión, solo cerca de la mitad de los pacientes se apega al tratamiento inicialmente Muchos pacientes asintomáticos que inicialmente siguen el tratamiento lo suspenden dentro de un año del diagnóstico
Haber pasado poco tiempo en la sala de espera	Haber pasado mucho tiempo en la sala de espera	Los pacientes que estuvieron mucho tiempo esperando se molestan y luego no siguen el tratamiento
Creer que los beneficios del tratamiento sobrepasan los costos financieros y de tiempo	Creer que los costos financieros y de tiempo sobrepasan los beneficios	El "Modelo de creencias en salud" de la atención a la salud
Diagnóstico e instrucciones de tratamiento por escrito	Diagnóstico e instrucciones de tratamiento verbales	Los pacientes a menudo olvidan lo que se les dijo durante la consulta porque están nerviosos Preguntar al paciente que repita las instrucciones verbales brindadas por el médico puede mejorar la comprensión y, por lo tanto, el cumplimiento
Enfermedad aguda	Enfermedad crónica	Las personas con enfermedades crónicas acuden al médico con más asiduidad, pero son más críticas con los médicos que las personas con enfermedad aguda
Recomendar solo un cambio de hábito a la vez	Recomendar múltiples cambios de hábito a la vez	Para aumentar el cumplimiento, preguntar al paciente con qué cambio desea comenzar y entonces pedirle que lleve a cabo dicho cambio (p. ej., dejar de fumar) en un mes determinado y hacer otro cambio (p. ej., iniciar con dieta) el siguiente mes. Pedir muchos cambios a la vez reducirá la probabilidad de que el paciente haga alguno
Esquema de tratamiento sencillo	Esquema de tratamiento complejo	El cumplimiento es mayor con medicamentos que requieren una sola dosis al día, de preferencia con una comida Los pacientes son más propensos a olvidar tomar sus medicinas cuando se requieren dosis frecuentes o entre comidas
Médico de mayor edad	Médico de menor edad	Por lo general, ser joven es solo un inconveniente para los pacientes en las primeras etapas del tratamiento
Apoyo de compañeros	Poco apoyo	Los miembros de un grupo de personas con un problema similar (p. ej., tabaquismo [*véase* cap. 9]) pueden aumentar el cumplimiento

2. Una de las habilidades más importantes que debe tener un médico es saber **cómo se realiza una entrevista clínica**.

   a. El **lugar físico** para la entrevista debe ser tan privado como sea posible. Idealmente, **no debe haber un escritorio u otro obstáculo** entre el médico y el paciente, y los participantes deben interactuar a **nivel de los ojos** (p. ej., ambos sentados).

   b. Durante la entrevista, el médico debe **establecer primero confianza y conexión** con el paciente y luego obtener la información física, psicológica y social para identificar el problema del paciente.

   c. Finalmente, el médico debe tratar de educar al paciente sobre su enfermedad y motivarle a que se apegue a las recomendaciones.

   d. **El médico debe obtener apoyo (p. ej., de la seguridad del hospital) si parece que el paciente es peligroso o amenazante**.

3. La entrevista sirve para obtener la **historia clínica psiquiátrica** del paciente, en la que se incluye información sobre sus problemas mentales previos, consumo de drogas y alcohol, actividad sexual, situación actual de vida y orígenes del estrés.

4. Al entrevistar a **niños pequeños**, el médico debe:

   a. Primero establecer una conexión con el niño mediante interacción de forma no médica, por ejemplo, dibujando juntos.

    b. Usar preguntas directas en lugar de preguntas abiertas, por ejemplo: "¿Cómo se llama tu hermana?", en lugar de: "Cuéntame sobre tu familia".

    c. Hacer preguntas en tercera persona, por ejemplo: "¿Por qué crees que el niño en este dibujo está triste?".

B. Técnicas específicas de entrevista

  1. Preguntas directas. Las preguntas directas se utilizan para obtener información específica de forma rápida de un paciente en una **situación de urgencia** (p. ej., "¿Le han disparado?") o cuando el paciente es seductor o habla demasiado.

  2. Preguntas abiertas

    a. Aunque las preguntas directas permiten obtener información rápidamente, las de tipo abierto podrían ayudar más a la hora de obtener información sobre el paciente, pues con estas no se cierran áreas potenciales de información pertinente.

    b. Al usar preguntas abiertas como: "¿Qué lo trae aquí el día de hoy?", el entrevistador da poca estructura al paciente y le **permite hablar libremente**.

  3. En la tabla 21-5 se muestran los objetivos de la entrevista clínica y se ofrecen ejemplos de algunas técnicas específicas de entrevista.

T a b l a   21-5   Objetivos de la entrevista clínica y técnicas específicas para entrevistar

Objetivo	Técnica	Uso específico	Ejemplo
Establecer conexión	Apoyo y empatía	Expresar el interés, la comprensión y la preocupación del médico por el paciente	"Usted debió estar muy asustado cuando se dio cuenta que se iba a caer."
	Validación	Dar validez y credibilidad a los sentimientos del paciente	"Muchas personas se sentirían igual si hubieran tenido lesiones como la suya."
Maximizar la obtención de información	Facilitación	Alentar al paciente a elaborar una respuesta; puede ser una pregunta verbal o lenguaje corporal, como una expresión confusa	"Por favor, dígame más sobre lo que pasó tras su caída."
	Técnica de espejo	Permitir la elaboración de la respuesta mediante la repetición de parte de la respuesta previa del paciente	"¿Dijo que el dolor aumentó después de haber cargado el paquete?"
	Silencio	Aumentar la capacidad de respuesta del paciente	Esperar en silencio a que hable el paciente
Aclarar información	Confrontación	Llamar la atención del paciente sobre inconsistencias en sus respuestas o lenguaje corporal	"Usted dice que no le preocupa la cirugía de mañana, pero a mí me parece que se ve muy alterado."
	Recapitulación	Resumir toda la información obtenida durante la entrevista para asegurar que el médico entiende la información brindada por el paciente	"Repasemos lo que me dijo. Usted se cayó ayer por la noche y se lastimó el costado. Su esposo llamó al teléfono de emergencias. Los paramédicos llegaron, pero el dolor empeoró hasta que le pusieron una inyección en el servicio de urgencias. ¿Estoy en lo correcto?"

Autoevaluación

Instrucciones: cada reactivo en esta sección va seguido de respuestas o complementos a las afirmaciones. Seleccione la **mejor** opción (**A, B, C, D o E**) para cada caso.

1. Una mujer de 31 años de edad que sufrió un grave accidente de tránsito se niega a ir en la ambulancia al hospital hasta que llegue su esposo y la acompañe. Ella señala que le ha llamado y que ya viene en camino. Sus lesiones son graves, pero no amenazan la vida. Lo más apropiado que debe hacer el equipo de la ambulancia es:

(A) Esperar al esposo

(B) Llevar a la paciente al hospital, contra sus deseos

(C) Esperar a que la paciente caiga inconsciente y entonces llevarla al hospital

(D) Decir a la paciente que no pueden esperar a su esposo

(E) Aconsejar a la paciente que legalmente no puede negar tratamiento inmediato

2. Durante los últimos 4 meses, un estudiante de 16 años de edad se ha quejado de fatiga, náuseas y mareos, que han ocasionado que falte muchos días a la escuela. Sus padres lo llevan al médico para una evaluación. La exploración física y los estudios de laboratorio son normales. ¿Cuál sería el siguiente paso más apropiado a tomar por su médico para el tratamiento del paciente?

(A) Solicitar un estudio toxicológico para descartar abuso de sustancias

(B) Pedir a los progenitores que lo vigilen estrechamente durante las próximas semanas

(C) Recomendar que el paciente cambie de escuela lo antes posible

(D) Hablar con el paciente en privado y decirle: "Por favor, dígame qué cree que está pasando."

(E) Recomendar que el paciente tome un antidepresivo

3. Una niña de 9 años de edad con una enfermedad terminal pregunta al médico: "¿Voy a morir?". Los progenitores de la niña dijeron previamente al doctor que no desean que la niña sepa su diagnóstico o pronóstico. La mejor respuesta del médico a la pregunta de la niña es decir:

(A) "No te preocupes, vas a estar bien."

(B) "Sí, morirás de esta enfermedad."

(C) "Dime qué te han dicho tus padres sobre tu enfermedad."

(D) "Tus progenitores no desean que sepas sobre tu enfermedad, así que yo no puedo decirte."

(E) "Muchos niños con este tipo de enfermedad viven mucho tiempo."

4. Un paciente de 40 años de edad comenta con el médico que fuma al menos dos paquetes diarios de tabaco, pero que desea dejar de hacerlo. ¿Cuál de las siguientes sería la frase o pregunta más eficaz que el médico puede emplear para alentar al paciente a dejar de fumar?

(A) "Usted debe dejar de fumar, puesto que causa cáncer de pulmón y muchas otras enfermedades."

(B) "¿Por qué una persona inteligente como usted sigue fumando?"

(C) "¿Tiene usted familiares que hayan fallecido por cáncer de pulmón?"

(D) "Quisiera mostrarle una fotografía de cómo se ven los pulmones tras haber fumado toda la vida."

(E) "Por favor, dígame cómo puedo ayudarle a dejar de fumar."

5. Un paciente de 50 años de edad con diabetes comenta con el médico que él y su esposa están teniendo problemas en la cama. La mejor respuesta para el paciente es decir:

(A) "No se preocupe; los problemas sexuales son frecuentes en la diabetes."

(B) "Por favor, dígame a qué se refiere con 'problemas en la cama'."

(C) "Creo que usted y su esposa deberían consultar con un terapeuta sexual."

(D) "Le daré una receta de sildenafilo."

(E) "Necesitamos hacer algunos estudios de laboratorio para determinar qué causa el problema."

6. Una mujer de 50 años de edad, desaliñada, tiene citas mensuales con un cardiólogo. La paciente, quien a menudo se queja del consultorio y el personal durante estas visitas, comenta con el cardiólogo que el día de hoy la recepcionista del consultorio (quien es apreciada por los pacientes y el resto del personal) fue poco amable con ella. La mejor respuesta del médico es:

(A) No comentar nada y proceder a la consulta
(B) Disculparse con la paciente y ofrecerse a hablar con la recepcionista
(C) Derivar a la paciente para evaluación psiquiátrica
(D) Pedir a algún miembro del personal que reprograme la cita de la paciente para otro día
(E) Informar a la paciente que a todos les agrada la recepcionista

7. Un hombre de 45 años de edad, que previamente era un empresario exitoso y padre y esposo dedicado, ahora descuida su trabajo y su familia. En la última cita confesó al médico que bebe grandes cantidades de alcohol diariamente. Su esposa dice al médico que su manera de beber está arruinando a la familia. ¿Cuál de las siguientes es la pregunta más eficaz para iniciar una discusión con el paciente acerca de los efectos del alcohol sobre su familia?

(A) "¿Usted sabe que la mayoría de los pacientes que beben como usted acaban perdiendo a sus familias?"
(B) "¿Se siente usted culpable por lo que su forma de beber está causando a sus hijos?"
(C) "¿Se da cuenta del daño que su forma de beber está causando a su matrimonio?"
(D) "¿Cuál cree que es el impacto de su forma de beber en su familia?"
(E) "Su esposa dice que su manera de beber está arruinando a su familia. ¿Está usted de acuerdo?"

8. En un servicio de urgencias, un paciente de 43 años de edad grita: "Quiero a un doctor de verdad, no a un estudiante idiota", y entonces lanza su muestra de orina al residente que lo está revisando. La primera acción que debe tomar el residente es:

(A) Suspender la consulta y avisar al servicio de seguridad del hospital
(B) Pedir al médico adscrito que se encargue del caso
(C) Exigir al paciente que deje de gritar y lanzar cosas
(D) Decir al paciente "veo que está molesto, ¿qué puedo hacer por usted?"

(E) Preguntarle al paciente por qué está molesto
(F) Ignorar este comportamiento y seguir revisando al paciente

9. Cuando una doctora prescribe fluoxetina a un paciente de 35 años de edad, le explica los principales efectos adversos del medicamento. Cuatro meses después, el paciente le pregunta si la fluoxetina tiene algún efecto adverso. La mejor respuesta de la doctora sería decir:

(A) "Los efectos adversos son nerviosismo, insomnio y disfunción sexual."
(B) "Pediré al enfermero que revise con usted otra vez los efectos adversos."
(C) "Por favor, dígame qué molestias ha tenido al estar usando la fluoxetina."
(D) "¿Desea que averigüe posibles efectos adversos?"
(E) "Los efectos adversos son mínimos; no se preocupe."

Preguntas 10 y 11

Un vendedor de 38 años de edad, quien previamente tuvo un infarto agudo de miocardio, acude al consultorio para una consulta de rutina. Al ver al médico, exclama muy molesto: "¿Qué pasa con este lugar? ¡Nunca puedo encontrar dónde aparcar por aquí y todos parecen tan desorganizados!". Luego insiste en hacer una llamada telefónica mientras el médico espera para atenderle.

10. Lo más apropiado que debe decir el médico en este momento es:

(A) "No puedo hacerle la revisión hasta que se tranquilice."
(B) "¿Usted siempre está así tan enfadado?"
(C) "Parece muy molesto."
(D) "¿Desea que lo derive con otro médico?"
(E) "Reprogramaré su cita para otro día."

11. El tipo de personalidad que mejor describe a este paciente es:

(A) Histriónica
(B) Esquizoide
(C) Obsesivo-compulsiva
(D) Pasivo-agresiva
(E) Dependiente

Preguntas 12 y 13

Una mujer de 28 años de edad acude a la consulta con un escote. Cuando el médico comienza a entrevistarla, la mujer pone su mano en el brazo del médico y le pregunta si está casado.

12. La mejor conducta del médico en este momento es:

(A) Negarse a revisar a la paciente en este momento y darle una cita más adelante
(B) Llamar a un colega para que le acompañe durante la entrevista y exploración
(C) Usar solo preguntas abiertas al entrevistar a la paciente
(D) Derivar a la paciente con una doctora
(E) Preguntar a la paciente sobre su vida personal

13. El tipo de personalidad que mejor describe a esta paciente es:

(A) Histriónica
(B) Esquizoide
(C) Obsesivo-compulsiva
(D) Pasivo-agresiva
(E) Dependiente

14. Un hombre de 46 años de edad acude al servicio de urgencias quejándose de dolor torácico. ¿A partir de cuál de los siguientes enunciados es probable que se obtenga la mayor cantidad de información del paciente?

(A) "Señale la zona que le duele en el tórax."
(B) "Coménteme sobre su dolor torácico."
(C) "Hábleme acerca del dolor."
(D) "¿Ha ido a consulta con el médico en los últimos 6 meses?"
(E) "¿Hay antecedentes de enfermedades cardíacas en su familia?"

15. Una mujer de 50 años de edad acude a consulta por molestias digestivas. Se muestra agitada y dice que teme tener cirrosis hepática, y luego deja de hablar. ¿Cuál de las siguientes frases podría alentar a la paciente a seguir hablando?

(A) "Por favor, siga."
(B) "¿Cuánto alcohol bebe usted?"
(C) "¿Usted toma alcohol?"
(D) "¿Por qué tardó tanto en venir?"
(E) "Existen muchas formas de tratar el alcoholismo."

16. El día que recibirá los resultados de una biopsia pulmonar, el paciente dice al médico que se siente bien. No obstante, el médico nota que el paciente está pálido, sudoroso y tembloroso. ¿Cuál de las siguientes es la frase más adecuada para decir al paciente?

(A) "Dígame nuevamente sus síntomas."
(B) "¿Cómo se siente?"
(C) "Estará bien."
(D) "Parece preocupado."
(E) "¿Le molesta estar en el hospital?"

17. ¿Los pacientes tienen más probabilidades de seguir las recomendaciones del médico por cuál de los siguientes motivos?

(A) La enfermedad tiene pocos síntomas
(B) Al paciente le agrada el médico
(C) El médico es joven
(D) La enfermedad es crónica
(E) El esquema de tratamiento es complejo

18. Un paciente afroamericano de 50 años de edad con estudios universitarios sufre una hernia discal. El rasgo de este paciente que podría incrementar su cumplimiento del plan de tratamiento es su:

(A) Procedencia étnica
(B) Estado socioeconómico
(C) Dolor de espalda
(D) Nivel educativo
(E) Sexo

19. El "papel de enfermo" descrito por Parsons:

(A) Aplica principalmente a grupos de bajo estatus socioeconómico
(B) Sobrevalora las redes sociales de apoyo
(C) Incluye falta de cooperación de los trabajadores de la salud
(D) Incluye la exención de responsabilidades usuales
(E) Aplica sobre todo para enfermedades crónicas

Preguntas 20 y 21

Un hombre de 34 años de edad, padre de cuatro hijos, fuma dos paquetes de cigarrillos diarios, pero cree que fumar no le causará daño. Al contrario, cree que le ayuda a evitar los resfriados.

20. Para alentar a este paciente a fumar menos, el médico primero debería:

(A) Recomendarle un grupo de apoyo para dejar de fumar
(B) Recomendarle el uso de un parche de nicotina
(C) Mostrarle fotografías de los pulmones de pacientes que tienen cáncer de pulmón
(D) Preguntarle hasta qué punto está dispuesto a dejar de fumar
(E) Decirle que sus hijo serán huérfanos de padre si sigue fumando

21. Aunque el paciente ha acordado tratar de dejar de fumar, no ha logrado ningún avance en 2 meses. Lo más adecuado que puede decírsele es:

(A) "Dejar de fumar puede ser realmente difícil."
(B) "¿Cuánto está fumando actualmente?"
(C) "¿Ha estado siguiendo mis indicaciones?"
(D) "No puedo ayudarle si no me escucha."
(E) "Le recomiendo que empiece a tomar bupropión."

22. Un paciente cuyo padre falleció por cáncer de próstata dice que no puede hacerse la prueba de antígeno prostático específico porque "la aguja dejará una marca". El siguiente paso más apropiado del médico sería:

(A) Hablar con la esposa del paciente y pedirle que lo convenza de hacerse la prueba

(B) Asegurar al paciente diciéndole que la marca de la aguja se borrará con el tiempo

(C) Mostrar al paciente fotografías de pacientes con cáncer de próstata no tratado

(D) Tranquilizar al paciente diciéndole que, sea cual sea el resultado de la prueba, podrán curarle

(E) Solicitar al paciente que describa sus sentimientos sobre la enfermedad de su padre

23. Los progenitores de una niña de 6 años de edad críticamente enferma dicen al médico que, cuando la niña enfermó, su hermano de 14 años de edad comenzó a portarse mal en la escuela y en casa. En este momento, el médico debería:

(A) Derivar al adolescente a un psicólogo para adolescentes

(B) Solicitar hablar a solas con el adolescente lo antes posible

(C) Pedir hablar con el adolescente cuando la hija esté fuera de peligro

(D) Decir a los progenitores que su paciente es la niña pequeña, no el adolescente

(E) Decir a los progenitores que se concentren en la niña pequeña

24. Durante una cita de seguimiento tras una mastectomía, una mujer casada de 39 años de edad, que normalmente se cuida mucho, aparece triste, y dice al cirujano que le da mucha vergüenza desvestirse frente a su esposo. Lo más apropiado que debería decir el cirujano en este momento es:

(A) "No debería darle vergüenza, usted aún se ve bien."

(B) "Hay numerosos procedimientos de reconstrucción mamaria que podrían mejorar su apariencia."

(C) "Lo más importante no es cómo se ve usted, sino que detuvimos la enfermedad a tiempo."

(D) "Por favor, dígame cómo ha afectado la cirugía la relación con su esposo."

(E) "No es tan malo, usted aún tiene una mama."

25. Una mujer de 30 años de edad acude al consultorio por primera vez y se sienta en silencio en la sala de espera con los puños cerrados. Cuando el asistente le habla, la paciente se niega a llenar el formulario de datos personales. En la sala de exploración, comenta al médico: "Ya terminemos con esto". Lo más adecuado que debe decir el médico en este momento es:

(A) "No puedo atenderla hasta que llene el formulario de datos personales."

(B) "Por favor, dígame por qué se negó a llenar el formulario de datos personales."

(C) "Parece muy tensa."

(D) "¿Está asustada?"

(E) "No se preocupe, yo la cuidaré bien."

26. Un niño letárgico de 19 meses de edad mexicano-estadounidense con fiebre (temperatura de 41°C) es trasladado al servicio de urgencias por su madre. El médico se da cuenta de que el paciente está deshidratado. Cuando el niño se niega a tomar agua, el médico le ofrece un helado de hielo de frutas. El niño lo come, y entonces la madre se asusta y le quita el helado al niño. Menciona que, en su cultura, uno nunca da comida fría a un niño con fiebre. ¿Cuál debe ser el siguiente paso del médico?

(A) Explicar que el niño necesita rehidratarse y es más probable que quiera comer un helado que tomar agua

(B) Seguir los deseos de la madre y colocar una vía intravenosa para reponer los líquidos

(C) Llamar a un asistente para convencer a la madre de que permita al niño comer el helado

(D) Explicar a la madre que es un médico certificado y que sabe lo que es mejor para el niño

(E) Explicar a la madre que el niño puede morir por deshidratación

(F) Pedir a la madre una sugerencia sobre cómo hidratar al niño que esté acorde con sus creencias

27. Una paciente de 38 años de edad pide a su médico de cabecera que le recomiende otro médico porque se va a mudar a otra ciudad. El primer médico deriva a la paciente a un nuevo médico, un viejo conocido de la facultad de Medicina, quien vive en la nueva ciudad. Cuando la paciente acude con el nuevo médico, nota que la paciente se muestra deprimida y ansiosa, así que la refiere con un tercer doctor, quien es psiquiatra. El psiquiatra estará fuera de la ciudad durante unos días, así que acaba derivándola a un cuarto doctor, quien no tiene tiempo para atender a la paciente y la envía a un quinto doctor. Éticamente, ¿cuál de estas referencias fue inapropiada?

(A) Primer doctor a segundo doctor

(B) Segundo doctor a tercer doctor

(C) Tercer doctor a cuarto doctor

(D) Cuarto doctor a quinto doctor

28. Una joven de 16 años de edad tiene una enfermedad crónica que ocasionalmente requiere un opiáceo. Ella llama al médico cuando su tratamiento se termina, 2 días antes de sus exámenes finales. La paciente vive a 2 h de distancia del médico. La paciente tiene acceso a una clínica local que renueva la receta en caso necesario, pero les preguntó y le dijeron que el tiempo de espera para una consulta es de 3 días. El médico debería:

(A) Contactar con la farmacia con instrucciones para suministrar la receta

(B) Recomendar un tratamiento de venta libre para tratar el dolor

(C) Contactar con la clínica y solicitar que reciban a la paciente de inmediato

(D) Pedir a un amigo que tiene su consultorio cerca de la paciente que le prescriba el tratamiento

(E) Acudir a la casa de la paciente y llevarle la receta

29. Un médico recomienda a un hombre de 50 años de edad, que fuma dos paquetes de cigarrillos al día, que deje de fumar. En respuesta, el paciente dice al médico que tuvo un tío que fumó toda su vida y que falleció a los 95 años de causas naturales. Según el modelo de "Etapas de cambio," ¿en qué etapa del cambio está este paciente?

(A) Precontemplación
(B) Contemplación
(C) Preparación
(D) Acción
(E) Mantenimiento

30. Un hombre de 22 años de edad con esquizofrenia es trasladado al servicio de urgencias de un hospital psiquiátrico 30 min después de haberse cortado accidentalmente con un cuchillo mientras rebanaba pan. El paciente tiene una herida de 5 cm en su mano que requiere sutura. Se niega a recibir tratamiento para la herida y señala: "Sé que tengo un problema mental por el cual tomo tratamiento, pero nunca sé en quién confiar. Quiero esperar hasta que lleguen mis padres. Sé que mi mano puede infectarse si espero demasiado, pero no creo que unas cuantas horas cambien mucho el resultado". ¿Cuál sería la mejor acción a tomar por el médico en este momento?

(A) No tratar al paciente y averiguar si los progenitores vienen en camino

(B) No tratar al paciente hasta obtener una orden legal

(C) No tratar hasta obtener una evaluación psiquiátrica

(D) Tratarle, puesto que el paciente reconoce que tiene un trastorno psiquiátrico

(E) Tratarle, ya que ha llegado a un hospital psiquiátrico

(F) Tratarle, ya que el paciente muestra signos de paranoia y, por lo tanto, es incompetente

31. Después de ser víctima de un accidente en el autobús escolar, un niño de 6 años de edad con lesiones en una pierna es trasladado al servicio de urgencias. El niño está despierto y alerta, pero no lleva identificación. Los paramédicos notifican que el niño no ha hablado desde el accidente. Después de estabilizar la lesión, el primer paso más apropiado de la doctora sería:

(A) Conseguir crayones y papel y pedir al niño que dibuje con ella

(B) Decir: "Siento mucho lo que sucedió."

(C) Mirar al niño solemnemente a los ojos y preguntarle acerca del accidente

(D) Decirle: "Si no me hablas no puedo localizar a tu mamá."

(E) Dejar solo al niño para que pueda descansar

32. Una mujer y su hija de 15 años acuden juntas al consultorio médico. Cuando el médico les pregunta por el motivo de la consulta, la madre menciona: "Quiero que le coloquen un diafragma a mi hija". La siguiente acción más apropiada para el médico en este momento es:

(A) Seguir los deseos de la madre y colocarle un diafragma a la muchacha

(B) Preguntar a la madre por qué desea un diafragma para su hija

(C) Recomendar que la hija vea a un consejero en educación sexual

(D) Pedir a la madre que salga y hablar con la muchacha a solas

(E) Preguntar a la chica si hay algo que deseé decir en privado

Respuestas y explicaciones

1. **A.** Siempre que sea posible, deben respetarse los deseos del paciente acerca del cuidado de la salud. Puesto que las lesiones de la paciente no amenazan su vida y su esposo viene en camino, lo más adecuado es que el equipo espere al esposo. Llevarla al hospital contra su voluntad, esperar a que pierda el conocimiento y luego llevarla al hospital, o decirle que no pueden esperar a su esposo no son conductas apropiadas. Decir a la paciente que legalmente no puede negarse a recibir tratamiento inmediato no es cierto.

2. **D.** El siguiente paso en el tratamiento es hablar con el adolescente en privado y decirle: "Dime qué crees que está pasando". Puesto que no hay nada anómalo en la exploración física y los estudios de laboratorio son normales, realizar pruebas toxicológicas o hablar con los progenitores no es adecuado. Recomendar, por ejemplo, cambiar de escuela, o prescribir antidepresivos antes de averiguar más acerca del problema, tampoco es adecuado.

3. **C.** Si bien la información sobre la enfermedad se da directamente a un paciente adulto, los progenitores deciden si se da, cómo y cuándo en el caso de los niños con enfermedades. En este caso, el médico debe averiguar qué sabe la niña acerca de su enfermedad preguntándole qué le han dicho sus progenitores. Dar falsas esperanzas es tan inapropiado en los niños como en los adultos.

4. **E.** La frase o pregunta más eficaz que puede realizar el médico para ayudar al paciente a dejar de fumar es: "Por favor, dígame cómo puedo ayudarle a dejar de fumar". Tratar de asustar al paciente para que lo haga (p. ej., decirle que le causará cáncer de pulmón, mostrarle fotografías de pulmones expuestos al humo de cigarrillo o preguntarle por familiares que hayan muerto por cáncer de pulmón) sea quizás menos efectivo.

5. **B.** La mejor respuesta del médico para identificar el problema específico es preguntar al paciente a qué se refiere con "problemas en la cama". El problema del paciente debe ser identificado antes de hacer estudios, dar tratamiento o decirle que no se preocupe.

6. **B.** La mejor respuesta del médico es disculparse con la paciente y ofrecerse a hablar con la recepcionista. El médico es responsable de manejar las necesidades y problemas emocionales relacionados con la enfermedad de los pacientes y no debe culpar a los pacientes, con independencia de su posible antipatía a la hora de interactuar con el personal del consultorio. No hay motivo para derivar a la paciente a evaluación psiquiátrica.

7. **D.** La pregunta más eficaz es la de tipo abierto, por ejemplo: "¿Cuál cree que es el impacto de su forma de beber en su familia?". Las preguntas con juicios implícitos como "¿Usted sabe que la mayoría de los pacientes que beben como usted acaban perdiendo a sus familias?", "¿Se siente usted culpable por lo que su forma de beber está causando a sus hijos?", "¿Se da cuenta del daño que su forma de beber está causando a su matrimonio?" o "Su esposa dice que su manera de beber está arruinando a su familia. ¿Está usted de acuerdo?", pueden hacer que el paciente se ponga a la defensiva o se enfade. Por lo tanto, no serían de utilidad.

8. **A.** Los pacientes que lanzan cosas han perdido el autocontrol y, en consecuencia, tanto ellos como el médico están en peligro. Lo más importante que debe hacer el residente para manejar la situación es asegurar su propia seguridad y la del paciente. Por lo tanto, debe notificar inmediatamente al servicio de seguridad del hospital. Reconocer la molestia del paciente o preguntarle si está molesto son pasos que pueden tomarse después de garantizar la seguridad de todos, incluida la del paciente. Exigir a un paciente fuera de control que deje de gritar y lanzar cosas rara vez es de utilidad.

9. **C.** La mejor respuesta de la doctora en este caso es: "Por favor, dígame qué molestias ha tenido al estar usando la fluoxetina", una pregunta abierta que busca alentar al paciente a hablar con libertad. Es probable que el paciente esté teniendo efectos adversos sexuales, ya que son comunes con la fluoxetina, y se sienta incómodo al hablar de ello. No es adecuado solo repetir los posibles efectos adversos, tranquilizar al paciente o pedir a alguien más del equipo que haga el trabajo del médico y hable con el paciente.

10. **C. / 11. C.** Antes de revisar al paciente, el médico debe reconocer su ira diciendo: "Parece muy molesto". Aunque dirigida al médico a través del problema con el aparcamiento, la ira del paciente probablemente se relacione más con su ansiedad por tener una enfermedad grave. Tratarle como a un niño (p. ej., diciéndole que no lo revisará hasta que se calme) aumentará su enfado. El médico es responsable de manejar las necesidades y problemas emocionales relacionados con la enfermedad de los pacientes. No hay motivo para derivar a este paciente con otro médico. El tipo de personalidad que mejor describe a este paciente es obsesivo-compulsiva. Los pacientes con personalidad tipo obsesivo-compulsiva temen perder el control y, en lugar de eso, se vuelven controladores durante la enfermedad (como hacer esperar al médico mientras hace una llamada telefónica) (*véase* tabla 21-1).

12. **B. / 13. A.** Lo más adecuado que debe hacer el médico es llamar a un colega para tratar con esta paciente que se muestra seductora. Negarse a atenderla, preguntarle sobre su vida personal o derivarla con otro médico no es apropiado. Para este tipo de pacientes, las preguntas cerradas que limitan las respuestas son más apropiadas que las preguntas abiertas. El tipo de personalidad que mejor describe a esta paciente es histriónica. Los pacientes histriónicos son dramáticos y, como esta paciente, pudieran comportarse de forma sexualmente inapropiada durante la enfermedad (*véase* tabla 21-1).

14. **C.** La pregunta más abierta de las que se mencionan ("Hábleme acerca del dolor") da poca estructura al paciente y, por lo tanto, podría ofrecer la mayor cantidad de información.

15. **A.** La técnica de entrevista conocida como *facilitación* es utilizada por el entrevistador para alentar al paciente a elaborar una respuesta. La frase: "Por favor, siga" es una frase facilitadora.

16. **D.** El comentario del médico "Parece preocupado" muestra la técnica de entrevista llamada *confrontación*, que llama la atención del paciente hacia las contradicciones de su respuesta y el lenguaje corporal y le ayuda a expresar sus temores.

17. **B.** Es más probable que los pacientes sigan las recomendaciones médicas porque les agrada el médico. El cumplimiento también se asocia con enfermedades sintomáticas, médicos de mayor edad, enfermedad aguda y esquemas de tratamiento sencillos.

18. **C.** El hecho de que experimente dolor es el factor que podría aumentar el cumplimiento de este paciente respecto al plan de tratamiento. No existe una asociación clara entre apego y edad, procedencia étnica, estatus socioeconómico, educación o sexo.

19. **D.** El "papel de enfermo" aplica principalmente a pacientes de clase media con enfermedades agudas. Incluye la expectativa de ser cuidados por otros, falta de responsabilidad por estar enfermo y exención de las responsabilidades usuales. Infravalora las redes de apoyo social.

20. **D. / 21. A.** Para lograr que este paciente fume menos, el médico primero debe determinar hasta qué punto está dispuesto a dejar de fumar. Un grupo de apoyo o los medicamentos como el bupropión solo son de utilidad en los pacientes motivados. Este paciente no está motivado. De hecho, piensa que fumar le ayuda a evitar los resfriados. Asustar a los pacientes con las consecuencias de su comportamiento no es apropiado ni eficaz para mejorar el cumplimiento. Lo mejor que debe decir el médico después de que el paciente intentara, sin éxito, dejar de fumar, es reconocer la dificultad de la misión que enfrenta el paciente. De hecho, la técnica de entrevista llamada *validación*, por ejemplo: "Dejar de fumar puede ser realmente difícil", es la aseveración más adecuada en este momento. Criticar el comportamiento del paciente o amenazarle con abandonarle no es adecuado. El grupo de apoyo de exfumadores puede ser de utilidad junto con el programa de tratamiento del médico, pero reconocer la dificultad de la tarea es más importante en este momento.

22. **E.** La conducta más apropiada del médico con este paciente que se niega a someterse a un estudio necesario es determinar la motivación de su negación: probablemente está preocupado por tener la misma enfermedad que su padre. La razón por la cual se niega probablemente tenga poca relación

con la marca que dejará la aguja. Decirle que podrá ser curado es paternalista, inapropiado y posiblemente no sea cierto. Hablar con su esposa tampoco es adecuado; los médicos deben tratar directamente con los pacientes cuando sea posible. Tratar de asustar al paciente con las consecuencias de su conducta no es adecuado ni eficaz para mejorar el cumplimiento.

23. **B.** El médico de la niña más pequeña debe hablar con el adolescente a solas lo antes posible para darle información y tranquilizar sus temores. Este adolescente posiblemente esté asustado por la enfermedad de su hermana y el cambio de conducta de sus progenitores. Los adolescentes a menudo "exteriorizan" cuando tienen miedo o depresión (*véase* cap. 6). Es papel del médico tratar los problemas de la red de apoyo de la niña de 6 años para reducir el estrés y ayudarle en su recuperación. Usualmente no hay necesidad de derivar a los familiares a profesionales de la salud mental. Esperar hasta que la niña pequeña esté fuera de peligro prolongará de forma innecesaria el problema del adolescente y seguirá provocando estrés a la familia.

24. **D.** Antes de hacer sugerencias ("hay numerosos procedimientos de reconstrucción mamaria que podrían mejorar su apariencia"), el médico debería tratar de anticipar y manejar una preocupación que muchos pacientes tienen después de ser sometidos a una cirugía desfigurante como esta: los efectos de la cirugía en la relación marital/sexual. El médico debería evitar frases falsas o paternalistas para tranquilizar como "usted aún se ve bien", "aún tiene una mama" o "lo más importante es que detuvimos la enfermedad a tiempo".

25. **C.** La frase más adecuada en este momento es reconocer cómo se ve, diciendo: "Parece muy tensa", ya que parece más tensa y enfadada que asustada. Preguntarle por qué se negó a llenar el formulario de datos personales o insistir en que lo haga probablemente la pondrá más tensa y molesta. Tratar de tranquilizarla con frases falsas (*véase también* la pegunta 24) como "no se preocupe, yo la cuidaré bien" es paternalista y no es de utilidad.

26. **F.** De ser posible, el médico debe tratar de trabajar dentro del sistema cultural de creencias del paciente. Por lo tanto, el siguiente paso para manejar a este niño deshidratado es preguntar a la madre qué sugiere para proporcionar líquidos a su hijo que sea congruente con sus creencias. Iniciar una vía intravenosa no es necesario, puesto que el niño parece capaz de comer un helado. Llamar a un asistente, insistir en que el médico sabe qué es mejor para el paciente o advertir sobre el peor desenlace posible no ayudará al cumplimiento o a una buena relación médico-paciente.

27. **B.** En la secuencia de derivaciones, la menos adecuada es cuando el segundo doctor refirió a la paciente al tercer doctor porque la paciente se mostraba deprimida y ansiosa. El segundo doctor debió haber investigado cuidadosamente las posibles causas médicas o farmacológicas de los síntomas conductuales de la paciente antes de tomar una decisión. Se espera que el médico de primer contacto resuelva estos síntomas conductuales y, puesto que la paciente se muestra deprimida, evaluar el riesgo de suicidio. Puede estar indicado derivar a los pacientes cuando ellos lo solicitan (p. ej., si se mudan de la ciudad) o si el médico no está disponible (p. ej., si tiene la agenda llena).

28. **C.** Lo más apropiado que debe hacer el médico es contactar con la clínica local, explicar la situación y solicitarles que reciban a la paciente de inmediato. Si bien no se requiere que el médico vaya hasta la casa de la paciente, la paciente debe ser evaluada por un médico antes de darle una receta con opiáceos. Por lo anterior, no es adecuado contactar con la farmacia. Los pacientes con dolor lo suficientemente grave para necesitar opiáceos rara vez responden a medicamentos analgésicos de venta libre.

29. **A.** Este paciente fumador de 50 años de edad está en la etapa de cambio denominada *precontemplación*. En esta etapa, la persona no reconoce, o está en negación, sobre la necesidad de dejar de fumar. Su comentario acerca del tío que fumó toda su vida y falleció a los 95 años por causas naturales muestra su negativa a reconocer el problema. En la etapa de contemplación, el paciente lo está considerando, pero es ambivalente sobre hacer el cambio necesario. En la etapa de preparación, el paciente hace pequeñas mejoras en su conducta. En la etapa de acción, el paciente hace el cambio necesario, y en la etapa de mantenimiento, el paciente continúa con la conducta deseada. En la etapa de recaída o recidiva, el paciente siente culpa, ira y decepción por haber vuelto al comportamiento no deseado.

30. **A.** No tratar y averiguar si los progenitores vienen en camino. Aparentemente este paciente entiende el riesgo de esperar, pero ha decidido esperar a sus progenitores. A menos que un paciente sea evidentemente incapaz debido a una enfermedad psiquiátrica psicótica o suicida actual, o esté en peligro inminente, el médico debe seguir los deseos del paciente. Tener una enfermedad psiquiátrica, estar en un hospital psiquiátrico o tener ideas paranoides no hacen que este paciente sea incapaz de tomar decisiones de salud por sí mismo (*véase* cap. 23).

31. **A.** El médico debe jugar primero con el niño, por ejemplo, coloreando con crayones, para formar una relación. Cuando el niño esté más cómodo, el médico puede preguntarle de forma directa (no abierta) acerca del accidente. Expresar lástima o amenazarle para que hable será estresante e inútil.

32. **D.** En temas relacionados con la sexualidad, el médico debe hablar primero a solas con la adolescente. No se debe preguntar a la adolescente delante de su madre si necesita hablar a solas con el médico. El médico no tiene por qué seguir los deseos de la madre o hacer preguntas a la madre. La paciente es la hija. Derivar a la adolescente no es adecuado; el médico puede resolver esta situación.

Medicina psicosomática

I. ESTRÉS Y SALUD

A. **Factores psicológicos que afectan la salud.** Hay factores psicológicos que pueden iniciar o exacerbar síntomas de padecimientos médicos (**síntomas psicosomáticos**) que afectan casi todos los sistemas corporales. Estos factores incluyen:
  1. **Mala conducta de salud** (p. ej., fumar, no hacer ejercicio).
  2. **Estilo de personalidad mal adaptada** (p. ej., tipo de personalidad obsesivo-compulsiva) (*véase* cap. 21).
  3. **Estrés crónico o agudo** causado por dificultades emocionales (p. ej., depresión), sociales (p. ej., divorcio) o económicas (p. ej., pérdida del empleo).

B. **Mecanismos de los efectos psicológicos del estrés**
  1. El estrés agudo o crónico en la vida lleva a la **activación del sistema nervioso autónomo**, que a su vez afecta a los sistemas cardiovascular y respiratorio.
  2. El estrés también conduce a **alteraciones en las concentraciones de neurotransmisores** (p. ej., sero-tonina, noradrenalina), lo que provoca cambios en el estado del ánimo y la conducta.
  3. El estrés puede aumentar la **liberación de hormona adrenocorticotropa o corticotropina** (ACTH, *adrenocorticotropic hormone*), que a su vez conduce a la liberación de cortisol, lo que culmina en el **deterioro del sistema inmunitario** medido por una disminución de la respuesta linfocitaria a los mitógenos y antígenos y una alteración de la función de los linfocitos citolíticos naturales (NK, *natural killer*).

T a b l a **22-1**	Magnitud del estrés asociado con acontecimientos determinados en la vida de acuerdo con la escala de reajuste social de Holmes y Rahe
Estrés relativo	**Acontecimiento en la vida (puntuación del factor de estrés)**
Muy alto	Muerte de un cónyuge (100) Divorcio (73) Separación marital (65) Muerte de un familiar cercano (63)
Alto	Pérdida personal importante de la salud por enfermedad o lesión (53) Matrimonio (50) Pérdida del empleo (47) Jubilación (45) Pérdida importante de la salud de un familiar cercano (44) Nacimiento o adopción de un niño (39)
Moderado	Asumir una deuda importante (p. ej., adquirir una hipoteca) (31) Ascenso o bajar de categoría en el trabajo (29) Un hijo se va de casa (29)
Leve	Cambiar de residencia (20) Vacaciones (15) Día festivo importante (12)

C. **Sucesos estresantes en la vida.** Los niveles elevados de estrés en la vida de un paciente pueden estar relacionados con un **aumento en la probabilidad de padecer enfermedades tanto médicas como psiquiátricas.**
   1. La **Escala de reajuste social** (**SRRS**, *Social Readjustment Rating Scale*) **de Holmes y Rahe** (que también incluye sucesos "positivos", como los días festivos) califica los efectos de acontecimientos en la vida (tabla 22-1). Los sucesos con la puntuación más alta requieren que las personas realicen el reajuste social más importante en sus vidas.
   2. La necesidad de reajuste social está directamente relacionada con el aumento en el riesgo de enfermedad médica o psiquiátrica; el 80% de los pacientes con una **puntuación SRRS de 300** en un año cualquiera enferman durante el siguiente año.

D. **Otras relaciones psicosomáticas**
   1. No es infrecuente que los **padecimientos médicos** se presenten con síntomas psiquiátricos.
      a. Los padecimientos que se presentan con depresión o ansiedad incluyen **enfermedades neurológicas** (p. ej.., demencia), **neoplasias** (particularmente el cáncer pancreático y otros cánceres gastrointestinales), **alteraciones endocrinas y enzimáticas** (p. ej., hipotiroidismo, diabetes) (*véase* cap. 5) y enfermedades víricas (p. ej., sida) (*véase* tabla 12-4), anomalías hematológicas, hipoglucemia y tumores de la glándula suprarrenal (feocromocitoma).
      b. Los padecimientos que se presentan con cambios en la personalidad o **síntomas psicóticos** incluyen enfermedades neurológicas (p. ej., **epilepsia** del lóbulo temporal), **sífilis** terciaria, enfermedad de Wilson, **porfiria aguda intermitente** (*véase* cap. 5), enfermedades del tejido conjuntivo (p. ej., **lupus eritematoso sistémico**), enfermedad de **Huntington**, sida (*véase* más adelante), enfermedad de Cushing y esclerosis múltiple.
   2. Los **medicamentos no psicotrópicos** pueden **producir síntomas psiquiátricos** como confusión (p. ej., medicamentos para el asma), ansiedad y agitación (p. ej., medicamentos antiparkinsonianos), depresión (p. ej., antihipertensivos), sedación (p. ej., antihistamínicos) y síntomas psicóticos (p. ej., analgésicos, antibióticos, antihistamínicos y hormonas esteroideas).
   3. Padecimientos médicos como la **diabetes** y medicamentos como los antihipertensivos también suelen producir **síntomas sexuales** como trastorno eréctil (*véase* cap. 19). Estos síntomas, a su vez, pueden conducir a depresión u otras dificultades en los pacientes.
   4. **Intoxicación por vitaminas y minerales.** Aunque hay **poca evidencia empírica**, muchas personas piensan que los suplementos de vitaminas y minerales mejoran el funcionamiento cognitivo y emocional. Debido a estas creencias, pueden ingerirse cantidades excesivas de vitaminas y minerales, lo que puede producir síntomas conductuales relacionados con la intoxicación por estos elementos (tabla 22-2), en lugar de por una insuficiencia.

T a b l a 22-2	Vitaminas y minerales seleccionados: síntomas neuropsicológicos de la intoxicación y su tratamiento	
Vitamina o mineral	Síntomas de la intoxicación	Tratamiento de la intoxicación
Vitamina A	Aumento de la presión intracraneal que produce cefalea, alteración del estado mental y déficits neurológicos	Limitar el uso posterior de suplementos y alimentos que contengan vitamina A
Vitamina B_6 (piridoxina)	Depresión, neuropatía periférica	Limitar el uso posterior de suplementos y alimentos que contengan vitamina B_6
Vitamina B_{12} (cobalamina)	Sensación de hormigueo y quemazón en los miembros	Limitar el uso posterior de suplementos y alimentos que contengan vitamina B_{12}
Vitamina D (piridoxina)	Confusión, apatía, falta de apetito, sed	Hidratación intravenosa y corticoesteroides, o bisfosfonato para reducir las concentraciones séricas de calcio
Hierro (presente en los suplementos vitamínicos prenatales)	Confusión, convulsiones, sedación, vómitos en "posos de café" (material oscuro, granuloso)	Administrar mesilato de deferoxamina
Plomo (presente en algunas pinturas)	Depresión, déficits cognitivos, hiperactividad, agresividad	Administrar ácido etilendiaminotetraacético (EDTA)
Cobre	Conducta inapropiada o psicótica	Administrar D-penicilamina
Zinc (presente en los dentífricos)	Daño nervioso que conduce a sensación de quemazón, entumecimiento y debilidad	Administrar EDTA

II. ESTRÉS PSICOLÓGICO EN POBLACIONES ESPECÍFICAS DE PACIENTES

A. Introducción
   1. No es infrecuente que los pacientes médicos o quirúrgicos sufran problemas psicológicos concomitantes. Estas dificultades pueden causar estrés psicológico, que puede exacerbar el problema físico del paciente.
   2. Por lo general, el médico tratante se encarga de manejar estos problemas mediante la asistencia en la **organización de los sistemas de apoyo social del paciente** y con el uso medicamentos psicoactivos específicos.
   3. En caso de problemas psiquiátricos graves (p. ej., síntomas psicóticos) en pacientes hospitalizados, puede ser necesaria la **interconsulta con un psiquiatra**.

B. Pacientes hospitalizados
   1. Las quejas psicológicas comunes en los pacientes hospitalizados incluyen ansiedad, problemas del sueño y desorientación, a menudo resultado de **delírium** (*véase* cap. 14) o **depresión** (*véase* cap. 12).
   2. Los pacientes **con mayor riesgo** de presentar estos problemas incluyen aquellos sometidos a cirugía o diálisis renal, o aquellos ingresados en la unidad de cuidados intensivos (**UCI**) o en la unidad de cuidados coronarios (p. ej., "psicosis de la UCI"); en todos los grupos, **los pacientes adultos mayores** tienen un mayor riesgo.
   3. Los pacientes sometidos a cirugía que tienen el mayor riesgo psicológico y médico son aquellos que **piensan que no sobrevivirán a la cirugía**, así como aquellos que **no aceptan que están preocupados** antes de la cirugía.
   4. El riesgo psicosocial y médico puede reducirse con la **mejora de los estímulos sensoriales y sociales** (p. ej., colocar la cama del paciente cerca de una ventana, instar al paciente a que hable), proporcionar información de lo que el paciente puede esperar durante y después de un procedimiento, y permitir al paciente controlar su entorno (p. ej., las luces, los medicamentos para el dolor) en la medida de lo posible.

C. Pacientes en diálisis renal
   1. Los pacientes en diálisis tienen un mayor riesgo de problemas psicológicos (p. ej., depresión, suicidio y disfunción sexual), en parte debido a que sus vidas **dependen de otras personas y de la tecnología**.

2. Los riesgos psicológicos y médicos pueden **reducirse** a través del uso de **unidades de diálisis en casa**, que alteran menos la vida del paciente.

D. Pacientes con déficits sensoriales
   1. Los pacientes con discapacidades sensoriales, como la **ceguera** o la **sordera**, también tienen un mayor riesgo psicológico debido a que se desorientan más fácilmente cuando enferman.
   2. El fomento en estos pacientes del uso de tecnologías o estrategias de apoyo, por ejemplo, un perro guía, puede ayudar a aumentar el sentido de control del paciente y a reducir, por lo tanto, su estrés durante una enfermedad.

III. PACIENTES CON DOLOR CRÓNICO

A. Factores psicosociales
   1. El dolor crónico (dolor que dura al menos 6 meses) es **una queja frecuente** de los pacientes. Puede estar relacionado con factores físicos, factores psicológicos o una combinación de ambos.
   a. La depresión, la ansiedad y el estrés en la vida adulta, y el abuso físico y sexual en la infancia, se asocian con una **disminución de la tolerancia al dolor**.
   b. La **tolerancia al dolor** puede aumentar mediante biorretroalimentación, fisioterapia, hipnosis, psicoterapia, meditación y entrenamiento de relajación.
   2. El dolor crónico a menudo conduce a una pérdida de la independencia, que puede llevar a la depresión. Para estos pacientes pueden ser útiles las sugerencias prácticas de autocuidado, además del tratamiento farmacológico.
   3. La depresión puede predisponer al desarrollo de dolor crónico, pero es más común que el dolor crónico tenga como resultado una depresión.
   4. Las personas que padecen dolor después de ser sometidas a un procedimiento médico o quirúrgico tienen un mayor riesgo de morbilidad y mortalidad y de una recuperación más lenta del procedimiento.
   5. Factores religiosos, culturales y étnicos pueden influir en la expresión del dolor en el paciente y las respuestas de los sistemas de apoyo del paciente al dolor (*véase* cap. 18).

B. Tratamiento del dolor
   1. El **alivio del dolor** provocado por una enfermedad física es más exitoso con **analgésicos** (p. ej., antiinflamatorios no esteroideos [AINE], opiáceos), mediante **analgesia controlada por el paciente** (**ACP**) o a través de procedimientos quirúrgicos de bloqueo nervioso.
   2. La **pregabalina** y la **gabapentina** son medicamentos anticonvulsivos aprobados específicamente para el tratamiento del **dolor neuropático crónico** asociado con la neuralgia postherpética, neuropatía diabética y fibromialgia.
   3. Los **antidepresivos** son útiles en el tratamiento del dolor crónico.
   a. Los antidepresivos son más útiles para pacientes con **artritis**, **dolor facial** y **cefalea**.
   b. Su efecto analgésico puede ser resultado de la **estimulación de vías eferentes inhibidoras del dolor**.
   c. Aunque pueden tener efectos analgésicos directos, los antidepresivos también pueden disminuir el dolor **mediante la mejora de los síntomas del estado del ánimo**.
   4. De acuerdo con la **teoría de control de compuertas**, la percepción del dolor puede bloquearse mediante la estimulación eléctrica de nervios aferentes de diámetro grande. Algunos pacientes pueden beneficiarse con este tratamiento.
   5. Los pacientes con dolor causado por enfermedad física también pueden beneficiarse de la **terapia cognitivo-conductual** y **otras terapias psicológicas** (*véase* cap. 17), pues con ellas necesitan menos medicamentos para el dolor, se vuelven más activos y muestran más intentos por regresar a su estilo de vida normal.

C. Programas de manejo del dolor
   1. La administración de un analgésico con horario antes de que el paciente lo solicite (p. ej., cada 3 h) y la ACP resultan más eficaces que los medicamentos administrados cuando el paciente los solicita. La administración con horario separa la experiencia del dolor del hecho de recibir el medicamento.
   2. Muchos **pacientes con dolor crónico no reciben medicamento** porque sus médicos temen su potencial adicción a los opiáceos. Esta es una preocupación real, pero los pacientes con dolor tienen un **mayor riesgo de depresión** del que tienen de desarrollar adicción.

D. Dolor en los niños

1. Los niños sienten dolor y lo recuerdan de la misma forma que los adultos.

2. Dado que los niños temen a las inyecciones, la forma más útil de administrar un medicamento para el dolor es por **vía oral** (p. ej., un "dulce" de fentanilo), por vía **transdérmica** (p. ej., una crema para evitar el dolor por las inyecciones o punciones lumbares) o, en los niños mayores y adolescentes, por ACP.

IV. PACIENTES CON SÍNDROME DE INMUNODEFICIENCIA ADQUIRIDA

A. Estresores psicológicos. Los pacientes con síndrome de inmunodeficiencia adquirida (sida) y aquellos con infección por el virus de la inmunodeficiencia humana (VIH) deben lidiar con estresores psicológicos particulares que no se observan en otros padecimientos.

1. Estos estresores incluyen padecer una **enfermedad que limita la vida**, **sentirse culpable** acerca de la forma en la que contrajeron la enfermedad (p. ej., sexo con múltiples parejas o consumo de drogas intravenosas) y, posiblemente, por infectar a otros, además de enfrentarse al **miedo al contagio** por parte del personal médico, la familia y los amigos.

2. Los pacientes con **infección por VIH** que tienen una **orientación homosexual** pueden sentirse obligados (por su enfermedad) a **"salir del armario"** (revelar su orientación sexual a otros).

3. El **consejo** médico y psicológico puede reducir el riesgo médico y psicológico para los pacientes con infección por VIH.

4. Es importante destacar que los síntomas psiquiátricos, como la depresión o la psicosis, en los pacientes con sida también pueden ser resultado de una **infección del cerebro** por el VIH, o de una infección oportunista como meningitis por criptococo (*véase* cap. 14) o linfoma cerebral.

B. Contagio

1. Si cumplen con los métodos aceptados de control de la infección, **los médicos con infección por VIH no tienen riesgo de transmitir el virus a sus pacientes**.

2. **Pocos trabajadores de la salud** han contraído el VIH de los pacientes. El principal riesgo de transmisión es a través de la contaminación accidental por agujas u otros objetos punzocortantes, aunque este riesgo es bajo (*véase* tabla 19-6).

3. Bajo ciertas circunstancias, los médicos pueden identificar a sus pacientes con infección por VIH ante aquellos que pueden tener un riesgo inminente (p. ej., compañeros sexuales) (*véase* cap. 23).

Autoevaluación

Instrucciones: cada reactivo en esta sección va seguido de respuestas o complementos a las afirmaciones. Seleccione la **mejor** opción (**A, B, C, D o E**) para cada caso.

1. Un hombre de 45 años de edad acude a su revisión médica anual de rutina. Al interrogar al paciente, el médico se entera de que, durante el último año, este firmó una hipoteca importante y se mudó a una nueva casa. Durante la mudanza, se cayó y se golpeó la cabeza, lo que requirió hospitalización. Mientras se estaba recuperando, él y su esposa se fueron 2 semanas de vacaciones. Se recuperó completamente, pero tras las vacaciones, la pareja se separó. De acuerdo con la escala de Holmes y Rahe, ¿cuál de estas experiencias sociales pone al paciente en el mayor riesgo de enfermedad física durante el próximo año?

(A) La separación marital
(B) La adquisición de la hipoteca
(C) El cambio de residencia
(D) El fuerte golpe en la cabeza
(E) Las vacaciones

Preguntas 2 y 3

Una mujer de 35 años de edad con una hernia discal ha sufrido dolor de espalda durante los últimos 2 años. Para ayudar a controlar el dolor, toma diariamente un medicamento opiáceo.

2. ¿Cuál de las siguientes opciones es más probable que sea cierta en relación con esta paciente?

(A) Tiene un alto riesgo de adicción a fármacos
(B) Las terapias fisiológicas no la beneficiarán
(C) Su expresión de dolor se relaciona exclusivamente con el grado de dolor
(D) Tiene un riesgo elevado de depresión
(E) Está recibiendo demasiado medicamento

3. El estrés psicológico generado por el dolor en esta paciente es más probable que cause un aumento de:

(A) Respuesta linfocitaria a los mitógenos
(B) Liberación de hormona adrenocorticotropa
(C) Función de los linfocitos citolíticos naturales

(D) Función del sistema inmunitario
(E) Supresión del cortisol

4. En Estados Unidos, el número de pacientes confirmados que han contraído el VIH de sus médicos es de:

(A) Menos de 50
(B) Entre 51 y 100
(C) Entre 101 y 200
(D) Entre 201 y 300
(E) Más de 300

Preguntas 5 y 6

Un paciente de 65 años de edad tiene una cirugía cardíaca programada. Después de la cirugía, permanecerá en la unidad de cuidados intensivos (UCI) durante alrededor de 24 h y requerirá ventilador mecánico.

5. Para reducir la probabilidad de tener problemas psicológicos en la UCI con este paciente, el médico debe:

(A) Limitar las visitas de la familia
(B) Reducir su exposición a la luz ambiental
(C) Explicar la necesidad y la función del ventilador mecánico
(D) Desalentar la comunicación entre el paciente y el personal
(E) Hacer que las enfermeras controlen el nivel de iluminación del paciente

6. Durante su estancia en la UCI tras la cirugía, ¿cuál de los siguientes trastornos es más probable que experimente este paciente?

(A) Trastorno de pánico
(B) Trastorno obsesivo-compulsivo
(C) Trastorno de ansiedad por afección médica
(D) Trastorno de síntomas somáticos
(E) Delírium

7. Una mujer de 25 de edad años sin antecedentes psiquiátricos tiene una frecuencia cardíaca elevada y sensación de ansiedad, presentes durante los últimos 3 meses. La paciente ha perdido 7 kg y notifica que no está durmiendo bien. La exploración física muestra exoftalmos (protrusión de los ojos) y una masa en el cuello. El siguiente paso más apropiado para el tratamiento de esta paciente es:

(A) Un antidepresivo
(B) Un antipsicótico
(C) Una benzodiazepina
(D) Psicoterapia
(E) Agendar una evaluación médica

8. Una doctora de 68 años de edad sin antecedentes de problemas psiquiátricos notifica que, durante los últimos 3 meses, ha estado teniendo problemas para dormir toda la noche y ha perdido el apetito. Comenta que, si hubiese sido una mejor doctora, algunos de sus pacientes no hubiesen fallecido, y expresa sentimientos muy negativos con respecto al hecho de no haber pasado más tiempo con sus hijos cuando eran pequeños. La paciente también notifica que ha perdido 12 kg desde el año anterior sin hacer dieta. El siguiente paso más apropiado en el tratamiento de esta paciente es:

(A) Un antidepresivo
(B) Un antipsicótico
(C) Psicoterapia
(D) Asegurarle que lo que está sintiendo es parte del proceso típico del envejecimiento
(E) Agendar una evaluación médica

9. Una mujer de 40 años de edad acude al médico quejándose de que se siente cansada todo el tiempo. También comenta que su tono de voz está cambiando y parece más grave que antes. Las pruebas de función tiroidea muestran un aumento en la hormona estimulante de tiroides o tirotropina (TSH) y disminución de la T_3 y de la T_4 libre. La exploración física muestra un retraso en la fase de relajación de los reflejos musculares, y una densitometría muestra evidencia de osteoporosis inicial. ¿Cuál de los siguientes síntomas psiquiátricos es más probable que muestre esta paciente?

(A) Alucinaciones y delirios
(B) Depresión
(C) Obsesiones y compulsiones
(D) Ataques de pánico
(E) Trastorno de síntomas somáticos

10. Una paciente invidente de 30 años de edad que se ayuda con un perro guía acude al médico por primera vez. Cuando es momento de que la paciente entre a la sala de exploración, lo más apropiado es que el médico:

(A) Permita que la paciente sea guiada a la sala de exploración por el perro
(B) Tome a la paciente del brazo y la guíe a la sala de exploración con el perro siguiéndolos
(C) Solicite a un miembro del personal del consultorio que cuide al perro durante la exploración
(D) Le diga a la paciente que el perro deberá permanecer en la sala de espera durante la exploración por cuestiones de higiene
(E) Agende otra consulta para la paciente cuando pueda acudir sin el perro

11. Después de que un niño de 5 años de edad se toma las vitaminas prenatales de su madre, vomita un material que asemeja posos de café y luego pierde la consciencia. En el servicio de urgencias, el siguiente paso del médico en cuanto al tratamiento farmacológico es administrar al niño:

(A) D-Penicilamina
(B) Ácido etilendiaminotetraacético (EDTA)
(C) Bisfosfonato
(D) Mesilato de deferoxamina
(E) Flumazenil

Respuestas y explicaciones

D. Estos signos (exantema en mariposa, fiebre), síntomas (fatiga, dolor articular) y pruebas de laboratorio (anemia leve y presencia de ANA) sugieren que esta paciente tiene lupus eritematoso sistémico (LES), una enfermedad del tejido conjuntivo. El LES es más frecuente en mujeres afroamericanas en edad reproductiva, y se exacerba por la exposición al sol (como esta paciente experimentó durante sus vacaciones). Los cambios de personalidad y los síntomas psicóticos, como creer que en la televisión se está hablando de ella (una idea de referencia; *véase* la tabla 11-1), también pueden presentarse en las enfermedades del tejido conjuntivo como el LES. La fuga disociativa, el trastorno de ansiedad generalizada, el trastorno psicótico breve y el trastorno de síntomas somáticos no se diagnostican cuando una enfermedad médica puede explicar los síntomas conductuales y físicos de un paciente.

1. **A.** De acuerdo con la escala de Holmes y Rahe, la separación marital aumenta el riesgo de este hombre de sufrir enfermedad física este año. El resto de los sucesos en la vida de este hombre, en orden decreciente de acuerdo con el nivel de estrés, son la lesión grave en la cabeza, la hipoteca, el cambio de residencia y salir de vacaciones.

2. **D.** El dolor crónico de esta paciente la pone en un alto riesgo de depresión, pero en un riesgo relativamente más bajo de adicción a fármacos. Los pacientes con dolor tienden a estar inframedicados, de modo que es más probable que esta paciente esté recibiendo muy poco, en lugar de demasiado, medicamento para el dolor. Las terapias psicosociales pueden tener un beneficio significativo para los pacientes con dolor crónico. La expresión de dolor de esta paciente está relacionada no solo con el nivel del dolor, sino también con factores religiosos, culturales y étnicos.

3. **B.** Es muy probable que el estrés psicológico generado por el dolor de esta paciente cause un aumento en la liberación de ACTH y cortisol. Esto, a su vez, produce una disminución en la función del sistema inmunitario, como se refleja en una reducción de la respuesta linfocitaria a los mitógenos y en la función de las células NK.

4. **A.** En Estados Unidos, no se ha confirmado la transmisión de VIH de médico a paciente.

5. **C. / 6. E.** Para reducir la probabilidad de presentar problemas psicológicos en este paciente durante su estancia en la unidad de cuidados intensivos (UCI), el médico debe explicarle la necesidad y la función del ventilador mecánico y cualquier otro dispositivo de apoyo médico que pueda requerir. El médico también debe fomentar las visitas de la familia y la comunicación entre el paciente y el personal. El paciente también debe ser instado a controlar aspectos de su entorno (p. ej., el nivel de iluminación). Los estímulos externos (p. ej., la luz) deben aumentarse en lugar de disminuirse, por ejemplo, colocando la cama del paciente cerca de una ventana. Debido a la naturaleza desorientadora de la UCI y la enfermedad grave, en los pacientes en la UCI suele observarse delírium. El trastorno de pánico, el trastorno obsesivo-compulsivo, el trastorno de ansiedad por afección médica y el trastorno de somatización no son más frecuentes en los pacientes en la UCI que en la población general.

7. **E.** El siguiente paso más apropiado para el tratamiento de esta paciente ansiosa es una evaluación médica, particularmente de la función tiroidea. Tiene síntomas de hiperfunción tiroidea, entre los cuales se incluyen la masa en el cuello (crecimiento de la glándula tiroides), exoftalmos y pérdida de peso. Los pacientes con hiperactividad tiroidea también pueden presentar ansiedad (*véase* cap. 13) e insomnio. La psicoterapia, los antidepresivos y las benzodiazepinas pueden ayudar en el tratamiento de los síntomas asociados, pero no abordarán la afección subyacente de esta paciente.

8. **E.** El siguiente paso más apropiado en el tratamiento de esta paciente, que no tiene antecedentes de enfermedad psiquiátrica, es agendar una evaluación médica. La paciente tiene síntomas de depresión que incluyen problemas de sueño, sensación de culpa inapropiada y pérdida de peso significativa. La depresión no es parte del envejecimiento típico. Dado que no es raro que el cáncer pancreático y otros

tipos de cáncer gastrointestinal, así como la diabetes y el hipotiroidismo, se presenten con depresión en los adultos mayores, esta paciente debe ser evaluada en busca de estas afecciones antes de tratar su depresión. La psicoterapia, los antidepresivos y los antipsicóticos no abordarán el problema físico subyacente de esta paciente (*véase también* la pregunta 7).

9. **B.** El aumento de la tirotropina (TSH) y la disminución de la T_3 y de la T_4 libre, así como el cansancio, el engrosamiento de la voz y la osteoporosis, indican que esta paciente tiene hipotiroidismo. Es poco habitual que los pacientes con hipotiroidismo presenten síntomas conductuales como los observados en el trastorno depresivo mayor. Los síntomas de ansiedad, como los presentes en el trastorno de pánico y en el trastorno obsesivo-compulsivo, están más relacionados con el hipertiroidismo. El trastorno de síntomas somáticos se diagnostica cuando los hallazgos físicos no pueden explicar de forma adecuada los síntomas del paciente. En esta paciente, los hallazgos físicos son significativos.

10. **A.** A los pacientes que utilizan animales de soporte se les debe permitir utilizar el apoyo del animal en tantas situaciones como sea posible. Por lo tanto, cuando sea el momento de que esta paciente pase a la sala de exploración, el médico debe permitir al perro que pueda guiar a la paciente hasta la sala. Los perros guía están entrenados para llevar a sus dueños a muchos sitios, y es habitual que se les permita la entrada a sitios donde no dejan entrar mascotas, por ejemplo, los edificios y el transporte públicos. No hay motivo para pensar que el perro aumentará el riesgo de infección para la paciente.

11. **D.** La confusión, las convulsiones, la sedación y el vómito en "posos de café" (material oscuro y granuloso) indican que este niño ha ingerido una sobredosis de hierro. El hierro es a menudo un componente de las vitaminas prenatales. El siguiente paso en el tratamiento de una sobredosis de hierro es administrar mesilato de deferoxamina. La D-penicilamina, el ácido etilendiaminotetraacético (EDTA), el bisfosfonato y el flumazenil se utilizan para tratar las sobredosis de cobre, plomo, vitamina D y benzodiazepinas, respectivamente.

23 Cuestiones legales y éticas en medicina

Pregunta típica de examen

Cuando a un hombre de 58 años de edad se le diagnostica cáncer de pulmón, el médico le explica las opciones de tratamiento. Le dice al paciente que, aunque es poco probable que el tratamiento lo cure, puede prolongar su vida y hacerla más cómoda. En su siguiente consulta, el paciente le dice al médico que ha decidido no tratarse y dejar que la enfermedad "siga su curso". El médico le dice al paciente que, a menos que acceda a tratarse, él ya no puede seguir siendo su médico y que lo derivará con otro doctor. Al decirle esto al paciente, ¿cuál de los siguientes principios de ética médica ha violado el doctor?

(A) Autonomía
(B) Beneficencia
(C) No maleficencia
(D) Justicia
(E) Capacidad

(*Véase* "Respuestas y explicaciones" al final del capítulo.)

I. PRINCIPIOS DE ÉTICA MÉDICA, COMPETENCIA LEGAL Y CAPACIDAD PARA TOMAR DECISIONES

A. **Definición de competencia legal**
   1. Para ser **legalmente competente** para tomar decisiones sobre la atención médica, un paciente debe comprender los **riesgos**, **beneficios** y resultados probables de estas decisiones.
   2. Se asume que **todos los adultos** (personas de 18 años de edad y mayores) son legalmente competentes para tomar decisiones por ellos mismos sobre un tratamiento médico.

B. **Guías éticas para la toma de decisiones médicas: los cuatro principios**
   1. **Autonomía.** Un paciente legalmente competente tiene derecho a tomar decisiones médicas sobre sí mismo, sin coerción por parte de nadie.
   2. **Beneficencia.** Un médico está obligado a actuar en pro del beneficio de un paciente.
   3. **No maleficencia.** Un médico está obligado a no dañar a un paciente.
   4. **Justicia.** Un médico está obligado a brindar tratamiento médico justo a todos los pacientes.

C. **Menores de edad**
   1. Los **menores de edad** (personas menores de 18 años de edad) **no** suelen considerarse legalmente competentes.

2. Los **menores emancipados** son personas de 14-17 años de edad que en Estados Unidos son considerados como adultos legalmente competentes; pueden dar su consentimiento para su propio tratamiento médico. Para ser considerado un menor emancipado, un individuo debe cumplir al menos uno de los siguientes criterios:

    a. Ser **autosuficiente**.

    b. Estar en el **ejército**.

    c. Estar **casado**.

    d. Tener **un hijo** a su cuidado.

D. **Preguntas sobre la capacidad para tomar decisiones y competencia**

1. Si la competencia de un adulto está en duda (p. ej., una persona con discapacidad intelectual o trastorno neurocognitivo), los médicos involucrados en el caso pueden evaluar y dar testimonio de la **capacidad** del paciente para tomar una decisión sobre su tratamiento médico. Sin embargo, solo un **juez** (con información de los familiares o los médicos del paciente) puede establecer la **determinación legal** de competencia para futuras decisiones sobre un tratamiento médico.

2. Si se detecta que una persona **no es competente**, el juzgado asignará un **tutor legal** para que tome las decisiones por esa persona. El tutor legal puede o no ser un familiar de la persona en cuestión.

3. Una persona **puede cumplir con el estándar legal** de competencia para aceptar o rechazar un tratamiento médico, **incluso si tiene una enfermedad mental**, tiene una discapacidad intelectual o no es competente en otras áreas de su vida (p. ej., con sus finanzas).

4. El **Mini-Examen del Estado Mental** (**MMSE**) **de Folstein** (*véase* tabla 5-3) se correlaciona en cierta medida con la evaluación médica de capacidad. Mientras que una puntuación total de 23 o más sugiere capacidad, y una puntuación de 18 o menos sugiere falta de capacidad, la evaluación de Folstein no puede utilizarse por sí sola para establecer una determinación de la capacidad legal o de la competencia.

II. CONSENTIMIENTO INFORMADO

A. **Introducción.** Con la excepción de emergencias que ponen en peligro la vida (p. ej., cuando el tiempo necesario para un consentimiento informado pone en riesgo adicional al paciente), el médico debe informar y obtener consentimiento (verbal o no verbal) de un paciente adulto competente antes de proceder con **cualquier prueba o tratamiento médico o quirúrgico**.

1. Aunque puede no requerirse una firma para procedimientos médicos menores, los pacientes suelen firmar un **documento de consentimiento** para los procedimientos médicos mayores o cirugías.

2. Es **habitual que otro tipo de personal hospitalario** (p. ej., personal enfermero) **no pueda** obtener un consentimiento informado.

B. **Componentes del consentimiento informado**

1. Antes de que los pacientes puedan dar su consentimiento para ser tratados por un médico, deben ser informados y comprender las **implicaciones** de sus diagnósticos.

2. Los pacientes también deben ser informados sobre los **riesgos** y **beneficios** del tratamiento y las **alternativas** a este.

3. Los pacientes deben conocer el **resultado más probable en caso de no consentir** el tratamiento.

4. Antes del procedimiento, también se les debe informar que pueden **retirar su consentimiento para el tratamiento en cualquier momento**.

5. Los médicos también deben obtener consentimiento antes de ingresar a un paciente **en un estudio de investigación**. Sin embargo, si la afección de un paciente empeora durante el estudio como resultado de la falta de tratamiento, tratamiento con placebo o exposición a un tratamiento experimental, el paciente debe ser retirado del estudio y se le debe administrar el tratamiento estándar para su afección.

C. **Situaciones especiales**

1. Los **pacientes competentes** tienen **derecho a rehusar dar su consentimiento** para una prueba o procedimiento requerido por motivos religiosos o de otro tipo, incluso si su salud se deteriora o si dicha negativa conduce a su propia muerte.

2. Aunque puede ser necesaria una intervención médica o quirúrgica para proteger la salud o la vida de un feto, **una mujer embarazada competente tiene el derecho de rehusar** dicha intervención (p. ej., una cesárea), incluso si el feto muere o sufre daño significativo sin la intervención.

3. Aunque al paciente generalmente se le proporcionan todos los hallazgos médicos, un médico puede **retrasar** dar el diagnóstico si piensa que el conocimiento por parte del paciente **afectará negativamente su salud** (p. ej., un paciente con una cardiopatía) o hasta que el paciente indique que está listo para recibir las noticias.

4. Las **opiniones de los familiares**, aunque útiles para obtener información sobre el estado mental del paciente, no pueden dictar qué información proporciona el médico al paciente. A **solicitud del paciente**, los familiares pueden estar presentes cuando el médico le dé el diagnóstico.

D. Hallazgos inesperados

1. En caso de que un **hallazgo inesperado** durante una cirugía requiera un **procedimiento no urgente** para el que el paciente no ha proporcionado su consentimiento (p. ej., la biopsia de una enfermedad maligna ovárica no sospechada encontrada durante una salpingoclasia), el paciente debe tener la oportunidad de dar su consentimiento informado antes de que se realice el procedimiento adicional.

2. En una **emergencia** en la que es imposible obtener el consentimiento por poner en riesgo adicional al paciente (p. ej., un apéndice inflamado durante una salpingoclasia), puede realizarse el procedimiento sin el consentimiento.

E. Tratamiento de menores de edad

1. Solo el **progenitor** o **tutor legal** puede proporcionar el consentimiento para el tratamiento médico o quirúrgico de un menor (persona de menos de 18 años de edad).

2. **No se requiere** el consentimiento de los progenitores en el tratamiento de menores en situaciones de **emergencia** (p. ej., cuando no se puede localizar al progenitor o tutor legal y el retraso del tratamiento podría ser perjudicial para el menor). Tampoco se requiere el consentimiento de los progenitores en el tratamiento de menores de 14-17 años de edad por:

   a. Tratamiento de enfermedades de transmisión sexual (**ETS**)

   b. Prescripción de **anticonceptivos**

   c. Tratamiento médico durante el **embarazo**

   d. Manejo de cuestiones asociadas con el **consumo de sustancias o alcohol**

3. La mayoría de los estados y países requieren notificar a los progenitores o su consentimiento cuando una menor desea un **aborto**.

4. Puede obtenerse una **orden del juez** (en horas, si es necesario) si un menor tiene una enfermedad o accidente que pone en peligro la vida y el **progenitor o tutor legal se rehúsa a consentir** un tratamiento médico establecido (no experimental) o una intervención quirúrgica por motivos religiosos o de otro tipo.

5. Dado que la probabilidad de un mal desenlace es inevitable o muy elevada, **no iniciar reanimación tras el parto** suele ser apropiado para lactantes que nacen **antes de las 23 semanas de edad gestacional**, que nacen con un peso **menor de 400 g** o que nacen con **anencefalia** o **trisomía 13 o 18**.

6. Evaluación para la detección de **alteraciones genéticas**:

   a. Si el padecimiento tiene un inicio pediátrico y se cuenta con terapia preventiva o tratamiento (p. ej., fibrosis quística), deben ofrecerse pruebas genéticas o incluso solicitarlas.

   b. Si **no hay tratamientos preventivos** o para el padecimiento y tiene un **inicio pediátrico** (p. ej., enfermedad de Tay-Sachs), **los progenitores deben tener el poder de decidir** si realizar o no pruebas genéticas.

   c. Dado que el niño puede tomar la decisión de ser evaluado o no cuando sea adulto, generalmente **no deben realizarse** pruebas genéticas:

      (1) Si el padecimiento **inicia en la edad adulta** y no hay tratamientos preventivos (enfermedad de Huntington).

      (2) Para determinar si un niño preadolescente es **portador de una alteración genética** que afectará a sus hijos (p. ej., síndrome del X frágil).

   d. Si las pruebas genéticas revelan información (p. ej., **pruebas de paternidad**) que no están relacionadas con la presencia o ausencia de un padecimiento genético, no es necesario que el médico divulgue esta información a nadie.

III. CONFIDENCIALIDAD

A. Aunque se espera que los médicos **conserven por ética la confidencialidad del paciente**, no están obligados a hacerlo si:
1. El paciente es sospechoso de **abuso infantil o de adultos mayores**.
2. El paciente está bajo **riesgo significativo de suicidio**.
3. El paciente representa una **amenaza seria para otra persona**.
4. El paciente representa **un riesgo para la seguridad pública** (p. ej., un conductor discapacitado).

B. Intervención del médico en caso de que el **paciente represente un riesgo** para otra persona:
1. El médico debe, primero, asegurarse de la **credibilidad** de la amenaza o el peligro.
2. Si la amenaza o el peligro es creíble, el médico debe **notificar** a las autoridades apropiadas o agencia de servicios sociales y **advertir** a la víctima (decisión de Tarasoff).

IV. ENFERMEDADES DE DECLARACIÓN OBLIGATORIA

A. En Estados Unidos, todos los estados disponen de requisitos que obligan a los médicos a notificar ciertas enfermedades infecciosas a los **departamentos estatales de salud** (enfermedades de declaración obligatoria). Estos, a su vez, notifican estas enfermedades a los Centers for Disease Control and Prevention (CDC) federales con propósitos estadísticos.

B. Enfermedades específicas
1. En la mayoría de los estados, son de declaración obligatoria: hepatitis A y B, salmonelosis, shigelosis, sífilis, sarampión, parotiditis, sida, rubéola, tuberculosis, clamidia, varicela y gonorrea.
2. Aunque las **ETS** de declaración obligatoria en la mayoría de los estados incluyen el sida, el **estado de portador del VIH** no lo es en todos los estados; el herpes genital no es de declaración obligatoria en la mayoría de los estados.
3. La cuarentena (el encierro de individuos de una sociedad durante el período infeccioso) se limita a enfermedades como **cólera, difteria, tuberculosis, peste bubónica, viruela, fiebres víricas hemorrágicas (p. ej., ébola y Marburgo) y síndromes respiratorios agudos graves**. Enfermedades como el sarampión, parotiditis, rubéola y varicela no son enfermedades que suelan requerir cuarentena.
4. La infección por el virus de la **hepatitis A** se relaciona con la exposición a **heces infectadas** como resultado de:
   a. **Pobre acceso a agua potable.** La hepatitis A es menos frecuente en Estados Unidos, Canadá, Europa occidental, Australia y Japón, que en países con condiciones de sanidad públicas más deficientes, como México y la India.
   b. **Contacto sexual anal.** La hepatitis A es más frecuente en hombres que tienen sexo sin protección con otros hombres.

V. PROBLEMAS ÉTICOS RELACIONADOS CON LA INFECCIÓN POR VIH

A. Médicos con infección por virus de la inmunodeficiencia humana (VIH). Los médicos **no están obligados a informar** ni a sus pacientes ni a su institución donde trabajan acerca de su estado seropositivo o de otros médicos puesto que, si el médico sigue los procedimientos adecuados para control de infecciones, no representa un riesgo para los pacientes (*véase* cap. 22).

B. Pacientes con infección por VIH
1. Ética y legalmente, un médico **no puede negar** la atención a pacientes infectados por VIH por el temor a contagiarse.
2. **Una paciente embarazada** con alto riesgo de infección por VIH **no puede ser estudiada o tratada** para el virus (p. ej., con zidovudina o nevirapina) contra su voluntad, incluso si el feto pudiera verse afectado negativamente por esta negativa. Sin embargo, después de que el bebé nazca, la madre no puede negarse a que el niño sea estudiado o tratado contra el virus.

3. Si alguien del **personal de salud** se expone a los líquidos corporales de un paciente que pudiera estar infectado por el VIH (p. ej., si alguien del personal enfermero realiza una punción con aguja para obtener sangre de un paciente con estado de portador de VIH desconocido), se acepta **hacer la prueba de VIH al paciente** incluso si este niega su consentimiento a realizarse la prueba.

4. Los médicos **no están obligados a mantener la confidencialidad** cuando un paciente con infección por VIH pone en riesgo a una persona identificada mediante relaciones sexuales sin protección (*véase* sección III.B, antes).

VI. HOSPITALIZACIÓN PSIQUIÁTRICA INVOLUNTARIA Y VOLUNTARIA

A. Bajo ciertas circunstancias, los pacientes en **situaciones de urgencia** psiquiátrica que no aceptan o puedan aceptar ser hospitalizados pueden ser hospitalizados contra su voluntad o sin su consentimiento (hospitalización involuntaria) con la certificación de **uno o dos médicos**. Estos pacientes pueden ser hospitalizados durante hasta 90 días (según de las leyes estatales) antes de ser llevados a audiencia en los juzgados.

B. Incluso si un paciente psiquiátrico **elige voluntariamente ser hospitalizado**, puede requerir esperar de 24 a 48 h antes de ser dado de alta en contra de las recomendaciones médicas.

C. Los pacientes confinados a lugares de atención en salud mental, ya sea voluntaria o involuntariamente, tienen el **derecho a recibir tratamiento y a negarse al tratamiento** (como medicamentos o terapia electroconvulsiva). Los pacientes con cuadros activos psicóticos o suicidas, sin embargo, por lo general no pueden negarse al tratamiento cuyo objetivo es estabilizar su afección y asegurar su integridad.

VII. VOLUNTADES ANTICIPADAS

A. **Generalidades**
   1. Las voluntades anticipadas son instrucciones brindadas por los pacientes en anticipación a la necesidad de una decisión médica. Ceder el poder notarial permanente y un testamento en vida son ejemplos de dichas voluntades anticipadas.
      a. El **poder notarial permanente** es un tipo de voluntad anticipada en la que una persona competente **nombra a otra persona** (p. ej., cónyuge, amigo) como representante legal (apoderado en cuestiones de salud) para tomar decisiones sobre sus cuidados de la salud cuando él o ella no pueda hacerlo.
      b. Un **testamento en vida** es una **declaración oral por escrito** en la cual una persona competente brinda instrucciones acerca de su futuro cuidado de la salud en caso de que pierda la capacidad para tomar decisiones cuando requiera atención.
      c. La **información más reciente** acerca de los deseos del paciente es la directriz más relevante.
   2. En Estados Unidos, los centros de cuidados de la salud que reciben pagos de Medicare (la mayoría de los hospitales y casas de reposo) **están obligados a preguntar a los pacientes** si tienen voluntades anticipadas y, en caso necesario, ayudar a los pacientes a prepararlas. Además, deben informar a los pacientes su **derecho a negarse** a recibir tratamiento o reanimación.

B. **Estado vegetativo persistente (EVP).** Una persona en EVP puede **parecer despierta con los ojos abiertos**, pero no ser consciente de otros o del entorno, y generalmente no se espera que pueda recuperar la función cerebral. La decisión sobre si esa persona se mantiene con apoyo vital depende de sus voluntades anticipadas o en la decisión por sus sustitutos.

C. **Sustitutos**
   1. Si un paciente incompetente no tiene una **voluntad anticipada**, las personas que conocen al paciente, como pueden ser familiares o amigos (sustitutos), deben decidir qué hubiera hecho el paciente si él o ella fuera competente (el estándar de juicio sustituido). Los deseos personales de los sustitutos son irrelevantes para la decisión médica.
   2. El **orden prioritario** en el cual los miembros de la familia toman esta decisión es: **(1) cónyuge, (2) hijos adultos, (3) progenitores, (4) hermanos y, por último, (5) otros familiares**. Si existe conflicto entre los miembros de la familia sobre el mismo nivel de prioridad y la discusión entre la familia no resuelve

el problema, el comité de ética del hospital puede tomar la decisión. En caso de desacuerdo irremediable, puede ser necesaria la intervención legal (p. ej., de un juez).

3. Incluso si un representante en asuntos de salud o un sustituto ha estado tomando decisiones para un paciente incompetente, si el paciente **recupera la función** (competencia) incluso de forma breve o intermitente, él o ella recupera el derecho durante estos períodos para tomar decisiones acerca de su propio cuidado de la salud.

VIII. MUERTE Y EUTANASIA

A. Estándar legal de muerte

1. En Estados Unidos, el estándar legal de muerte (cuando el corazón de una persona está latiendo) es el **cese irreversible de todas las funciones en la totalidad del cerebro**, incluyendo el tronco del encéfalo. Este estándar difiere entre estados, pero suele implicar la **ausencia de:**

a. Respuesta a sucesos externos o estímulos dolorosos.

b. Respiración espontánea.

c. Reflejos cefálicos (p. ej., pupilar, corneal, faríngeo).

d. Potenciales eléctricos de origen cerebral de más de 2 mV en electrodos colocados simétricamente con más de 10 cm de distancia.

e. Flujo sanguíneo cerebral durante más de 30 min.

2. Los médicos certifican la causa de la muerte (p. ej., causa natural, suicidio, accidente) y firman un certificado de defunción.

3. Si el paciente está muerto de acuerdo con el estándar legal, el médico está autorizado a **retirar el apoyo vital**. No es necesaria una orden de un juez o la autorización de un familiar.

B. Donación de órganos

1. Los **órganos de un paciente no pueden obtenerse después de la muerte** a menos que el paciente (o sus progenitores, en caso de que el paciente sea menor de edad) haya firmado un documento (p. ej., una ficha de donante de órganos) o informado a sus sustitutos sobre sus deseos de donar.

2. Un **menor** (pero no un adulto) **puede ser instado a donar** tejido (p. ej., médula ósea, piel) a un familiar cercano si:

a. Es la única fuente apropiada.

b. No sufrirá daño grave por la donación.

C. Eutanasia. De acuerdo con los códigos de ética médica (p. ej., los de la American Medical Association y las organizaciones de especialidades médicas), la **eutanasia** (terminar directamente con la vida de un paciente por motivos de compasión) **es un acto criminal y nunca es apropiado**.

1. El suicidio asistido por el médico (brindar un medio para que el paciente cometa suicidio por motivos de compasión) es legal en algunos estados, y no suele ser un delito procesable en otros estados siempre que el médico no sea quien termine con la vida del paciente (p. ej., el paciente se inyecta a sí mismo).

2. Proporcionar analgesia médicamente necesaria a un paciente terminal es una parte aceptada de la práctica médica, incluso si **de forma coincidente acorta la vida del paciente** (p. ej., suprimir la respiración).

3. No hay distinción ética entre retener y retirar el tratamiento de apoyo a la vida.

a. En caso de que un paciente competente lo solicite, se le pueden retener alimentos, agua y atención médica **si no hay una posibilidad razonable de recuperación**.

b. Si un paciente competente **solicita la retirada del apoyo vital artificial** (p. ej., apoyo ventilatorio), es **legal y ético** que el médico cumpla con esta solicitud. Esta acción por parte del médico no se considera eutanasia o suicidio asistido.

IX. MALA PRÁCTICA MÉDICA

A. Introducción

1. La mala práctica médica se presenta cuando el paciente resulta dañado debido a la acción o la falta de acción de un médico. Los elementos de la mala práctica son:

   a. Abandono o negligencia (p. ej., desviarse del estándar de atención médica) del...
   b. Deber (p. ej., hay una relación médico-paciente establecida) que provoca...
   c. Daños (p. ej., lesiones)...
   d. Directamente al paciente (p. ej., los daños fueron causados por la negligencia, no por otro factor).
2. Los cirujanos (incluyendo los obstetras) y los **anestesiólogos** son los especialistas con mayores probabilidades de ser demandados por mala práctica. Los psiquiatras y los médicos familiares son los que menos probabilidad tienen de ser demandados.
3. La mala práctica es un **agravio** o un **daño civil**, no un crimen. Un fallo a favor del demandante (el paciente) resulta en una compensación económica por parte del médico o de su aseguradora, pero no en cárcel o la pérdida de la licencia del médico.
4. El número de demandas por mala práctica ha aumentado con el paso de los años. Este aumento se debe principalmente a la **ruptura** de la **relación médico-paciente** tradicional debido a:
   a. Avances tecnológicos en medicina, que reducen el contacto personal con el médico.
   b. Límites en el tiempo de interacción personal y la autonomía del médico, en parte como resultado del crecimiento de la atención regulada (*véase* cap. 24).

B. Daños. El paciente puede tener derecho a indemnización por daños, o a indemnización por daños y acción punitiva.
1. La **indemnización por daños** se otorga para **reembolsar** al paciente por facturas médicas o salarios perdidos, y para compensar al paciente por su dolor y sufrimiento.
2. La **acción punitiva** se otorga **para "castigar" al médico** y establecer un ejemplo ante la comunidad médica. Los daños punitivos son raros, y solo se otorgan en casos de franco descuido o negligencia (p. ej., un cirujano ebrio corta un nervio vital).

C. Relaciones con los pacientes
1. Las relaciones sexuales con pacientes activos o previos son **inapropiadas** y están **prohibidas** por los estándares de ética de la mayoría de los consejos de especialidad.
2. Los pacientes que dicen haber mantenido relaciones sexuales con su médico pueden **presentar una queja ante el comité de ética o por mala práctica médica**, o ambas.
3. Los médicos **deben evitar tratar a familiares, amigos cercanos o empleados**, ya que los sentimientos personales pueden interferir con la objetividad profesional, y la familiaridad puede limitar preguntas o partes de la exploración médica de naturaleza sensible.
4. Los médicos **deben evitar aceptar regalos costosos** (p. ej., cosas que pueden venderse) de parte de los pacientes.

X. MÉDICOS INCAPACITADOS (INHABILITADOS)

A. Causas. Las causas de incapacidad de un médico incluyen:
1. Consumo de sustancias o alcohol
2. Enfermedad médica o mental
3. Alteración del funcionamiento relacionada con edad avanzada

B. Retiro. El retiro de un colega, estudiante de medicina o residente incapacitado del contacto con los pacientes es un requisito ético debido a que los pacientes deben ser protegidos, y el colega incapacitado debe recibir ayuda. El requisito legal de notificar la situación de incapacidad de un colega varía de acuerdo con el estado de Estados Unidos.
1. Un **estudiante de medicina incapacitado** debe ser notificado al **responsable** de la facultad de medicina en cuestión o de los estudiantes.
2. Un **residente o un médico adscrito incapacitado** debe ser notificado a la persona a cargo (p. ej., el director del programa de residencia o el jefe de personal médico, respectivamente).
3. Los **médicos incapacitados** en la práctica privada deben ser notificados a la agencia de certificación estatal o al programa de médicos incapacitados, usualmente a cargo de médicos asociados con la sociedad médica del estado en cuestión.

Autoevaluación

Instrucciones: cada reactivo en esta sección va seguido de respuestas o complementos a las afirmaciones. Seleccione la **mejor** opción (**A, B, C, D o E**) para cada caso.

1. Los progenitores de una niña de 2 años de edad con parálisis respiratoria por enfermedad de Tay-Sachs solicitan que, aunque está a punto de morir, le proporcionen apoyo respiratorio y le coloquen una sonda de alimentación. Una semana después, los progenitores dicen que han cambiado de opinión y desean que se le retiren ambas intervenciones y "que pase lo que tenga que pasar." ¿Cuál de los siguientes enunciados es más apropiado que el doctor diga a los progenitores en este momento?

(A) "No es ético suspender un apoyo vital que ya se ha iniciado."

(B) "Es ilegal suspender un apoyo vital que ya se ha iniciado."

(C) "Se retirará la sonda de alimentación, pero no el apoyo ventilatorio."

(D) "Se retirará el apoyo ventilatorio, pero no la sonda de alimentación."

(E) "Ambas intervenciones se retirarán, según sus deseos."

2. Un niño de 7 años de edad que nunca ha recibido la vacuna frente al sarampión, la rubéola y la parotiditis (SRP) acaba de ser diagnosticado con sarampión. Después de tratar al niño, ¿cuál sería el siguiente paso del médico en el manejo de este caso?

(A) Poner al niño inmediatamente en cuarentena

(B) Notificar el caso a la agencia de servicios de protección infantil

(C) Notificar el caso a los Centers for Diseases Control and Prevention (CDC)

(D) Notificar el caso a las autoridades locales correspondientes

(E) Notificar el caso al departamento estatal de salud

3. Citando motivos religiosos, los progenitores de una paciente de 17 años de edad con cáncer han declinado el tratamiento estándar para la enfermedad. La paciente, que vive en casa con sus progenitores, desea el tratamiento, por lo que es iniciado por parte del médico. ¿Cuál de los siguientes es el motivo más probable por el cual el médico ha administrado el tratamiento?

(A) La paciente ha solicitado el tratamiento

(B) Los progenitores no pueden declinar un tratamiento necesario y estándar para un menor

(C) Las personas no pueden declinar un tratamiento por motivos religiosos

(D) El médico anticipa que será demandado por mala práctica si la paciente muere

(E) El médico piensa que la paciente morirá sin el tratamiento

4. Un estudiante de medicina de cuarto año en una rotación de psiquiatría ayuda a evaluar a una paciente que presenta ansiedad extrema en el servicio de urgencias del hospital. Al año siguiente, cuando el estudiante es residente, ve a la misma paciente en la consulta externa del hospital, se siente atraído hacia ella y desea invitarla a salir. Lo "más correcto" es que este residente de primer año:

(A) Espere 2 años antes de pedir a la paciente que salga con él

(B) Espere 10 años antes de pedir a la paciente que salga con él

(C) Invite a la paciente a salir porque solo era un estudiante cuando la vio por primera vez

(D) Invite a la paciente a salir porque la primera vez que la vio no era directamente responsable de la atención de la paciente

(E) Nunca pida a la paciente que salga con él

5. Un hombre de 30 años de edad y su hijo de 10 años sufren lesiones tras un accidente de metro. Ambos requerirán cirugía en las siguientes 12 h. El padre claramente es mentalmente competente, pero declina la cirugía por motivos religiosos tanto para él como para su hijo. El médico debe:

(A) Obtener una orden del juez para realizar la cirugía al niño, pero no operar al padre
(B) Obtener una orden del juez para realizar la cirugía tanto al niño como al padre
(C) Obtener autorización de la madre para realizar la cirugía tanto al padre como al niño
(D) Trasladar al padre a otro hospital
(E) Acatar los deseos del padre de no operarlo ni a él ni al niño

6. Un hombre de 60 años de edad tiene una masa sospechosa para la que se le realiza una biopsia. Claramente es mentalmente competente, pero ha estado deprimido por la muerte de su esposa. Su hija solicita al médico no comentar con el paciente el diagnóstico si es que los resultados muestran malignidad, ya que teme que se suicide. Si la masa llega a ser maligna, el médico debe:

(A) Seguir los deseos de la hija y no comentar con el paciente el diagnóstico
(B) Dar al paciente el diagnóstico inmediatamente
(C) Decir al paciente que no se preocupe y que se le atenderá bien
(D) Evaluar el riesgo del paciente para suicidio
(E) Antes de dar el diagnóstico al paciente, hacer que la hija se lo diga primero

7. Un niño de 10 años de edad que se lesiona durante su clase de gimnasia es llevado al servicio de urgencias. Tiene una laceración grave que requiere suturas inmediatas. Sus progenitores están de vacaciones y no pueden ser localizados, y una tía está cuidando al niño. La acción más apropiada que debe tomar el médico en este momento es:

(A) Obtener consentimiento de la tía
(B) Obtener consentimiento del maestro de gimnasia
(C) Suturar la laceración sin obtener consentimiento
(D) Mantener al paciente cómodo hasta que el médico pueda localizar a los progenitores
(E) Obtener consentimiento del propio niño

8. Durante su rotación en cirugía, un estudiante de medicina nota que un compañero huele con frecuencia a alcohol. Dicho compañero niega haber estado bebiendo. La acción más apropiada que debe tomar el estudiante en este momento es:

(A) Preguntar a su compañero porqué está bebiendo
(B) Advertir al compañero que notificará la situación si sigue bebiendo
(C) Notificar la situación al responsable de los estudiantes
(D) Notificar la situación a la policía
(E) Pedir que transfieran al compañero a otra rotación

9. Un cirujano que regularmente recibe a pacientes referidos por un internista comenta con este segundo que se ha infectado con el VIH. Al mismo tiempo, el cirujano asegura al internista que siempre cumple con los procedimientos de control de infecciones. La acción más apropiada que debe tomar el internista en este momento es:

(A) Dejar de derivar pacientes al cirujano
(B) Notificar la situación a las autoridades estatales de salud
(C) Notificar la situación a la administración del hospital
(D) Continuar derivando pacientes al cirujano
(E) Continuar derivándole pacientes, pero primero comentar a los pacientes sobre el estado de portador del cirujano

10. Un hombre de 25 años de edad con infección por VIH acude al consultorio de un médico para tratarse una lesión en la piel. Dado que teme contagiarse, el médico se rehúsa a tratarlo. La negativa del médico de tratar al paciente se describe mejor como:

(A) No ética e ilegal
(B) Ética y legal
(C) No ética, pero legal
(D) Ética, pero ilegal

11. Un paciente terminal de 70 años de edad, legalmente competente y con apoyo vital, solicita a su médico que apague las máquinas y le deje morir. El médico sigue los deseos del paciente y suspende el apoyo vital. La acción del médico se describe mejor como:

(A) No ética e ilegal
(B) Ética y legal
(C) No ética, pero legal
(D) Ética, pero ilegal

12. Un hombre legalmente competente de 65 años de edad posee un documento que indica que no desea que se tomen medidas para prolongar su vida en caso de que sufra una discapacidad neurológica. Cinco días después, tiene un ictus y requiere apoyo vital. Una evaluación extensa revela que nunca recuperará la consciencia y que permanecerá en estado vegetativo. La esposa del paciente solicita al médico mantener vivo a su esposo. El médico debe:

(A) Obtener una orden del juez para iniciar el apoyo vital

(B) Seguir los deseos de la esposa e iniciar el apoyo vital

(C) Seguir la solicitud previa del paciente y no iniciar apoyo vital

(D) Solicitar a los hijos adultos del paciente autorización para iniciar el apoyo vital

(E) Llevar el caso al comité de ética del hospital

13. Una mujer casada de 17 años de edad sufre daño cerebral después de un intento fallido de suicidio. Está en coma y sin respiración espontánea, y requiere apoyo vital. La exploración clínica y electroencefalográfica muestran ausencia de respuesta a sucesos externos o estímulos dolorosos, ausencia de reflejos pupilares, corneales y faríngeo, ausencia de potenciales eléctricos de origen cerebral ("muerte cerebral"). El padre de la paciente insiste en que el médico no suspenda el apoyo vital. La acción más apropiada que debe tomar el médico en este momento es:

(A) Explicar a la familia que la paciente está legalmente muerta y suspender el apoyo vital

(B) Continuar el apoyo vital hasta que un familiar autorice su suspensión

(C) Obtener una orden del juez para suspender el apoyo vital

(D) Tratar de que el esposo de la paciente autorice la retirada del apoyo vital

(E) Tratar de que la madre de la paciente autorice la retirada del apoyo vital

14. Una mujer de 55 años de edad es sometida a cirugía para reparar un ligamento roto en su rodilla. Después de la cirugía, presenta parálisis parcial de la pierna afectada y demanda al cirujano por mala práctica médica. La demanda será exitosa si la paciente puede demostrar que:

(A) El médico no siguió los estándares habituales de atención médica profesional

(B) La parálisis es permanente

(C) El médico no está certificado por el consejo de cirugía ortopédica

(D) Su matrimonio se ve afectado de forma negativa por su parálisis

(E) Perderá una cantidad significativa de tiempo laboral debido a la parálisis

15. Un hombre de 35 años de edad con esquizofrenia que vive en una estación del metro es trasladado al servicio de urgencias. La mejor razón para hospitalizar a este paciente en contra de su voluntad es si:

(A) Está sucio y descuidado

(B) Está desnutrido

(C) Ha intentado empujar a un pasajero a las vías del tren

(D) Está escuchando voces

(E) Piensa que la agencia de investigación de su país está escuchando sus conversaciones

16. Aunque previamente había accedido a que un estudiante de medicina estuviera presente en su parto, una mujer de 27 años de edad decide que ya no desea que el estudiante esté en la sala. La acción más apropiada que debe tomar el estudiante en este momento es:

(A) Quedarse, pero permanecer en una parte de la habitación donde la paciente no puede verlo

(B) Decir a la paciente que debe permitirle quedarse porque está en un hospital universitario

(C) Pedir al médico adscrito permiso para quedarse

(D) Informar al médico adscrito y salir de la sala

(E) Recordar a la paciente que ya le había dado autorización para quedarse

17. Un hombre de 58 años de edad tiene una cirugía programada a corazón abierto. La noche antes de la cirugía, el paciente se ve ansioso y preocupado. Cuando el cirujano obtenga el consentimiento informado del paciente, debe incluir:

(A) Solo los riesgos de la anestesia

(B) Solo los riesgos de la cirugía

(C) Los riesgos tanto de la cirugía como de la anestesia, y omitir el riesgo de muerte

(D) Los riesgos tanto de la cirugía como de la anestesia, e incluir el riesgo de muerte

(E) Ninguno de los riesgos asociados con la cirugía o la anestesia

18. Un paciente de 90 años de edad que recientemente fue trasladado del hospital a un hogar para adultos mayores sufre un paro cardíaco, y se llama a un médico. Aunque piensan que el paciente firmó una orden de no reanimar, el personal no puede localizar el expediente del paciente que contiene dicha indicación. Lo más apropiado es que el médico:

(A) Reanime al paciente
(B) No reanime al paciente
(C) Pregunte a la familia si debe reanimar al paciente
(D) Pregunte al personal del hogar para adultos mayores si debe reanimar al paciente
(E) Proporcione únicamente manejo de apoyo

19. Una mujer competente de 25 años de edad, embarazada de 5 meses, comenta a su obstetra que durante el último año ha estado consumiendo sustancias intravenosas ilegales, y que ha tenido al menos cinco compañeros sexuales diferentes. El médico le explica el riesgo para el feto en caso de que se haya infectado con el VIH, y cómo el tratamiento prenatal con un medicamento antirretroviral puede reducir el riesgo. Luego le sugiere realizarse pruebas para ver si está contagiada. La mujer declina hacerse pruebas. La acción más apropiada que debe tomar el médico en este momento es:

(A) Realizar una prueba para positividad de VIH en una muestra de sangre obtenida con otro propósito
(B) Dar a la paciente una receta con un medicamento antirretroviral
(C) Derivar a la paciente con otro obstetra
(D) Anotar en el expediente de la paciente que se ha rehusado a realizarse pruebas y seguir atendiéndola
(E) Obtener una orden del juez para realizar la prueba para positividad de VIH

20. Una enfermera, que trabaja en un consultorio médico, pide a su jefe que la atienda. La mejor respuesta del médico es:

(A) "Puedo atenderla como médico, y le abriremos un expediente."
(B) "Puedo atenderla como médico, pero solo si no me paga."
(C) "No puedo ser su médico porque soy su jefe."
(D) "No puedo ser su médico, pero puedo tratarla sin abrir un expediente."

(E) "No puedo ser su médico, pero puedo extenderle recetas ocasionalmente."

21. Una paciente competente de 30 años de edad con 38 semanas de embarazo se rehúsa a realizarse una cesárea, a pesar de que, sin la cirugía, el feto probablemente morirá. Ni el médico ni el psiquiatra en interconsulta han logrado convencerla de realizarse la cirugía. La acción más apropiada que debe llevar a cabo el médico en este momento es:

(A) Obtener autorización del esposo de la paciente para realizar la cirugía
(B) Pedir a un juez que extienda una autorización para poder realizar la cirugía
(C) Decir a la paciente que puede ser juzgada criminalmente si el niño muere
(D) Atender el parto por vía vaginal
(E) Derivar a la paciente con otro médico

22. ¿Cuál de las siguientes pacientes tiene mayor probabilidad de estar infectado con hepatitis A?

(A) Un hombre mexicano heterosexual
(B) Un hombre mexicano homosexual
(C) Un hombre francés heterosexual
(D) Un hombre francés homosexual
(E) Un hombre canadiense heterosexual
(F) Un hombre canadiense homosexual

23. Un hombre de 62 años de edad que ha tenido un accidente automovilístico grave es trasladado al hospital. Después de estabilizar al paciente, la evaluación médica revela que nunca recuperará la consciencia y que permanecerá en estado vegetativo. No hay voluntad anticipada, de modo que debe tomarse una decisión acerca de si continuar o no el apoyo vital. Antes del accidente, el paciente fue declarado tutor legal de su esposa, que tiene enfermedad de Alzheimer y vive en un hogar para adultos mayores. La hermana del paciente, con quien vive el paciente, solicita al médico mantener a su hermano vivo cueste lo que cueste. El hijo adulto del paciente comenta con el médico que el paciente no querría ser mantenido en estado vegetativo. ¿Quién de los siguientes debe tomar la decisión sobre si continuar o no el apoyo vital para este paciente?

(A) El comité de ética del hospital
(B) La esposa
(C) El hijo
(D) El médico
(E) La hermana

24. En una fiesta de despedida, un médico de 40 años de edad bebe 10 vasos de cerveza. El médico recibe un mensaje para presentarse en el hospital. A pesar del hecho de que sus colegas le dicen que no vaya, el médico les dice que está bien y acude al hospital. ¿Qué conducta es la más apropiada por parte de sus colegas?

(A) Seguir al médico y sujetarle físicamente
(B) Notificar inmediatamente a aquellos a cargo del hospital que el médico seguramente estará incapacitado
(C) Notificar la situación al comité de ética del hospital al día siguiente
(D) Notificar la situación al Colegio estatal de médicos practicantes tan pronto como sea posible
(E) Pedir hablar a solas con el médico tan pronto como sea posible

25. Un médico determina que un paciente de 40 años de edad con síndrome de Down requiere cirugía de hígado en las próximas 72 h. Cuando el médico se lo explica, el paciente apunta a su estómago y dice que le duele la barriga. En este momento, el médico debe:

(A) Declarar una emergencia y operar de inmediato
(B) Solicitar a los progenitores del paciente autorización para la cirugía
(C) Considerar al paciente competente y luego realizar la cirugía
(D) Obtener un juicio sustituto de los progenitores del paciente y luego realizar la cirugía
(E) Determinar si el paciente tiene la capacidad de otorgar su consentimiento

26. Un cirujano está a punto de realizar una colecistectomía en una paciente con obesidad. Después de que la anestesia hace efecto, el anestesiólogo se ríe y comenta: "si no estuviese tan gorda, no tendría problemas de vesícula". En este momento, el médico debe:

(A) Pedir al anestesiólogo que salga y buscar un reemplazo
(B) Salir y pedir a otro anestesiólogo que realice el procedimiento
(C) Regañar al anestesiólogo por su falta de empatía
(D) Realizar la cirugía y luego notificar el incidente al comité de ética
(E) Realizar la cirugía y luego solicitar hablar con el anestesiólogo a solas

27. Una mujer embarazada y su esposo le piden a su médico realizar pruebas genéticas para determinar si el feto tiene riesgo de fibrosis quística. La prueba muestra que el esposo no es el padre biológico del niño. Respecto a este hallazgo sobre la paternidad, el médico debe:

(A) Decírselo solo a la madre
(B) Decírselo solo al esposo
(C) Decírselo tanto a la madre como al esposo
(D) Escribirlo en el expediente, pero no decírselo a la pareja
(E) Ni escribirlo en el expediente ni decírselo a la pareja

28. Los padres de una niña de 10 años de edad desean saber si es portadora del gen X frágil. Con respecto a las pruebas genéticas sobre su estado de portadora, lo más apropiado es que el médico aconseje a los progenitores evaluar a la niña:

(A) Cuando alcance la madurez reproductiva y solicite la prueba
(B) Cuando decida casarse
(C) Cuando decida tener hijos
(D) Tan pronto como sea posible
(E) Cuando alcance la madurez reproductiva

29. A los progenitores de un niño de 9 años de edad con leucemia se les ofrece la oportunidad de ingresar al niño en un estudio aleatorizado de un nuevo tratamiento experimental desarrollado por un oncólogo pediatra de renombre. Cuando los progenitores escuchan que el estudio es aleatorizado, se rehúsan a que el niño participe en este. En este momento, el médico debe:

(A) Asignar al azar al paciente sin el consentimiento de los progenitores
(B) Ofrecer solo el tratamiento estándar
(C) Ofrecer solo el tratamiento experimental
(D) Ofrecer una combinación de tratamiento estándar y de tratamiento experimental
(E) Derivar al niño con otro médico

30. Un cirujano pide a su residente de primer año obtener el consentimiento informado de un paciente para una cirugía. El residente sabe poco acerca de la cirugía o sus riesgos y complicaciones. En este momento, el residente debe:

(A) Obtener el consentimiento y responder a cualquier pregunta que sienta que es capaz de responder en ese momento
(B) Obtener el consentimiento y decir al paciente que hable después con el cirujano en caso de que tenga preguntas

(C) Obtener el consentimiento y luego investigar la respuesta a las preguntas del paciente en otro momento

(D) Solicitar al cirujano que obtenga el consentimiento él mismo

(E) Solicitar a la enfermera que obtenga el consentimiento del paciente

31. Un médico acaba de informar a una pareja que su hijo de 3 años tiene síndrome del gen X frágil. La mujer comenta al doctor que su cuñada está embarazada en este momento, pero que su esposo no quiere comentar con nadie de su familia el diagnóstico de su hijo. ¿Cuál de las siguientes acciones es más apropiada que tome el médico en relación con informar o no a la cuñada?

(A) Solicitar a un tercero que medie la comunicación entre la pareja y la cuñada

(B) Insistir en que la pareja comente la situación con la mujer embarazada

(C) Mantener la confidencialidad del diagnóstico

(D) Ofrecer poder contactar directamente con la mujer embarazada

(E) Recomendar consejo familiar

32. Un médico está tratando a una paciente de 17 años de edad con insuficiencia renal. El médico comenta con los progenitores de la paciente que, sin un trasplante renal, morirá en 3-4 semanas. La única persona cuyo riñón es compatible para un trasplante es el hermano de 18 años de la paciente. Sin embargo, cuando se le pide donar su riñón, el hermano se molesta bastante, y se pone a llorar y a gritar, y se rehúsa a donar el riñón. Lo mejor que puede hacer el médico en este momento es:

(A) Decir a los progenitores que presionen más al hermano para que done el riñón

(B) Prescribir un medicamento ansiolítico al hermano y luego preguntarle sobre la donación

(C) Solicitar una orden del juez para realizar el trasplante

(D) Aceptar la decisión del hermano y no realizar el trasplante

(E) Pedir hablar con el hermano a solas al día siguiente para hablar sobre sus inquietudes

33. Un hombre de 84 años de edad con cáncer que está recibiendo quimioterapia y medicamento para el dolor comenta al médico que le dijeron que la muerte por cáncer es muy dolorosa. Pregunta al médico si puede aumentar su medicamento para el dolor en caso de que lo requiera en el futuro. En este momento, el médico debe:

(A) Decir al paciente que no es ético prescribir dosis altas de un medicamento para el dolor

(B) Preguntar al paciente qué otras cosas le han dicho

(C) Asegurar al paciente que su muerte no será dolorosa

(D) Tranquilizar al paciente y decirle que puede tener la cantidad de medicamento que requiera para el dolor

(E) Decir al paciente que no todos los pacientes con cáncer experimentan dolor intenso

34. Una niña de 16 años de edad, con discapacidad intelectual leve y embarazada de 16 semanas de un niño con síndrome de Down, desea conservar al bebé. Ella es saludable, y el embarazo no presenta complicaciones. Sus progenitores desean que aborte. La acción más apropiada que puede tomar el médico en este momento es:

(A) Derivar a la familia a una agencia de adopción

(B) Facilitar la discusión entre la niña y sus progenitores

(C) Acatar los deseos de los progenitores y proceder con el aborto

(D) Rehusarse a realizar el aborto

(E) Convencer a los progenitores de dejar que la niña conserve al bebé

35. Una paciente de 30 años de edad con síndrome de Down que vive en una residencia desarrolla neumonía, que es tratada con éxito. La madre de la paciente, que rara vez la visita, deja un mensaje de voz para el médico pidiéndole información acerca de la situación de su hija. Cuando a la paciente se le informa acerca de la solicitud de su madre, solicita al médico no darle ningún tipo de información. Lo más apropiado es que el médico llame a la madre y le diga que:

(A) Le dará la información que ha solicitado

(B) No puede revelarle información acerca de su paciente

(C) La hija ha solicitado que no se le revele información a nadie

(D) Le dará la información que solicita, pero le pide que no le diga a la hija que se la dio

(E) El personal de la institución le dará la información que ha solicitado más adelante

36. Un paciente de 73 años de edad ha permanecido en la unidad de cuidados intensivos (UCI) durante 2 semanas después de haber sufrido un ictus. El paciente tiene un electroencefalograma (EEG) plano durante 24 h, no muestra reflejos corneales y está bajo apoyo ventilatorio. Los registros del hospital muestran que, a los 53 años, el paciente estableció que deseaba que se tomasen todas las medidas para prolongar su vida tanto como fuera posible. Su hijo, con quien vive el paciente, dice que su padre desearía el apoyo vital solo si pudiese vivir una vida "normal". Su hija, que vive en otra región, quiere que se continúe con el apoyo vital. El médico evalúa los reflejos del tronco del encéfalo del paciente y, después de 48 h, se suspende el apoyo vital. Esta acción del médico está justificada porque:

(A) El hijo vive con el paciente y, por lo tanto, puede proporcionar un juicio sustituto
(B) El hijo ha expresado los deseos de su padre
(C) El hijo, la hija y el comité de ética del hospital decidieron suspender el apoyo vital
(D) La hija no vive con el paciente
(E) El médico declaró al paciente con muerte cerebral

37. Un hombre de 19 años de edad con infección por VIH comenta con su médico que regularmente tiene sexo sin protección con su novia de 18 años (también paciente del médico). La novia no sabe nada sobre el estado de portador del paciente, y el paciente se rehúsa a decírselo. El médico ha notificado la situación a las autoridades estatales de salud, pero no puede confirmar que han contactado a la novia. En este momento, el médico debe:

(A) Informar a la policía sobre el estado de portador del paciente
(B) Mantener la confidencialidad sobre el estado de portador del paciente
(C) Informar a la novia del estado de portador del paciente
(D) Informar a los progenitores de la novia sobre el estado de portador del paciente
(E) Aconsejar a la novia no tener sexo sin protección con el paciente, pero no decirle por qué

38. Una paciente de 15 años de edad que ha contraído herpes genital acude a la consulta con su médico familiar. Además de tratar la infección, el médico debe:

(A) Notificar a los progenitores
(B) Notificar a la pareja sexual
(C) Obtener permiso por escrito de los progenitores para tratar a la paciente
(D) Aconsejarla sobre las prácticas de sexo seguro

(E) Notificar el caso a las autoridades estatales de salud

39. Una mujer de 50 años de edad, claramente competente y con creencias religiosas que impiden la transfusión de sangre, tiene una cirugía mayor programada. Antes de la cirugía, le solicita al médico no administrar una transfusión, aunque pueda llegar a requerirla durante la cirugía. Si esto ocurre durante la intervención, el médico debe:

(A) Reponer los líquidos corporales perdidos, pero no realizar la transfusión
(B) Obtener una orden del juez para realizar la transfusión
(C) Obtener autorización de la familia de la mujer para realizar la transfusión
(D) Realizar la transfusión, pero no decírselo a la paciente
(E) Realizar la transfusión e informar a la paciente cuando se recupere de la anestesia

40. Una madre preocupada lleva a su hijo de 10 años de edad al médico. Le comenta que el padre biológico del niño fue recientemente diagnosticado con enfermedad de Huntington (EH). Solicita al médico solicitar una prueba genética para EH para su hijo. Éticamente, ¿debe el médico solicitar la prueba?

(A) Sí, ya que la madre tiene derecho a saber acerca del riesgo futuro de enfermedad grave de su hijo
(B) Sí, ya que la madre será capaz de preparar al niño emocionalmente en caso de que el resultado sea positivo
(C) No, ya que, cuando sea un adulto, el niño puede decidir si realizarse la prueba o no
(D) No, ya que es probable que el niño se deprima si el resultado es positivo
(E) No, ya que el padre del niño no ha dado su autorización para la prueba

41. Un paciente terminal competente está sufriendo dolor intenso, pero el médico sabe que, si administra al paciente suficiente analgésico opiáceo para aliviar el dolor, se suprimirá la respiración del paciente y morirá antes. ¿Qué debe hacer el médico?

(A) Informar al paciente sobre el riesgo y, con su consentimiento, administrar tanto analgésico opiáceo como sea necesario para aliviar el dolor
(B) Administrar una dosis baja de analgésico opiáceo inicialmente, para aliviar parcialmente el dolor, pero no suprimir la respiración
(C) No administrar analgésico opiáceo
(D) Administrar solo un medicamento antiinflamatorio no esteroideo

(E) Solicitar a la esposa del paciente autorización para administrarle una dosis alta de analgésico opiáceo

42. Una mujer casada de 36 años de edad, embarazada, solicita al médico realizar pruebas para detectar síndrome de Down en el feto. Comenta que, si la prueba es positiva, abortará. La prueba es positiva. En este momento, el médico debe:

(A) Contactar a la mujer y comunicarle los resultados

(B) Contactar al esposo y comunicarle los resultados

(C) Solicitar a la mujer que acuda con su esposo y comunicarles a ambos los resultados

(D) No informar a ninguno de los dos sobre los resultados

Respuestas y explicaciones

1. **E.** El doctor debe seguir los deseos de los progenitores para suspender ambas intervenciones. No hay diferencia ética o legal entre iniciar y suspender el apoyo vital. En el caso de un niño en estado terminal, como en este caso, los progenitores deben tomar esta difícil decisión.

2. **E.** La varicela es una enfermedad de declaración obligatoria, de modo que el médico debe notificar el caso al departamento de salud estatal. La vacunación de los niños es recomendada, pero no es legalmente obligatoria, de modo que no es apropiado notificar el caso a la agencia de servicios de protección infantil o a las autoridades. Aunque el médico debe recomendar que se mantenga al niño alejado de otros niños, la varicela no está entre las enfermedades que requieren cuarentena (*véase* sección IV.B.3).

3. **B.** Los progenitores no pueden rechazar el tratamiento necesario y estándar de un menor (menos de 18 años de edad) por ningún motivo. Los deseos de la paciente no son relevantes, ya que es una menor. Los pacientes adultos pueden rehusar pruebas o tratamientos por motivos religiosos o de otro tipo. Que el médico anticipe una demanda si la paciente fallece no es motivo para administrar tratamiento.

4. **E.** Nunca debe invitarse a los pacientes a salir. Una vez que un médico se involucra en la atención de un paciente, incluso si no era directamente responsable de dicha atención, por ejemplo, como estudiante de medicina, existe una relación especial con ese paciente. Por lo tanto, aunque algunos comités de especialidad pueden especificar un número determinado de años que hay que esperar, la mejor respuesta es nunca iniciar una relación romántica con un paciente o expaciente.

5. **A.** Como se comentó en la pregunta 3, un paciente (p. ej., el padre) que es legalmente competente puede rehusar el tratamiento para salvar su propia vida por motivos religiosos o de otro tipo, incluso si el desenlace será la muerte. Sin embargo, un padre (o tutor) no puede rechazar tratamiento para salvar la vida de su hijo por ningún motivo. Cuando se tiene tiempo (en este caso, 12 h), debe obtenerse una orden del juez antes de iniciar el tratamiento. En una emergencia, el médico puede proceder sin una orden del juez.

6. **D.** Dado que hay dudas acerca del estado emocional de este paciente, la mejor opción es evaluar su riesgo de suicidio antes de darle los resultados. Solo el médico (y no un familiar) debe dar al paciente los resultados de una prueba médica. Si el médico piensa que la salud del paciente puede verse afectada negativamente por la noticia de una malignidad, puede retrasar dar al paciente el diagnóstico hasta que esté listo para recibir el resultado de la biopsia. Las opiniones de los familiares pueden ser útiles para informar al médico sobre el estado emocional del paciente, pero la determinación de cuándo y dónde informar al paciente debe tomarla el médico.

7. **C.** Solo el padre o tutor legal puede dar el consentimiento para el tratamiento médico o quirúrgico de un menor. En una emergencia como esta, si no puede localizarse a los progenitores o al tutor legal, puede iniciarse el tratamiento sin consentimiento. Ni la tía que cuida al niño ni el maestro de gimnasia tienen autoridad legal alguna para tomar decisiones sobre la atención médica para el niño. En este caso, esperar hasta poder localizar a los progenitores puede ser perjudicial para el niño.

8. **C.** La acción más apropiada para el estudiante de medicina es notificar la situación al responsable de los estudiantes. Notificar el caso de un colega incapacitado es una obligación ética, ya que los pacientes deben ser protegidos, y el colega incapacitado debe recibir ayuda. Incluso si el estudiante le pregunta por qué está bebiendo o le advierte sobre la bebida, esto no es garantía de que su compañero escuchará y de que los pacientes estarán protegidos. Notificar el caso a la policía no es apropiado.

9. **D.** La acción más apropiada que debe tomar el internista es continuar derivando pacientes al cirujano sin revelar su estado de portador, siempre y cuando el cirujano sea física y mentalmente competente para tratar a los pacientes y cumpla con las precauciones para el control de infecciones. En Estados Unidos nunca se ha confirmado la transmisión del VIH de un médico a un paciente. Los médicos no están obligados a informar a los pacientes o la institución para la que trabajan sobre el estado de portador del VIH de un colega.

10. **A.** Es legal que un médico rechace tratar a un paciente por diversos motivos, por ejemplo, que el médico no tiene tiempo disponible en su consulta. Sin embargo, la *Americans with Disabilities Act* indica que es ilegal que un médico se rehúse a tratar a un paciente con VIH por miedo al contagio. Tampoco es ético (pero probablemente no sea ilegal) que un médico se rehúse a tratar a pacientes con otras enfermedades transmisibles.

11. **B.** Si un paciente competente solicita el cese del apoyo vital artificial, es tanto legal como ético que el médico cumpla con esta solicitud.

12. **C.** En este caso, el médico debe acatar los deseos del paciente y no proporcionar apoyo vital. Esta decisión se basa en las instrucciones previas del paciente, establecidas en un documento escrito, es decir, un testamento en vida. Los deseos de la esposa o de los hijos adultos no son relevantes para esta decisión. Bajo estas circunstancias, los deseos del paciente están claros, y no hay necesidad de acudir a los juzgados o al comité de ética del hospital.

13. **A.** La acción más apropiada que debe tomar el médico es retirar el apoyo vital. Si un paciente está legalmente muerto (con muerte cerebral), el médico puede retirar el apoyo vital sin una orden del juez o el consentimiento de la familia.

14. **A.** La demanda será exitosa si la paciente puede demostrar que el médico no siguió los estándares habituales de atención médica profesional. Un desenlace desfavorable por sí solo (p. ej., la parálisis de la pierna como una complicación inevitable del procedimiento quirúrgico) o los efectos negativos sobre la función debido a la lesión no constituyen mala práctica. Los médicos con licencia tienen autorización legal para practicar cualquier procedimiento médico o quirúrgico; no tienen que estar certificados por ningún consejo de especialidad.

15. **C.** El mejor motivo por el que este paciente puede ser hospitalizado de forma involuntaria es si representa un riesgo para sí mismo o para otros. Intentar empujar a un pasajero a las vías del tren representa una situación así. El descuido personal (p. ej., mala higiene, desnutrición) o los síntomas psicóticos (p. ej., escuchar voces o tener delirios; *véase* cap. 11) también pueden ser una base para la hospitalización involuntaria cuando representan un peligro inminente y significativo para la vida del paciente o para otros.

16. **D.** La acción más apropiada que debe tomar el estudiante de medicina cuando una paciente le pide salir de la sala de parto es seguir los deseos de la paciente. Por lo tanto, el estudiante debe informar al médico adscrito y luego abandonar la sala. Solicitar al residente permiso o discutir con la paciente (p. ej., decirle que debe dejar que se queda porque está en un hospital universitario o porque ya había dado su consentimiento anteriormente) es inapropiado. Los pacientes pueden negarse a que haya estudiantes presentes en cualquier momento y por cualquier motivo.

17. **D.** El cirujano debe explicar los riesgos y complicaciones tanto de la cirugía como de la anestesia, e incluir el riesgo de muerte. Aunque los pacientes programados para cirugía mayor suelen estar preocupados, tienen derecho a estar informados de todos los riesgos antes de dar su consentimiento para el procedimiento.

18. **A.** En ausencia de otras instrucciones (p. ej., orden de no reanimar), el médico debe reanimar al paciente. Es inapropiado preguntar a la familia o al personal de la institución sobre la acción a tomar.

19. **D.** La acción más apropiada que debe tomar el médico es anotar en el expediente que la paciente ha rechazado la prueba y, después, continuar atendiéndola. Aunque administrar zidovudina o nevirapina a una mujer con infección por VIH durante el embarazo puede reducir significativamente el riesgo de

transmisión de VIH al feto (*véase* tabla 19-6), una mujer embarazada tiene derecho a rechazar pruebas o tratamiento médico incluso si el feto muere o sufre daño grave como resultado de ello. Después de que el niño nazca, la madre no puede rehusarse a que se le haga la prueba al niño o que se le trate por infección por VIH, ya que el niño ahora tiene sus propios derechos, y porque tanto la prueba como el tratamiento son médicamente necesarios.

20. C. La mejor respuesta del médico es: "No puedo ser su médico porque soy su jefe". Excepto en situaciones de urgencia, los médicos no deben atender a familiares, amigos cercanos o empleados, ya que los sentimientos personales pueden interferir en la toma de decisiones médicas. Además, estos pacientes probablemente se sentirán incómodos respondiendo a preguntas acerca de información sensible, o cuando deban realizarse exploraciones físicas delicadas. Los médicos no deben tratar pacientes sin mantener registros apropiados, ni tampoco deben extender recetas para individuos que no sean pacientes.

21. D. La acción más apropiada que debe tomar el médico es atender el parto por vía vaginal. Las mujeres embarazadas competentes, al igual que todos los adultos competentes, pueden rechazar el tratamiento médico, incluso si el feto fallece como resultado de ello. Intentar asustar a la paciente diciéndole que puede ser juzgada criminalmente si el niño muere (lo cual no es verdad), o derivarla con otro médico, no son acciones apropiadas (*véase también* la respuesta a la pregunta 19).

22. B. La hepatitis A está relacionada tanto con la mala calidad del agua como con el contacto oral-anal. Por lo tanto, un hombre mexicano con orientación homosexual (que tiene sexo oral-anal) tiene una mayor probabilidad de infectarse por el virus.

23. C. En ausencia de una voluntad anticipada escrita o verbal, el orden de prioridad en el que los familiares pueden tomar la determinación es: (1) la esposa, (2) los hijos adultos, (3) los progenitores, (4) los hermanos y (5) otros familiares. El hecho de que la esposa tenga un tutor legal indica que ha sido declarada incompetente. Por lo tanto, el hijo es quien debe tomar la decisión. Puede llamarse al comité de ética si hay diferencias entre los familiares del mismo nivel de prioridad (no es necesario en este caso).

24. B. Es muy probable que este médico esté incapacitado; por lo tanto, representa un peligro potencial para los pacientes. Por lo tanto, el colega debe notificar inmediatamente la probable incapacidad del médico a aquellos a cargo en el hospital. Notificar el caso o hablar con él al día siguiente no protegerá a los pacientes que pueda atender ese día. Además, puede no ser posible para el colega evitar físicamente que el médico atienda a pacientes.

25. E. No está claro si este paciente con síndrome de Down entiende lo suficiente sobre su enfermedad como para dar su consentimiento informado. Sin embargo, dado que hay tiempo para tomar esta determinación, la situación no es una urgencia. Por lo tanto, el médico debe evaluar la capacidad del paciente (de ser necesario, con la opinión de otros especialistas en interconsulta).

26. E. Lo más apropiado es que el cirujano realice la cirugía y luego hable con el anestesiólogo a solas acerca de su conducta insensible. No hay porqué notificar al comité de ética si la paciente no ha sido puesta en riesgo. Solicitar al anestesiólogo que salga o que otro cirujano se encargue de la cirugía puede prolongar el procedimiento y poner en riesgo a la paciente anestesiada. No será útil ni profesional reprender al otro médico en público.

27. E. Respecto al hallazgo sobre la paternidad, el médico no debe ni escribirlo en el expediente ni informar a la pareja. De acuerdo con el *Código de ética médica* de la American Medical Association, no es apropiado que los médicos divulguen información obtenida de forma fortuita durante una prueba genética y que no esté relacionada con el propósito de la prueba.

28. A. Lo más apropiado es aconsejar a los progenitores no realizar la prueba a la niña para detectar el gen X frágil hasta que alcance la madurez reproductiva y ella misma solicite la prueba. De acuerdo con el *Código de ética médica* de la American Medical Association, "las pruebas genéticas para el estado de portador deben diferirse hasta que el niño alcance la madurez, o bien deba tomar decisiones reproductivas".

29. B. El médico debe ofrecer únicamente el tratamiento estándar. Los progenitores pueden rechazar el tratamiento experimental (pero no el tratamiento estándar aceptado) para su hijo por cualquier motivo.

30. D. El residente de primer año debe solicitar al cirujano la obtención del consentimiento del propio paciente. El consentimiento no puede obtenerse hasta que el paciente haya sido informado y comprenda las implicaciones de su diagnóstico, los riesgos para la salud, los beneficios del tratamiento, las alternativas al tratamiento y el resultado probable si es que no accede a él, y que puede retirar el consentimiento para el tratamiento en cualquier momento. No es apropiado que el residente (o un profesional de enfermería) obtenga el consentimiento, ya que no puede proporcionar al paciente esta información en el momento de obtenerlo.

31. **C.** Debe mantenerse la confidencialidad del diagnóstico, tal como han solicitado los progenitores. La información no daña directamente a la cuñada, de modo que el médico no está obligado a revelar el diagnóstico.

32. **E.** La mejor acción que puede tomar el médico en este momento es hablar con el hermano a solas al día siguiente y hablar sobre sus inquietudes. Las personas pueden asustarse al principio ante la posibilidad de una donación de órganos, pero pueden acceder con el tiempo. El medicamento ansiolítico no aumentará las probabilidades de que el hermano acceda. Sin embargo, al final puede ser necesario aceptar la decisión del hermano de no donar. Dado que es un adulto, no puede ser obligado a donar, ni por sus progenitores ni por el juez. Es poco probable una mayor presión le haga cambiar de opinión.

33. **B.** El médico debe primero preguntar al paciente qué más le han dicho. Sólo entonces podrá abordar las inquietudes del paciente con respecto a su enfermedad y tratamiento.

34. **B.** La acción más apropiada que puede tomar el médico en este momento es facilitar la discusión entre la niña y sus progenitores en relación con su desacuerdo. Dado que el embarazo no está amenazando ni su vida ni su salud, los progenitores no pueden forzar a la niña a abortar. Sin embargo, ayudar a la familia a llegar a un acuerdo sobre esta situación es una mejor opción que simplemente rehusarse a practicar el aborto o recomendar la adopción.

35. **B.** Lo más apropiado es que el médico diga a la madre que no puede revelarle información sobre su paciente. No es apropiado revelar información sobre un paciente adulto (incluso una persona con discapacidad intelectual) a nadie sin el consentimiento del paciente. Adicionalmente, el médico no debe decir a la madre que la paciente ha solicitado dicha confidencialidad.

36. **E.** En este caso está justificado suspender el apoyo vital porque el médico ha declarado la muerte cerebral del paciente. Cuando hay muerte cerebral, para retirar el apoyo vital no es necesaria una orden del juez, la decisión del comité de ética ni el permiso de los familiares.

37. **C.** Si el paciente se rehúsa a contar la situación a su novia, el médico debe notificar la situación a las autoridades de salud pública; si no actúan con base en esta información, en algunas jurisdicciones también debe informarse a la pareja en peligro. Si el paciente ha accedido a contar a su novia que tiene infección por VIH, el médico debe agendar una cita para ver al paciente y a su compañera y asegurarse de que de verdad se lo cuenta. Aquí no aplican los estándares habituales de confidencialidad médico-paciente, ya que el hecho de que el paciente no utilice preservativo representa una amenaza significativa para la vida de la novia (decisión de Tarasoff). Incluso si el paciente está utilizando preservativo, el médico debe instarle a revelar su situación médica a su compañera sexual. No todos los estados requieren notificar a los pacientes con estado de portador.

38. **D.** Además de tratar a la paciente, el médico debe aconsejarla sobre las prácticas de sexo seguro. No hay necesidad de quebrantar la confidencialidad médico-paciente contando la situación a la pareja sexual, ya que el herpes genital no es una enfermedad que ponga en peligro la vida. No se requiere el consentimiento de los progenitores para tratar menores en caso de enfermedades de transmisión sexual, embarazo o consumo de sustancias. El herpes genital no suele ser de declaración obligatoria.

39. **A.** El médico puede utilizar medios para reponer los líquidos corporales, pero no debe realizarle una transfusión de sangre. Legalmente, los pacientes competentes pueden rehusarse a recibir el tratamiento incluso si esta decisión resulta en la muerte. Obtener una orden del juez o la autorización de la familia de la mujer para llevar a cabo la transfusión no es apropiado ni ético. No decir a la paciente la verdad (p. ej., realizarle la transfusión, pero no decírselo) o ir en contra de los deseos expresos de un paciente competente (p. ej., informarle sobre la transfusión cuando se recupere de la anestesia) nunca es apropiado.

40. **C.** No, porque cuando sea un adulto el niño puede decidir si realizarse o no la prueba para EH. Los individuos con riesgo genético deben decidir si desean realizarse pruebas genéticas para determinar si desarrollarán o no una enfermedad genética. Dado que la EH no puede prevenirse o atenuarse cuando se detecta durante la infancia, y dado que típicamente se manifiesta en la edad adulta, esta decisión debe tomarla la persona en riesgo después de haber alcanzado la mayoría de edad (18 años). Si la enfermedad inicia en la infancia, y ella es la cuidadora, la madre tiene derecho a conocer el riesgo de su hijo de desarrollar la enfermedad. La preparación emocional o la probabilidad de depresión

pueden abordarse en el adulto. Solo uno de los progenitores necesita dar consentimiento para pruebas genéticas cuando son apropiadas.

41. A. Debe comunicarse el riesgo al paciente, y administrarle la cantidad de opiáceo que sea necesario
para aliviar el dolor. Aunque ni es legal ni ético administrar medicamentos dirigidos a acortar la vida
del paciente (p. ej., eutanasia), sí es apropiado proporcionar analgesia para requisitos médicos a un
paciente terminal, incluso si de forma coincidente acorta su vida ("doble efecto"). No administrar
analgésicos opiáceos, administrar solo una dosis baja o administrar solo AINE prolongará de forma
innecesaria el dolor del paciente. Dado que el paciente es competente, la autorización de la esposa no
es relevante.

42. A. Debe contactarse a la mujer y darle los resultados. El aborto es legal en Estados Unidos, y la
paciente, en este caso la mujer embarazada, tiene derecho a decidir si desea mantener el embarazo.
También corresponde a la mujer decidir si le comunicará o no a su esposo el plan de abortar.

Capítulo 24

Atención a la salud[1]

[1]*N. del revisor*: la información de este capítulo, si bien en cuanto a generalidades puede extrapolarse a otros países, está basada en el sistema sanitario de Estados Unidos. Remitimos al lector a consultar el sistema sanitario del país de interés.

Pregunta típica de examen

Un hombre de 38 años de edad con diabetes y obesidad solicita un seguro de gastos médicos para él, su esposa (quien padece trastorno depresivo mayor) y sus tres hijos menores bajo la "Ley de protección al paciente y cuidado de salud asequible" (PPACA, por sus siglas en inglés, o coloquialmente llamado "Obamacare"). La entrada de ingresos de la familia es demasiado elevada como para que la familia sea elegible para Medicaid. Cuando la familia de este hombre obtenga su cobertura de salud, ¿cuál de los siguientes es **menos probable** que cubra el programa de salud?

- **(A)** Cuidados por su diabetes
- **(B)** Atención dental para sus hijos
- **(C)** Atención dental para el paciente
- **(D)** Servicios de salud mental y consumo de sustancias
- **(E)** Pruebas y asesoramiento por obesidad

(*Véase* "Respuestas y explicaciones" al final del capítulo.)

I. SISTEMAS DE ATENCIÓN A LA SALUD

A. Hospitales

1. De acuerdo con la American Hospital Association (AHA), en Estados Unidos hay más de 6 200 hospitales con más de 930 000 camas censadas. Actualmente, al menos una tercera parte de las camas de hospital (especialmente en los hospitales de ciudades) están desocupadas.

2. La **media de estancia hospitalaria es de 4.5 días**, y disminuye de forma anual. La principal razón para esta reducción es financiera; existen incentivos económicos para que los hospitales den altas hospitalarias lo antes posible. Los tipos de hospitales y pertenencia se muestran en la tabla 24-1.

B. Residencias para adultos mayores y otros centros de atención a la salud

1. Existen cerca de 15 000 **residencias para adultos mayores**, con una capacidad cercana a 1.7 millones de camas en Estados Unidos. En los **adultos mayores, las caídas que causan fracturas** (p. ej., de cadera) conducen al uso frecuente de los servicios de residencias para adultos mayores (*véase* cap. 3).

2. El número de residencias para adultos mayores ha estado disminuyendo en los últimos años, dado que hay opciones menos costosas, como residencias de vivienda asistida y servicios de cuidados en el hogar, ambos cubiertos por Medicare y Medicaid. Las alternativas a los cuidados en el hospital y las residencias para adultos mayores también incluyen centros de rehabilitación, asociaciones de enfermería a domicilio y residencias para enfermos desahuciados (tabla 24-2).

C. Médicos

1. En la actualidad hay más de **141 facultades de medicina alopática acreditadas y 35 escuelas de medicina osteopática acreditadas** en Estados Unidos, de las cuales se gradúan cada año más de 18 000 doctores en medicina (**DM**) y 5 000 doctores en osteopatía (**DO**).

T a b l a **24-1** Tipos de hospitales en Estados Unidos		
Tipo	**Número aproximado**	**La categoría incluye**
Hospitales comunitarios ■ No gubernamentales (sin fines de lucro) ■ Privados (con fines de lucro) ■ De gobiernos estatales y locales	Total = 5 262 2 968 1 322 972	Hospitales no federales y generales de corta estancia y otros especializados (p. ej., en ginecología y obstetricia, rehabilitación, ortopedia) y centros de enseñanza médica u otros hospitales accesibles al público en general
Hospitales del Gobierno federal	208	Hospitales de veteranos (VA) y hospitales militares federales, exclusivos para individuos que han servido en el ejército (veteranos) o actualmente brindan servicio en la milicia
Hospitales psiquiátricos no federales (a menudo operados por gobiernos estatales)	620	Hospitales para pacientes con enfermedades mentales crónicas
Hospitales de cuidados a largo plazo no federales	120	Hospitales para pacientes con enfermedades físicas crónicas

Información de: *2017 American Hospital Association Annual Survey* (FY 2017).

a. Debido a la creciente necesidad de médicos, el número de facultades de medicina y estudiantes registrados está aumentando.

b. Tanto los DM como los DO son llamados correctamente "médicos" o "doctores." Actualmente hay más de 1 000 000 de médicos en Estados Unidos, de los cuales cerca del 82% están activos.

c. El entrenamiento y la práctica son esencialmente los mismos para los DM y los DO; sin embargo, la filosofía de la medicina osteopática subraya específicamente la **interrelación de los sistemas corporales** y el uso de la **manipulación musculoesquelética** para el diagnóstico y el tratamiento de las enfermedades físicas.

d. La media de ingresos anuales de los médicos en Estados Unidos varía de **USD$200 000 a USD$300 000 para los médicos de atención primaria a cerca de USD$300 000 a USD$500 000 para los cirujanos**.

2. Los **médicos de atención primaria**, incluyendo médicos familiares, internistas y pediatras, brindan los cuidados iniciales a los pacientes y representan al menos la tercera parte de todos los médicos. Este número está aumentando y se espera que pronto llegue a representar la mitad de todos los médicos.

3. La **relación de médicos con respecto a pacientes** es mayor en los estados del nordeste y en California, en comparación con los estados del sur y en los estados montañosos.

4. Las personas en Estados Unidos tienen una media de **menos visitas anuales** al médico que las personas de otros países desarrollados con sistemas de atención a la salud públicos.

5. El 75% de las personas visita al médico en un año determinado. En todos los grupos de edad, los dos **motivos de consulta más frecuentes** para los cuales se busca tratamiento son **problemas de las vías respiratorias superiores y lesiones**.

T a b l a **24-2** Otros centros de atención a la salud		
Tipo de atención o centro	**Servicios que brinda**	**Comentarios**
Centros residenciales de vivienda asistida, centros de cuidados intermedios y casas de reposo (es decir, de cuidados especializados)	Cuidados a largo plazo Alojamiento y comida Ayuda con el autocuidado Cuidados de enfermería	La media de los costos varía de USD$36 000 por año (centros residenciales de vivienda asistida) a por lo menos USD$75 000 por año (casas de cuidados especializados), según el área geográfica
Centros de rehabilitación y hogares de transición	Cuidados a corto plazo Alojamiento y comida	El objetivo es ayudar a los pacientes hospitalizados a reintegrarse a la sociedad
Asociaciones de enfermería a domicilio	Cuidados de enfermería, fisioterapia y terapia ocupacional, servicios de trabajo social Se brindan los cuidados en el domicilio del paciente	Financiado por Medicare Funciona como la alternativa menos costosa para la hospitalización o los cuidados en residencias
Residencias para enfermos desahuciados	Soporte a pacientes con enfermedades terminales (es decir, aquellos con una expectativa de vida menor de 6 meses) El cuidado suele brindarse en el mismo domicilio del paciente	Financiado por Medicare El objetivo es permitir a los pacientes fallecer en casa con sus familias y proteger su dignidad Los analgésicos se usan de forma liberal

T a b l a **24-3** Gastos y fuentes de cobertura en el año 2017	
Orígenes de los gastos en cuidados de la salud (% del total)	Fuentes de cobertura para los gastos en cuidados de la salud (% del total)
Hospitales (31%)	Compañías privadas de seguros (34%)
Honorarios médicos y servicios clínicos (21%)	Medicare (22%)
Medicamentos y material médico (10%)	Medicaid (17%)
Casas de retiro (6%)	Pacientes (14%)
Tratamientos dentales (4%)	Otras fuentes (13%)
Cuidados de la salud en el hogar (3%)	
Otros (25%)	

II. COSTOS DE ATENCIÓN A LA SALUD

A. Gastos en atención a la salud
1. Los gastos en atención a la salud están aumentando. Actualmente representan cerca del **18% del producto interno bruto**, más que en cualquier otra sociedad industrializada.
2. Los **gastos en atención a la salud han crecido** debido a una **mayor edad** de la población, los avances en la tecnología médica y la disponibilidad de cuidados a la salud para personas pobres y adultos mayores a través de Medicaid y Medicare, respectivamente (*véanse* secciones III.E. y III.F.).

B. Distribución de los fondos de los cuidados a la salud. Los orígenes de los gastos en atención a la salud y las fuentes de pago para los cuidados a la salud se enumeran en la tabla 24-3.

III. SEGUROS DE GASTOS MÉDICOS

A. Generalidades
1. Estados Unidos es uno de los pocos países industrializados sin cobertura pública obligatoria para los cuidados de la salud para todos sus ciudadanos. Esto da como resultado la incapacidad o el retraso para obtener atención a la salud para algunos pacientes, por ejemplo, las personas sin recursos económicos, lo que causa **mayores tasas de mortalidad infantil** (*véase* fig. 1-1) y **esperanzas de vida más cortas** en Estados Unidos, en comparación con la mayoría de los países desarrollados.
2. La mayoría de los estadounidenses deben adquirir un **seguro de gastos médicos** mediante sus empleadores o por su cuenta.
   a. La media actual del costo de los seguros de gastos médicos ronda los **$USD 12 000** por año para una familia de cuatro integrantes; los costos han ido aumentando año tras año.
   b. Típicamente, el empleador y el empleado comparten el costo del seguro de atención a la salud.
   c. Muchos estadounidenses **no tienen seguro de gastos médicos**, y muchos otros están **"subasegurados"**. Estas personas deben pagar ellos mismos por todos o parte de sus cuidados de la salud. El 50% de las notificaciones de **bancarrota** se deben a la incapacidad para el pago de los gastos médicos.
3. Algunos ciudadanos tienen seguros de gastos médicos pagados por el gobierno mediante **Medicaid** y **Medicare** (*véase* sección III.E).
4. Muchos estadounidenses **no pueden pagar** medicamentos de prescripción, anteojos o tratamientos dentales. El número de estas personas ha disminuido con el crecimiento de la cobertura por parte de Medicaid (*véase* sección III.F).
5. Sin importar qué seguro se tenga, la **privacidad de la información sobre salud** (p. ej., reclamos a seguros, solicitudes de autorización de estudios) que se tiene o transmite por cualquier medio (p. ej., impreso o electrónico) está protegida por la ***Ley de Portabilidad y Responsabilidad de Seguros Médicos (HIPAA, Health Insurance Portability and Accountability Act)***, implementada por los requisitos de intimidad en materia de datos sanitarios individualmente identificables (regla de privacidad).

B. Aseguradoras privadas
1. **Blue Cross/Blue Shield (BC/BS)** es una compañía se seguros privada sin fines de lucro, regulada por agencias de seguros en cada estado.

    a. BC/BS paga los costos hospitalarios (*Blue Cross*) y honorarios médicos y estudios diagnósticos (*Blue Shield*) para casi la mitad de los trabajadores en Estados Unidos.

    b. Casi la mitad de los clientes de BC/BS están inscritos en algún tipo de plan de cuidados de la salud.

  2. También se puede contratar un seguro individual con alguna de las más de 900 aseguradoras privadas.

C. Atención médica libre de cargo frente a atención médica administrada

  1. Cualquiera que sea la aseguradora, los pacientes suelen poder elegir entre el plan tradicional de atención libre de cargo y al menos un tipo de plan de atención médica administrada.

    a. Un plan tradicional **libre de cargo** no tiene restricciones en cuanto a la elección del proveedor. También suele tener primas más altas.

    b. Un plan de **atención administrada** tiene restricciones sobre la elección del proveedor, así como primas más bajas.

  2. Muchos planes de seguros tienen un **deducible** (p. ej., una cantidad que el paciente debe pagar de su propio bolsillo antes de que la compañía de seguros comience a cubrir los gastos), un **copago** (p. ej., un porcentaje, típicamente del 20%, de la cuenta total que el paciente debe pagar), o ambos.

D. Atención médica administrada

  1. La **atención médica administrada** describe un sistema para cuidados de la salud en el cual todos los aspectos de atención a la salud de una persona son coordinados o administrados por un grupo de proveedores para mejorar la relación costo-beneficio.

  2. Aunque el costo en la atención administrada es controlado, **a los pacientes se les restringe** su elección de médico. Por lo tanto, si bien el número de planes de atención administrada está creciendo, **la atención médica administrada es más popular con el gobierno** que con el público.

  3. Ya que menos consultas resultan en menores costos, la filosofía de la atención médica administrada enfatiza la **prevención primaria, secundaria y terciaria** (tabla 24-4), en lugar de tratamientos agudos.

  4. Los tipos de planes de atención médica administrada, que incluyen organizaciones de mantenimiento de la salud (**HMO**, *health maintenance organizations*), organizaciones de proveedor preferido (**PPO**, *preferred provider organizations*) y planes de punto de servicio (**POS**, *point of service*), se describen en la tabla 24-5.

E. Seguros de cobertura federal y estatal

  1. Medicare y Medicaid son programas gubernamentales que brindan cobertura médica a ciertos grupos de personas. Medicare Parte D (añadido en 2006) cubre algunos, pero no todos, los costos de medicamentos de prescripción. Los requisitos de elegibilidad y cobertura brindada por estos programas se indican en la tabla 24-6.

  2. Los **grupos de diagnósticos relacionados** (**DRG**, *diagnosis-related groups*) son empleados por Medicare y Medicaid para pagar facturas hospitalarias. La cantidad pagada se basa en un estimado del costo de hospitalización por cada diagnóstico, en lugar del verdadero costo alcanzado.

F. Ley de protección al paciente y cuidado de salud asequible (ACA, *Patient Protection and Affordable Care Act*, Obamacare)

  1. En el año 2010, el Congreso aprobó la ACA, que utiliza una combinación de financiamiento gubernamental y aseguradoras privadas para pagar los cuidados de la salud.

  2. Tras la entrada en vigor del ACA en el año 2013, el porcentaje de estadounidenses no asegurados bajó del 16.7% ese año al 11% en el 2015. Recientemente, el número aumentó y ahora es del 13.7%.

T a b l a 24-4 Prevenciones primaria, secundaria y terciaria en cuidados de la salud

Tipo de prevención	Objetivo	Ejemplos
Primaria	Disminuir la incidencia de una enfermedad mediante la disminución de sus factores de riesgo asociados	Vacunación de lactantes para prevenir infecciones Mejora de la atención obstétrica para evitar nacimientos prematuros y sus problemas asociados
Secundaria	Disminuir la prevalencia de una enfermedad existente mediante la disminución de su gravedad	Identificar y tratar lo antes posible la otitis media en niños para prevenir la pérdida de audición Mamografía para detectar y tratar un cáncer lo antes posible
Terciaria	Disminuir la prevalencia de problemas causados por una afección existente	Fisioterapia para pacientes con embolia de forma que puedan recuperar funciones Entrenamiento ocupacional para personas con discapacidad intelectual para que ganen habilidades que les permitan unirse a la fuerza laboral

Planes de atención médica administrada

Tipo de plan	Definición	Comentarios
Organización de mantenimiento de la salud (HMO, *health maintenance organizations*) (modelo de panel cerrado o de personal)	Los médicos y otro personal de salud reciben un salario para brindar servicios médicos a un grupo de personas que se inscribe voluntariamente y que pagan una cuota anual Las HMO pueden operar sus propios hospitales y clínicas Los servicios incluyen hospitalización, consulta médica, servicios de medicina preventiva y, a menudo, cuidados dentales, oftalmológicos y pediátricos	Estos planes son los más estrictos para los pacientes en cuanto a la opción de elegir médico Al paciente se le asigna un médico de atención primaria de la red (*gatekeeper*), quien decide si el paciente requiere, y en qué momento, ver a un especialista
HMO (modelo de asociación de médicos independientes [IPA, *independent practice association*]	Los médicos privados son contratados por una HMO para brindar servicios a los pacientes de esa HMO Cerca del 65% de las HMO usan este modelo	Los médicos privados reciben una cuota, o capitación, por cada paciente del HMO del cual son responsables
Organización de proveedor preferido (PPO, *preferred provider organizations*)	Un tercer pagador (p. ej. un sindicato, compañía de seguros o empresa) contrata médicos y hospitales privados para brindar atención médica a sus suscriptores Los partícipes eligen a los médicos de una lista (la red) Los médicos de la red reciben capitación por cada paciente	Estos planes garantizan a los médicos privados un cierto volumen de pacientes Con el pago de una mayor suma del costo total, los pacientes pueden elegir a un médico que no esté en la red No hay médico *gatekeeper*
Plan de punto de servicio (POS, *point of service*)	Variante de PPO en la cual un tercer pagador contrata a médicos privados para brindar atención médica a sus suscriptores Los médicos de la red reciben capitación por cada paciente	Al igual que en la PPO, los pacientes pueden elegir a un médico que no esté en la red si pagan una cuota adicional Al igual que en la HMO, existe un médico *gatekeeper*

Medicare y Medicaid

Fuente de financiamiento	Elegibilidad	Cobertura
Medicare		
El gobierno federal (mediante el sistema de seguridad social)	Personas elegibles para los beneficios de la seguridad social (es decir, aquellos de al menos 65 años de edad, sin importar sus ingresos) Personas de cualquier edad con discapacidad crónica o enfermedades debilitantes Cubre a cerca de 57 millones de personas	Parte A: cuidados intrahospitalarios, atención a la salud en el hogar, cuidados médicamente necesarios de enfermería en casa (hasta durante 90 días después de una hospitalización) Parte B: honorarios médicos, diálisis, fisioterapia, estudios de laboratorio, servicios de ambulancia, equipo médico (la Parte B es opcional y tiene un copago del 20% y deducible de $100) Parte D: Es opcional y cubre una parte de los costos de los medicamentos Medicare no cubre los costos de cuidados en el hogar a largo plazo
Medicaid (MediCal en California)		
Medicaid (MediCal en California) Gobiernos federales y estatales (la contribución estatal está determinada por el ingreso per cápita estatal)	Personas indigentes (muy bajo ingreso) Un tercio de todos los gastos se destinan a cuidados de personas indigentes mayores Cubre a cerca de 74 millones de personas	Cuidados intrahospitalarios y ambulatorios Servicios médicos Cuidados en el hogar, por ejemplo, de atención terminal, estudios de laboratorio, diálisis, ambulancias, equipo médico Medicamentos de prescripción Cuidados en el hogar a largo plazo Atención dental, anteojos y auxiliares auditivos Sin copago o deducible

3. La ACA incluye:
   a. Expansión de los criterios de elegibilidad para **Medicaid** (p. ej., ahora cubre a personas adultas sin discapacidad o familia).
   b. Cobertura garantizada a personas con **afecciones preexistentes**.
   c. Una **multa** para aquellos no cubiertos por algún plan de seguros que no adquieren cobertura para gastos médicos.
   d. **Intercambios** de seguros de gastos médicos, que comparan pólizas de seguros y las venden.
   e. **Subsidios federales** para personas con pocos ingresos para ayudarles a adquirir un seguro médico.
4. Si bien los beneficios específicos varían según el estado, en todos ellos la ACA cubre:
   a. Gastos de hospital, consulta externa, urgencias, cuidados prenatales y de maternidad
   b. Fármacos de prescripción
   c. Fisioterapia y terapia ocupacional
   d. Estudios de laboratorio
   e. Servicios preventivos, por ejemplo, pruebas y asesoramiento por obesidad
   f. Servicios de salud mental y consumo de sustancias
   g. Tratamientos dentales y visuales para niños

IV. DEMOGRAFÍA DE LA SALUD EN ESTADOS UNIDOS

A. Estilos de vida, hábitos y actitudes
   1. Los estilos de vida, mala dieta y otros hábitos, en especial fumar y consumir alcohol, son responsables de gran parte de las **enfermedades físicas y mentales**.
   2. Los **accidentes automovilísticos**, en especial cuando los pasajeros no llevan bien colocados los cinturones de seguridad o los niños sus asientos de seguridad, son la causa más frecuente de lesión y muerte accidental en las personas de 1-45 años de edad.
   3. Las **actitudes sociales** con respecto a temas de salud también influyen en la atención a la salud. Por ejemplo, aunque los trasplantes de órganos pueden salvar muchas vidas, se realizan menos trasplantes de los necesarios. Esto se debe en gran parte a que no hay suficientes personas dispuestas a donar sus órganos al morir.

B. Estado socioeconómico (ESE) y salud
   1. El ESE, que se determina por el **nivel ocupacional y educativo**, así como el sitio de residencia y los ingresos, se asocia directamente con la salud mental y física.
   2. Los hospitales están legalmente obligados a brindar atención a cualquier persona que requiera cuidados de urgencia sin importar si tienen o no los medios para pagar, mediante la *Ley de tratamiento médico de urgencia y parto activo* (**EMTALA,** *Emergency Medical Treatment and Active Labor Act*).
   3. Los estadounidenses de ESE bajo son, la mayoría de las veces, afroamericanos o latinos (*véase* cap. 18).
      a. Los **pacientes de ESE alto** tienen más probabilidades de **buscar tratamiento** y visitar consultorios privados de médicos que los pacientes de ESE bajo.
      b. Los **pacientes con ESE bajo** suelen buscar atención en los servicios de urgencias de los hospitales bajo EMTALA. Asimismo, es frecuente que **retrasen** el tratamiento, en parte por el costo. Las enfermedades a menudo se complican cuando los pacientes retrasan la búsqueda de atención.

C. Sexo y salud
   1. **Es más probable que las mujeres busquen atención médica** que los hombres.
   2. Los **hombres** tienen esperanzas de vida más cortas y tienen mayor probabilidad de cardiopatía que las mujeres.
   3. Si bien en general tienen menor frecuencia de cardiopatías, **las mujeres** tienen una mayor probabilidad, en comparación con los hombres, de **morir en su primer infarto** o de morir durante el año posterior al infarto.
   4. Las mujeres también tienen mayor riesgo que los hombres de desarrollar:
      a. Enfermedades autoinmunitarias (p. ej., artritis reumatoide)
      b. Esclerosis múltiple
      c. Enfermedades relacionadas con el consumo de alcohol y el tabaquismo
      d. Sida (cuando ya tienen infección por VIH y tienen la misma carga vírica que un hombre)
      e. Cataratas
      f. Enfermedades tiroideas

D. Edad y salud

1. Los niños y adultos mayores tienen más probabilidades de requerir atención médica que las personas de otras edades.

2. Los **adultos mayores** comprenden cerca del 15% de la población, pero originan cerca del **50% de todos los gastos de salud**.

3. Las principales causas de muerte difieren por grupo de edad (tabla 24-7) y han cambiado en los últimos años. En especial, la tercera causa de muerte en adultos mayores (después de la cardiopatía y las neoplasias malignas [cáncer]) era la enfermedad cerebrovascular, pero ahora son las **neumopatías crónicas**.

Tabla 24-7	Principales causas de muerte por grupo de edad (sin considerar sexo o grupo étnico) en Estados Unidos (2017)[a]
Grupo de edad (años)	**Causas de muerte (en orden de mayor a menor frecuencia)**
Lactantes (< 1)	Anomalías congénitas Gestación breve Complicaciones maternas durante el embarazo Síndrome de muerte súbita del lactante
Niños (1-4)	Lesiones no intencionales (la principal causa es ahogamiento) Anomalías congénitas Neoplasias malignas Homicidio
Niños (5-9)	Lesiones no intencionales (las principales causas en esta edad y mayores son los accidentes de auto, en especial cuando no se utiliza el cinturón de seguridad) Neoplasias malignas Anomalías congénitas Homicidio
Niños (10-14)	Lesiones no intencionales Suicidio Neoplasias malignas Anomalías congénitas
Adolescentes y adultos jóvenes (15-24)	Lesiones no intencionales Suicidio Homicidio Neoplasias malignas
Adultos (25-34)	Lesiones no intencionales Suicidio Homicidio Cardiopatía
Adultos (35-44)	Lesiones no intencionales Neoplasias malignas Cardiopatía Suicidio
Adultos (45-54)	Neoplasias malignas Cardiopatía Lesiones no intencionales Suicidio
Adultos (55-64)	Neoplasias malignas Cardiopatía Lesiones no intencionales Neumopatías crónicas
Adultos mayores (65 y más)	Cardiopatía Neoplasias malignas Neumopatías crónicas Enfermedad cerebrovascular
Todas las edades combinadas	Cardiopatía Neoplasias malignas (pulmón, mama/próstata y colorrectal, en orden descendente) Lesiones no intencionales Neumopatías crónicas

[a]Fuente de los datos: National Vital Statistics System, National Center for Health Statistics, Centers for Disease Control (CDC).

Autoevaluación

Instrucciones: cada reactivo en esta sección va seguido de respuestas o complementos a las afirmaciones. Seleccione la **mejor** opción (**A, B, C, D o E**) para cada caso.

1. Un paciente de 54 años de edad que recientemente fue diagnosticado con hipertensión señala que no puede pagar las medicinas para la presión (USD$25 al mes) que el médico le prescribió, de modo que pide ayuda al médico. ¿Cuál de los siguientes es el paso óptimo que debería tomar el médico?

(A) Dar dinero al paciente para comprar la medicina

(B) Solicitar al personal que reúna donativos para dárselos al paciente y que pueda comprar la medicina

(C) Explicar al paciente que no es ético que el médico le dé dinero para la medicina

(D) Explicar al paciente que sería injusto que los otros pacientes paguen por sus medicamentos

(E) Contactar una fuente externa para que ayude al paciente a pagar sus medicamentos

2. ¿En qué tipo de hospital puede esperar ser atendido la mayor parte de los pacientes en Estados Unidos?

(A) Del Gobierno federal
(B) No gubernamental sin fines de lucro
(C) Privado
(D) De gobiernos locales
(E) De gobiernos estatales

3. Una mujer de 79 años de edad que vive sola en casa y tiene buena salud fue recientemente diagnosticada con osteoporosis. Para ayudarle a prevenir fracturas, lo primero que debe recomendar el médico a esta paciente es:

(A) Instalar medidas de seguridad en casa
(B) Tomar suplementos de calcio
(C) Tomar alendronato sódico
(D) Iniciar un programa regular de ejercicios
(E) Incrementar su consumo de lácteos en la dieta
(F) Solicitar su ingreso en una residencia de vivienda asistida

4. De los siguientes pacientes, el que tiene *menor* probabilidad de usar los servicios y fondos de Medicare durante su vida es un(a):

(A) Hombre afroamericano
(B) Mujer afroamericana
(C) Hombre caucásico
(D) Mujer caucásica
(E) Hombre latino

Preguntas 5 y 6

Un residente de primer año que recientemente comenzó a trabajar en un servicio de urgencias del hospital ve a cuatro pacientes durante su primera hora de servicio.

5. ¿Cuál de estos pacientes es probablemente el **más sano** de los que vio el residente?

(A) Un hombre de 45 años de edad de un grupo socioeconómico bajo
(B) Una mujer de 45 años de edad de un grupo socioeconómico bajo
(C) Un hombre de 45 años de edad de un grupo socioeconómico alto
(D) Una mujer de 45 años de edad de un grupo socioeconómico alto

6. ¿Cuál de estos pacientes es probablemente el **más enfermo** de los que vio el residente?

(A) Un hombre de 45 años de edad de un grupo socioeconómico bajo
(B) Una mujer de 45 años de edad de un grupo socioeconómico bajo
(C) Un hombre de 45 años de edad de un grupo socioeconómico alto
(D) Una mujer de 45 años de edad de un grupo socioeconómico alto

7. En Estados Unidos, el porcentaje del producto interior bruto que se gasta en atención a la salud es actualmente cercano al:

(A) 1%
(B) 8%
(C) 18%
(D) 30%
(E) 50%

8. En Estados Unidos, el mayor porcentaje de los gastos personales en cuidados a la salud es pagado por ¿cuál de las siguientes fuentes?

(A) Medicare
(B) Medicaid
(C) Gobiernos municipales
(D) Aseguradoras privadas
(E) Fondos personales

9. En Estados Unidos, el mayor porcentaje de gastos de salud está dedicado a:

(A) Honorarios médicos
(B) Cuidados en residencias de reposo
(C) Medicamentos
(D) Servicios de hospitales y clínicas
(E) Cuidado dental

10. Una mujer lleva a su hija de 2 meses de edad al médico a una revisión. En Estados Unidos, la principal causa de muerte en lactantes entre el nacimiento y el primer año de edad es:

(A) Leucemia
(B) Síndrome de muerte súbita del lactante (SMSL)
(C) Anomalías congénitas
(D) Accidentes
(E) Síndrome de dificultad respiratoria

Preguntas 11 y 12

Una mujer de 79 años de edad es hospitalizada por fractura de cadera. La paciente, que ha ahorrado $100 000, es trasladada al hospital en ambulancia. Permanece 5 días en el hospital y, tras el alta hospitalaria, requiere fisioterapia y una caminadora para mejorar la movilidad las siguientes 6 semanas.

11. ¿Esta paciente puede esperar que Medicare Parte A cubra ¿cuál de los siguientes costos relacionados con la lesión?

(A) Cuidados intrahospitalarios
(B) Caminadora
(C) Servicio de ambulancia
(D) Honorarios médicos
(E) Fisioterapia

12. Tras 6 meses en casa, se determina que esta paciente es incapaz de cuidarse a sí misma y requiere atención en una residencia de cuidados asistidos, probablemente por el resto de su vida. ¿Cuál de los siguientes pagará los primeros años de estos cuidados?

(A) Medicare Parte A
(B) Medicare Parte B
(C) Blue Cross
(D) Blue Shield
(E) Los ahorros de la paciente

13. ¿Cuáles de las siguientes son actualmente las tres principales causas de muerte en Estados Unidos, en orden de magnitud (mayor a menor)?

(A) Neumopatía crónica, cardiopatía, cáncer
(B) Cardiopatía, cáncer, lesiones no intencionales
(C) Cáncer, cardiopatía, sida
(D) Cardiopatía, cáncer, enfermedad vascular cerebral
(E) Enfermedad vascular cerebral, cardiopatía, cáncer

14. Para las mujeres en Estados Unidos, ¿cuál es el tipo de muerte por cáncer más frecuente?

(A) Cáncer cervical
(B) Cáncer colorrectal
(C) Cáncer de mama
(D) Cáncer de pulmón
(E) Cáncer uterino

15. Se desarrolla un programa educativo para enseñar a adultos con enfermedades mentales las habilidades necesarias para ayudarles a adquirir y conservar trabajos remunerados. Este programa es un ejemplo de:

(A) Prevención primaria
(B) Prevención secundaria
(C) Prevención terciaria
(D) No es prevención
(E) Cuidados administrados

16. A pesar de tener mamografía negativa sin datos de cáncer de mama, el médico realiza una mastectomía doble a una paciente de 34 años de edad. La paciente solicitó la cirugía puesto que tiene alto riesgo de desarrollar la enfermedad; su madre falleció por cáncer de mama y sus dos hermanas mayores fueron diagnosticadas en los últimos años. Esta intervención quirúrgica se describe mejor como:

(A) Prevención primaria
(B) Prevención secundaria
(C) Prevención terciaria
(D) No es prevención
(E) Cuidado administrado

17. Los progenitores de un niño de 2 años de edad llevan a su hijo a una clínica para control del niño sano. Para proteger mejor la vida y salud del niño, ¿cuál es la sugerencia más importante que puede hacer el médico a los progenitores?

(A) Conservar el jarabe de ipecacuana en el gabinete de medicinas
(B) Instalar alarmas de humo en casa
(C) No dejar al niño sin supervisión cerca de bañeras o piscinas
(D) Aprender a realizar la reanimación cardiopulmonar
(E) Administrar al niño vacuna contra el sarampión, la rubéola y las paperas

18. Los progenitores de un niño de 8 años de edad llevan a su hijo para una exploración para escolares. Comentan que el niño tiene buen desempeño en la escuela, que cuando termina las clases le llevan a entrenar a fútbol y que los fines de semana van todos a nadar a la piscina pública. El niño también disfruta cuando pasea en bicicleta por el barrio. Los progenitores mencionan que, aunque están tratando de dejarlo, ambos fuman cigarrillos en casa. Para proteger mejor la vida y salud del niño, ¿cuál es la sugerencia más importante que puede hacer el médico a los progenitores?

(A) Dejar de fumar para reducir la exposición del niño a tabaquismo pasivo

(B) Instalar alarmas de humo en casa

(C) Hacer que el niño use casco cuando pasee en la bicicleta

(D) Aprender a realizar la reanimación cardiopulmonar

(E) Asegurarse de que el niño use cinturón de seguridad en el auto

Preguntas 19 y 20

Una agente de bolsa de 45 años de edad con tres hijos debe elegir un plan de seguro de gastos médicos en su trabajo.

19. ¿En cuál de los siguientes planes tendría la **mayor** posibilidad de poder elegir a su médico?

(A) Organización de mantenimiento de la salud (HMO)

(B) Organización de proveedor preferido (PPO)

(C) Plan de punto de servicios (POS)

(D) Plan de pago por servicio

20. ¿En cuál de los siguientes planes tendría la **menor** posibilidad de poder elegir a su médico?

(A) Organización de mantenimiento de la salud

(B) Organización de proveedor preferido

(C) Plan de punto de servicios

(D) Plan de pago por servicio

21. Un cirujano exitoso es dueño de un hospital y de una clínica de diagnóstico de consulta externa. ¿Cuál de los siguientes cargos le aportará más dinero por año?

(A) Gastos de hospital

(B) Honorarios quirúrgicos

(C) Gastos por estudios diagnósticos a pacientes externos

(D) Costos por medicamentos

(E) Costos por rehabilitación

22. Una mujer adinerada desea donar dinero a una fundación para cuidados de la salud de personas con necesidades financieras. ¿Cuál de los siguientes grupos de pacientes es más probable que requiera el mayor apoyo para cubrir sus cuidados de la salud?

(A) Pacientes con cardiopatías

(B) Pacientes con cáncer de mama

(C) Pacientes con bajos ingresos, pero no indigentes

(D) Pacientes muy jóvenes

(E) Pacientes adultos mayores

23. En Estados Unidos, las estancias hospitalarias son más cortas que en el pasado. Esto se debe principalmente a que:

(A) Los paciente son más jóvenes

(B) Los paciente son más sanos

(C) Los hospitales tratan de ahorrar dinero

(D) Los paciente tienen menos "días por enfermedad" en sus trabajos

(E) Los médicos disponen de menos tiempo para pasar con los pacientes

Respuestas y explicaciones

C. Aunque los cuidados dentales de sus hijos menores se consideran un "beneficio esencial para la salud" y están cubiertos por la ACA, esta ley probablemente no cubriría el tratamiento dental de este hombre de 38 años. Si fuera elegible para Medicaid, sus cuidados dentales también estarían cubiertos. La atención a enfermedades preexistentes como su diabetes, cuidados preventivos como pruebas y asesoramiento para obesidad, y el tratamiento de la atención mental de su esposa también se consideran "beneficios esenciales para la salud" y, por lo tanto, están cubiertos por la ACA.

1. **E.** Los médicos tienen la obligación de brindar opciones a los pacientes y de abogar por ellos. Contactar una fuente externa, como un grupo de apoyo a pacientes o incluso la compañía farmacéutica que vende el medicamento, es una intervención apropiada cuando un paciente no puede pagar sus medicinas.

2. **B.** La mayoría de los pacientes de Estados Unidos reciben atención en hospitales no gubernamentales sin fines de lucro, en comparación con los hospitales privados, federales, estatales o locales.

3. **A.** La recomendación más importante que el médico puede hacer en ese momento para prevenir fracturas en esta mujer con osteoporosis es asegurar la casa a prueba de caídas (p. ej., retirar las alfombras o tapetes o instalar barandales para la ducha) (*véase* cap. 3). Los suplementos de calcio, medicamentos como alendronato sódico, la práctica de ejercicio y el aumento del consumo de lácteos en la dieta son todos importantes para la profilaxis de la osteoporosis; ninguno ayudará a prevenir fracturas a corto plazo. Puesto que esta paciente vive bien sola, no hay motivos para trasladarla a una residencia de vivienda asistida.

4. **A.** Medicare paga los servicios de salud de personas de 65 años y más, así como de otros que son elegibles para recibir los beneficios de la seguridad social. Estos beneficios continúan durante toda la vida del individuo. Puesto que estadísticamente tendrá una vida más corta que un hombre caucásico o latino, una mujer afroamericana o una mujer caucásica, el hombre afroamericano es quien pudiera usar menos los servicios de Medicare a lo largo de su vida (*véase* tabla 3-1).

5. **D. / 6. A.** Una mujer de un grupo socioeconómico alto probablemente será la persona más sana que vea el residente. Es probable que mujeres y personas de grupos socioeconómicos altos busquen tratamiento antes y, por lo tanto, estarán menos enfermos cuando acudan por primera vez al médico, en comparación con los hombres y las personas de grupos de bajo nivel socioeconómico. Un hombre de un grupo socioeconómico bajo probablemente sea el más enfermo cuando el residente lo vea. Los pacientes de bajos ingresos y hombres probablemente retrasen la búsqueda de tratamiento; con frecuencia, este retraso da como resultado una enfermedad más grave.

7. **C.** El porcentaje del producto interior bruto que se gasta en atención a la salud es cercano al 18%, un porcentaje mucho mayor que el de cualquier otro país desarrollado.

8. **D.** El mayor porcentaje de gastos personales en salud es pagado por seguros privados. En orden descendente, otras fuentes de pago a gastos de salud son Medicare, Medicaid y fondos personales. Los gobiernos municipales pagan un porcentaje relativamente pequeño de esos gastos (*véase* tabla 24-3).

9. **D.** En Estados Unidos, la mayoría de los gastos en cuidados de la salud se destinan a gastos de hospital. En orden descendente, otras fuentes de gastos en cuidados de la salud son honorarios médicos, medicamentos, cuidados de enfermería en el hogar y servicios dentales (*véase* la pregunta 8).

10. **C.** La causa más frecuente de muerte en los lactantes de hasta un año de edad son las anomalías congénitas. La gestación corta y complicaciones maternas del embarazo son la segunda y tercera causa de muerte en este grupo de edad. El síndrome de muerte súbita del lactante ocupa el cuarto lugar en causa de muerte en lactantes.

11. A. / 12. E. Medicare Parte A cubrirá los gastos de estancia hospitalaria. La Parte B cubre los servicios de ambulancia, honorarios médicos, equipo médico (la caminadora) y el tratamiento. La propia paciente es la responsable de los gastos de residencia a largo plazo, puesto que ni la Parte A ni la Parte B de Medicare ni Blue Cross/Blue Shield cubrirán dichos costos. Después de gastar sus USD$100 000 (probablemente en los primeros 1.5 años, a USD$75 000 por año), será indigente y, por lo tanto, elegible para Medicaid. Medicaid paga los gastos de vivienda en residencias de adultos mayores y todos los demás gastos para la salud de personas indigentes.

13. B. Sin importar la edad, el sexo y el grupo étnico, la principal causa de muerte en Estados Unidos es la cardiopatía, seguido por el cáncer y lesiones no intencionadas. Las neumopatías crónicas se ubican en el cuarto lugar como causa de muerte general en la población.

14. D. En las mujeres, al igual que en los hombres, la causa principal de muerte por cáncer en Estados Unidos es el cáncer de pulmón. En las mujeres, esto se sigue del cáncer de mama y colorrectal. El número de mujeres con cáncer de pulmón está aumentando a la vez que aumentan los antecedentes de tabaquismo en las mujeres.

15. C. Este programa educativo para adultos con enfermedades mentales es un ejemplo de prevención terciaria. La prevención terciaria está dirigida a reducir la prevalencia de problemas causados por un trastorno ya existente, en este caso, la enfermedad mental. La prevención primaria tiene como objetivo reducir la aparición o la incidencia de un trastorno mediante la disminución de sus factores de riesgo asociados (p. ej., vacunación contra sarampión). La prevención secundaria se dirige a disminuir la prevalencia de un trastorno existente mediante la disminución de su gravedad (p. ej., identificar y tratar lo antes posible el cáncer de mama mediante una mamografía). La atención administrada es un sistema de salud en el cual todos los aspectos de los cuidados de la salud son coordinados por proveedores, para así disminuir los costos.

16. A. Una mastectomía doble en una paciente con mamografía negativa, pero con alto riesgo de cáncer de mama, se describe mejor como prevención primaria (*véase también* la pregunta 15).

17. C. Si bien la intoxicación accidental y los incendios en casa son causas importantes de muerte en niños de 1-4 años de edad, el ahogamiento en la bañera o la piscina es la causa más probable de muerte accidental en este grupo de edad. Las enfermedades infecciosas por falta de vacunación rara vez causan la muerte en niños estadounidenses (*véase también* la pregunta 18).

18. E. Si bien los incendios en casa, los accidentes en bicicleta y el ahogamiento causan muerte accidental en niños de 5-14 años de edad, los accidentes de auto, en especial cuando no se utilizan los cinturones de seguridad, son la principal causa de muerte en este grupo de edad. Aunque se ha asociado con más síntomas de las vías respiratorias superiores, no se ha constatado que el tabaquismo pasivo afecte significativamente la supervivencia de los niños.

19. D. / 20. A. Los pacientes tienen mayores posibilidades de elegir un médico en el plan tradicional de costo por servicio. En este tipo de plan, no hay restricciones en la elección del médico o las referencias. Los planes de cuidados administrados (p. ej., organizaciones de mantenimiento de la salud [HMO], organizaciones de proveedor preferido [PPO] y planes de punto de servicios [POS]) tienen restricciones sobre la elección del médico. Los pacientes tienen menor capacidad de elegir un médico en una HMO. Las HMO son los planes de cuidados administrados de la salud más restrictivos para los pacientes en cuanto a la posibilidad de elegir médico. En lugar de elegir al médico de la red como en la PPO o la POS, en una HMO al paciente se le asigna un médico.

21. A. Los costos hospitalarios representan el mayor ingreso anual para el cirujano, pues los gastos principales en atención a la salud son los de hospital. Los honorarios médicos son los segundos, y los gastos en medicamentos son los terceros (*véase* tabla 24-3). Los gastos en estudios diagnósticos de pacientes externos y rehabilitación son menores.

22. C. Los pacientes con mayor necesidad de ayuda financiera para cubrir sus gastos de salud son los de bajos ingresos, pero no indigentes. Los pacientes con enfermedades cardíacas, cáncer de mama y los muy jóvenes tienen más probabilidades que las personas de bajos ingresos de tener un seguro médico que pague sus gastos. De forma típica, las personas de 65 años y más tienen cobertura de gastos de salud brindada por Medicare, y los pacientes indigentes reciben cobertura por parte de Medicaid.

23. **C.** En Estados Unidos, las estancias en el hospital son más breves que en el pasado. Esto se debe principalmente a que los hospitales ahorran dinero cuando los pacientes son dados de alta antes. En la actualidad, los pacientes son de mayor edad y están más enfermos que en el pasado. El número de días por enfermedad y tiempo que tienen los médicos para pasar con los pacientes tienen menor impacto sobre la estancia hospitalaria que los incentivos financieros que reciben los hospitales para dar de alta a los pacientes lo antes posible.

Capítulo 25 Epidemiología médica

Pregunta típica de examen

En la temporada de gripe de 2017-2018 en Estados Unidos, la vacuna frente al virus de la influenza fue menos eficaz que en años previos o posteriores. De las personas que recibieron la vacuna en esa temporada, alrededor del 1.1% contrajo la gripe. De las personas que no recibieron la vacuna, alrededor del 2.4% contrajo la enfermedad. ¿Aproximadamente cuántas personas tuvieron que ser vacunadas durante la temporada de gripe de 2017-2018 para prevenir un caso de la enfermedad?

- **(A)** 7
- **(B)** 13
- **(C)** 77
- **(D)** 130
- **(E)** 777

(*Véase* "Respuestas y explicaciones" al final del capítulo.)

I. EPIDEMIOLOGÍA MÉDICA: INCIDENCIA Y PREVALENCIA

La *epidemiología médica* es el estudio de factores que afectan la ocurrencia y la distribución de enfermedades en poblaciones humanas.

A. **Incidencia.** La **tasa de incidencia** es la fracción o proporción del número de personas de la población que **desarrollan una enfermedad** en un período determinado (por lo general, 1 año) dividido por el número total de personas en riesgo de desarrollar la enfermedad durante ese mismo período (p. ej., el número de usuarios de drogas intravenosas recientemente diagnosticados con virus de la inmunodeficiencia humana [VIH] en 2019 dividido entre el número de usuarios de drogas intravenosas en la población durante 2019).

B. **Prevalencia.** La **tasa de prevalencia** es la fracción o proporción del número de personas de la población que **tienen una enfermedad** (p. ej., sida) dividido por el número total de personas en riesgo de desarrollar la enfermedad.
  1. La **prevalencia puntual** es la fracción o proporción del número de personas que tienen una enfermedad en un **solo momento del tiempo** (p. ej., el número de personas que tienen sida el 31 de agosto de 2019, dividido entre la población total que podría tener sida en esa fecha).
  2. La **prevalencia de período** es la fracción o proporción del número de personas que tienen una enfermedad durante un **período específico** (p. ej., el número de personas que tienen sida en 2019 dividido entre la población total que podría tener sida durante la mitad del año 2019).

C. **Relación entre incidencia y prevalencia**
  1. La tasa de prevalencia es igual a la tasa de incidencia multiplicada por la **duración media** del proceso de enfermedad (si la incidencia y la duración son estables).

2. La tasa de prevalencia es mayor a la tasa de incidencia si la enfermedad es de larga duración. Por ejemplo, dado que la diabetes dura toda la vida, su prevalencia es mucho mayor que su incidencia. Por el contrario, la prevalencia de la gripe, una enfermedad aguda, es más o menos igual a la incidencia.

3. Las intervenciones de salud que previenen la enfermedad (p. ej., **intervención primaria**; *véase* cap. 24) reducen la tasa de incidencia de una enfermedad, y al final su tasa de prevalencia disminuye también.

4. Las personas con una enfermedad específica pueden **abandonar** la población de casos prevalentes ya sea **si se recuperan o mueren**.

II. DISEÑO DE ESTUDIOS DE INVESTIGACIÓN

Los estudios de investigación identifican las relaciones entre factores o variables. Los tipos de estudios de investigación incluyen estudios de cohorte, de casos y controles, y transversales.

A. Estudios de cohorte

1. Los estudios de cohorte comienzan con la identificación de una población específica, es decir, una cohorte, que al inicio del estudio se encuentra **libre de la enfermedad** que se está investigando.

2. Después de la evaluación de la exposición a un **factor de riesgo** (una variable relacionada con la causa de una enfermedad [p. ej., fumar]), se comparan las tasas de incidencia de la enfermedad entre los miembros expuestos y no expuestos de una cohorte. Un ejemplo de estudio de cohorte sería un estudio de seguimiento a adultos sanos desde el inicio de la vida adulta hasta la mediana edad con el objetivo de comparar la salud de aquellos que fuman frente a aquellos que no fuman.

3. Los estudios de cohorte pueden ser **prospectivos** (tienen lugar en tiempo presente) o **retrospectivos** (algunas actividades tuvieron lugar en el pasado).

4. **Un estudio sobre los efectos del tratamiento** es un tipo especial de estudio de cohorte en el que se administra un tratamiento determinado a varios miembros de una cohorte con una enfermedad específica, mientras que a otros miembros de la cohorte se les administra otro tratamiento o bien un placebo. Después, se comparan los resultados de ambos tratamientos. Un ejemplo de un estudio sobre los efectos del tratamiento sería un estudio en el que se compararan las diferencias en las tasas de supervivencia entre hombres con cáncer de próstata que reciben un nuevo medicamento y hombres con cáncer de próstata que reciben el tratamiento estándar.

B. Estudios de casos y controles

1. Los estudios de casos y controles comienzan con la identificación de sujetos con un padecimiento específico (casos) y de sujetos que no lo padecen (controles).

2. A continuación, se obtiene información sobre **la exposición previa de los casos y controles a factores de riesgo**. Un ejemplo de estudio de casos y controles sería una investigación en la que se compararan los antecedentes de tabaquismo de mujeres con y sin cáncer de mama.

3. Dado que los casos se identifican al inicio del estudio, los estudios de casos y controles son particularmente útiles cuando una enfermedad es **rara** en la población.

C. Estudios transversales

1. Los estudios transversales comienzan cuando se recopila información de un grupo de personas que proporcionan una **imagen en el tiempo** de la actividad de la enfermedad.

2. Estos estudios pueden proporcionar información sobre la relación entre factores de riesgo y el estado de salud de un grupo de personas en un momento específico del tiempo (p. ej., una encuesta telefónica aleatoria realizada para determinar si los hombres fumadores tienen mayor probabilidad de padecer infección de las vías respiratorias superiores en comparación con los hombres no fumadores). También pueden utilizarse para calcular la prevalencia de una enfermedad en una población.

III. CUANTIFICACIÓN DEL RIESGO

A. Factores de riesgo. Son variables que están relacionadas con la causa de una enfermedad.

1. **Medidas**. El riesgo absoluto, el riesgo relativo, el riesgo atribuible y la razón de posibilidades (de momios) son medidas utilizadas para cuantificar el riesgo en los estudios poblacionales.

a. Para los estudios de **cohorte** se calculan el **riesgo absoluto, el relativo y el atribuible**.

b. Para los estudios de **casos y controles** se calcula la **razón de posibilidades**.

2. El **riesgo absoluto** es igual a la tasa de incidencia.

3. La **reducción en el riesgo absoluto** (RRA) es la diferencia en los riesgos absolutos. Por ejemplo, si la tasa de incidencia de cáncer de pulmón en las personas en Newark y en Trenton (Nueva Jersey) en 2019 es 20/1000 y 15/1000, respectivamente, el riesgo absoluto es 20/1000 o del 2.0% en Newark y 15/1000 o del 1.5% en Trenton, y la RRA es el 2.0% menos el 1.5%, o 0.5%.

4. **Riesgo relativo.** El riesgo relativo compara la tasa de incidencia de un padecimiento entre individuos expuestos a un factor de riesgo (p. ej., fumar cigarrillos) con la tasa de incidencia de un padecimiento en individuos no expuestos.

a. Por ejemplo, la tasa de incidencia de cáncer de pulmón en fumadores en una ciudad en Nueva Jersey es 20/1000, mientras que la tasa de incidencia en los no fumadores en esta ciudad es 2/1000. Por lo tanto, el **aumento** del riesgo de cáncer de pulmón (el riesgo relativo) para fumadores frente a no fumadores en esta población de Nueva Jersey es 20/1000 dividido entre 2/1000, o 10.

b. Un riesgo relativo de 10 significa que, en esta ciudad, si una persona fuma cigarrillos, su riesgo de desarrollar cáncer de pulmón es 10 veces mayor que el de un no fumador.

5. **Riesgo atribuible**

a. El riesgo atribuible es útil para determinar lo que sucedería en una población de estudio si se eliminara el factor de riesgo (p. ej., determinar qué tan frecuente sería el cáncer de pulmón en un estudio si las personas no fumaran).

b. Para calcular el riesgo atribuible, la tasa de incidencia de la enfermedad en individuos no expuestos se resta a la tasa de incidencia de la enfermedad en aquellos que han estado expuestos al factor de riesgo.

c. Para el ejemplo anterior, el riesgo de cáncer de pulmón atribuible al tabaquismo (el riesgo atribuible) en la población de esta ciudad de Nueva Jersey es 20/1000 menos 2/1000, o 18/1000.

6. **Razón de posibilidades.** Dado que en un estudio de casos y controles los datos sobre incidencia no están disponibles, en estos estudios puede utilizarse la razón de posibilidades como un estimado del riesgo relativo (ejemplo 25-1).

7. Si el **riesgo relativo o la razón de posibilidades = 1**, no hay asociación entre el factor de riesgo y la enfermedad (*véase* cap. 26).

B. **Número necesario a tratar y número necesario para dañar**

1. Número necesario a tratar (**NNT**)

a. El NNT es el número de personas que necesitan recibir el tratamiento para que una persona se beneficie del mismo.

b. El NNT es 1 dividido entre la RRA.

c. El NNT permite comparar la eficacia de diferentes tratamientos o de un tratamiento frente a no tratamiento o placebo (ejemplo 25-2).

2. Número necesario para dañar (**NND**)

a. El NND es el número de personas que necesitan ser expuestas a un factor de riesgo para que una persona, que de otra forma no resultaría dañada, resulte dañada.

b. El NND es 1 dividido entre el riesgo atribuible.

Ejemplo 25-1. Cálculo de la razón de posibilidades (de momios)

De 200 pacientes en el hospital, 50 tienen cáncer de pulmón. De estos 50 pacientes, 45 fueron o son fumadores. De los 150 pacientes hospitalizados restantes que no tienen cáncer de pulmón, 60 fueron o son fumadores. Utilizar esta información para calcular la razón de posibilidades para el tabaquismo y el cáncer de pulmón en esta población de pacientes hospitalizados.

	Fumadores	No fumadores
Personas con cáncer de pulmón	A = 45	B = 5
Personas sin cáncer de pulmón	C = 60	D = 90

$$\frac{(AD) = (45)(90)}{(BC) = (5)(60)} = 13.5 = \textbf{razón de posibilidades}$$

Una razón de posibilidades de 13.5 significa que, en esta población, una persona con cáncer de pulmón tuvo 13.5 veces más probabilidades de haber fumado que una persona sin cáncer de pulmón.

Ejemplo 25-2. Número necesario a tratar

Se lleva a cabo un estudio de investigación para determinar si un nuevo medicamento (medicamento S) que previene el ictus en hombres de 55-65 años de edad con hipertensión.

Un número total de 4 000 hombres hipertensos en este grupo de edad son asignados de forma aleatoria a un grupo que toma el medicamento S ($n = 2\,000$) o un placebo ($n = 2\,000$).

Durante 10 años, hubo 400 ictus en el grupo placebo y 200 en el grupo del medicamento S.

Con base en estos datos, ¿cuántos hombres deben ser tratados con el medicamento S para prevenir un caso de ictus?

El riesgo absoluto de ictus en el grupo placebo es $400/2\,000 = 20\%$.

El riesgo absoluto de ictus en el grupo del medicamento S es $200/2\,000 = 10\%$.

La reducción en el riesgo absoluto es, por lo tanto, $20\% - 10\% = 10\%$.

Dado que el 10% de los hombres hipertensos se salvaron de tener un ictus gracias al medicamento, el NNT es $1/0.1 = 10.0$.

Por lo tanto, para prevenir un caso de ictus, 10 hombres tendrían que ser tratados con el medicamento S.

IV. SESGO, FIABILIDAD Y VALIDEZ

Para ser útiles, los instrumentos de prueba deben estar libres de sesgo, ser confiables y válidos.

A. Sesgo

1. Una prueba o estudio de investigación sesgado es aquel estudio que se construye de modo que **un resultado sea más probable** de ocurrir que otro.
2. En la tabla 25-1 se muestran formas en las que un estudio de investigación o un estudio clínico de tratamiento pueden estar sesgados.

T a b l a 25-1 Tipos de sesgo

Ejemplo: se llevaron a cabo seis estudios de investigación sobre la eficacia de un nuevo medicamento (ficticio), *Flashless*, frente a placebo, para el alivio de los síntomas de la menopausia. Para cada estudio participaron 100 mujeres de 50-70 años de edad, y a cada una de ellas se le pagó USD$1000. Aunque los resultados finales constataron que *Flashless* podría ser un medicamento útil, pues redujo significativamente los síntomas de la menopausia, en ninguno de los seis estudios se pudo demostrar su utilidad, dado que todos ellos se desarrollaron con sesgos de distinta naturaleza (*véase* la siguiente tabla).

Estudio	Tipo de sesgo	Explicación	Motivo del fracaso del estudio
1	Selección	En lugar de asignar de forma aleatoria, a los sujetos o al investigador se les permite elegir si un individuo será incluido en el grupo del medicamento o en el grupo placebo	Los participantes con síntomas más graves de entrada eligieron o fueron elegidos para tomar *Flashless* en lugar de tomar placebo; por lo tanto, también tuvieron síntomas más graves al final del estudio
2	Muestreo	Los sujetos que se ofrecieron a participar en el estudio no son representativos de la población que está siendo estudiada, debido a que su participación está condicionada por factores no relacionados con el sujeto o el estudio (p. ej., dinero)	Solo participaron en el estudio porque necesitaban el dinero y, por ello, no son representativos de la población típica de mujeres que utilizan medicamentos como *Flashless*
3	Memoria	El conocimiento de la presencia de una enfermedad altera la forma en la que el sujeto recuerda su historia	Parecían tener síntomas menopáusicos más graves, ya que se les preguntó por sus síntomas para entrar en el estudio
4	Anticipación	La detección temprana de una enfermedad se confunde con un aumento de la supervivencia o con la duración del tiempo que los síntomas han estado presentes	Parecían haber tenido síntomas menopáusicos durante un período más prolongado porque fueron identificadas de forma temprana para estar en el estudio
5	Vigilancia	Las personas que saben que están siendo vigiladas para detectar el desarrollo de una enfermedad tienen mayor probabilidad de buscar que se les evalúe y, por lo tanto, de ser identificadas con la enfermedad	Iban al médico con mayor frecuencia porque estaban en el estudio, lo que aumentó las probabilidades de ser diagnosticadas con síntomas de menopausia
6	Observación tardía	Las personas que están más enfermas no son incluidas en la muestra	Quienes tenían síntomas menopáusicos más graves eligieron no participar en el estudio, de modo que quienes sí participaron tenían pocos síntomas

B. **Reducción del sesgo en los estudios clínicos de tratamiento.** Para reducir el sesgo, se utilizan los estudios ciegos, los estudios controlados con placebo, los estudios cruzados y los estudios aleatorizados (de asignación al azar).

1. **Estudios ciegos.** Las expectativas de los sujetos o los clínicos-evaluadores pueden influir la eficacia de un tratamiento. Los estudios ciegos intentan reducir esta influencia.

   a. En un **estudio ciego**, los sujetos desconocen qué tratamiento están recibiendo.

   b. En un **estudio doble ciego**, ni los sujetos ni los clínicos-evaluadores conocen qué tratamiento están recibiendo los sujetos.

2. **Respuestas al placebo**

   a. En un estudio ciego, un sujeto puede recibir un placebo (una sustancia inactiva) en lugar del medicamento activo.

   b. Las personas que reciben el **placebo** representan el **grupo control**; aquellos que reciben el **medicamento activo** son el **grupo experimental**.

   c. Cierto número de sujetos en los estudios de investigación responden al tratamiento solo con placebos ("efecto placebo"; *véase* cap. 4).

3. **Estudios cruzados**

   a. En un estudio cruzado, los sujetos son asignados de forma aleatoria a uno de dos grupos. Los sujetos del grupo 1 reciben primero el medicamento y los sujetos del grupo 2 reciben primero el placebo.

   b. Más adelante, los grupos se invierten: los del grupo 1 reciben el placebo y los del grupo 2 reciben el medicamento.

   c. Dado que los sujetos reciben tanto el medicamento como el placebo, **cada sujeto actúa como su propio control**. Contar con estos datos adicionales permite duplicar el tamaño de la muestra de pacientes en un solo estudio de investigación.

4. **Aleatorización (asignación al azar).** Con el fin de asegurar que la proporción de personas enfermas y sanas es la misma en los grupos control (placebo) y de tratamiento, los sujetos son asignados de forma aleatoria a los grupos. El número de sujetos de cada grupo no tiene que ser igual.

C. **Fiabilidad y validez**

1. La fiabilidad se refiere a la reproducibilidad de los resultados.

   a. La **fiabilidad interevaluador** es una medición de si los resultados de una prueba son similares cuando la siguiente prueba es aplicada por un evaluador diferente. El **valor kappa** describe el grado de fiabilidad interevaluador. Un valor kappa de **1.0 indica concordancia perfecta** entre los observadores; por ejemplo, cuando 10 patólogos analizan la misma laminilla, todos la identifican como maligna y no benigna. Los valores kappa por debajo de 0.4 indican escasa fiabilidad interevaluador.

   b. La **fiabilidad entre una prueba y su repetición** es una medición de si los resultados de la prueba son similares cuando la persona es evaluada una segunda o tercera vez.

2. La **validez** es una medición de hasta qué punto una prueba es apropiada, es decir, si la prueba está realmente evaluando lo que está diseñada para evaluar (p. ej., en el caso de una hipotética nueva prueba para el coeficiente intelectual [CI], ¿está realmente evaluando el CI o mide el nivel de educación?) (*véase* cap. 8). La sensibilidad y la especificidad son componentes de la validez.

D. **Sensibilidad y especificidad (ejemplo 25-3)**

1. La **sensibilidad** mide qué tan acertada es una prueba para identificar a personas realmente enfermas.

   a. Los **verdaderos positivos** (VP) son personas enfermas que la prueba ha identificado correctamente como enfermas.

   b. Los **falsos negativos** (FN) son personas enfermas que, de forma incorrecta, han sido identificadas por la prueba como personas sanas, pero que están enfermas.

   c. La **sensibilidad** se calcula solo con personas que están realmente enfermas (VP y FN), dividiendo VP entre la suma de VP y FN.

      (1) Las pruebas con alta sensibilidad identifican la mayoría o todos los casos posibles.

      (2) Son más útiles cuando la identificación de una persona enferma como sana puede tener consecuencias graves (p. ej., cáncer que puede metastatizar si no se identifica lo antes posible).

2. La **especificidad** mide qué tan acertada es una prueba para identificar a las personas que están realmente sanas.

   a. Los **verdaderos negativos** (VN) son personas sanas a quienes la prueba identificó correctamente como sanas.

   b. Los **falsos positivos** (FP) son personas sanas a quienes la prueba ha identificado incorrectamente como personas enfermas.

c. La **especificidad** se calcula dividiendo VN entre la suma de VN y FP.

   (1) Las pruebas con una alta especificidad identifican a la mayoría o a todas las personas sanas.

   (2) Son más útiles cuando la identificación de una persona sana como enferma puede conducir a un tratamiento peligroso, doloroso o innecesario (p. ej., a un hombre sano al que una prueba identifica como positivo para cáncer de próstata se le realiza una biopsia de próstata que requiere anestesia general).

E. Valor predictivo (*véase* ejemplo 25-3)

1. El **valor predictivo** de una prueba mide el porcentaje de resultados de la prueba que coinciden con el diagnóstico real. Los valores predictivos (pero no la sensibilidad o la especificidad) varían de acuerdo con la prevalencia del padecimiento en la población.

   a. El **valor predictivo positivo** (**VPP**) es la probabilidad de que alguien con una prueba positiva tenga realmente la enfermedad. Se calcula dividiendo VP entre la suma de VP y FP.

   b. El **valor predictivo negativo** (**VPN**) es la probabilidad de que una persona con una prueba negativa realmente esté sana. El VPN se calcula dividiendo VN entre la suma de VN y FN.

2. **Cuanto mayor es la prevalencia** de un padecimiento en la población, **más alto será el VPP y más bajo será el VPN** de una prueba utilizada para detectarla. Si la prevalencia de una enfermedad en la población es baja, incluso las pruebas con especificidad muy alta pueden tener un bajo VPP dado que es probable que haya un alto número de FP en relación con VP.

Ejemplo 25-3. Sensibilidad, especificidad, valor predictivo y prevalencia

Se aplica una nueva prueba en sangre para detectar la presencia de VIH a 1000 pacientes. Aunque 200 de los pacientes estaban realmente infectados con el virus, la prueba fue positiva en solo 160 pacientes (VP); los otros 40 pacientes infectados tuvieron pruebas negativas (FN) y, por lo tanto, no fueron identificados por esta nueva prueba. De los 800 pacientes que no estaban infectados, la prueba fue negativa en 720 pacientes (VN) y positiva en 80 pacientes (FP).

Utilizar esta información para calcular la sensibilidad, la especificidad, el valor predictivo positivo (VPP) y el valor predictivo negativo (VPN) de esta nueva prueba en sangre, así como la prevalencia de VIH en esta población.

	Pacientes infectados con VIH	Pacientes no infectados con VIH	Total de pacientes
Prueba positiva para VIH	160 (VP)	80 (FP)	240 (aquellos con una prueba +)
Prueba negativa para VIH	40 (FN)	720 (VN)	760 (aquellos con una prueba −)
Total de pacientes	200	800	1000

$$\text{Sensibilidad} = \frac{160\,(\text{VP})}{160\,(\text{VP}) + 40\,(\text{FN})} = \frac{160}{200} = 80.0\%$$

$$\text{Especificidad} = \frac{720\,(\text{VN})}{720\,(\text{VN}) + 80\,(\text{FP})} = \frac{720}{800} = 90.0\%$$

$$\text{VPP} = \frac{160\,(\text{VP})}{160\,(\text{VP}) + 80\,(\text{FP})} = \frac{160}{240} = 66.7\%$$

$$\text{VPN} = \frac{720\,(\text{VN})}{720\,(\text{VN}) + 40\,(\text{FP})} = \frac{720}{760} = 94.7\%$$

$$\text{Prevalencia} = \frac{200\,(\text{total de infectados})}{1000\,(\text{total de pacientes})} = \frac{160}{240} = 20.0\%$$

V. PROBABILIDAD CLÍNICA Y TASA DE ATAQUE

A. La *probabilidad clínica* es el número de veces que **un suceso realmente ocurre** dividido entre el número de veces que el **suceso puede ocurrir** (ejemplo 25-4).

B. **Tasa de ataque.** Es un tipo de tasa de incidencia utilizado para describir brotes de enfermedades. Se calcula dividiendo el número de personas que se enfermarán durante un período de estudio entre el número de personas en riesgo durante el período de estudio. **Por ejemplo**, si, tras un día de campo, 20 de 40 personas que comieron pollo frito y 10 de 50 personas que comieron pescado frito se enferman, la tasa de ataque es del 50% para el pollo y del 20% para el pescado.

Ejemplo 25-4. Probabilidad clínica

Después de 3 años de estudios clínicos sobre un nuevo medicamento para tratar la cefalea migrañosa, se determina que el 20% de los pacientes que toman el nuevo medicamento desarrollan hipertensión. Si dos pacientes (pacientes A y B) toman el medicamento, calcular las siguientes probabilidades.

1. **La probabilidad de que tanto el paciente A como el paciente B desarrollen hipertensión:**
   Esto se calcula multiplicando la probabilidad de que A desarrolle hipertensión por la probabilidad de que B desarrolle hipertensión (la regla de multiplicación para sucesos independientes).
   La probabilidad de que A desarrolle hipertensión = 0.20 = 20%.
   La probabilidad de que B desarrolle hipertensión = 0.20 = 20%.
   La probabilidad de que tanto A como B desarrollen hipertensión = $0.20 \times 0.20 = 0.04 = 4\%$.

2. **La probabilidad de que al menos uno de los dos pacientes (ya sea A o B o tanto A como B) desarrolle hipertensión:**
   Esto se calcula sumando la probabilidad de que A desarrolle hipertensión y la probabilidad de que B desarrolle hipertensión, y, posteriormente, dado que un paciente no puede ser A y B al mismo tiempo, restando la probabilidad de que tanto A como B desarrollen hipertensión (la regla de adición).
   $0.20 + 0.20 - 0.04 = 0.36 = 36\%$

3. **La probabilidad de que ni el paciente A ni el paciente B desarrollen hipertensión:**
   Esto se calcula multiplicando la probabilidad de que el paciente A sea normotenso por la probabilidad de que el paciente B sea normotenso: Probabilidad de que ambos sean normotensos = (1 − probabilidad de que A sea hipertenso) × (1 − probabilidad de que B sea hipertenso) = $0.80 \times 0.80 = 0.64 = 64\%$.

VI. REPRESENTACIONES GRÁFICAS DE LOS DATOS EPIDEMIOLÓGICOS

A. **Curva de doble joroba (fig. 25-1).** La curva de doble joroba describe posibles **puntos de corte para sensibilidad y especificidad** en términos gráficos. Típicamente, la primera joroba de la curva representa mediciones para personas no enfermas, y la segunda joroba representa mediciones para personas enfermas.

B. **Curvas de característica operativa del receptor (ROC, *receiver operating characteristic*)**
   1. Las curvas ROC son representaciones gráficas de la **relación entre la sensibilidad y la especificidad**.
   2. La tasa de verdaderos positivos (sensibilidad) se grafica en función de la tasa de falsos positivos (100 menos especificidad) para diferentes puntos de corte (fig. 25-2).
   3. Una prueba de detección con discriminación perfecta (100% de sensibilidad y 100% de especificidad) tiene una curva ROC que pasa a través de la esquina superior izquierda de la curva.

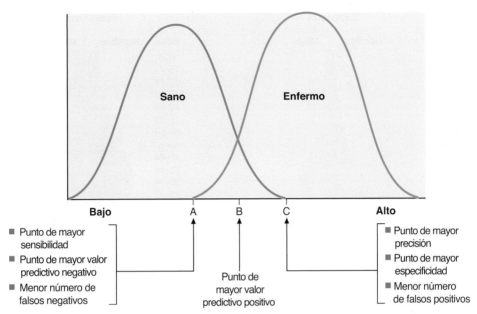

FIGURA 25-1. Gráfica de doble joroba. Representación gráfica de las puntuaciones de la prueba de detección (de abajo hacia arriba) de una población de personas sanas y personas enfermas. *A, B* y *C* representan posibles puntos de corte diagnósticos (de Fadem B. *Behavioral Science in Medicine.* 2nd ed. Philadelphia, PA: Lippincott Williams & Wilkins; 2012, fig. A-1).

C. Pirámides poblacionales (fig. 25-3). Las pirámides poblacionales son representaciones gráficas de poblaciones específicas en términos de sexo y edad.

1. Las pirámides poblacionales **expansivas** (*véase* fig. 25-3A) describen poblaciones que son jóvenes y están creciendo, y, por lo tanto, tienen la forma de una pirámide, amplia en la base (muchas personas jóvenes) y estrecha en la punta (pocas personas adultas mayores). A menudo representan poblaciones en países en desarrollo con altas tasas de natalidad y expectativas de vida inferiores a la media.

2. Las pirámides poblacionales **estacionarias** (*véase* fig. 25-3B) describen poblaciones con porcentajes casi iguales de personas entre los grupos de edad. A menudo representan poblaciones de países desarrollados con bajas tasas de natalidad y expectativas de vida superiores a la media.

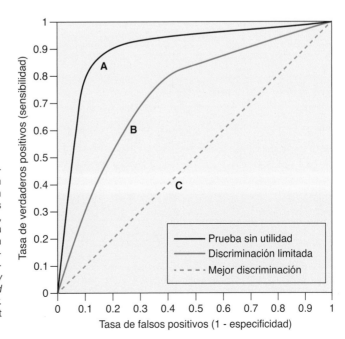

FIGURA 25-2. Curva ROC. Representación gráfica de la relación entre la sensibilidad y 1 − especificidad para una prueba de detección. Cuanto más se acerca la curva a la diagonal (*C*), menos capacidad de discriminación tiene; cuanto más se acerca la curva al eje y (*A*), mejor capacidad de discriminación tiene la prueba de detección (de Goroll AH, Muley AG. *Primary Care Medicine: Office Evaluation and Management of the Adult Patient.* 6th ed. Philadelphia, PA: Lippincott Williams & Wilkins; 2009).

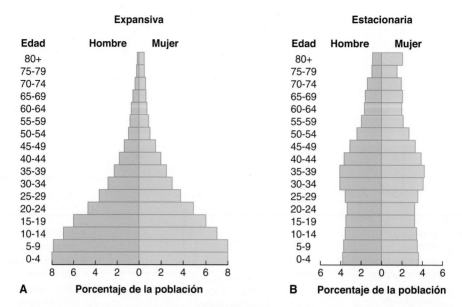

FIGURA 25-3. Pirámides poblacionales. Representaciones gráficas de poblaciones de hombres y mujeres estratificadas por porcentaje de la población en cada grupo de edad. Una pirámide poblacional expansiva (**A**) representa una población joven y en crecimiento, mientras que una pirámide poblacional estacionaria (**B**) representa una población estable (datos de Boucher L. What are the different types of population pyramids? *Population Education*. 2016. Disponible en: https://populationeducation.org/what-are-different-types-population-pyramids/).

Autoevaluación

Instrucciones: cada reactivo en esta sección va seguido de respuestas o complementos a las afirmaciones. Seleccione la **mejor** opción (**A, B, C, D o E**) para cada caso.

1. En un estudio clínico se compara un nuevo antihistamínico con un placebo. Cuando el estudio finaliza, los hallazgos, aunque prometedores, no logran alcanzar significación estadística. A los investigadores se les aconseja incrementar el tamaño de la muestra. ¿Cuál de las siguientes sería la mejor forma en la que los investigadores podrían aumentar el tamaño de la muestra sin requerir la participación de más sujetos?

(A) Aleatorizar el diseño
(B) Utilizar un diseño cruzado
(C) Utilizar un diseño doble ciego
(D) Administrar el nuevo antihistamínico a todos los controles
(E) El tamaño de la muestra no puede aumentarse sin reclutar la participación de más sujetos

2. Con base en los datos en la siguiente tabla, la probabilidad de sobrevivir durante 2 años después de un diagnóstico de cáncer de ovario es $360/500 = 72\%$, y la probabilidad de sobrevivir 4 años es $135/500 = 27\%$. ¿Cuál es la probabilidad de sobrevivir 4 años tras el diagnóstico original, suponiendo que la paciente está viva al final del segundo año?

Año	Número de mujeres al inicio del año	Número de mujeres que fallecieron durante el año	Porcentaje de mujeres que sobrevivieron cada año (%)
0-1	500	100	80
1-2	400	40	90
2-3	360	90	75
3-4	270	135	50

(A) $40/400 = 10\%$
(B) $135/500 = 27\%$
(C) $40/135 = 29.6\%$
(D) $135/360 = 37.5\%$
(E) $135/270 = 50\%$

3. Un tipo de cáncer ginecológico tiene la misma tasa de incidencia en mujeres caucásicas que en mujeres afroamericanas en Estados Unidos, pero la tasa de prevalencia para este tipo de cáncer es más baja en las mujeres afroamericanas que en las caucásicas. La explicación más probable para esta diferencia entre las tasas es que, comparadas con las mujeres caucásicas, las mujeres afroamericanas tienen mayor probabilidad de:

(A) Recuperarse de este tipo de cáncer
(B) Tener inmunidad natural a este tipo de cáncer
(C) Tener un mayor acceso al tratamiento para este tipo de cáncer
(D) Ser resistentes a este tipo de cáncer
(E) Morir por este tipo de cáncer

Preguntas 4 y 5

Un pueblo en el oeste de Estados Unidos tiene una población de 1200. En 2019, 200 residentes del pueblo son diagnosticados con una enfermedad. En 2020, se descubre que 100 residentes más tienen la misma enfermedad. La enfermedad es crónica y dura toda la vida, pero no es mortal.

4. La tasa de incidencia de esta enfermedad en 2020 en la población de este pueblo es:

(A) $100/1200$
(B) $200/1200$
(C) $300/1200$
(D) $100/1000$
(E) $300/1000$

5. La tasa de prevalencia de la enfermedad en 2020 en la población de este pueblo es:

(A) $100/1200$
(B) $200/1200$
(C) $300/1200$
(D) $100/1000$
(E) $300/1000$

6. Se diseña un estudio para determinar la relación entre el estrés emocional y la úlcera péptica. Para ello, los investigadores utilizan los expedientes médicos de pacientes diagnosticados con enfermedad por úlcera péptica y pacientes diagnosticados con otras enfermedades durante el período de julio de 2009 a julio de 2019. A partir de los expedientes se determina el estrés emocional al que cada paciente estuvo sometido, y se cuantifica con una puntuación de 1 (menor estrés) a 100 (más estrés). Este estudio se describe mejor como un:

(A) Estudio de cohorte
(B) Estudio transversal
(C) Estudio de casos y controles
(D) Estudio de cohorte retrospectivo
(E) Estudio clínico de tratamiento

7. Una prueba de coeficiente intelectual (CI) tiene una alta fiabilidad interevaluador en los estudios clínicos de tratamiento. Esto significa que:

(A) En la prueba se utilizan entrevistas estructuradas
(B) Se está utilizando una nueva estrategia de evaluación
(C) La prueba mide el CI real y no el nivel educativo
(D) Los resultados son muy similares cuando la prueba se aplica una segunda vez
(E) Los resultados son muy similares cuando la prueba es aplicada por un evaluador diferente

8. Hay 100 000 personas en Hobart, Tasmania. El 1 de enero de 2020, 50 de estas personas tienen la enfermedad Y. La división de 50 entre 100 000 en esa fecha da como resultado ¿cuál de las siguientes mediciones para la enfermedad Y?

(A) Prevalencia puntual
(B) Prevalencia periódica
(C) Tasa de incidencia
(D) Razón de posibilidades (de momios)
(E) Riesgo relativo

9. ¿En cuál de las siguientes enfermedades infecciosas es más probable que la prevalencia supere la incidencia?

(A) Sarampión
(B) Influenza
(C) Lepra
(D) Rubéola
(E) Rabia

Preguntas 10-13

Se realiza una nueva prueba de detección de tuberculosis a un paciente. Aunque está infectado, la prueba indica que el paciente está bien.

10. Este resultado se conoce como:

(A) Falso positivo
(B) Falso negativo
(C) Verdadero positivo
(D) Verdadero negativo
(E) Predictivo

11. Para identificar a todos los pacientes que presentan tuberculosis, el punto de corte de esta prueba debe establecerse en el punto de mayor:

(A) Sensibilidad
(B) Especificidad
(C) Valor predictivo positivo
(D) Valor predictivo negativo
(E) Precisión

12. Si esta nueva prueba tiene una sensibilidad del 90% y una especificidad del 70% en un grupo de prisioneros rusos jóvenes en quienes la prevalencia de tuberculosis es del 50%, el valor predictivo positivo de esta prueba se estima en un:

(A) 12.5%
(B) 25%
(C) 30%
(D) 75%
(E) 90%

13. Si la prueba se administra solo a prisioneros adultos mayores en quienes la incidencia y la prevalencia de tuberculosis es mayor que en los prisioneros jóvenes, ¿de qué forma cambiarán el valor predictivo positivo y la sensibilidad de esta prueba de detección, respectivamente?

	Valor predictivo positivo	Sensibilidad
(A)	Aumenta	Aumenta
(B)	Disminuye	Disminuye
(C)	Aumenta	No cambia
(D)	No cambia	No cambia
(E)	Aumenta	Disminuye

14. Se hace un estudio de casos y controles para determinar si los pacientes adultos mayores con demencia tienen mayor probabilidad de lastimarse en casa, en comparación con adultos mayores sin demencia. Los resultados del estudio muestran una razón de posibilidades (de momios) de 3. Esta cifra significa que, si un paciente adulto mayor se lesiona en casa, el paciente:

(A) Debe ser ingresado en una institución de cuidados extendidos

(B) Tuvo un 33% más de probabilidades de tener demencia, en comparación con un paciente que no se lesionó en su casa

(C) No tuvo mayor probabilidad de tener demencia, en comparación con un paciente que no se lesionó en su casa

(D) Tuvo tres veces más probabilidades de tener demencia, en comparación con un paciente que no se lesionó en su casa

(E) Debe ser mantenido en casa

Preguntas 15-17

Se lleva a cabo un estudio para determinar si la exposición prenatal a marihuana se asocia con bajo peso al nacer en los lactantes. A las madres de 50 lactantes con peso menor de 2.2 kg (bajo peso al nacer) y de 50 lactantes que pesaron más de 3.6 kg (alto peso al nacer) se les realiza una encuesta acerca de su consumo de marihuana durante el embarazo. El estudio encuentra que 20 madres de lactantes con bajo peso al nacer y 2 madres de lactantes con alto peso al nacer consumieron marihuana durante el embarazo.

15. En este estudio, la razón de posibilidades asociada con fumar marihuana durante el embarazo es:

(A) 10
(B) 16
(C) 20
(D) 30
(E) 48

16. Una razón de posibilidades de X, calculada con base en la pregunta previa, significa que:

(A) La incidencia de bajo peso al nacer en lactantes cuya madre fumó marihuana es X

(B) Un lactante con bajo peso al nacer tiene X veces mayor probabilidad, respecto a un lactante de alto peso, de tener una madre que consumió marihuana en el embarazo

(C) Un niño tiene una probabilidad de 1/X de nacer con bajo peso si su madre consume marihuana

(D) El riesgo de bajo peso al nacer en lactantes cuyas madres consumen marihuana no difiere de aquellos cuyas madres no la consumen

(E) La prevalencia de bajo peso al nacer en los lactantes cuyas madres fuman marihuana es X

17. Este estudio se describe mejor como un:

(A) Estudio de cohorte
(B) Estudio transversal
(C) Estudio de casos y controles
(D) Estudio de cohorte retrospectivo
(E) Estudio clínico de tratamiento

Preguntas 18-21

Se aplica una nueva prueba en sangre para detectar cáncer de próstata midiendo el antígeno prostático específico (PSA, *prostate-specific antigen*) a 1000 pacientes en un hospital. Aunque 50 de los hombres ya padecían cáncer de próstata, la prueba sale positiva (PSA > 4 ng/mL) solo en 15; los otros 35 pacientes con cáncer de próstata arrojan pruebas negativas. De los 950 pacientes sin cáncer de próstata, la prueba es positiva en 200 hombres y negativa en 750.

18. La especificidad de esta prueba es aproximadamente del:

(A) 15%
(B) 30%
(C) 48%
(D) 79%
(E) 86%

19. El valor predictivo positivo de esta prueba es del:

(A) 7%
(B) 14%
(C) 21%
(D) 35%
(E) 93%

20. Si se reduce el punto de corte que indica que una prueba de PSA es positiva de 4 ng/mL a 3 ng/mL, este cambio:

(A) Aumenta el valor predictivo negativo
(B) Disminuye la sensibilidad
(C) Aumenta la tasa de falsos negativos
(D) Aumenta el valor predictivo positivo
(E) Aumenta la especificidad

21. Con este cambio en el punto de corte, la incidencia y la prevalencia del cáncer de próstata cambiarán de la siguiente forma:

	Incidencia	Prevalencia
(A)	Aumenta	Aumenta
(B)	Disminuye	Disminuye
(C)	Aumenta	No cambia
(D)	No cambia	No cambia
(E)	Aumenta	Disminuye

22. Se diseña un estudio para comparar un nuevo medicamento para la enfermedad de Crohn frente a un medicamento estándar. Para ello, a cada uno de 50 pacientes con enfermedad de Crohn se le permite decidir a cuál de dos grupos de tratamiento unirse. El principal motivo por el que los resultados de este estudio pueden no ser válidos es debido a:

(A) Sesgo de selección
(B) Sesgo de memoria
(C) Sesgo de muestreo
(D) Diferencias en los tamaños de ambos grupos
(E) El pequeño número de pacientes del estudio

23. Después de que un nuevo antidepresivo ha estado en el mercado durante 5 años, se determina que, de 2 000 personas que han tomado el medicamento, 400 sufren náuseas persistentes. Si un médico tiene dos pacientes que están tomando este antidepresivo, la probabilidad de que ambos experimenten náuseas persistentes es aproximadamente de un:

(A) 4%
(B) 8%
(C) 24%
(D) 40%
(E) 64%

24. Una prueba en sangre revela que una mujer de 35 años de edad con 18 semanas de gestación muestra un aumento de la alfafetoproteína (AFP) sérica. De las siguientes mediciones, ¿cuál tiene la mayor influencia para determinar el valor predictivo de esta prueba para defectos del tubo neural en el feto?

(A) La concentración absoluta de AFP en el suero materno
(B) Los antecedentes familiares de embarazos gemelares dicigóticos
(C) La prevalencia de defectos del tubo neural en la población en cuestión
(D) La especificidad de la prueba de sangre
(E) La sensibilidad de la prueba de sangre

25. En personas sin riesgo conocido para tuberculosis, una reacción positiva a la prueba cutánea de derivado proteínico purificado (DPP) de tuberculina requiere 15 mm o más de induración en el sitio de inoculación. Un grupo de médicos decide que van a modificar el criterio para una prueba positiva en un grupo de personas sin riesgo conocido para tuberculosis

a una induración de 10 mm o más en el sitio de inoculación. Con respecto a la prueba de DPP, este cambio en el punto de corte seguramente:

(A) Aumentará la sensibilidad
(B) Disminuirá la sensibilidad
(C) Disminuirá el valor predictivo negativo
(D) Aumentará el valor predictivo positivo
(E) Aumentará la especificidad

26. Se lleva a cabo un estudio de investigación para determinar si el ibandronato sódico intravenoso (i.v.) disminuye la tasa de incidencia de fractura de cadera en mujeres premenopáusicas. Hay 2 600 mujeres en el grupo de ibandronato sódico, de las cuales 130 sufren fractura de cadera. De las 2 600 mujeres en el grupo placebo, 260 sufren fractura de cadera. Con base en estos datos, ¿cuántas mujeres necesitan ser tratadas con ibandronato sódico para prevenir una fractura de cadera?

(A) 1
(B) 5
(C) 10
(D) 15
(E) 20

27. Una nueva prueba de laboratorio para detectar osteoporosis en mujeres mayores de 80 años de edad tiene una sensibilidad del 90% y una especificidad del 75%. Estudios en autopsia sugieren que la osteoporosis tiene una prevalencia del 30% en mujeres en este grupo de edad. Con base en esta información, la probabilidad de que una mujer con una prueba positiva tenga realmente osteoporosis es de un:

(A) 12.5%
(B) 30%
(C) 60%
(D) 70%
(E) 85%

28. Se lleva a cabo un estudio para determinar la eficacia de un nuevo antihistamínico. Para ello, 25 pacientes alérgicos son asignados a uno de dos grupos: el nuevo medicamento (13 pacientes) o un placebo (12 pacientes). Los pacientes son monitorizados durante un período de 6 meses. Este estudio se describe mejor como un:

(A) Estudio de cohorte
(B) Estudio transversal
(C) Estudio de casos y controles
(D) Estudio de cohorte retrospectivo
(E) Estudio clínico de tratamiento

29. Se lleva a cabo un estudio para determinar la utilidad de una nueva prueba de detección de meningitis bacteriana causada por infección por *Streptococcus pneumoniae*. La infección tiene una alta tasa de mortalidad si no se identifica lo antes posible. Sin embargo, la rápida administración de un antibiótico de amplio espectro, como una cefalosporina, disminuye significativamente la tasa de mortalidad con riesgo mínimo. Un total de 200 pacientes en el servicio de urgencias con síntomas de meningitis clásica, como fiebre y rigidez de cuello, son evaluados con la nueva prueba. Esta gráfica muestra la distribución de participantes infectados y no infectados de acuerdo con los resultados de la prueba. ¿Cuál de las letras representa el punto de corte óptimo para diagnóstico para los resultados de esta prueba?

(A) A
(B) B
(C) C
(D) D
(E) E

¿Cuál letra representa el punto de corte diagnóstico óptimo de los resultados de esta prueba?

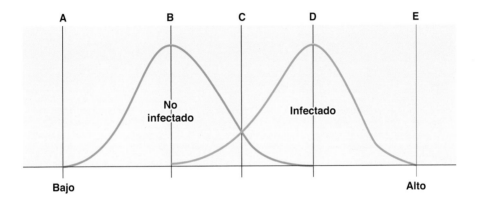

30. La siguiente pirámide poblacional describe las tendencias en cuanto a nacimientos y muertes en hombres y mujeres en China en 2012. Con base en estos datos, el año en el que se estableció la regla de que las familias podían tener un solo hijo ("política de un solo hijo") comenzó más probablemente en:

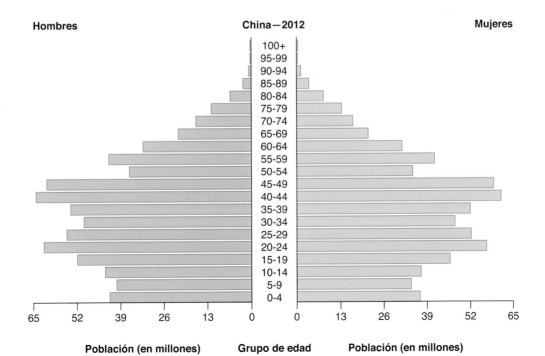

Datos de Lin H. *Why China Needs to Change the*   **(A)** 1940
'One-Child' Policy Now. The Economic Student   **(B)** 1950
Society of Australia. 2012. Disponible en: http://   **(C)** 1960
economicstudents.com/2012/08/why-china-   **(D)** 1980
needs-to-change-the-one-child-policy-now/   **(E)** 2010

Respuestas y explicaciones

1. **B.** Un diseño cruzado incrementaría el tamaño de la muestra en un estudio de investigación como este. Este tipo de diseño definitivamente duplicaría el tamaño de la muestra (los controles con placebo recibirían el nuevo antihistamínico, y el grupo con el nuevo antihistamínico recibiría también el placebo) sin necesidad de la participación de nuevos sujetos. Aleatorizar el diseño o utilizar un diseño de doble ciego no incrementaría el tamaño de la muestra. Administrar a todos los controles el nuevo antihistamínico aumentaría el tamaño de la muestra del grupo del nuevo antihistamínico, pero no afectaría el tamaño de la muestra del grupo placebo.

2. **D.** La tabla muestra que, de los 360 pacientes con cáncer de ovario que sobrevivieron al segundo año, 135 (270 – 135 = 135) sobrevivieron al 4.º año. Por lo tanto, la posibilidad de sobrevivir 4 años, considerando que la paciente esté viva al final del 2.º año, es 135/360 = 37.5%.

3. **E.** La tasa de prevalencia de una enfermedad se reduce cuando los pacientes se recuperan o cuando fallecen. Dado que, comparadas con las pacientes caucásicas, las afroamericanas tienen mayor probabilidad de tener ingresos más bajos y menos acceso a la atención médica (*véase* cap. 18), tienen menor probabilidad de recibir tratamiento temprano para padecimientos como el cáncer; por lo tanto, tienen mayor probabilidad de morir. La disminución de la prevalencia en las mujeres afroamericanas es, por lo tanto, más probable que se deba a muerte que a recuperación de este tipo de cáncer. La resistencia a una enfermedad o la inmunidad a una enfermedad afecta la tasa de incidencia, que es igual en ambos grupos de mujeres en este ejemplo.

4. **D. / 5. C.** La tasa de incidencia de la enfermedad en 2020 es 100/1000, el número diagnosticado con la enfermedad dividido entre el número de personas en riesgo de contraer la enfermedad. Dado que las 200 personas que contrajeron la enfermedad en 2019 ya no están en riesgo de contraerla en 2020, el denominador de la ecuación (número de personas en riesgo) es 1000 (en lugar de 1200). La tasa de prevalencia de esta enfermedad en 2020 es 300/1200. Esta cifra representa las personas que fueron diagnosticadas en 2020 y aún tienen la enfermedad (100) más el número de personas que fueron diagnosticadas en 2019 y aún tienen la enfermedad (200), divididas entre el total de la población en riesgo (1200).

6. **C.** Los estudios de casos y controles comienzan con la identificación de sujetos que tienen un padecimiento específico (los casos, p. ej., los pacientes con úlcera) y sujetos que no tienen la enfermedad (los controles, p. ej., aquellos diagnosticados con otras alteraciones). A continuación, se obtiene la información acerca de la exposición previa de los casos y controles a los factores de riesgo. En este estudio de casos y controles, los investigadores utilizaron casos (pacientes con úlcera) y controles (pacientes con otros padecimientos) y revisaron sus antecedentes clínicos (expedientes médicos) para determinar la ocurrencia y cuantificar el nivel de factor de riesgo (p. ej., estrés emocional) en cada grupo. Los estudios de cohorte comienzan con la identificación de poblaciones específicas (cohortes) que están libres de la enfermedad al inicio del estudio, y pueden ser prospectivos (tener lugar en el momento actual) o retrospectivos (algunas actividades han tenido lugar en el pasado). Los estudios clínicos sobre los efectos del tratamiento son estudios de cohorte en los que a miembros de una cohorte con una enfermedad específica se les administra un tratamiento, y a otros miembros de la cohorte se les

administra otro tratamiento o placebo. Después, se comparan los resultados de ambos tratamientos. Los estudios transversales involucran la recopilación de información sobre una enfermedad y factores de riesgo en una población en un momento determinado en el tiempo.

7. E. La fiabilidad interevaluador es una medida de la similitud de los resultados de una prueba cuando es utilizada por diferentes evaluadores.

8. A. La prevalencia puntual es el número de personas que tienen una enfermedad en un momento específico en el tiempo (p. ej., el 1 de enero de 2020) dividido entre el total de la población en riesgo de contraer la enfermedad en ese momento. La tasa de incidencia es el número de individuos que desarrollan una enfermedad en un período determinado (por lo general, 1 año) dividido entre el número total de individuos en riesgo de contraer la enfermedad durante ese período. La prevalencia periódica es el número de individuos que tienen una enfermedad durante un período específico. El riesgo relativo compara la tasa de incidencia de un padecimiento entre individuos expuestos a un factor de riesgo (p. ej., tabaquismo) con la tasa de incidencia del padecimiento en individuos no expuestos. La razón de posibilidades es una estimación del riesgo relativo en los estudios de casos y controles.

9. C. En la lepra, una enfermedad infecciosa de larga duración, el número de personas en la población que tienen la enfermedad (prevalencia) muy probablemente superará el número de personas nuevas que desarrollen la enfermedad en un año determinado (incidencia). El sarampión, la gripe, la rubéola y la rabia son enfermedades con una duración más corta que la lepra.

10. B. / 11. A. / 12. D. / 13. C. Un resultado falso negativo se presenta cuando una prueba no detecta la tuberculosis en una persona que está verdaderamente infectada. Los verdaderos positivos son personas enfermas a quienes la prueba ha identificado correctamente como enfermas. Los verdaderos negativos son personas a quienes la prueba ha identificado correctamente como personas sanas. Los falsos positivos son personas sanas identificadas erróneamente por la prueba como enfermas. A fin de identificar a las personas verdaderamente infectadas (VP y FN), debe establecerse el punto de corte de la prueba en el punto de mayor sensibilidad, es decir, el punto con la menor cantidad de FN. Con base en los datos proporcionados y asumiendo que hay un total de 200 prisioneros jóvenes, el valor predictivo positivo (VP/VP + FP) de esta prueba es 90/90 + 30 = 75%.

	Enfermedad presente	Enfermedad ausente	Total
Prueba positiva	90 (VP)	30 (FP)	120
Prueba negativa	10 (FN)	70 (VN)	80
Total	100	100	200

Los cálculos mostrados a continuación indican que, si la prevalencia de la enfermedad aumenta en una población (p. ej., 200 hombres adultos mayores), el valor predictivo positivo aumenta, pero la sensibilidad no se modifica.

	Enfermedad presente	Enfermedad ausente	Total
Prueba positiva	162 (VP)	6 (FP)	168
Prueba negativa	18 (FN)	14 (VN)	32
Total	180	20	200

Si la prevalencia de la enfermedad aumenta, tanto los VP como los FN aumentarán en la misma medida, y la sensibilidad no se modificará. Sin embargo, con un aumento de la prevalencia, los VP aumentarán y los FP disminuirán, de modo que el valor predictivo positivo aumentará. Además, dado que con el aumento en la prevalencia el número de FN aumenta, pero los VN disminuyen, el valor predictivo negativo disminuirá.

14. D. Una razón de posibilidades de 3 significa que un paciente adulto mayor que se lesionó en casa tuvo tres veces mayor probabilidad de tener demencia que un paciente que no se lesionó en casa. Este número no indica si ciertas personas deben o no permanecer en casa o si deben ser cuidadas por otros.

15. B. / 16. B. / 17. C. La razón de posibilidades es 16, y se calcula de la siguiente manera:

	La madre fumó marihuana	La madre no fumó marihuana
Bebés con bajo peso al nacer	A = 20	B = 30
Bebés con alto peso al nacer	C = 2	D = 48

Razón de posibilidades = (AD)/(BC) o (20)(48)/(30)(2) = 960/60 = 16.
La razón de posibilidades de 16 significa que un lactante con bajo peso al nacer tiene 16 veces más probabilidad que un lactante con alto peso al nacer, de tener una madre que fumó marihuana durante el embarazo. Este estudio se describe mejor como un estudio de casos y controles; el factor de riesgo en este caso es la exposición fetal a la marihuana.

18. D. / 19. A. / 20. A. / 21. D. Los cálculos mostrados a continuación indican que la especificidad de esta prueba en sangre es del 79% y que el valor predictivo positivo es del 7%.

	Tiene cáncer de próstata	No tiene cáncer de próstata	Total
Prueba de sangre positiva	15 (VP)	200 (FP)	215
Prueba de sangre negativa	35 (FN)	750 (VN)	785
Pacientes totales	50	950	1000

Especificidad: 750 (VN)/[750 (VN) + 200 (FP)] = 0.789 o 79%.
Valor predictivo positivo: 15 (VP)/[15 (VP) + 200 (FP)]= 0.0697 o 7.0%.
Puede esperarse que, al disminuir el límite inferior de este valor de referencia (p. ej., el punto de corte), disminuya el número de falsos negativos y aumente el número de falsos positivos. Estas alteraciones incrementarán la sensibilidad (VP/VP + FN) y el valor predictivo negativo (VN/VN + FN), y disminuirán la especificidad (VN/VN + FP) y el valor predictivo positivo (VP/VP + FP) de la prueba. Un cambio en el intervalo de referencia no afectaría la incidencia o la prevalencia del cáncer de próstata en la población.

22. A. El principal motivo por el que los resultados en este estudio no son válidos es debido al sesgo de selección (p. ej., los sujetos pudieron elegir a qué grupo pertenecer). Si personas muy enfermas llegan a elegir con mayor frecuencia el tratamiento estándar, las personas en el grupo de tratamiento experimental (que para empezar estaban más sanas) tendrán un mejor resultado. En el sesgo de memoria, el conocimiento sobre la presencia de una enfermedad altera la forma en la que los sujetos recuerdan sus historias. En el sesgo de muestreo, los sujetos son elegidos para participar en un estudio por factores que pueden no estar relacionados con el tema de estudio, pero los diferencian del resto de la población. Un estudio puede ser válido incluso si dos grupos tienen diferentes tamaños o si el estudio cuenta con un número pequeño de pacientes.

23. A. La probabilidad de que ambos pacientes (A y B) que toman este antidepresivo experimenten náuseas es equivalente a la probabilidad de que A experimente náuseas (400/2 000 = 0.2) multiplicada por la probabilidad de que B experimente náusea (400/2 000 = 0.2) = 0.2 × 0.2 = 0.04, es decir, alrededor del 4%.

24. C. La prevalencia de defectos del tubo neural en la población en cuestión tiene la mayor influencia en determinar el valor predictivo de esta prueba para este paciente, puesto que la prevalencia se relaciona directamente con el valor predictivo. A mayor prevalencia, mayor valor predictivo positivo (VPP) y menor valor predictivo negativo (VPN). La sensibilidad y la especificidad se relacionan con el hecho de que la prueba indica que existe un defecto del tubo neural en un feto afectado (sensibilidad) o ausencia de un defecto del tubo neural en un feto sano (especificidad). Si bien la AFP en suero materno o antecedentes familiares de embarazo gemelar dicigótico pudieran relacionarse con el hecho de si el feto tiene defecto del tubo neural, no se relacionan con el valor predictivo de una prueba de detección.

25. A. Con respecto a la prueba de derivado proteínico purificado (DPP), este cambio en el punto de corte es más probable que incremente la sensibilidad y el valor predictivo negativo. Esto se debe a que habrá menos falsos negativos, es decir, menos personas que están realmente en riesgo de tuberculosis serán identificadas como personas que no están en riesgo. Este cambio en el punto de corte también disminuirá la especificidad y el valor predictivo positivo (*véase también* la respuesta a la pregunta 20).

26. E. Se tuvo que tratar a 20 mujeres con ibandronato sódico intravenoso para prevenir una fractura de cadera. El número necesario a tratar (NNT) se calcula como 1/reducción en el riesgo absoluto. De las 2 600 mujeres en el grupo placebo, 260 sufrieron una fractura de cadera. De las 2 600 mujeres en el grupo de ibandronato sódico, 130 sufrieron una fractura de cadera. La tasa de incidencia de fractura de cadera en el grupo placebo es, por lo tanto, 260/2 600 (0.1 o 10%) y la tasa de incidencia de fractura de cadera en el grupo de ibandronato sódico es 130/2 600 (0.05 o 5%). Por lo tanto, la reducción en el riesgo absoluto (RRA) es 10% – 5% = 5%. Si con el medicamento puede prevenirse que un 5% de las mujeres sufran una fractura de cadera, el NNT es 1.0 dividido entre 0.05, o 20.

27. C. Asumiendo que hay un total de 1 000 mujeres de más de 80 años y una tasa de prevalencia del 30% en este grupo de edad, 300 mujeres tienen osteoporosis y 700 están bien. De las 300 que tienen osteoporosis, una prueba de detección con una sensibilidad del 90% identificará a 270 VP y 30 FN. De las 700 mujeres que están bien, una prueba de detección con una especificidad del 75% identificará a 525 VN y 175 FP. Con base en estos datos (*véase* la tabla siguiente), la probabilidad de que una mujer con una prueba positiva realmente tenga osteoporosis (valor predictivo positivo [VP/VP + FP]) es 270/270 + 175 = 60%.

	Enfermedad presente	Enfermedad ausente	Total
Prueba positiva	270 (VP)	175 (FP)	445
Prueba negativa	30 (FN)	525 (VN)	555
Total	300	700	1 000

28. E. Este estudio se describe mejor como un estudio clínico sobre los efectos del tratamiento, un estudio en el que una cohorte que recibe un nuevo antihistamínico se compara con una cohorte que recibe un placebo.

29. B. Dado que la meningitis bacteriana tiene una alta tasa de mortalidad, y dado que el tratamiento tiene riesgo mínimo, es importante identificar y tratar a cualquiera que pueda estar infectado. Cualquier persona con una prueba positiva (por encima del punto de corte B) debe, por lo tanto, ser tratada con el antibiótico, incluso si puede ser un falso positivo.

30. D. La gráfica muestra que la población de China estaba creciendo hasta alrededor de 1970. En ese punto es cuando nació el grupo más grande (40-44 años de edad en 2012). El hecho de que después de 1970 nacieran menos niños se debe en parte al inicio de la política de un solo niño, que inició en 1979 y finalizó en 2015.

Pregunta típica de examen

Un grupo de investigación* postula la hipótesis de que el nivel diario de consumo de alcohol se asocia de forma positiva con el riesgo de cáncer de cabeza y cuello (CCC). Sus datos se presentan en la gráfica a continuación. Con base en estos datos, ¿qué nivel de consumo de alcohol no se asocia con un aumento significativo del riesgo de CCC?

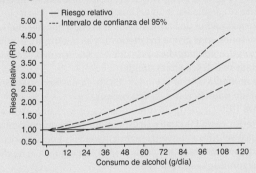

(A) 12 g/día

(B) 36 g/día

(C) 60 g/día

(D) Todos los niveles de consumo de alcohol están asociados con un riesgo significativo de CCC

(E) El riesgo de CCC no puede determinarse a partir de los datos presentados

*Referencia: Zhang Y, Wang R, Miao L, et al. Different levels in alcohol and tobacco consumption in head and neck cancer patients from 1957 to 2013. *PLoS One.* 2015;10(4):e0124045. Fig. 3. (*Véase* "Respuestas y explicaciones" al final del capítulo.)

I. ELEMENTOS DEL ANÁLISIS ESTADÍSTICO

A. Introducción

1. **Estadística descriptiva.** Resume los datos obtenidos de los estudios de investigación.

2. **Estadística inferencial.** Proporciona una forma de generalizar los resultados a una población entera mediante la observación de una muestra de dicha población.

3. **Variable.** Es una cantidad que puede cambiar bajo diferentes situaciones experimentales; las variables pueden ser independientes o dependientes.

   a. Una **variable independiente** es un factor predictivo que tiene un impacto sobre una variable dependiente (p. ej., la cantidad de grasa en la dieta).

   b. Una **variable dependiente** es el resultado que refleja los efectos del cambio en la variable independiente (p. ej., el peso corporal bajo diferentes esquemas de grasa en la dieta).

T a b l a **26-1**	Cálculo de la desviación estándar, el error estándar de la media, la puntuación z y el intervalo de confianza	
Medida	**Comentario**	**Fórmula**
Desviación estándar	Distancia promedio de las observaciones con respecto a su media	$S = \sqrt{\dfrac{\sum(X - \bar{X})^2}{n - 1}}$
Error estándar de la media	Estimación de la calidad de la muestra	$SE = \dfrac{S}{\sqrt{n}}$
Puntuación z	Diferencia entre una puntuación en la distribución y la media de la población en unidades de desviación estándar	$z = \dfrac{(X - \bar{X})}{S}$
Intervalo de confianza	Especifica los límites superior e inferior del intervalo en el que reside la verdadera media de la población	$CI = \bar{X} \pm z(SE)$

n, número de sujetos; X, valor observado; $\bar{X}$, media.
De Fadem B. *Behavioral Science in Medicine.* 2nd ed. Philadelphia, PA: Lippincott Williams & Wilkins; 2012:318.

B. Medidas de dispersión (tabla 26-1)

1. La **_desviación estándar_** (DE) es la distancia media de las observaciones con respecto a su media ($\bar{X}$). La desviación estándar se calcula haciendo el cuadrado de cada desviación de la media en un grupo de puntuaciones, y luego añadiendo las desviaciones al cuadrado; después, se divide esta suma entre el número de puntuaciones en el grupo (n) menos 1, y se determina la raíz cuadrada del resultado.
2. Un *valor estándar normal*, o **_puntuación z_**, es la diferencia entre una variable individual y la media de la población en unidades de desviación estándar.
3. El **_error estándar de la media_** o *error estándar* (EE) es la desviación estándar dividida entre la raíz cuadrada del número de puntuaciones en una muestra (n).
4. **Intervalo de confianza (IC).** La media de una muestra es solo una estimación. El IC especifica los límites superior e inferior entre los cuales se espera que caiga un porcentaje determinado (p. ej., en la investigación médica se utiliza convencionalmente el 95%) de la población (es decir, el intervalo en el que yace la verdadera media de la población). El IC es igual a la media de la muestra ($\bar{X}$) más o menos la puntuación z multiplicado por el EE.
   a. Para un IC del 95%, se utiliza una puntuación z de 2.
   b. Para un IC del 99%, se utiliza una puntuación z de 2.5.
   c. Para un IC del 99.7%, se utiliza una puntuación z de 3.
5. Al estimar la media, la **precisión** refleja qué tan fiable es el estimado a la verdadera media. Cuanto más amplio es el IC, menos precisa es la estimación. Sin embargo, los IC más amplios también son más exactos, ya que tienen una mayor probabilidad de contener la media verdadera.

C. Medidas de tendencia central

1. La **media**, o promedio, se obtiene sumando un grupo de números y dividiendo la suma entre la cantidad de números en el grupo.
2. La **mediana**, el valor del percentil 50, es el valor del medio en un grupo de números ordenados de forma secuencial (es decir, el valor que divide al grupo de valores en dos grupos iguales).
3. La **moda** es el valor más frecuente en un grupo de números.

D. Distribución normal. Una distribución **normal**, también llamada *gaussiana* o **_en forma de campana_**, es una distribución teórica de puntuaciones en las que la media, la mediana y la moda son iguales.

1. El punto más alto en la distribución de puntuaciones es el **pico modal**. En una **distribución bimodal**, hay dos picos modales (p. ej., dos poblaciones distintas).
2. En una distribución normal, aproximadamente el 68% de las puntuaciones de una población caen dentro de 1, el 95% caen dentro de 2, y el 99.7% caen dentro de 3 desviaciones estándar de la media, respectivamente (fig. 26-1).

E. Sesgo de distribuciones. En una distribución sesgada, el pico modal se encuentra desviado hacia un lado (fig. 26-2).

1. En una distribución **con sesgo positivo** (hacia la derecha), la cola se muestra hacia la derecha y el pico modal hacia la izquierda (es decir, las puntuaciones se agrupan hacia el extremo inferior).
2. En una distribución **con sesgo negativo** (hacia la izquierda), la cola se muestra hacia la izquierda y el pico modal hacia la derecha (es decir, las puntuaciones se agrupan hacia el extremo superior).

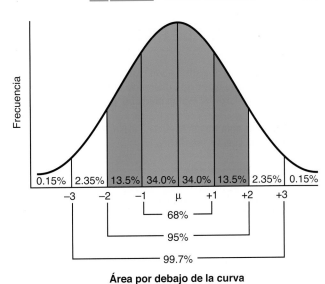

FIGURA 26-1. Distribución normal (gaussiana). El número de desviaciones estándar (DE) (–3 a +3) de la media se muestra en el eje X. Se muestra el porcentaje de la población que cae bajo la curva dentro de cada DE (de Fadem B. *High-Yield Behavioral Science*. 4th ed. Baltimore, MD: Lippincott Williams & Wilkins; 2013:126).

Área por debajo de la curva

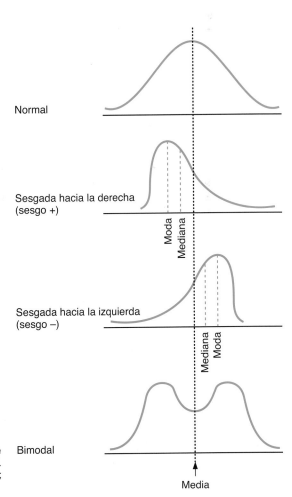

FIGURA 26-2. Frecuencia de distribuciones (de Fadem B. *High-Yield Behavioral Science*. 4th ed. Baltimore, MD: Lippincott Williams & Wilkins; 2013:126).

II. EVALUACIÓN DE HIPÓTESIS

A. Una *hipótesis* es una afirmación basada en una inferencia, literatura existente o estudios preliminares, que postula que existe una diferencia entre grupos. La posibilidad de que esta diferencia se haya presentado por el azar se evalúa mediante procedimientos estadísticos.

B. La **hipótesis nula**, según la cual no existe diferencia entre grupos, puede ser rechazada o no rechazada después del análisis estadístico.

Ejemplo de la hipótesis nula:

1. Un grupo de 20 pacientes con presiones arteriales sistólicas similares al comienzo de un estudio (momento 1) se divide en dos grupos de 10 pacientes cada uno. A uno de los grupos se le administran dosis diarias de un medicamento experimental para reducir la presión arterial (grupo experimental); al otro grupo se le administran dosis diarias de un placebo (grupo placebo o control). La presión arterial se mide en todos los pacientes 2 semanas después (momento 2).
2. La hipótesis nula asume que no hay diferencias significativas en la presión arterial entre ambos grupos en el momento 2.
3. Si, en el momento 2, los pacientes del grupo experimental mostraran presiones arteriales sistólicas similares a las del grupo placebo, **la hipótesis nula** (es decir, no hay diferencia significativa entre los grupos) **no se rechaza**.
4. Si, en el momento 2, los pacientes en el grupo experimental muestran presiones arteriales sistólicas significativamente más bajas o altas comparadas con las del grupo placebo, **la hipótesis nula se rechaza**.

C. Error tipo I (α) y tipo II (β)

1. El *poder* (1 menos β) es la capacidad de detectar una diferencia entre grupos si realmente existe tal diferencia. Cuanto más grande es el tamaño de la muestra, mayor tiempo necesita el investigador para detectar esta diferencia.
2. El **error de tipo I** aparece cuando la hipótesis nula es rechazada, aunque sea cierta (p. ej., el medicamento realmente no disminuye la presión arterial).
3. El **error de tipo II** aparece cuando la hipótesis nula no es rechazada, aunque sea falsa (p. ej., el medicamento realmente disminuye la presión arterial), pero pudo no haber habido suficiente poder como para detectar esta diferencia.

D. Probabilidad estadística

1. α es un nivel preestablecido de **significación**, normalmente establecido por convención en **0.05**.
2. El **valor de *P*** (probabilidad) es la probabilidad de que se presente un error de tipo I.
3. Si un valor de *P* es igual o menor a 0.05, el nivel preestablecido de α, es poco probable que se haya cometido un error tipo I (es decir, se comete un error de tipo I 5 o menos veces por cada 100 intentos).
4. Por lo tanto, un valor de *P* igual o menor a 0.05 suele considerarse como **estadísticamente significativo**.

E. Significación estadística frente a clínica

1. La significación estadística por sí misma no se traduce en importancia o significación clínica.
2. Por lo tanto, la pregunta sobre si debe utilizarse un nuevo tratamiento en la práctica requiere evaluar su **importancia en el mundo real**.

F. Evaluación de las hipótesis que implican riesgo relativo (RR) o razón de posibilidades (RP [o razón de momios]) (*véase* cap. 25, Sección III)

1. Para evaluar la significación de una asociación entre un factor de riesgo y una enfermedad, pueden utilizarse estimaciones del intervalo de confianza del RR o la RP.
2. Cuando **RR = 1 o RP = 1, no hay asociación** entre el factor de riesgo y la enfermedad.
3. Si hay un 1 en el intervalo de confianza, la hipótesis nula no se rechaza; si no hay 1 en el intervalo de confianza, la hipótesis nula se rechaza.

III. PRUEBAS ESTADÍSTICAS

Las pruebas estadísticas se utilizan para analizar datos de estudios médicos. Los resultados de las pruebas estadísticas indican si rechazar o no rechazar la hipótesis nula. Las pruebas estadísticas pueden ser paramétricas o no paramétricas.

A. Pruebas estadísticas paramétricas para datos continuos (es decir, un intervalo)

Un **metaanálisis** es un método estadístico que combina los resultados estadísticos de varios estudios para llegar a una conclusión general.

1. Las pruebas paramétricas utilizan parámetros poblacionales (p. ej., puntuaciones medias) y suelen utilizarse para identificar la presencia de diferencias estadísticamente significativas entre grupos cuando la distribución de las puntuaciones en una población es normal, y cuando el tamaño de la muestra es grande.

2. Las pruebas estadísticas paramétricas comúnmente utilizadas incluyen **prueba de t, análisis de varianza (ANOVA) y correlación lineal** (*véase* ejemplo 26-1).

Ejemplo 26-1.

En un estudio de cohorte, el riesgo relativo (RR) de fumar en relación con la enfermedad pulmonar obstructiva crónica (EPOC) está determinado por el nivel de tabaquismo diario (medido en paquetes por día [PPD]). Los hallazgos (*véase* la siguiente tabla) sugieren que las personas que fuman 1 PPD o más tienen un aumento significativo en el riesgo de EPOC, pero que el riesgo de EPOC no está significativamente elevado en aquellos que fuman 0.5 PPD.

Explicación: hay un 1 en el intervalo de confianza (IC) en 0.5 PPD, de modo que no puede demostrarse una asociación entre ese nivel de tabaquismo y la EPOC. Por el contrario, no hay 1 en los intervalos de confianza con 1.0 PPD o niveles de tabaquismo más altos, de modo que existe una asociación estadísticamente significativa en el IC del 95% entre fumar 1.0 o más PPD y EPOC.

	RR para EPOC	IC del 95%
PPD 0.5	1.1	0.8-1.4
PPD 1	1.4	1.1-1.7
PPD 1.5	2.0	1.7-2.3
PPD 2	3.0	2.8-3.2
PPD> 2	3.5	3.2-3.8

3. La **correlación lineal** se refiere al grado de relación entre dos variables continuas que puede ser evaluado mediante el uso de coeficientes de correlación lineal (r) que están dentro de un rango de **–1 y +1**.

a. Si las dos variables se mueven en la misma dirección, *r* es **positivo** (p. ej., a medida que la estatura aumenta, el peso corporal aumenta, o a medida que disminuye la ingesta calórica, el peso corporal disminuye).

b. Si las dos variables se mueven en direcciones opuestas, *r* es **negativo** (p. ej., a medida que aumenta el tiempo de ejercicio, el peso corporal disminuye).

B. Pruebas estadísticas no paramétricas

1. Si la distribución de las puntuaciones en una población no es normal, o si el tamaño de la muestra es pequeño, se utilizan pruebas estadísticas no paramétricas para evaluar la presencia de diferencias estadísticamente significativas entre grupos.

2. Las pruebas estadísticas no paramétricas comúnmente utilizadas incluyen las pruebas de Wilcoxon (prueba del orden con signo), de Mann-Whitney (prueba de la U) y de Kruskal-Wallis.

C. Pruebas categóricas. Para analizar datos categóricos o comparar proporciones, se utiliza la **prueba de X^2** o la **prueba exacta de Fisher** (cuando el tamaño de la muestra es pequeño) (*véase* ejemplo 26-2).

Ejemplo 26-2. Pruebas estadísticas habituales

A un grupo de consumidores le gustaría evaluar el éxito de tres programas comerciales de reducción de peso distintos. Para ello, sujetos masculinos y femeninos son asignados a uno de tres programas diferentes (grupo A, grupo B y grupo C). El peso medio de los sujetos no es significativamente diferente entre los tres grupos al inicio del estudio (momento 1). Cada grupo sigue un esquema de dieta diferente. Al final del estudio de 6 semanas (tiempo 2), se pesa a los sujetos y se miden sus concentraciones de lipoproteínas de alta densidad (HDL, *high-density lipoprotein*). Más adelante se ofrecen ejemplos de cómo se pueden utilizar pruebas estadísticas para analizar los resultados de este estudio.

Prueba de t: diferencia entre las medias de dos muestras
Prueba independiente (para muestras no pareadas): evalúa la diferencia media de los pesos corporales de los sujetos del grupo A y los sujetos en el grupo B en el momento 2 (es decir, dos grupos de sujetos se muestrean en un mismo momento).
Prueba dependiente (para muestras pareadas): evalúa la diferencia media de los pesos corporales de los sujetos del grupo A en el momento 1 y en el momento 2 (es decir, el mismo grupo de personas es muestreado en dos ocasiones).

Análisis de varianza (ANOVA): diferencias entre las medias de más de dos muestras
ANOVA de una vía: evalúa la diferencia media de los pesos corporales de los sujetos en los grupos A, B y C en el momento 2 (es decir, una variable: grupo).
ANOVA de dos vías: evalúa la diferencia media de los pesos corporales de hombres y mujeres y en los pesos corporales de los grupos A, B y C en el momento 2 (es decir, dos variables: sexo y grupo).

Correlación: relación mutua entre dos variables continuas
Evalúa las relaciones entre las HDL y el peso corporal en todos los sujetos en el momento 2. Los coeficientes de correlación (r) son negativos (0 a −1) si las variables se mueven en direcciones opuestas (p. ej., a medida que el peso corporal aumenta, las HDL disminuyen), y positivas (0 a +1) si las variables se mueven en la misma dirección (p. ej., a medida que el peso corporal disminuye, las HDL disminuyen).

Prueba de X^2: diferencias entre las frecuencias en una muestra; y prueba exacta de Fisher: diferencias entre las frecuencias en una muestra pequeña
Evalúan la diferencia entre el porcentaje de sujetos con peso corporal de 63.5 kg o menos en los grupos A, B y C en el momento 2.

Fadem B. *Behavioral Science in Medicine*. 2nd ed. Philadelphia, PA: Lippincott Williams & Wilkins; 2012:319.

Autoevaluación

Instrucciones: cada reactivo en esta sección va seguido de respuestas o complementos a las afirmaciones. Seleccione la **mejor** opción (**A, B, C, D o E**) para cada caso.

Preguntas 1 y 2

Se diseña un estudio de investigación para identificar el peso corporal medio de mujeres entre 30 y 39 años de edad de una región determinada. Para ello, un investigador obtiene una muestra no sesgada de 81 mujeres de la región dentro del grupo de edad determinado. El peso corporal medio de las mujeres en la muestra es de 61.2 kg, con una desviación estándar de 18.

1. ¿Cuál es el error estándar estimado de la media para esta población?

(A) 0.05
(B) 0.10
(C) 1.0
(D) 2.0
(E) 3.0

2. ¿Cuáles son, respectivamente, los intervalos de confianza del 95% y del 99% para esta muestra?

(A) 59.5-63 y 59-63.5 kg
(B) 59-63.5 y 59.5-63 kg
(C) 58.5-64 y 59-61 kg
(D) 59-61 y 58.5-64 kg
(E) 59.5-63 y 58.5-64 kg

3. Cuando se compara con el intervalo de confianza del 99%, el intervalo de confianza del 95% es:

(A) Menos preciso y menos exacto
(B) Más preciso pero menos exacto
(C) Más preciso y más exacto
(D) Menos preciso y más exacto

Preguntas 4-6

La presión arterial sistólica está normalmente distribuida con una media de 120 mm Hg y una desviación estándar de 10.

4. ¿Qué porcentaje de las personas en una población seleccionada al azar se esperaría que tuviesen una presión arterial sistólica por encima de 140 mm Hg?

(A) 1.9%
(B) 2.5%
(C) 13.5%
(D) 34.0%
(E) 64.2%

5. En una población de 500 personas seleccionadas al azar, ¿cuántas personas se esperaría que tuviesen una presión arterial sistólica entre 110 y 120 mm Hg?

(A) 80
(B) 100
(C) 125
(D) 170
(E) 250

6. ¿Qué porcentaje de la población se esperaría que tuviese una presión arterial que caiga dentro de una desviación estándar de la media?

(A) 0.15%
(B) 2.35%
(C) 34%
(D) 68%
(E) 95%

7. ¿Cuál de las siguientes pruebas estadísticas es más apropiada para evaluar la diferencia en el porcentaje de mujeres que pierden peso con una dieta baja en proteínas frente al porcentaje que pierde peso con una dieta alta en proteínas?

(A) Prueba de t para muestras pareadas
(B) Análisis de varianza
(C) Prueba de X^2
(D) Correlación
(E) Prueba de t para muestras independientes

8. ¿Cuál de las siguientes pruebas estadísticas es más apropiado utilizar para evaluar las diferencias entre el peso corporal inicial y el peso corporal final de cada mujer en una dieta ahorradora de proteínas?

(A) Prueba de t para muestras pareadas
(B) Análisis de varianza
(C) Prueba de X^2
(D) Correlación
(E) Prueba de t para muestras independientes

9. ¿Cuál de las siguientes pruebas estadísticas es más apropiado utilizar para evaluar la relación entre el peso corporal y la presión arterial sistólica en un grupo de mujeres de 25 años de edad?

(A) Prueba de t para muestras pareadas
(B) Análisis de varianza
(C) Prueba de X^2
(D) Correlación
(E) Prueba de t para muestras independientes

10. En un estudio para determinar la utilidad de un nuevo medicamento antihipertensivo, a 12 pacientes con hipertensión se les administra el nuevo medicamento y a 10 pacientes hipertensos se les administra un placebo. La variable dependiente en este estudio es:

(A) El sesgo del experimentador
(B) Administrar a los pacientes el medicamento
(C) Administrar a los pacientes un placebo
(D) La presión arterial de los pacientes después del tratamiento con el medicamento o el placebo
(E) La variabilidad diaria de la presión arterial de los pacientes antes del tratamiento con el medicamento

11. El análisis de los datos de un gran estudio de investigación muestra un valor de P de 0.001. Estos resultados indican que el investigador:

(A) Ha cometido un error de tipo I
(B) Ha cometido un error de tipo II
(C) Puede rechazar la hipótesis nula
(D) No puede rechazar la hipótesis nula
(E) Ha sesgado el estudio

Preguntas 12-14

En un examen de anatomía, se obtienen puntuaciones de 10, 10, 10, 70, 40, 20 y 90 en siete estudiantes en un grupo de laboratorio.

12. ¿Cuál de las siguientes describe correctamente estas puntuaciones del examen?

(A) Sesgo positivo
(B) Distribución normal
(C) Sesgo negativo

(D) La moda es más grande que la media
(E) La moda es igual a la media

13. La media de las puntuaciones de este examen es de:

(A) 10
(B) 20
(C) 40
(D) 70
(E) 90

14. Si el asistente de la clase se equivocó y registró la calificación de un estudiante que obtuvo un 10 como un 100, la media, la mediana y la moda, respectivamente:

(A) Aumenta, aumenta, aumenta
(B) Aumenta, no cambia, no cambia
(C) Aumenta, aumenta, no cambia
(D) Aumenta, no cambia, no cambia
(E) No cambia, aumenta, no cambia

15. Una compañía farmacéutica argumenta que su nuevo medicamento para el herpes genital disminuye la persistencia de un brote de 5.5 a 5.3 días. La diferencia es significativa en el intervalo de confianza del 95%. Este resultado:

(A) Es clínicamente significativo pero estadísticamente no significativo
(B) No es clínicamente significativo pero sí estadísticamente significativo
(C) No es ni clínica ni estadísticamente significativo
(D) Es tanto clínica como estadísticamente significativo

16. Para un grupo de 20 pacientes de 85-90 años de edad, se obtienen mediciones de presión arterial y se registran tres veces al día durante un período de 2 semanas. Al final de las 2 semanas, se registran las presiones arteriales de los pacientes cuatro veces al día durante las siguientes 2 semanas. Si las presiones arteriales de los pacientes caen dentro de una distribución normal, ¿cuál será el efecto de tomar la presión arterial cuatro veces al día en lugar de tres veces al día sobre la desviación estándar y la forma de la curva resultante?

(A) La desviación estándar disminuye; la forma de la curva no cambia
(B) La desviación estándar aumenta; la forma de la curva no cambia
(C) La desviación estándar disminuye; la forma de la curva se desvía positivamente
(D) La desviación estándar aumenta; la forma de la curva se desvía negativamente
(E) La desviación estándar no cambia; la forma de la curva no cambia

17. En una facultad de medicina de Estados Unidos se realiza un estudio para evaluar la relación entre los ingresos de los progenitores (en miles de dólares al año) y las puntuaciones en el examen de certificación. ¿Cuál de los siguientes es más probable que sea el coeficiente de correlación (*r*) para esta relación con base en lo que muestran estos datos?

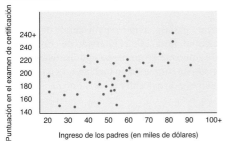

(A) 1.40
(B) 0.50
(C) 0
(D) −0.25
(E) −0.75

18. Se ha encontrado que varias medidas fisiológicas se relacionan con el índice de masa corporal (IMC). ¿Para cuál de las siguientes medidas es más fuerte la correlación con el IMC?

(A) Lipoproteína de baja densidad (LDL, *low density lipoprotein*) ($r = +0.49$)
(B) Porcentaje de calorías derivadas de proteínas ($r = -0.32$)
(C) Presión arterial sistólica ($r = +0.43$)
(D) Triglicéridos ($r = +0.37$)
(E) Actividad física ($r = -0.56$)

Respuestas y explicaciones

Pregunta típica de examen

A. La gráfica muestra los límites de confianza superior e inferior del riesgo relativo para cáncer de cabeza y cuello (CCC) según niveles diferentes de consumo de alcohol. Dado que el intervalo de confianza incluye 1.0 con consumo de alcohol de 12 y 24 g/día, no puede demostrarse un riesgo significativamente aumentado en estos niveles de consumo. Puesto que el intervalo de confianza no incluye 1.0 en niveles diarios de consumo de alcohol ≥ 36 g/día, existe una asociación estadística entre el consumo de alcohol y el riesgo de CCC en este estudio.

1. **D. / 2. A.** El error estándar estimado de la media (EE) es igual a la desviación estándar de la muestra (18) dividida por la raíz cuadrada de 81 = 9. La DE, por lo tanto, es 18/9 = 2. El intervalo de confianza (IC) especifica el intervalo en el cual se encuentra la población verdadera. El IC es igual a la media de la muestra (x) más o menos la puntuación z multiplicado por la DE. El IC del 95% y del 99% es igual a la media más o menos 2.0 (DE) y 2.5 (DE), respectivamente, es decir, 61.2 ± 1.8 (intervalo de confianza del 95%) y 61.2 ± 2.2 (intervalo de confianza del 99%).

3. **B.** Con respecto a la estimación de la media, la *precisión* refleja qué tan confiable es la estimación y la *exactitud* refleja la proximidad del estimado a la media verdadera. Cuanto más amplio es el IC, menos precisión y más exactitud en la estimación de la media. Cuando se compara con un intervalo de confianza del 99%, un intervalo de confianza del 95% será más preciso (DE y amplitud menor del intervalo de confianza) pero menos exacto (la muestra es probablemente menos representativa).

4. **B. / 5. D. / 6. D.** La presión arterial sistólica de 140 mm Hg se encuentra 2 desviaciones estándar por encima de la media (120 mm Hg). El área bajo la curva entre 2 y 3 desviaciones estándar por encima la media es aproximadamente 2.35% más 0.15% (todo por encima de 3 desviaciones estándar). Por lo tanto, un total de 2.5% de las personas tendrá presión arterial de 140 mm Hg o más. La presión sistólica entre 110 y 120 mm Hg se encuentra una desviación estándar por debajo de la media. El porcentaje de personas en esta zona en una curva normal es del 34%. Por lo tanto, el 34% de 500 personas, o 170 personas, tendrán una presión arterial sistólica en el rango de 110-120 mm Hg. "Dentro de" incluye una desviación estándar por debajo (34%) más una desviación estándar por encima (34%) de la media de un total de un 68%. Por lo tanto, un total de 68% de la población puede esperarse que tenga una presión arterial que caiga dentro de una desviación estándar de la media.

7. **C.** La prueba de X^2 se usa para estudiar diferencias entre frecuencias en una muestra, en este caso, el porcentaje de mujeres que pierde peso en una dieta baja en proteínas frente al porcentaje de mujeres que pierden peso en una dieta alta en proteínas.

8. **A.** La prueba de t se usa para estudiar las diferencias entre las medias de dos muestras. Este es un ejemplo de una prueba de t con muestras pareadas debido a que se examinaron las mismas mujeres en dos ocasiones diferentes.

9. **D.** La correlación se usa para evaluar la relación entre dos variables continuas; en este caso, la presión sistólica y peso corporal.

10. **D.** La variable dependiente es una medida del resultado de un experimento. En este caso, la presión arterial tras el tratamiento con el medicamento o placebo es la variable dependiente. La variable independiente es una característica que un experimentador estudia para ver si cambia el desenlace. En este caso, administrar al paciente un medicamento o placebo es la variable independiente.

11. **C.** Con un valor de *P* de 0.001 (que es más pequeño que el nivel α preestablecido de 0.05), los hallazgos son estadísticamente significativos y el investigador puede rechazar la hipótesis nula. El error de tipo I ocurre cuando la hipótesis nula se rechaza, aunque es cierta. Un error de tipo II sucede cuando la hipótesis nula no se rechaza, aunque es falsa. No hay evidencia de un error de tipo I u II o que el estudio tenga sesgo (*véase* cap. 25).

12. A. / 13. B. / 14. C. Debido a todas las bajas puntuaciones, la distribución de estas puntuaciones de prueba está sesgada hacia la derecha (sesgo positivo). Además, la moda (10) de estas puntuaciones es menor que la media (35.7), una característica de una distribución sesgada positivamente. En una distribución con desviación negativa (sesgo a la izquierda), la cola se muestra hacia la izquierda (es decir, las puntuaciones se acumulan hacia el borde superior). En una distribución normal, la media, la mediana y la moda son iguales. Cuando se ordenan secuencialmente, la mediana (valor medio) de estas puntuaciones es 20. Si el asistente de enseñanza se equivocó y registró la calificación de un estudiante que obtuvo un 10 como 100, la media aumentaría a 48.6 y la mediana aumentaría a 40; la moda se mantendría igual, en 10.

15. B. Es poco probable que los pacientes tomen el nuevo medicamento (y lidien con sus efectos secundarios) para asegurar esta pequeña reducción (es decir, 0.2 días) en la duración de los brotes. Por lo tanto, aunque estos resultados son estadísticamente significativos, es poco probable que tengan significación clínica.

16. A. Cuando las presiones arteriales de los pacientes se miden cuatro veces en lugar de tres veces al día, dado que n es mayor (es decir, se utilizan más datos para calcular la media), la desviación estándar disminuye. Sin embargo, el incremento en el número de datos no afecta la forma de la curva.

17. B. La correlación entre los ingresos de los progenitores y las puntuaciones en el USMLE, como se muestra en estos datos, es positiva (es decir, a medida que los ingresos de los progenitores aumenta, las puntuaciones también aumentan). Dado que un coeficiente de correlación (r) no puede ser superior a 1, la única respuesta posible es 0.50 (para más información sobre un estudio similar, consúltese Fadem, Schuchman y Simring, *Academic Medicine*, 1995).

18. E. La correlación más fuerte es aquella que está más alejada del cero en cualquier dirección. En este ejemplo, la actividad física se correlaciona más con el índice de masa corporal (IMC), con un coeficiente de correlación $r = -0.56$. Aunque esta es una correlación negativa, es más fuerte (se aleja más del cero) que cualquiera de las otras relaciones con el IMC mencionadas.

Autoevaluación general

Instrucciones: cada reactivo en esta sección va seguido de respuestas o complementos a las afirmaciones. Seleccione la **mejor** opción (**A, B, C, D o E**) para cada caso.

1. Una niña de 16 años de edad con diabetes mellitus de tipo 1 diagnosticada hace 3 años es trasladada al médico por una pérdida importante de peso, de 10 kg, en los últimos 6 meses. La paciente notifica que se siente bien, y que no piensa que haya nada malo. Dice estar feliz de haber bajado de peso y que le gustaría bajar aún más. Mide 1.60 m y ahora pesa 40 kg; su índice de masa corporal (IMC) es de 16 kg/m^2. La exploración física, por lo demás, es normal. Sus estudios de laboratorio muestran hemoglobina A_1c en un 8.4%; hace 6 meses estaba en un 5.8%. ¿Cuál de las siguientes conductas de la paciente es la que más probablemente haya causado la pérdida de peso?

(A) Restricción del consumo de calorías
(B) Abuso de laxantes
(C) Disminución de la cantidad de insulina autoadministrada
(D) Autoinducción del vómito tras las comidas
(E) Inicio de un programa de ejercicio aeróbico intenso

2. Un dentista casado de 40 años de edad le dice al médico que en los últimos años le han molestado pensamientos sobre que alguien va a matar a su hija de 12 años. El dentista establece que sabe que esto no es verdad, por lo que reza repetidamente y, después, empieza a sentirse mejor. Su exploración física médica es normal. ¿Cuál es el diagnóstico más apropiado para este hombre?

(A) Trastorno de ansiedad generalizada
(B) Trastorno obsesivo-compulsivo
(C) Trastorno de pánico
(D) Trastorno psicótico breve
(E) Esquizofrenia

3. Un miembro de la Facultad de Medicina desea hacer un estudio sobre el consumo de alcohol en la comunidad local. Para lograrlo, pretende visitar establecimientos locales con licencia para vender alcohol y preguntar a los clientes sobre sus hábitos y patrones de consumo. Antes de comenzar el estudio, ¿cuál de las siguientes acciones debe realizar el autor?

(A) Pedir la aprobación del Comité de investigación de cuestiones relacionadas con las personas de la Facultad de Medicina
(B) Solicitar la aprobación del Comité de ética de la Facultad de Medicina
(C) Pedir aprobación del Consejo estatal de médicos
(D) No requiere aprobación, ya que el estudio involucra únicamente la comunidad local
(E) No pedir aprobación, ya que no habrá intervención médica

4. Un hombre hospitalizado de 49 años de edad le dice a su médico que se está divorciando. Comenta: "mi esposa quiere demasiado dinero y yo no lo puedo pagar. Tengo una pistola en casa y la voy a matar antes que consiga un abogado". La esposa también es paciente del médico. El siguiente paso que debe tomar el médico es:

(A) Notificar a la esposa
(B) Avisar a la policía
(C) Avisar al personal de seguridad del hospital
(D) No hacer nada, puesto que la esposa no es su paciente
(E) Respetar la confidencialidad médico-paciente y no contar nada a nadie

5. Un niño de 6 años de edad moja su cama la mayoría de las noches. Restringir los líquidos después de la cena no ha mejorado la situación. Sus progenitores deciden colocar un sensor de humedad bajo el niño por la noche. El sensor hace un gran ruido cuando detecta incluso un poco de humedad. Tras ser despertado por la alarma dos noches seguidas, a la tercera noche y las siguientes el niño se despierta y va al baño a orinar antes de que suene la alarma. ¿Cuál de los siguientes métodos se ha utilizado para que el niño deje de mojar la cama?

(A) Castigo
(B) Extinción
(C) Refuerzo positivo
(D) Refuerzo negativo
(E) Desensibilización sistemática

6. ¿Cuál de los siguientes países tuvo la mayor tasa de mortalidad infantil en 2018?

(A) Canadá
(B) Italia
(C) Reino Unido
(D) Francia
(E) Estados Unidos

7. Una mujer de 34 años de edad que fue violada cuando era adolescente ahora sobreprotege a su hija de 16 años. Se niega a permitirle ir a casa de sus compañeros de clase después de la escuela o a socializar con amigos los fines de semana. La madre también pasa muchas horas limpiando su propia casa y auto. ¿Cuál es el mecanismo de defensa más probable de esta mujer para manejar su propia experiencia sexual negativa?

(A) Sublimación
(B) Negación
(C) Formación reactiva
(D) Deshacer
(E) Racionalización

8. En las últimas semanas, un hombre de 40 años de edad con esquizofrenia señala que ha escuchado voces ocasionales que vienen de fuera de su cabeza cuando no hay nadie presente. El paciente muestra delirios y tiene una expresión facial nula. Su discurso es claro, y sus pensamientos se siguen uno a otro con lógica. En las dimensiones de la escala de gravedad para esquizofrenia, este paciente posiblemente tendría una puntuación cercana a:

(A) 0
(B) 4
(C) 10
(D) 12
(E) 18

9. Un niño de 7 años de edad tiene una enfermedad terminal. Sus progenitores le han dicho que va a morir. ¿Cuál de los siguientes podía caracterizar mejor la concepción del niño sobre la muerte?

(A) Que otros pueden morir, pero él no
(B) Que él puede morir, pero los otros no
(C) Que todos mueren en algún momento
(D) Que las personas mueren, pero luego regresan a la vida

10. Una niña de 16 años de edad acude al médico a finales de agosto por acné que está empeorando en la frente desde hace varios meses. Comenta con el doctor que inició una dieta vegetariana hace 6 meses y que desde entonces come grandes cantidades de chocolate por antojo. Durante el verano ha estado trabajando en exteriores en una compañía de construcción y requiere utilizar casco. Además, su hermano tiene un roedor como mascota desde hace 2 meses. La exploración física muestra pápulas y pústulas eritematosas en la frente de la chica. ¿Cuál de las siguientes es la causa más probable de la exacerbación del acné de esta paciente?

(A) Reacción alérgica a los materiales utilizados en la construcción
(B) Alergia al roedor
(C) Consumo de chocolate
(D) Exposición solar excesiva
(E) Dieta vegetariana
(F) Uso del casco

11. Un médico identifica una enfermedad rara en un paciente de 42 años de edad. ¿El resultado de qué tipo de estudio serviría más al médico para obtener información sobre los factores de riesgo asociados con esta enfermedad para poder ayudar al paciente?

(A) Estudio de caso
(B) Casos y controles
(C) Cohorte
(D) Estudio clínico
(E) Estudio de múltiples casos

12. Si la hipertensión tiene una distribución normal y se define como una presión arterial sistólica al menos dos desviaciones estándar por encima de la media, ¿qué porcentaje de las personas en una población dada tendrían hipertensión?

(A) 1%
(B) 2.5%
(C) 5%
(D) 10%
(E) 34%

13. En su adolescencia, una mujer que ahora tiene 31 años de edad sufrió un trastorno de la conducta alimentaria durante 5 años. En esos años la mujer mantuvo un índice de masa corporal (IMC) de 15.5 y múltiples caries dentales. Ya no padece el trastorno, pero ahora se encuentra en alto riesgo de desarrollar ¿cuál de las siguientes afecciones?

(A) Halitosis
(B) Artrosis
(C) Amenorrea
(D) Osteoporosis
(E) Atresia biliar

14. ¿Cuál de los siguientes fármacos utilizados para tratar a los pacientes con enfermedad de Alzheimer no es un inhibidor de la acetilcolinesterasa?

(A) Galantamina
(B) Rivastigmina
(C) Memantina
(D) Tacrina
(E) Donepezilo

15. Una mujer de mediana edad con sobrepeso acaba de ser diagnosticada con apnea del sueño. Su exploración física y resultados de estudios de laboratorio son normales. ¿Cuál de los siguientes sería el medicamento más apropiado para tratar la apnea del sueño en esta paciente?

(A) Diazepam
(B) Fluoxetina
(C) Acetato de medroxiprogesterona
(D) Imipramina
(E) Alprazolam

16. Durante una exploración física de rutina, el médico descubre que un hombre alerta de 88 años de edad en una casa de retiro tiene equimosis en su pierna derecha y brazo derecho, sin otros hallazgos clínicos. Cuando el doctor pregunta al paciente sobre las equimosis, este contesta: "a mi edad, ¿qué hará usted al respecto?". El doctor nota que, mientras habla con él, el paciente evita hacer contacto visual. ¿Cuál debe ser el siguiente paso del médico en el manejo?

(A) Preguntar al paciente por su relación con sus cuidadores
(B) Sugerir que el equipo médico coloque restricción física al paciente, por su seguridad
(C) Evaluar al paciente para descartar demencia
(D) Evaluar al paciente para descartar delírium
(E) Escribir indicaciones para colocar barandas a los lados de la cama del paciente

17. Una mujer de 19 años de edad que estuvo en una fiesta es trasladada al servicio de urgencias tras haber sufrido una convulsión. Su sangre da positivo para alprazolam, cocaína y marihuana. ¿Cuál de los siguientes es más probablemente el causante de la convulsión en esta paciente?

(A) Consumo de alprazolam
(B) Consumo de cocaína
(C) Consumo de marihuana
(D) Abstinencia de alprazolam
(E) Abstinencia de cocaína
(F) Abstinencia de marihuana

18. La madre de un muchacho de 15 años de edad que tiene asma le dice al médico que el chico se niega a usar su inhalador en la escuela. Para incrementar el apego del paciente, el médico debería:

(A) Recomendar que madre e hijo vayan a asesoramiento juntos
(B) Explicar al paciente que podría morir si no usa su inhalador
(C) Cambiar el tratamiento del muchacho por medicamento oral
(D) Solicitar al muchacho que vaya al servicio de enfermería escolar cuando utilice su inhalador
(E) Poner al chico en contacto con un grupo de apoyo de adolescentes con asma

19. Después de que una mujer de 20 años de edad consumiera vino tinto y queso añejo en un restaurante, es trasladada al servicio de urgencias con hipertensión arterial y cefalea occipital intensa. El tipo de medicamento que con más probabilidad causó este cuadro clínico es:

(A) Antidepresivo
(B) Antipsicótico
(C) Antimaníaco
(D) Benzodiazepina
(E) Barbitúrico

20. ¿Cuál de los siguientes pacientes tiene el mayor riesgo de suicidio?

(A) Mujer divorciada de 55 años de edad
(B) Hombre divorciado de 55 años de edad
(C) Mujer casada de 55 años de edad
(D) Hombre casado de 55 años de edad
(E) Mujer viuda de 55 años de edad

21. ¿Cuál de los siguientes es más probable encontrar en una mujer sana de 55 años de edad en todas las culturas?

(A) Síndrome de "nido vacío"
(B) Depresión
(C) Ansiedad
(D) Insomnio
(E) Bochornos (sofocos)

22. Los pacientes y médicos con frecuencia prefieren los inhibidores selectivos de recaptación de serotonina (ISRS) sobre los antidepresivos tricíclicos porque los ISRS:

(A) Mejoran el ánimo con mayor frecuencia
(B) Actúan generalmente con mayor rapidez
(C) Reducen la presión arterial con mayor frecuencia
(D) Mejoran el sueño con mayor frecuencia
(E) Son generalmente mejor tolerados

23. A un hombre de 28 años de edad con miedo a conducir un automóvil se le muestran técnicas de relajación y luego se le enseña la fotografía de un hombre conduciendo. Posteriormente, cuando está relajado, se le muestran personas conduciendo autos reales. Por último, él mismo conduce un automóvil. Esta técnica de tratamiento se describe mejor como:

(A) Implosión
(B) Biorretroalimentación o *biofeedback*
(C) Condicionamiento por aversión
(D) Economía de fichas
(E) Desbordamiento
(F) Desensibilización sistemática
(G) Terapia cognitiva

24. Un hombre de 59 años de edad se acaba de recuperar de un infarto de miocardio. Durante una consulta de seguimiento, pregunta cuál es la posición más segura para tener relaciones sexuales con su esposa. La mejor recomendación del médico es:

(A) Cara a cara, ambos de costado
(B) Cara a cara, la mujer arriba
(C) Cara a cara, el hombre arriba
(D) Hombre por detrás de la mujer, ambos acostados
(E) Que eviten la actividad sexual al menos durante 1 año

25. Un hombre de 83 años de edad con demencia leve es trasladado al servicio de urgencias por su hija, con quien vive. Huele a orina, está desnutrido y tiene moretones en ambos brazos y una abrasión en la muñeca. Se ve temeroso, pero niega que lo hayan lastimado. La primera acción más apropiada del médico después de tratar al paciente es:

(A) Hablar con la hija sobre la posibilidad de que el paciente esté sufriendo abuso
(B) Enviarle con su hija lo antes posible
(C) Contactar a la agencia de servicios sociales del estado encargada de atender casos de abuso de adultos mayores
(D) Solicitar una valoración neurológica
(E) Dar de alta al paciente al cuidado de otro familiar

26. De los siguientes, el grupo étnico con mayor expectativa de vida es:

(A) Estadounidenses latinos
(B) Afroamericanos
(C) Estadounidenses caucásicos
(D) Nativos americanos

27. En Estados Unidos, ¿cuál es la creencia más común sobre las enfermedades mentales?

(A) Es terapéutico hablar con otros sobre tus problemas emocionales internos
(B) Las enfermedades mentales significan debilidad personal
(C) Los conflictos del inconsciente pueden manifestarse como enfermedad física
(D) Las personas con enfermedad mental tienen buen autocontrol
(E) El paciente psiquiátrico suele buscar ayuda

28. Una mujer de 60 años de edad acude al médico por cefalea crónica. En la entrevista indica que las cefaleas iniciaron hace 3 años, cuando sus vecinos comenzaron a meterse en su casa y a molestarla por las noches. No hay evidencia de que los vecinos hagan lo anterior. La paciente no tiene antecedentes de enfermedad psiquiátrica y su exploración física es normal. Tiene una buena red social y relaciones laborales y, excepto por esta creencia sobre sus vecinos, sus pensamientos parecen claros, lógicos y apropiados. En este momento, el diagnóstico más adecuado para esta mujer es:

(A) Esquizofrenia
(B) Trastorno bipolar
(C) Trastorno delirante
(D) Trastorno esquizoafectivo
(E) Trastorno de la personalidad esquizoide

29. Una mujer de 26 de edad años cree estar embarazada de Ashton Kutcher. Nunca ha conocido al actor, y dos pruebas de embarazo son negativas. No hay otra evidencia de trastorno del pensamiento. El diagnóstico más apropiado para esta mujer es:

(A) Esquizofrenia
(B) Trastorno bipolar
(C) Trastorno delirante
(D) Trastorno esquizoafectivo
(E) Trastorno de la personalidad esquizoide

30. Una mujer de 40 años de edad acude a su ginecólogo a su revisión anual. ¿Cuál de las siguientes podría causar la muerte con mayor probabilidad en una mujer de esta edad?

(A) Embarazo y parto
(B) Dispositivo intrauterino
(C) Anticonceptivos orales
(D) Anticonceptivos de barrera
(E) Implante de progesterona

31. Un médico de 29 años de edad con psoriasis intensa en sus manos y brazos pregunta a un colega sobre cómo afrontar las reacciones de los pacientes cuando notan su enfermedad. La mejor respuesta del colega sería:

(A) "Actúa como si no pasara nada."
(B) "Usa camisas de manga larga."
(C) "Explica a los pacientes que tu enfermedad de la piel no es contagiosa."
(D) "Ve los menos pacientes posibles."
(E) "Di a los pacientes que es tu problema, no el de ellos."

32. Los estándares usuales de confidencialidad médico-paciente aplican más probablemente a ¿cuál de los siguientes pacientes?

(A) Un hombre que dice al médico que piensa disparar a su pareja
(B) Una mujer quien enviudó recientemente y que dice a su médico que ha tenido pensamientos suicidas ocasionales
(C) Un hombre que dice a su médico que ha estado abusando sexualmente de su hijastra de 10 años de edad
(D) Un hombre con infección por virus de la inmunodeficiencia humana (VIH) que tiene relaciones sexuales con su esposa sin utilizar preservativo
(E) Una mujer con depresión que dice a su médico que ha acumulado 50 comprimidos de barbitúricos y desea morir

33. El médico A sabe que el médico B ha cometido un importante error al tratar a un paciente hospitalizado muy grave. El doctor B se niega a admitir que cometió un error. Lo más apropiado que debe hacer el doctor A es:

(A) Hablar con el médico B nuevamente sobre su error
(B) Advertir al doctor B que será notificado si sigue cometiendo errores
(C) Notificar la acción del médico B a su superior en el hospital
(D) Notificar la acción del doctor B a la policía
(E) Recomendar que el doctor B sea transferido a otro hospital

34. Para el seguimiento de la mejoría o el deterioro progresivos en un paciente de 70 años con sospecha de fallo neurológico, ¿cuál de los siguientes sería el estudio más apropiado?

(A) Tomografía por emisión de positrones (PET, *positron emission tomography*
(B) Tomografía computarizada (TC)
(C) Entrevista con amobarbital sódico
(D) Prueba de apercepción temática (TAT)

(E) Electroencefalograma (EEG)
(F) Prueba de logros de amplio rango (WRAT)
(G) Mini-Examen del Estado Mental de Folstein
(H) Escala de coma de Glasgow

35. Para evaluar los conflictos inconscientes en un hombre de 20 años de edad mediante dibujos de situaciones sociales ambiguas, ¿cuál de los siguientes es el estudio más apropiado?

(A) Tomografía por emisión de positrones (PET, *positron emission tomography*)
(B) Tomografía computarizada (TC)
(C) Entrevista con amobarbital sódico
(D) Prueba de apercepción temática (TAT)
(E) Electroencefalograma (EEG)
(F) Prueba de logros de amplio rango (WRAT)
(G) Mini-Examen del Estado Mental de Folstein
(H) Escala de coma de Glasgow

36. ¿A qué edad empieza normalmente la capacidad de un lactante para rodar de espalda a abdomen y de abdomen a espalda?

(A) 0-3 meses
(B) 4-6 meses
(C) 7-10 meses
(D) 12-15 meses
(E) 16-30 meses

37. Una paciente en el servicio de urgencias acaba de estar involucrada en un accidente automovilístico. El médico sospecha que tomó alcohol. ¿Cuál es el menor rango de concentración sanguínea de alcohol para cumplir el criterio de intoxicación legal, para la mayoría de los estados de Estados Unidos?

(A) 0.01-0.02%
(B) 0.05-0.15%
(C) 0.40-0.50%
(D) 1.5-2.0%
(E) 2.5-3.0%

38. De los siguientes medicamentos, ¿cuál es el antidepresivo heterocíclico más apropiado para un controlador de tráfico aéreo de 45 años de edad quien debe permanecer alerta en su trabajo?

(A) Selegilina
(B) Tranilcipromina
(C) Trazodona
(D) Doxepina
(E) Amoxapina
(F) Fluoxetina
(G) Protriptilina
(H) Nortriptilina
(I) Amitriptilina
(J) Imipramina

39. Una mujer de 79 años de edad comenta que ha tenido dificultad para dormir por la noche por contracciones musculares persistentes de las piernas. ¿Cuál de los siguientes trastornos del sueño podría explicar mejor este cuadro?

(A) Trastorno de hipersomnia
(B) Trastorno de pesadillas
(C) Trastorno de terrores nocturnos
(D) Trastorno del ritmo circadiano del sueño
(E) Trastorno de movimiento periódico de las extremidades
(F) Síndrome de piernas inquietas
(G) Bruxismo

40. Un piloto cuyo avión está a punto de chocar pasa 5 min explicando los detalles técnicos del mal funcionamiento del motor a su copiloto. El mecanismo de defensa que usa el piloto para manejar su propia ansiedad es:

(A) Represión
(B) Sublimación
(C) Disociación
(D) Regresión
(E) Intelectualización

41. ¿A qué edad empieza a caminar la mayoría de los niños sanos?

(A) 0-3 meses
(B) 4-6 meses
(C) 7-10 meses
(D) 12-15 meses
(E) 16-30 meses

42. Una mujer de 40 años de edad con cefalea tensional mide regularmente la tensión del músculo frontal. Las lecturas se proyectan en su pantalla de computadora. Entonces, se le enseñan técnicas mentales para disminuir la tensión en este músculo. ¿Cuál de las siguientes técnicas de tratamiento se ilustra con este ejemplo?

(A) Implosión
(B) Biorretroalimentación o *biofeedback*
(C) Condicionamiento por aversión
(D) Economía de fichas
(E) Desbordamiento
(F) Desensibilización sistemática
(G) Terapia cognitiva

43. Un paciente de 50 años de edad comenta que tiene cefalea matutina diaria que interfiere con su capacidad para trabajar. La cefalea mejora conforme pasa el día. Su esposa señala que el paciente hace sonidos similares a "clic" por la noche. El paciente niega consumo de sustancias y la exploración física es normal. ¿Cuál de los siguientes trastornos del sueño explica mejor este cuadro clínico?

(A) Trastorno de hipersomnia
(B) Trastorno de pesadillas
(C) Trastorno de terrores nocturnos
(D) Trastorno del ritmo circadiano del sueño
(E) Trastorno de movimiento periódico de las extremidades
(F) Síndrome de piernas inquietas
(G) Bruxismo

44. Un paciente de 33 años de edad dice a su médico que toma al menos 10 tazas de café al día. De los siguientes efectos, ¿cuál es más probable en este paciente?

(A) Disminución de la presión arterial
(B) Letargia
(C) Taquicardia
(D) Disminución de la secreción de ácido
(E) Estado de ánimo deprimido

45. Típicamente, ¿cuándo aparece la sonrisa social en los lactantes?

(A) 0-3 meses
(B) 4-6 meses
(C) 7-10 meses
(D) 12-15 meses
(E) 16-30 meses

46. Para evaluar las habilidades de lectura y aritmética en un paciente varón hospitalizado de 30 años de edad, ¿cuál de los siguientes es el estudio más apropiado?

(A) Tomografía por emisión de positrones (PET, *positron emission tomography*)
(B) Tomografía computarizada (TC)
(C) Entrevista con amobarbital sódico
(D) Prueba de apercepción temática (TAT)
(E) Electroencefalograma (EEG)
(F) Prueba de logros de amplio rango (WRAT)
(G) Mini-Examen del Estado Mental de Folstein
(H) Escala del coma de Glasgow

47. El EEG de un paciente dormido de 32 años de edad muestra principalmente ondas lentas. ¿En qué etapa del sueño se encuentra más probablemente este paciente?

(A) Etapa 1
(B) Etapa 2
(C) Delta
(D) Sueño de movimientos oculares rápidos (REM)

48. Típicamente, ¿cuándo comienzan los lactantes a seguir caras y objetos con los ojos (rastreo)?

(A) 0-3 meses
(B) 4-6 meses
(C) 7-10 meses
(D) 12-15 meses
(E) 16-30 meses

49. Un médico de 65 años de edad ha recibido el diagnóstico de cáncer de páncreas terminal y repetidamente analiza los aspectos técnicos de su caso con otros médicos del hospital. ¿Cuál es el mecanismo de defensa utilizado por este médico?

(A) Actuación
(B) Sublimación
(C) Negación
(D) Regresión
(E) Intelectualización
(F) Formación reactiva

50. Un adolescente ansioso y deprimido, que nunca había tenido problemas antes, roba un automóvil. ¿Cuál será el mecanismo de defensa que más probablemente utilice este joven para manejar su ansiedad y depresión?

(A) Actuación
(B) Sublimación
(C) Negación
(D) Regresión
(E) Intelectualización
(F) Formación reactiva

51. Una paciente hospitalizada de 50 años de edad acaba de recibir un diagnóstico de cáncer de mama. Ella afirma que la biopsia está equivocada y se da de alta del hospital a pesar del consejo de su médico. ¿Cuál es el mecanismo de defensa utilizado por esta paciente?

(A) Actuación
(B) Sublimación
(C) Negación
(D) Regresión
(E) Intelectualización
(F) Formación reactiva

52. Una paciente, aunque de forma inconsciente está molesta con su médico por cancelar su cita previa de último minuto, le dice en la siguiente cita que le gusta su corbata. ¿Cuál es el mecanismo de defensa utilizado por esta paciente?

(A) Actuación
(B) Sublimación
(C) Negación

(D) Regresión
(E) Intelectualización
(F) Formación reactiva

53. Una mujer de 28 años de edad, que trabaja cuidando animales, vive con su tía, ya mayor, y rara vez socializa. Comenta que, aunque le gustaría tener amigos, cuando sus compañeros le piden que les acompañe en los descansos ella se niega porque tiene miedo de que la critiquen o de no agradarles. ¿A cuál de los siguientes trastornos de la personalidad se asocia este comportamiento?

(A) Trastorno de la personalidad pasiva-agresiva
(B) Trastorno de la personalidad esquizotípica
(C) Trastorno de la personalidad antisocial
(D) Trastorno de la personalidad paranoide
(E) Trastorno de la personalidad esquizoide
(F) Trastorno de la personalidad obsesiva-compulsiva
(G) Trastorno de la personalidad evasiva
(H) Trastorno de la personalidad histriónica

54. Un hombre de 35 años de edad acude a la consulta vestido todo de color amarillo brillante. Comenta que ha sentido como si tuviera un "cuchillo en el oído", dice que se está "quemando" y que "debe estar muriendo." La exploración física revela otitis externa leve (inflamación del conducto auditivo) y tiene una temperatura de 37.6 ºC). ¿A cuál de los siguientes trastornos de la personalidad se asocia este comportamiento?

(A) Trastorno de la personalidad pasiva-agresiva
(B) Trastorno de la personalidad esquizotípica
(C) Trastorno de la personalidad antisocial
(D) Trastorno de la personalidad paranoide
(E) Trastorno de la personalidad esquizoide
(F) Trastorno de la personalidad obsesiva-compulsiva
(G) Trastorno de la personalidad evasiva
(H) Trastorno de la personalidad histriónica

55. Un paciente de 24 años de edad experimenta intenso apetito, fatiga y cefalea. Este paciente posiblemente está sufriendo abstinencia ¿de cuál de las siguientes sustancias?

(A) Alcohol
(B) Secobarbital
(C) Fenciclidina (PCP)
(D) Anfetaminas
(E) Dietilamida de ácido lisérgico (LSD)
(F) Diazepam
(G) Heroína
(H) Marihuana

56. Un hombre de 55 años de edad que ha estado tomando medicamentos para la depresión y el insomnio es trasladado al servicio de urgencias con signos de depresión respiratoria. ¿Cuál es la sustancia que con más probabilidad está provocando estos síntomas?

(A) Alcohol
(B) Secobarbital
(C) Fenciclidina (PCP)
(D) Anfetaminas
(E) Dietilamida de ácido lisérgico (LSD)
(F) Diazepam
(G) Heroína
(H) Marihuana

57. La policía lleva al hospital a un hombre de 25 años de edad en coma. Su novia comenta al médico que, antes de tener una convulsión, estuvo combativo, mostró movimientos anómalos de los ojos y dijo sentir que su cuerpo se expandía y flotaba hacia el cielo. ¿Cuál es la sustancia que con más probabilidad está provocando estos síntomas?

(A) Alcohol
(B) Secobarbital
(C) Fenciclidina (PCP)
(D) Anfetaminas
(E) Dietilamida de ácido lisérgico (LSD)
(F) Diazepam
(G) Heroína
(H) Marihuana

58. Un paciente gran consumidor de café es hospitalizado y no se le permite tomar nada, excepto agua. ¿Cuál de los siguientes es el síntoma más probable del paciente al día después de la hospitalización?

(A) Excitación
(B) Euforia
(C) Cefalea
(D) Menor apetito
(E) Dilatación pupilar

59. Una mujer de 50 años de edad que recientemente sufrió una vasculopatía cerebral isquémica abre los ojos en respuesta a órdenes verbales, habla, pero usa frases inadecuadas, y muestra flexión ante estímulos dolorosos. Por estas respuestas, recibe una puntuación total de 9. ¿Cuál de las siguientes escalas fue la que se utilizó?

(A) Tomografía por emisión de positrones (PET, *positron emission tomography*)
(B) Tomografía computarizada (TC)
(C) Entrevista con amobarbital sódico
(D) Prueba de apercepción temática (TAT)
(E) Electroencefalograma (EEG)
(F) Prueba de logros de amplio rango (WRAT)
(G) Mini-Examen del Estado Mental de Folstein

(H) Escala de coma de Glasgow

60. El electroencefalograma de un paciente de 28 años de edad muestra principalmente ondas alfa. Este paciente posiblemente está:

(A) Despierto y concentrándose
(B) Despierto, relajado y con los ojos cerrados
(C) En la etapa 1 del sueño
(D) En la etapa del sueño de ondas delta
(E) En la etapa del sueño de movimientos oculares rápidos (REM)

61. Una mujer de 24 años de edad siente dolor pélvico cuando su novia intenta tener relaciones sexuales con ella. No se encuentran alteraciones en la exploración pélvica. De los siguientes, ¿cuál es el diagnóstico más apropiado para esta paciente?

(A) Fetichismo
(B) Trastorno de dolor genitopélvico/penetración
(C) Trastorno del interés/excitación sexual femenino
(D) Trastorno del orgasmo
(E) Disforia de género

62. Una mujer de 65 años de edad cuyo marido murió hace 3 semanas comenta que llora a menudo y no puede dormir. Además, establece que, aunque sabe que su esposo está muerto, cree haberlo visto caminando por la calle el día de ayer. ¿Cuál sería la primera acción más apropiada del médico?

(A) Recomendarle que visite a un familiar cercano
(B) Ofrecer apoyo
(C) Prescribir tratamiento antipsicótico
(D) Prescribir tratamiento antidepresivo
(E) Recomendar evaluación psiquiátrica

63. ¿Cuál de las siguientes personas tiene un mayor riesgo de desarrollar esquizofrenia?

(A) El gemelo dicigótico de una persona con esquizofrenia
(B) El hijo de dos progenitores con esquizofrenia
(C) El gemelo monocigótico de una persona con esquizofrenia
(D) El hijo de un padre con esquizofrenia
(E) Un niño criado en una institución, cuyos progenitores no padecen esquizofrenia

64. ¿Cuál de las siguientes aseveraciones evidencia mejor las características psicóticas de un hombre de 49 años de edad con depresión profunda?

(A) "Soy una persona inadecuada."
(B) "Soy un ser humano inútil."
(C) "Nunca seré mejor."
(D) "Soy un fracaso en mi profesión."
(E) "Soy responsable del tsunami en Japón."

65. Después de un accidente de bicicleta que puso en riesgo su vida, un niño de 9 años de edad requiere una transfusión sanguínea inmediata. Si, por motivos religiosos, los progenitores se negaran a autorizarla, ¿qué debería hacer el médico?

(A) Decir a los progenitores que serán juzgados si no autorizan la transfusión
(B) Realizar la transfusión al niño
(C) Obtener permiso de otro miembro de la familia para realizar la transfusión
(D) Trasladar al niño a otro hospital
(E) Seguir las indicaciones de los progenitores y no realizar la transfusión

66. Un paciente establece que desde que su amante desde hace años le llamó para romper su relación, ha tenido una importante pérdida de la audición. No se ha logrado encontrar una explicación médica. ¿Cuál de las siguientes afirmaciones es más probable sobre este paciente?

(A) El paciente es adulto mayor
(B) El paciente es varón
(C) El paciente está bien educado
(D) La pérdida de audición del paciente fue repentina
(E) El paciente está muy preocupado sobre su pérdida de audición

67. ¿Quién gestiona los hospitales psiquiátricos a largo plazo en Estados Unidos?

(A) Universidades
(B) Inversionistas privados
(C) Gobiernos estatales
(D) Gobiernos municipales
(E) Gobierno federal

68. Un conserje que recientemente perdió su trabajo como maestro es encontrado en un sitio lejano a su vivienda. No sabe cómo llegó ahí, y su exploración física es normal. De los siguientes, ¿cuál es el diagnóstico más apropiado para este hombre?

(A) Amnesia disociativa
(B) Amnesia disociativa con fuga
(C) Trastorno de síntomas somáticos
(D) Trastorno conversivo
(E) Trastorno de despersonalización

69. ¿Cuál de las siguientes enfermedades se manifiesta por lo regular en la cuarta a quinta décadas de la vida?

(A) Enfermedad de Alzheimer
(B) Síndrome de Lesch-Nyhan
(C) Enfermedad de Rett
(D) Enfermedad de Tourette
(E) Enfermedad de Huntington

70. Durante una revisión oftalmológica, a una paciente femenina de 48 años de edad con esquizofrenia se le encuentra pigmentación retiniana. En el pasado, ¿cuál de los siguientes fármacos antipsicóticos es más probable que haya tomado la paciente?

(A) Clorpromazina
(B) Haloperidol
(C) Perfenazina
(D) Trifluoperazina
(E) Tioridazina

71. ¿Qué es más probable que se observe en una mujer sana de 24 años de edad que se encuentra en etapa de sueño no REM (movimientos oculares rápidos)?

(A) Sueños
(B) Aumento del pulso
(C) Erección del clítoris
(D) Atonía del músculo esquelético
(E) Bruxismo

72. De los siguientes trastornos, ¿cuál es el que muestra una mayor diferencia en frecuencias por sexo?

(A) Trastorno ciclotímico
(B) Trastorno depresivo mayor
(C) Trastorno bipolar
(D) Trastorno de ansiedad por enfermedad
(E) Esquizofrenia

73. El valor predictivo negativo es la probabilidad de que una persona con una:

(A) Prueba negativa en realidad esté sana
(B) Prueba positiva en realidad esté sana
(C) Prueba negativa en realidad esté enferma
(D) Prueba positiva en realidad esté enferma
(E) Prueba positiva que acabará mostrando signos de la enfermedad

74. En un estudio de laboratorio, se muestra que el útero asciende en la cavidad pélvica durante la actividad sexual. ¿En cuál etapa del ciclo de la respuesta sexual inicia este fenómeno?

(A) Excitación
(B) Meseta
(C) Orgasmo
(D) Resolución

75. Una pareja le dice al médico que su vida sexual no es satisfactoria porque él eyacula muy rápidamente. El médico les dice que la "técnica del apretón" sería de utilidad. En esta técnica, la persona que aplica el "apretón" es usualmente:

(A) El hombre
(B) La pareja
(C) El médico
(D) Un terapeuta sexual
(E) Un ayudante sexual

76. ¿Cuál de las siguientes pruebas estadísticas sería más adecuada para evaluar diferencias entre la media de los pesos de mujeres de tres distintos grupos de edad?

(A) Prueba de t dependiente (para muestras pareadas)
(B) Prueba de X^2
(C) Análisis de varianza (ANOVA)
(D) Prueba de t independiente (para muestras no pareadas)
(E) Prueba exacta de Fisher

77. Un hombre de 39 años de edad que nunca antes había tenido problemas de erección comienza a tener dificultad para lograr la erección durante la actividad sexual con su esposa. La primera vez que tuvo un problema para mantener una erección fue tras una fiesta en la playa en la cual "tomó demasiado". ¿Cuál de los siguientes tipos de disfunción sexual muestra este hombre?

(A) Trastorno de erección adquirido
(B) Trastorno de erección situacional
(C) Trastorno de deseo sexual hipoactivo del hombre
(D) Trastorno del orgasmo
(E) Eyaculación precoz (prematura)

78. Se realiza un estudio para determinar si la exposición a pantallas de computadora de cristal líquido (LCD) en el primer trimestre del embarazo causa abortos. Para hacerlo, se pregunta a 50 mujeres que tuvieron abortos y a 90 mujeres que llevaron el embarazo a término el día siguiente del aborto o parto, respectivamente, sobre su exposición a pantallas LCD durante el embarazo. Si 10 mujeres que tuvieron abortos y 10 mujeres que llegaron a término usaron pantallas LCD durante sus embarazos, la razón de posibilidades (de momios) asociada con la exposición a pantallas LCD durante el embarazo es de aproximadamente:

(A) 2
(B) 3
(C) 10
(D) 20
(E) 100

79. En un estudio de cohorte, la tasa de incidencia de aborto en mujeres que usaron pantallas LCD y la incidencia de abortos entre mujeres que no las usaron se denomina:

(A) Riesgo atribuible
(B) Razón de riesgo
(C) Tasa de incidencia
(D) Tasa de prevalencia
(E) Riesgo relativo

Preguntas 80 y 81

En un estudio, la tasa de incidencia de tuberculosis (Tb) en las personas que conviven con alguien con Tb en sus hogares es de 5 por cada 1000. La tasa de incidencia de Tb en las personas que no conviven con nadie con Tb en sus hogares es de 0.5 por cada 1 000.

80. ¿Cuál es el riesgo de adquirir Tb atribuible a vivir con alguien que tiene Tb (riesgo atribuible)?

(A) 1.5
(B) 4.5
(C) 7.5
(D) 9.5
(E) 10.0

81. ¿Cuántas veces es mayor el riesgo de enfermar para las personas que viven con un paciente con Tb, en comparación con quienes no viven con un paciente con Tb (riesgo relativo)?

(A) 1.5
(B) 4.5
(C) 7.5
(D) 9.5
(E) 10.0

82. Para estimar el riesgo relativo en un estudio de casos y controles, ¿cuál de los siguientes se calcula?

(A) Riesgo atribuible
(B) Razón de posibilidades (de momios)
(C) Tasa de incidencia
(D) Tasa de prevalencia
(E) Sensibilidad

83. Una maestra de secundaria de 50 años de edad anteriormente con peso normal notifica que se ha sentido "muy triste" los últimos 3 meses. Falta a menudo al trabajo porque se siente cansada y sin esperanza, ha baja 9 kg de peso sin hacer dieta y tiene problemas para dormir. Cuando el médico la entrevista, le dice: "Doctor, el Señor llama a todos sus hijos a casa". La exploración física es normal. ¿Con qué puede asociarse este cuadro clínico?

(A) Trastorno ciclotímico
(B) Trastorno depresivo mayor
(C) Trastorno bipolar
(D) Trastorno de ansiedad por enfermedad
(E) Esquizofrenia

84. Un hombre de 32 años de edad sobrevive a un accidente aéreo en el cual fallecieron cuatro pasajeros. Dos semanas después, comenta que tiene pesadillas recurrentes sobre el choque y que se siente aislado y distante de los demás. ¿Cuál de los siguientes trastornos es el más probable?

(A) Trastorno de estrés postraumático (TEPT)
(B) Trastorno de ansiedad generalizada
(C) Trastorno obsesivo-compulsivo (TOC)
(D) Trastorno de pánico
(E) Trastorno de estrés agudo

85. Un año después de haber sufrido un robo con arma blanca en la calle, una mujer de 28 años de edad salta al escuchar cualquier ruido intenso, tiene pensamientos recurrentes sobre el robo y se siente ansiosa la mayoría del tiempo. ¿Cuál de los siguientes trastornos es el más probable?

(A) Trastorno de estrés postraumático (TEPT)
(B) Trastorno de ansiedad generalizada
(C) Trastorno obsesivo-compulsivo (TOC)
(D) Trastorno de pánico
(E) Trastorno de estrés agudo

86. Al final de una larga entrevista con un paciente mayor, el médico dice: "Veamos si he entendido bien toda la información", y entonces resume la información que le proporcionó el paciente. ¿Cómo se llama esta técnica de entrevista?

(A) Confrontación
(B) Validación
(C) Recapitulación
(D) Facilitación
(E) Reflexión
(F) Pregunta directa
(G) Apoyo

87. "Muchas personas se sienten como tú la primera vez que son hospitalizadas". ¿Qué tipo de técnica de entrevista ejemplifica esta aseveración?

(A) Confrontación
(B) Validación
(C) Recapitulación
(D) Facilitación
(E) Reflexión
(F) Pregunta directa
(G) Apoyo

88. Después de que un paciente describe sus síntomas y la hora del día en la que se intensifican, el entrevistador dice: "¿Dice usted que siente el dolor más intenso por la tarde?". ¿Qué tipo de técnica de entrevista ejemplifica esta pregunta?

(A) Confrontación
(B) Validación
(C) Recapitulación
(D) Facilitación
(E) Espejo
(F) Pregunta directa
(G) Apoyo

89. "Usted dice que no está nervioso, pero está sudando y temblando y me parece que está muy alterado". ¿Qué tipo de técnica de entrevista ejemplifica esta aseveración?

(A) Confrontación
(B) Validación
(C) Recapitulación
(D) Facilitación
(E) Reflexión
(F) Pregunta directa
(G) Apoyo

90. Un paciente le dice a su médico: "Si estoy sentado en la mesa en el centro del restaurante, en lugar de contra la pared, de repente me siento mareado y siento que no puedo respirar". ¿Qué está describiendo este paciente?

(A) Alucinación
(B) Delirio
(C) Ilusión
(D) Ataque de pánico con agorafobia
(E) Trastorno de ansiedad social

91. Un paciente le cuenta a su médico: "La semana pasada creí ver a mi padre, que murió hace un año, en una esquina, pero sé que realmente no era él". ¿Qué está describiendo este paciente?

(A) Alucinación
(B) Delirio
(C) Ilusión
(D) Ataque de pánico con agorafobia
(E) Trastorno de ansiedad social

92. ¿Cuál es la técnica más adecuada para determinar la parte del cerebro que se utiliza durante la traducción de un texto escrito del francés al inglés?

(A) Tomografía computarizada (TC)
(B) Prueba de supresión con dexametasona (PSD)
(C) Potenciales evocados
(D) Electroencefalograma (EEG)
(E) Respuesta galvánica de la piel
(F) Tomografía por emisión de positrones (PET, *positron emission tomography*)

93. ¿Cuál es la técnica diagnóstica más apropiada para evaluar la pérdida de audición en un lactante de 3 meses de edad?

(A) Tomografía computarizada (TC)
(B) Prueba de supresión con dexametasona (PSD)
(C) Potenciales evocados
(D) Electroencefalograma (EEG)
(E) Respuesta galvánica de la piel
(F) Tomografía por emisión de positrones (PET, *positron emission tomography*)

94. Una mujer de 42 años de edad finge estar paralizada tras un accidente automovilístico para cobrar dinero de la compañía de seguros. Esta mujer muestra:

(A) Desrealización
(B) Trastorno facticio
(C) Simulación de enfermedad
(D) Trastorno conversivo
(E) Trastorno dismórfico corporal

95. Una mujer de 42 años de edad finge estar paralizada tras un accidente automovilístico para obtener atención de su médico. Esta paciente muestra:

(A) Desrealización
(B) Trastorno facticio
(C) Simulación de enfermedad
(D) Trastorno conversivo
(E) Trastorno dismórfico corporal

96. Una mujer de 54 años de edad con depresión despierta a las 4:00 de la madrugada cada día y ya no puede volver a dormir. Luego, está cansada todo el día. ¿Cuál de los siguientes trastornos del sueño es probable que padezca esta mujer?

(A) Narcolepsia
(B) Síndrome de Kleine-Levin
(C) Insomnio
(D) Apnea obstructiva del sueño
(E) Terrores nocturnos

97. Una mujer de 40 años de edad con sobrepeso comenta estar cansada todo el día a pesar de dormir 9 h todas las noches. El esposo de la mujer señala que ella ronca ruidosamente. Esta mujer muestra indicios de:

(A) Narcolepsia
(B) Síndrome de Kleine-Levin
(C) Insomnio
(D) Apnea obstructiva del sueño
(E) Terrores nocturnos

98. Tras la pérdida de su trabajo como cajera, una paciente de 23 años de edad comenta, de forma casual, que no tiene sensibilidad en su brazo derecho. La exploración física no revela alteraciones fisiológicas. Esta mujer muestra indicios de:

(A) Trastorno de ansiedad por enfermedad
(B) Trastorno dismórfico corporal
(C) Trastorno conversivo
(D) Trastorno de síntomas somáticos
(E) Trastorno de ansiedad generalizada

99. A pesar de las explicaciones de su médico y biopsias negativas de cinco diferentes lunares, un paciente de 45 años de edad se muestra muy preocupado y le dice a su médico que cree que sus lunares restantes deben evaluarse porque "probablemente son melanomas". Este paciente muestra indicios de:

(A) Trastorno de ansiedad por enfermedad
(B) Trastorno dismórfico corporal
(C) Trastorno conversivo
(D) Trastorno de síntomas somáticos
(E) Trastorno de ansiedad generalizada

100. Un perro aprende a girar el pomo de una puerta con sus dientes porque este comportamiento es recompensado con un premio. ¿Cómo se denomina este tipo de aprendizaje?

(A) Condicionamiento operante
(B) Condicionamiento por aversión
(C) Recuperación espontánea
(D) Modelado
(E) Generalización de estímulo

101. Cada vez que un hombre de 35 años de edad recibe fisioterapia para su hombro, disminuye su dolor. Debido a esta mejoría en el dolor, el paciente regresa a más sesiones de fisioterapia. Este apego a las sesiones de fisioterapia es un ejemplo de ¿cuál de los siguientes?

(A) Implosión
(B) Generalización del estímulo
(C) Desensibilización sistemática
(D) Desbordamiento
(E) Refuerzo positivo
(F) Refuerzo de tasa fija
(G) Refuerzo negativo

102. Una mujer de 75 años de edad que vive sola desarrolla fiebre alta y es trasladada al hospital por un vecino. Aunque la mujer puede decir su nombre, está desorientada en tiempo y lugar, y confunde al auxiliar de enfermería con su sobrino. ¿Con qué es compatible este cuadro clínico?

(A) Depresión (seudodemencia)
(B) Síndrome de Tourette
(C) Enfermedad de Alzheimer
(D) Delírium
(E) Trastorno cognitivo mayor inducido por sustancias o medicamentos

103. Un hombre de 19 años es llevado al hospital por la policía. El policía establece que cuando fue detenido por una violación de tránsito menor, el hombre les injurió y mostró espasmos bizarros en la cara y el cuerpo. La exploración física es normal. ¿Con qué es compatible este cuadro clínico?

(A) Depresión (seudodemencia)
(B) Síndrome de Tourette
(C) Enfermedad de Alzheimer
(D) Delírium
(E) Trastorno cognitivo mayor inducido por sustancias o medicamentos

104. Una mujer de 63 años de edad con problemas de memoria desde el año anterior ya no puede identificar al hombre que se encuentra sentado junto a ella (su esposo). La exploración física es normal, y no hay antecedentes de abuso de drogas o alcohol. La paciente se encuentra alerta y parece estar poniendo atención al médico. ¿Con qué es compatible este cuadro clínico?

(A) Depresión (seudodemencia)
(B) Síndrome de Tourette
(C) Enfermedad de Alzheimer
(D) Delírium
(E) Trastorno cognitivo mayor inducido por sustancias o medicamentos

105. Un paciente terminal le dice a su médico: "Iré a la iglesia todos los días si logro deshacerme de esta enfermedad". ¿En qué etapa del duelo puede ubicarse este paciente?

(A) Negación
(B) Ira
(C) Negociación
(D) Depresión
(E) Aceptación

106. Una madre pone una sustancia amarga en las uñas de las manos de su hijo de 9 años para quitarle el hábito de morderlas. ¿Cómo se denomina este tipo de aprendizaje?

(A) Condicionamiento operante
(B) Condicionamiento por aversión
(C) Recuperación espontánea
(D) Modelado
(E) Generalización de estímulo

107. Una mujer de 29 años de edad acude al médico con síntomas de ansiedad, que han estado presentes durante más de 2 años sin un factor precipitante evidente. La paciente nunca antes ha tomado ansiolíticos. De los siguientes fármacos psicoactivos, la mejor opción para esta mujer sería:

(A) Diazepam
(B) Haloperidol
(C) Amitriptilina
(D) Buspirona
(E) Litio

108. Un programa de intervención temprana dirigido a preescolares con desventajas tiene el objetivo de reducir las probabilidades de fracaso escolar. Esto es un ejemplo de:

(A) Prevención primaria
(B) Prevención secundaria
(C) Prevención terciaria
(D) Desensibilización sistemática
(E) Modificación de conducta

109. El mecanismo básico de defensa en el cual se basan todos los demás mecanismos, y que es utilizado para prevenir que las emociones inaceptables alcancen el nivel de consciencia, es conocido como:

(A) Represión
(B) Sublimación
(C) Disociación
(D) Regresión
(E) Intelectualización

110. Al contar al médico que su hermana menor murió en un accidente automovilístico, una mujer de 33 años de edad trata de hablar, pero sigue rompiendo en llanto. La aseveración más adecuada que el médico debe hacer en este punto es:

(A) "Es triste, pero todos perdemos a algún ser querido en algún momento."

(B) "No llores, te sentirás mejor en unos cuantos meses."

(C) "Debes sentirte terrible por su muerte."

(D) "Era muy joven para morir."

(E) "Por favor, tómate tu tiempo."

111. Los progenitores de una joven de 17 años de edad con síndrome de Down y coeficiente intelectual de 70 la llevan para que sea sometida a una exploración médica en la escuela. Se requiere dicho examen para ingresar en un internado de educación especial muy renombrado, mixto y lejos de casa. A los progenitores les preocupa enviar a su hija a la escuela porque es sexualmente activa y temen que podría quedarse embarazada. Aunque ha estado tomando anticonceptivos orales durante el año anterior, su madre a menudo le debe recordar que los tome. Los progenitores piden el consejo del médico. ¿Cuál debería ser la recomendación más apropiada del médico?

(A) Recomendar una oclusión tubárica

(B) Realizar una ooforectomía

(C) Ingresarla en una escuela local de día para que pueda vivir en casa

(D) Prescribir un anticonceptivo de larga duración

(E) Enviarla al internado y no hacer más

112. Un niño de 6 años de edad con un cociente intelectual de 50 es más probablemente capaz de hacer ¿cuál de las siguientes acciones?

(A) Leer una oración

(B) Identificar los colores

(C) Copiar un triángulo

(D) Manejar una bicicleta

(E) Comprender la diferencia moral entre el bien y el mal

113. Un médico diagnostica herpes genital a un estudiante de 16 años de edad. Antes de brindarle tratamiento, ¿qué debería hacer el médico?

(A) Notificar a sus progenitores

(B) Obtener permiso de sus progenitores

(C) Notificar a su(s) pareja(s) sexual(es)

(D) Recomendarle que le diga a su(s) pareja(s) sexual(es)

(E) Notificar el caso a la agencia estatal correspondiente

114. Una madre lleva a su hijo de 9 meses de edad al pediatra. El niño puede sentarse sin ayuda e incorporarse. Balbucea y hace ruidos cuando su madre le habla, pero no puede decir palabras. La madre le dice al médico que cuando ve a la niñera los sábados por la noche, llora y se niega a ir con ella. Respecto a su desarrollo físico, social y cognitivo/verbal, respectivamente, este niño se describe mejor como:

(A) Típico, típico, requiere evaluación

(B) Típico, requiere evaluación, típico

(C) Requiere evaluación, típico, típico

(D) Requiere evaluación, requiere evaluación, típico

(E) Típico, típico, típico

(F) Requiere evaluación, requiere evaluación, requiere evaluación

(G) Típico, requiere evaluación, requiere evaluación

115. Un niño con desarrollo típico puede subir las escaleras con un pie a la vez, pero cuando se le pide que copie un círculo, solo hace rayas en el papel. En el parque infantil, a menudo se aleja de su madre para ver a otros niños, pero después vuelve con ella. Respecto a sus habilidades verbales, el niño es probable que pueda:

(A) Hablar en oraciones completas

(B) Usar cerca de 900 palabras

(C) Emplear preposiciones

(D) Comprender cerca de 3 500 palabras

(E) Usar cerca de 10 palabras

116. Cuando un hombre de 60 años de edad sale del hospital tras ser sometido a cirugía por cáncer de próstata, vuelve para mirar al médico y le dice: "Sabe, doctor, tengo un arma en mi casa". ¿Cuál debería ser la acción más apropiada del médico?

(A) Llamar a la esposa del paciente y decirle que busque el arma y la haga desaparecer

(B) Sugerir al paciente que permanezca en el hospital para otra evaluación

(C) Recetarle un antidepresivo

(D) Advertir al paciente sobre los medicamentos que pudieran ser peligrosos en sobredosis

(E) Dar de alta al paciente como estaba planificado

117. Un trabajador de compraventa de valores establece que en ocasiones gana dinero y a veces pierde dinero. Le preocupa tanto la compraventa que no puede dejar de consultar el estado del mercado, incluso en fines de semana, cuando los mercados están cerrados. ¿Cuál de los siguientes es con mayor probabilidad lo que más influencia la preocupación de este comerciante con la compraventa de valores?

(A) Refuerzo continuo
(B) Refuerzo de tasa fija
(C) Refuerzo a intervalos fijos
(D) Refuerzo a tasa variable
(E) Generalización de estímulos

118. Una madre lleva a su hijo de 3 años de edad al pediatra para una consulta de rutina. El médico observa que el niño se relaciona bien con su madre y puede hablar en oraciones completas. Al hablar con la madre, el médico determina que el niño tiene un triciclo, pero que no puede pedalearlo. Además, no juega de forma cooperativa con otros niños. ¿Qué describe mejor a este niño con respecto a sus habilidades de desarrollo verbales, motrices y sociales, respectivamente?

(A) Típico, típico, requiere evaluación
(B) Típico, requiere evaluación, típico
(C) Requiere evaluación, normal, típico
(D) Requiere evaluación, requiere evaluación, típico
(E) Típico, típico, típico
(F) Requiere evaluación, requiere evaluación, requiere evaluación
(G) Típico, requiere evaluación, requiere evaluación

119. Un chico de 14 años de edad está preocupado porque se masturba todos los días. Tiene un buen desempeño escolar y es delegado de clase. ¿Cuál de las siguientes es la acción del médico más apropiada?

(A) Notificar a sus progenitores
(B) Derivar al chico al psicólogo
(C) Explicarle que este comportamiento es normal
(D) Decirle que debería realizar algún deporte en la escuela
(E) Medir sus concentraciones circulantes de testosterona

120. Una mujer sexualmente activa de 49 años de edad le dice a su médico que ha experimentado bochornos y no ha tenido la menstruación en 4 meses. Le pregunta a su médico si puede suspender su método anticonceptivo. ¿Cuál debería ser la respuesta más apropiada del médico?

(A) Seis meses después del último período menstrual
(B) Un año después último período menstrual
(C) Después de los 55 años
(D) Inmediatamente
(E) Cuando cedan los bochornos

121. Cada vez que un niño es ingresado a la planta de pediatría, una niña de 8 años de edad que lleva hospitalizada más de 2 meses calma al niño ansioso dibujando con él o ella. ¿Este comportamiento de la niña de 8 años es un ejemplo de ¿cuál de los siguientes mecanismos de defensa?

(A) Represión
(B) Sublimación
(C) Disociación
(D) Regresión
(E) Intelectualización

122. De las siguientes personas, ¿quién es más probable que use más los servicios y fondos de Medicare a lo largo de su vida?

(A) Hombre fumador afroamericano
(B) Mujer fumadora afroamericana
(C) Hombre no fumador afroamericano
(D) Mujer no fumadora afroamericana
(E) Hombre caucásico fumador
(F) Mujer caucásica fumadora
(G) Hombre no fumador caucásico
(H) Mujer no fumadora caucásica

123. Un niño normal usa cerca de 900 palabras individuales, puede apilar nueve bloques y se tiene un buen desempeño escolar. La edad de este niño probablemente sea de:

(A) 8 meses
(B) 12 meses
(C) 18 meses
(D) 36 meses
(E) 48 meses

124. De las siguientes, la principal razón por la que un médico puede ser demandado por mala práctica es:

(A) Prescribir un medicamento de forma incorrecta
(B) Tener una mala relación con el paciente
(C) Realizar un procedimiento quirúrgico no exitoso
(D) Cancelar una cita con un paciente
(E) Tomar una mala decisión médica

125. Una mujer de 65 años de edad firma un documento que le da a su vecina poder legal permanente. Cinco días después, tiene una embolia, entra en estado vegetativo, del cual no se recuperará, y requiere apoyo vital. La acción más adecuada del médico para tomar en este momento respecto al apoyo vital es:

(A) Obtener una orden legal para proporcionar el apoyo
(B) No proporcionar apoyo vital
(C) Seguir las indicaciones de los hijos adultos de la paciente
(D) Presentar el caso al comité de ética del hospital
(E) Seguir las instrucciones de la vecina

126. Una anciana estadounidense es más propensa a pasar los últimos 5 años de su vida en ¿cuál de los siguientes lugares?

(A) En una casa de asistencia
(B) Con su familia
(C) Viviendo sola
(D) En un hospicio
(E) En un hospital

127. El esposo de una paciente de 85 años de edad con enfermedad de Alzheimer dice que desea que su esposa permanezca en casa, pero le preocupa que ella sigue deambulando fuera del hogar. ¿Cuál es la recomendación más adecuada del médico?

(A) Colocar restricciones físicas a la paciente
(B) Etiquetar todas las puertas y sus funciones
(C) Prescribir diazepam
(D) Prescribir donepezilo
(E) Ingresar a la paciente en una casa de retiro

128. Un niño de 8 años de edad con nivel de inteligencia normal sabe leer, se comunica bien y se lleva bien con los otros niños de la escuela. Sin embargo, a menudo discute con su maestro y tiene calificaciones negativas por mal comportamiento. Sus progenitores dicen al médico que a menudo se ve molesto con ellos y rara vez sigue sus reglas. ¿Cuál es la mejor descripción para el comportamiento de este niño?

(A) Normal
(B) Trastorno por déficit de atención con hiperactividad (TDAH)
(C) Trastorno del espectro autista
(D) Trastorno oposicionista desafiante
(E) Trastorno de la conducta

129. ¿Cuál de los siguientes fármacos es de mayor utilidad para un hombre de 28 años de edad que experimenta cataplejía, alucinaciones hipnagógicas y latencia muy corta del sueño de movimientos oculares rápidos (REM)?

(A) Una benzodiazepina
(B) Un barbitúrico
(C) Un opiáceo
(D) Un antipsicótico
(E) Una anfetamina

130. Una mujer que hace 2 días tuvo un parto vaginal de un niño sano le dice al médico que se siente triste y llora sin motivo. Se ve bien arreglada y contesta llamadas de felicitación y recibe visitas de sus amigos y familiares. ¿Qué debería hacer el médico?

(A) Decirle que no se preocupe
(B) Solicitarle que le llame cada día durante las siguientes 2 semanas para informarle de cómo se siente
(C) Recomendarle acudir con un psiquiatra
(D) Prescribirle un antidepresivo
(E) Prescribirle una benzodiazepina

131. Aunque los trasplantes de órganos pueden salvar muchas vidas, se realizan menos trasplantes de los que se requieren. ¿Cuál es la principal razón?

(A) No hay suficientes donantes
(B) Por lo general, los pacientes están demasiado enfermos para superar la cirugía
(C) Los trasplantes son muy costosos
(D) Los trasplantes tienen una alta tasa de rechazo
(E) Los medicamentos que se utilizan para prevenir el rechazo son muy tóxicos

132. Una estudiante de medicina de 22 años de edad tiene un absceso de la glándula parótida y un número excesivo de caries dentales. Tiene peso normal para su edad, pero se ve nerviosa cuando el médico le pregunta sobre sus hábitos de alimentación. ¿Qué enfermedad padece con mayor probabilidad esta joven?

(A) Bulimia nerviosa
(B) Anorexia nerviosa
(C) Trastorno conversivo
(D) Trastorno de la personalidad evasiva
(E) Trastorno de la personalidad pasiva-agresiva

133. Los progenitores adoptivos de un recién nacido preguntan al médico cuándo deben decir al niño que es adoptado. ¿Cuál es la respuesta correcta?

(A) Cuando pregunte por sus orígenes
(B) Cuando comience la escuela
(C) En cuanto pueda comprender el lenguaje
(D) A los 4 años de edad
(E) Si desarrolla una enfermedad genética

134. Una internista observa que uno de sus colegas en el hospital, un cirujano, se emborracha en las reuniones sociales. El personal de enfermería, residentes y otros médicos se quejan de que siempre entrega tarde sus notas, y que además son ilegibles o no tienen sentido. Uno de los pacientes de la internista le dijo que el aliento del cirujano olía a alcohol. Tras dejar de derivarle pacientes, ¿cuál es la siguiente mejor acción por parte de la internista?

(A) Sugerir a los colegas que también dejen de derivar pacientes al cirujano
(B) No hacer nada. Ya hizo suficiente con dejar de derivarle pacientes
(C) Informar a la policía
(D) Notificar al programa estatal de médicos
(E) Hablar con el cirujano y explicarle sus preocupaciones

135. La autopsia de un hombre de 65 años de edad que fue atropellado al cruzar la calle sin mirar el semáforo muestra degeneración de las neuronas colinérgicas en el hipocampo. ¿Cuál es el trastorno más probablemente padecía?

(A) Trastorno bipolar
(B) Trastorno depresivo mayor
(C) Enfermedad de Alzheimer
(D) Trastorno de ansiedad generalizada
(E) Esquizofrenia

136. Una mujer que dio a luz a un niño sano hace 3 semanas le dice al médico que, desde el parto, se siente muy sensible emocionalmente y con miedo, y que tiene pensamientos repetitivos de que su bebé estaría mejor si ella no fuera su madre. La paciente se ve desaliñada, pero la exploración física es normal. ¿Qué es probable que padezca esta mujer?

(A) Reacción posparto normal
(B) Reacción de ajuste con ánimo deprimido
(C) Trastorno depresivo mayor
(D) Reacción de ajuste con alteración de la conducta
(E) Trastorno de ansiedad generalizada

137. Una mujer de 27 años de edad con indicios de trastorno depresivo mayor comenta que, durante la noche, a menudo se despierta, va a la cocina y come grandes cantidades de chocolate o de patatas. Después del atracón, se induce el vómito con un dedo. Su peso corporal es normal y su exploración física no tiene alteraciones. De los siguientes antidepresivos, ¿cuál es el tratamiento de primera elección para esta paciente?

(A) Fluoxetina
(B) Sertralina
(C) Bupropión
(D) Fenelzina
(E) Clomipramina

138. Una niña de 2 años de edad que ha alcanzado todos los hitos del desarrollo a las edades habituales no puede mantener la atención en una tarea durante más de 15 min. A menudo se levanta de su asiento para caminar en o jugar en el suelo. La niña juega bien con otros niños, pero se niega a compartir sus juguetes con ellos. La exploración física es normal. ¿Cuál es la mejor explicación para el comportamiento de esta niña?

(A) Desarrollo típico para su edad
(B) Trastorno por déficit de atención con hiperactividad (TDAH)
(C) Trastorno del espectro autista
(D) Trastorno oposicionista desafiante
(E) Síndrome de Rett

139. Los progenitores de una lactante sana de 8 meses de edad preguntan a su pediatra qué habilidades debería desarrollar su hija en los próximos 2 meses. ¿Cuál es la mejor respuesta del médico?

(A) Hablar en oraciones de dos palabras
(B) Gatear sobre manos y rodillas
(C) Sentarse sin ayuda
(D) Subir escaleras
(E) Caminar sin ayuda

140. ¿Con qué se asocia la Ley de tratamiento médico de urgencia y parto activo (EMTALA, *Emergency Medical Treatment and Active Labor Act*)?

(A) Control de patógenos emergentes
(B) Notificación del personal médico que realiza malas prácticas
(C) Notificación de enfermedades contagiosas
(D) Tratamiento de pacientes en los servicios de urgencias de hospitales
(E) Confidencialidad de la información médica

141. Una paciente competente de 30 años de edad con 20 semanas de embarazo acude a una consulta prenatal programada. El médico nota que la paciente tiene moretones en el abdomen y la espalda. El expediente de la paciente indica que, en el pasado, la paciente abortó a las 21 semanas de gestación después de que su novio se enfadara con ella. ¿Cuál de las siguientes sería la acción más apropiada por parte del médico?

(A) Contactar a las autoridades
(B) Pedirle que lleve a su novio para poder hablar con él
(C) Decirle: "Me preocupa tu salud y la de tu bebé"
(D) Mencionarle: "Creo que la pérdida de tu bebé anterior se debió al comportamiento abusivo de tu novio"
(E) Contactar a la agencia de protección infantil estatal

142. Una paciente de 28 años de edad con antecedentes de lupus visita al médico. Sus síntomas incluyen debilidad y mialgias. Tras la exploración física y estudios de laboratorio negativos, el médico le dice a la paciente que no tiene lupus y que, de hecho, no tiene indicios de ninguna enfermedad reumatológica. Esa tarde, la paciente llama a otro reumatólogo para hacer una cita y ser evaluada por lupus. ¿Cuál es la mejor explicación de este cuadro clínico?

(A) Trastorno conversivo
(B) Trastorno de ansiedad por enfermedad
(C) Trastorno de estrés postraumático (TEPT)
(D) Simulación de enfermedad
(E) Trastorno facticio

143. ¿Cuál de los siguientes neurotransmisores es más probable que sea metabolizado a 3-metoxi-4-hidroxifenilglicol (MHPG)?

(A) Serotonina
(B) Noradrenalina
(C) Dopamina
(D) Ácido γ-aminobutírico (GABA)
(E) Acetilcolina (Ach)
(F) Glutamato

144. Un hombre de 76 años de edad cuya esposa falleció hace un mes le dice a su médico que, desde que enviudó, a veces siente que "no desea seguir". El paciente niega planificación suicida alguna y no muestra indicios de pensamientos psicóticos. Además, notifica que duerme bien la mayoría de las noches y que su apetito es esencialmente normal. La exploración física y estudios de laboratorio son normales. De las siguientes, ¿cuál es la descripción más apropiada para el comportamiento del paciente en este momento?

(A) Reacción de ajuste con depresión
(B) Reacción de ajuste con ansiedad
(C) Trastorno depresivo mayor
(D) Duelo típico
(E) Trastorno depresivo persistente

145. Los progenitores de una niña de 12 años de edad la llevan al médico. Les preocupa la negación constante de la niña a desayunar o comer. Asimismo, durante los últimos 3 meses ha estado bajando de peso. La niña mide 1.65 m y pesa 50 kg (IMC = 18.3). La exploración física de la niña muestra que se encuentra en la etapa 3 del desarrollo de Tanner, y tanto esta como sus estudios de laboratorio son normales. ¿Cuál debería ser el siguiente paso en el tratamiento?

(A) Hablar con los progenitores a solas
(B) Hablar con la niña a solas
(C) Hablar con la niña y progenitores juntos
(D) Recomendar una consulta con un especialista en trastornos de la conducta alimentaria para adolescentes
(E) Tranquilizar a los progenitores, ya que el comportamiento de la niña es normal

146. Un hombre de 45 años de edad es ingresado en la unidad de cuidados intensivos (UCI) por traumatismos recibidos en un accidente automovilístico. Tras haber transcurrido 36 h, se muestra agitado. Se arranca las vías intravenosas y está desorientado en lugar y tiempo. Su presión arterial es de 190/110 mm Hg y su frecuencia cardíaca es de 114/min. El hijo del paciente, quien es una fuente confiable, revela que el paciente es dependiente del alcohol. ¿Cuál de los siguientes es el mejor siguiente paso en su tratamiento?

(A) Administrar haloperidol
(B) Administrar litio
(C) Administrar lorazepam
(D) Administrar propranolol
(E) Derivar a Alcohólicos Anónimos

147. Una mujer de 59 años de edad le dice a su médico que ha estado siguiendo una terapia de sustitución hormonal con estrógenos y progesterona desde que cesó su menstruación hace 5 años. En comparación con las mujeres de su edad que no han seguido terapia hormonal de reemplazo, esta paciente tiene un menor riesgo de:

(A) Cáncer de mama
(B) Cáncer uterino
(C) Enfermedad cardiovascular
(D) Osteoporosis
(E) Depresión

148. Un estudiante de 21 años de edad dice que se pone muy nervioso cuando tiene que usar un baño público, pero no presenta otros episodios de ansiedad. Dada esta incomodidad, se niega a salir cuando sus compañeros de clase lo invitan. De los siguientes fármacos, ¿cuál es el mejor para el tratamiento a largo plazo de sus síntomas?

(A) Imipramina
(B) Clordiazepóxido
(C) Clomipramina
(D) Venlafaxina
(E) Clonazepam

149. Una estudiante universitaria de 17 años de edad acude al médico con quejas de edema y dolor facial. La estudiante tiene un índice de masa corporal (IMC) de 16 y en la exploración física se observa un absceso de la glándula parótida. La paciente señala que solo come comida saludable "dietética" y, luego, le dice al médico que siente que su forma de comer se "sale de control". ¿Qué sugiere este cuadro clínico?

(A) Anorexia nerviosa
(B) Trastorno por atracón
(C) Bulimia nerviosa
(D) Trastorno de ansiedad por enfermedad
(E) Trastorno de estrés agudo

150. Los progenitores de un hombre de 45 años de edad con discapacidad intelectual leve le dicen al médico que recientemente el paciente ha comenzado a experimentar pérdida de memoria. El médico nota que el paciente tiene características faciales anómalas. ¿En qué cromosoma se encuentra probablemente la alteración genética responsable de este cuadro clínico?

(A) 1
(B) 14
(C) 19
(D) 21
(E) 22

151. Desde que cambió a un nuevo antipsicótico, una mujer de 25 años de edad ha iniciado a presentar movimientos anómalos. Además, señala que ha comenzado a tener secreción por los pezones. ¿Cuál de los siguientes medicamentos es más probablemente el nuevo tratamiento?

(A) Aripiprazol
(B) Olanzapina
(C) Ziprasidona
(D) Iloperidona
(E) Risperidona

152. Una mujer de 43 años de edad comenta que, desde que empezó a tomar un antidepresivo, ha comenzado a tener dificultades para lograr el orgasmo. ¿Cuál de los siguientes medicamentos es el que más probablemente esté tomando la paciente?

(A) Sertralina
(B) Vilazodona
(C) Mirtazapina
(D) Duloxetina
(E) Bupropión
(F) Venlafaxina

153. Una paciente de 36 años de edad le dice al médico que ha estado presentando dificultad para conciliar el sueño. Aunque la exploración física es normal, revela que la paciente tiene cerca de 8 semanas de embarazo. Si el médico decide prescribir algo a la paciente para ayudarle a conciliar el sueño, ¿cuál de los siguientes medicamentos debería evitar?

(A) Temazepam
(B) Buspirona
(C) Zolpidem
(D) Bupropión
(E) Zaleplón

154. Cinco horas después de nacer, un recién nacido varón comienza a mostrar salivación y lagrimeo excesivos. El médico nota que el niño, que tiene taquicardia y se muestra agitado y desesperado, está sudando a pesar de que la habitación está fría. Antes del parto, ¿cuál de las siguientes sustancias es probable que consumiera la madre?

(A) Fenciclidina (PCP)
(B) Cocaína
(C) Marihuana
(D) Alcohol
(E) Heroína

155. Un hombre de 70 años de edad que durante el año anterior ha desarrollado pérdida de la memoria, desorientación espacial y dificultades del lenguaje, muestra temblor fino y alteraciones de la marcha. El paciente informa al médico que también ha tenido alucinaciones visuales vívidas molestas. La esposa menciona que, por la noche, el paciente está muy inquieto cuando duerme y a menudo la golpea. Dos días después de iniciar tratamiento con risperidona para controlar las alucinaciones, el paciente comienza con rigidez muscular intensa. Además de estos datos, la exploración física y los laboratorios son normales. ¿Con cuál de los siguientes es compatible el cuadro?

(A) Delírium
(B) Enfermedad de Huntington
(C) Trastorno neurocognitivo por cuerpos de Lewy
(D) Enfermedad de Alzheimer
(E) Síndrome de inmunodeficiencia adquirida (sida)

156. Una policía de 34 años de edad acude al médico para su examen anual. Le dice al médico que fuma medio paquete de cigarrillos al día, come hamburguesas y carne roja al menos dos veces por semana y toma una copa de vino tinto diario con la cena. Además, indica que, si bien usa el cinturón de seguridad en la patrulla, en su propio auto rara vez lo utiliza. ¿Cuál es la recomendación más importante que puede hacer el médico para modificar la mortalidad a largo plazo de la paciente?

(A) Que deje de fumar
(B) Que comience a usar el cinturón de seguridad con regularidad
(C) Que disminuya el consumo de carnes rojas en su dieta
(D) Que consiga un trabajo más seguro
(E) Que deje de consumir alcohol

157. Un médico que trabaja en una facultad universitaria atiende a una joven de 19 años de edad en el servicio de salud. La estudiante, que hace un mes que comenzó a estudiar en la universidad, le dice al médico que desde que comenzó ha estado llamando a su casa cada día. Además, nota que comienza a llorar en cuanto su madre contesta el teléfono. Comenta que, si bien disfruta cuando ocasionalmente sale con amigos, extraña tanto a su familia que no ha estado yendo a clases y está en riesgo de suspender los exámenes parciales. No tiene antecedentes de problemas emocionales y niega pensamientos suicidas. La exploración física es normal. ¿Cuál es el principal diagnóstico para este cuadro clínico?

(A) Trastorno depresivo mayor
(B) Reacción de ajuste
(C) Trastorno de ansiedad generalizada
(D) Nostalgia típica
(E) Trastorno de estrés agudo

158. Un hombre de 48 años de edad que ha estado trabajando en una empresa durante los últimos 2 años considera que, aunque ellos lo niegan, sus compañeros de trabajo conspiran para que lo despidan. Cree que tienen intervenido su teléfono y que lo siguen a casa. Con frecuencia revisa las cámaras de su casa ya que cree que sus compañeros le siguen, e insiste en que su esposa las revise cuando está trabajando. Niega tener alucinaciones auditivas y, aparte de esta idea de conspiración, no hay evidencia de trastornos del pensamiento. ¿Cuál de los siguientes sería el diagnóstico más apropiado para este hombre?

(A) Esquizofrenia
(B) Trastorno bipolar
(C) Trastorno delirante
(D) Trastorno de la personalidad paranoide
(E) Trastorno de la personalidad esquizoide

159. Una mujer de 55 años de edad acude a urgencias con hipotensión ortostática y prolongación del intervalo QT. La paciente le comenta al médico que desde la semana pasada ha estado tomando una medicina para "ser más feliz." ¿Cuál de los siguientes medicamentos es más probable que esté tomando la paciente?

(A) Bupropión
(B) Fluoxetina
(C) Lorazepam
(D) Sertralina
(E) Amitriptilina

160. Una mujer de 50 años de edad que acaba de pasar por la menopausia le dice al médico que ella y su esposo rara vez han tenido "intimidad" en el último año. ¿Cuál sería la respuesta más apropiada del médico?

(A) "Por favor, hábleme más sobre su relación con su esposo."
(B) "Los problemas sexuales son normales después de la menopausia."
(C) "Los problemas sexuales son comunes después de la menopausia."
(D) "Un terapeuta sexual podría serle de utilidad en esos casos."
(E) "¿Están afectando los problemas sexuales algún otro aspecto de la relación con su esposo?"

161. Justo antes de una cirugía mayor, un paciente de 75 años de edad solicita al médico que no le proporcionen apoyo vital si lo requiere durante o después de la cirugía. El médico acuerda seguir los deseos del paciente y documenta la conversación en el expediente. Después de la cirugía, el paciente requiere apoyo vital. El hijo del paciente trae un testamento escrito por el paciente hace 2 años, en el cual establece: "Hagan lo que sea necesario para seguir con vida." ¿Qué debe hacer el médico?

(A) Pedir al capellán del hospital que aconseje al hijo
(B) Proporcionar apoyo vital al paciente como dice en el testamento
(C) No proporcionar apoyo vital al paciente
(D) Contactar al comité de ética del hospital
(E) Obtener una orden legal para proporcionar apoyo vital al paciente

162. Una mujer de 78 años de edad cuyo esposo murió 2 meses antes le dice al médico que a veces siente que ella debió morir en lugar de él. La paciente niega ideación o planificación suicida. Además, notifica que ha vuelto a jugar a las cartas con sus amigas y a preparar la cena para la familia. De las siguientes, ¿cuál es la descripción más apropiada del comportamiento de la paciente en este momento?

(A) Reacción de ajuste con síntomas depresivos
(B) Reacción de ajuste con síntomas ansiosos
(C) Trastorno depresivo mayor
(D) Duelo típico
(E) Trastorno depresivo persistente

163. Una mujer de 29 años de edad es trasladada al servicio de urgencias por un amigo, quien le dice al médico que la paciente no ha dormido en 3 días. Está despierta porque Jesús y Alá le pidieron que hiciera un proyecto para unir la física y las ciencias en una sola entidad. Su expediente muestra un episodio previo de depresión a los 19 años de edad, pero, hasta hace 1 semana, no mostraba alteraciones del estado de ánimo ni comportamiento anómalo. ¿Cuál es el diagnóstico más apropiado para la paciente en este momento?

(A) Trastorno depresivo mayor
(B) Trastorno bipolar I
(C) Trastorno bipolar II
(D) Trastorno psicótico breve
(E) Esquizofrenia

164. Un niño de 6 años de edad muestra deterioro cognitivo y conductas que sugieren autismo. El niño también muestra respiración anómala y conducta de retorcer las manos. ¿Cuál de los siguientes cromosomas es el más probablemente involucrado en el origen de los síntomas de este niño?

(A) 4
(B) 11
(C) 12
(D) 21
(E) X

165. Los progenitores de un niño de 10 años de edad notifican que a menudo pelea con sus hermanos y que ha intentado ahorcar al gato de la familia. Sus maestros comentan que tiene una conducta problemática en la escuela y que recientemente lo encontraron prendiendo fuego al armario de los abrigos. ¿Cuál es la causa más probable de este comportamiento?

(A) Trastorno oposicionista desafiante
(B) Trastorno por déficit de atención con hiperactividad
(C) Problemas con sus progenitores
(D) Trastorno de la conducta
(E) Reacción de ajuste

166. Un niño de 14 años de edad con obesidad es llevado al médico por su madre y su hermano de 18 años de edad. La madre, que cocina todas las comidas familiares, desea información sobre cómo debería preparar la comida para el niño. Su hermano, que hace ejercicio con regularidad y tiene peso corporal normal, desea asesorar al niño para que haga ejercicio. ¿Con quién debería el médico hablar primero?

(A) El paciente a solas
(B) La madre a solas
(C) La madre y el paciente juntos
(D) El paciente, la madre y el hermano juntos
(E) El hermano y el paciente juntos

167. Un hombre de 18 años de edad con edad mental de 2 años ingresa en un programa de cuidados de día con otros adolescentes con discapacidad. ¿Cuál es la razón más probable por la que este paciente no golpeará otros pacientes en el centro de cuidados?

(A) Se sentiría mal después
(B) Haría enfadar al maestro
(C) No desea lastimarles
(D) Tiene miedo de que los demás no lo acepten
(E) No desea que los otros le peguen

168. Una mujer de 28 años de edad es despedida de su trabajo. Al salir de la oficina tras recibir la noticia, la mujer resbala y cae. Llaman al servicio de urgencias cuando la mujer notifica que no puede caminar. En el servicio de urgencias, las evaluaciones médica, ortopédica y neurológica son normales, aunque la mujer comenta que no siente los pinchazos por debajo de la cintura. Asimismo, los reflejos osteotendinosos están aumentados en 4+. La enfermera nota que la paciente solicita una cama y que ha orinado sin problemas. ¿Cuál es el diagnóstico más probable de la paciente en este momento?

(A) Herniación de disco vertebral
(B) Hemisección de la médula espinal
(C) Trastorno de somatización
(D) Trastorno facticio
(E) Reacción de ajuste

169. El médico recomienda a una mujer de 40 años de edad que deje de beber tanto alcohol. La paciente señala que ya ha disminuido la cantidad que toma y que desea dejar el alcohol completamente el día 1 del próximo mes. Según el modelo de "Etapas de Cambio," ¿en cuál de las etapas del cambio se encuentra probablemente esta paciente?

(A) Precontemplación
(B) Contemplación
(C) Preparación
(D) Acción
(E) Mantenimiento

170. Una paciente con leucemia con una expectativa de vida de 3 meses pregunta al médico qué debería decirle a su hijo de 6 años de edad sobre su enfermedad. ¿Qué es lo más apropiado que debería recomendarle el médico?

(A) "Tengo una enfermedad grave y puedes preguntarme lo que desees"
(B) "Estoy muriendo, pero no debes llorar"
(C) "Tengo leucemia, una enfermedad de los glóbulos blancos en la que se multiplican de forma descontrolada"
(D) "Estoy enferma, pero estaré bien"
(E) Decirle que no debe contar nada sobre su enfermedad a su hijo

Preguntas 171 y 172

Un estudiante de posgrado de 25 años de edad a quien le diagnosticaron esquizofrenia hace un año ha lleva un mes tomando 10 mg de haloperidol cada 12 h. En esta consulta, el paciente se queja de visión borrosa, estreñimiento, retención urinaria y boca seca.

171. El mecanismo subyacente que explicaría mejor estos síntomas es que el haloperidol bloquea los receptores:

(A) Histamínicos
(B) Adrenérgicos α_1
(C) Adrenérgicos α_2
(D) Muscarínicos
(E) Serotoninérgicos

172. Una semana después, el paciente asiste al servicio de urgencias por fiebre, taquicardia, temblor y rigidez. ¿Cuál es la explicación más probable de los síntomas del paciente?

(A) Distonía aguda
(B) Discinesia tardía
(C) Agranulocitosis
(D) Síndrome neuroléptico maligno
(E) Síndrome serotoninérgico

173. Un hombre de 42 años de edad acude al médico con signos y síntomas que sugieren que tiene un episodio de trastorno depresivo mayor. ¿Cuál de los siguientes síntomas debería preocupar más al médico en este momento?

(A) Planificación suicida
(B) Ideación suicida
(C) Pérdida de peso
(D) Dificultad para dormir
(E) Falta de energía

174. Una mujer de 56 años de edad es trasladada al servicio de urgencias por su hijo adulto tras un accidente automovilístico leve. El hijo le dice al médico: "Aunque mi madre perdió la audición hace pocos años, puede leer los labios". La paciente, que está observando a su hijo, asiente con la cabeza cuando el hijo le dice esto al médico. Para comunicarse con la paciente, ¿qué debería hacer primero el médico?

(A) Solicitar al hijo que traduzca lo que le dice a la paciente al lenguaje de señas
(B) Solicitar un profesional en lenguaje de señas
(C) Hablar para que la paciente pueda leer sus labios y solicitarle que repita lo que le dijeron
(D) Escribir la información y hacer que la paciente la lea
(E) Solicitar una audiometría

175. Un paciente de 50 años de edad le dice a su médico que la exnovia de su hijo de 16 años de edad, que tiene 15 años, le envió un mensaje de texto diciendo que quiere suicidarse porque cortaron la relación. Su hijo pidió al padre no decir nada a nadie sobre este mensaje. El paciente pregunta al médico qué debe hacer. En este momento, ¿qué debería recomendar el doctor al padre?

(A) No hacer nada; la chica no es su familiar

(B) No hacer nada; la chica probablemente solo busque atención

(C) No hacer nada; mantener la información confidencial

(D) Contactar a los progenitores de la chica lo antes posible

(E) Contactar a la chica para confirmar sus planes

176. Una chica de 16 años de edad cuyos progenitores están divorciados es diagnosticada con trastorno bipolar. Cuando al padre se le informa sobre los estabilizadores de ánimo que se recomiendan como tratamiento para la enfermedad de su hija, él dice: "No permitiré que mi hija tome drogas". En otra consulta por separado, la madre consiente el tratamiento. ¿Qué es lo más apropiado que debería decir el médico en este momento?

(A) "Para poder administrar el tratamiento, necesito que ambos progenitores estén de acuerdo en que lo tome."

(B) "Escribiré la receta."

(C) "Los progenitores no pueden rechazar un tratamiento necesario para un menor de edad."

(D) "El padre requiere ir a terapia familiar."

(E) "Hagamos una reunión familiar mañana para acordar las opciones de tratamiento."

(F) "Debo notificar este caso a servicios de protección a menores."

Respuestas y explicaciones

1. **C** [capítulo 14, IV.B.6]. El abuso de laxantes, la restricción del consumo de calorías, el vómito autoinducido e iniciar un programa de ejercicio aeróbico intenso pueden causar todos pérdida de peso. Sin embargo, en esta paciente con diabetes, la hemoglobina A_1c de los últimos 6 meses indica que ha disminuido su dosis de insulina autoadministrada para perder peso.

2. **B** [capítulo 13, tabla 13-1]. El diagnóstico más apropiado para este hombre es el trastorno obsesivo-compulsivo. Tiene pensamientos molestos repetitivos (obsesiones) que se alivian al rezar repetidamente (compulsiones). El hecho de que el hombre reconozca que los pensamientos no son reales permite descartar trastornos psicóticos como el trastorno psicótico breve y la esquizofrenia. Los trastornos de pánico y de ansiedad generalizada involucran ansiedad, pero no a una cosa o persona en específico.

3. **A** [capítulo 23, II]. Aunque este estudio no realizará intervenciones médicas, el Comité de investigación de cuestiones relacionadas con las personas debe aprobar todos los estudios en los que se incluyan personas. Lo anterior se debe a varias razones. Primero, deben tomarse medidas para asegurar la confidencialidad de los participantes. Además, preguntar a las personas sobre su consumo de sustancias puede causar estrés, y requiere tener en cuenta medidas para afrontar la reacción psicológica al estudio. La ética no es un problema aquí, de modo que en este momento no sería necesario involucrar al Comité de ética o al Consejo estatal de médicos.

4. **A** [capítulo 23, III]. El siguiente paso que debe tomar el médico es informar a la posible víctima, la esposa en este caso. Su información de contacto debe estar disponible, puesto que también es paciente del médico. Después, deberá informarse al personal de seguridad del hospital y a la policía. La confidencialidad médico-paciente no aplica cuando un paciente es un peligro para él mismo o para otros.

5. **D** [capítulo 7, IV.B.1.a]. El tipo de aprendizaje se describe mejor como refuerzo negativo. El niño aumenta el comportamiento deseado, permanecer seco de noche, para evitar un estímulo negativo, la alarma ruidosa. El comportamiento que aumenta al recibir un halago o regalo cada vez que permanezca seco de noche sería un refuerzo positivo.

6. **E** [capítulo 1, figura 1-1]. De los países mencionados, Estados Unidos tuvo la tasa de mortalidad infantil más alta (6.9/100 nacidos vivos) en 2017.

7. **D** [capítulo 6, tabla 6-2]. Esta madre muestra un comportamiento obsesivo-compulsivo (característico del mecanismo de defensa de deshacer) para manejar su ansiedad excesiva sobre la seguridad de su hija debido a su propia violación cuando era adolescente. Con el empleo del mecanismo de deshacer, esta madre buscar revertir o "deshacer" el peligro para su hija sobreprotegiéndola. El comportamiento de limpieza excesiva también muestra su comportamiento obsesivo-compulsivo; de alguna forma, limpiar puede "deshacer" o revertir su propia violación en la adolescencia.

8. **B** [capítulo 11, tabla 11-3]. En la puntuación de la escala de gravedad para esquizofrenia (de 0 a 20), este paciente tendría una puntuación cercana a 4. Tendría una puntuación de 0 (no presente) para delirios, 3 por alucinaciones (oír la voz de una persona inexistente), 0 por habla desorganizada (discurso claro), 0 por comportamiento psicomotriz anómalo y 1 por los síntomas negativos (expresión facial neutra).

9. **A** [capítulo 1, IV.A.3; capítulo 2, I.A]. El concepto de muerte de un niño de 7 años es que otros pueden morir, pero él no. No es sino hasta los 9 años que los niños comienzan a comprender que ellos también pueden morir. Los niños menores de 6 años consideran que la muerte es temporal y que las personas que mueren reviven.

10. **F** [capítulo 2]. La causa más probable para la exacerbación del acné de esta paciente es usar un casco. Puesto que la exacerbación es únicamente en la frente, otras opciones, como alergia a la mascota de la familia (la chinchilla) o a los materiales de la construcción, son poco probables. Su frente posiblemente está cubierta por el casco, lo cual no permite la exposición solar excesiva. Ni el consumo de chocolate ni la dieta vegetariana se asocian con exacerbación de acné.

11. **B** [capítulo 25, II.B.3]. Un estudio de casos y controles es el mejor estudio para enfermedades raras porque comienza con casos identificados de la enfermedad y compara la exposición a un factor de riesgo con el de personas que no tienen la enfermedad (grupo control). Un estudio de caso o de múltiples casos incluiría a personas con la enfermedad, pero no a un grupo de control. Dado que el diseño de cohortes involucra un grupo de personas sanas seguidas a lo largo del tiempo, este podría requerir muchos años y participantes antes de que suficientes personas desarrollen la enfermedad rara y pueda obtenerse información útil. Un estudio sobre los efectos del tratamiento podría ser de utilidad para detectar opciones de tratamiento para la enfermedad (si las hubiera), pero no sería útil para detectar factores de riesgo o indicadores pronósticos de la enfermedad.

12. **B** [capítulo 26, I.D.2]. En una distribución normal, el porcentaje de personas con presión arterial sistólica mayor a dos desviaciones estándar por encima de la media es aproximadamente del 2.5%.

13. **D** [capítulo 14, tabla 14-5]. Esta mujer se encuentra en el momento de mayor riesgo de desarrollar osteoporosis, una secuela de la anorexia nerviosa (IMC < 17; las caries dentales son frecuentes en muchos pacientes con anorexia y bulimia nerviosas por inducción del vómito). La halitosis (mal aliento) se encuentra en la anorexia nerviosa, pero ya no debería estar presente en esta paciente. La artrosis no se asocia específicamente con los antecedentes de anorexia nerviosa. En la atresia biliar, los conductos que transportan la bilis del hígado hacia el duodeno no se desarrollan en el feto. La amenorrea a menudo se resuelve cuando las pacientes con anorexia nerviosa superan la enfermedad.

14. **C** [capítulo 14, I.D.7.b]. La memantina, un antagonista del receptor *N*-metil-D-aspartato (NMDA), está aprobada para ralentizar el deterioro en pacientes con enfermedad de Alzheimer de moderada a grave. Si bien también se utilizan para ralentizar la progresión de la enfermedad de Alzheimer, la tacrina, el donepezilo, la rivastigmina y la galantamina son todos inhibidores de la acetilcolinesterasa.

15. **C** [capítulo 10, tabla 10-4]. De los medicamentos de la lista, el más apropiado para tratar la apnea del sueño en esta paciente es el acetato de medroxiprogesterona. La progesterona incrementa la ventilación en reposo de las pacientes con impulso respiratorio deficiente, y una mujer posmenopáusica con sobrepeso y apnea del sueño como esta paciente pudiera beneficiarse. Si bien los antidepresivos tricíclicos se han utilizado para tratar la apnea del sueño en algunos pacientes, tanto los tricíclicos como los ISRS (como la fluoxetina) son menos eficientes para las pacientes como esta que el tratamiento hormonal. Las benzodiazepinas como el diazepam y el alprazolam pueden promover el sueño, pero no son de utilidad en la apnea del sueño.

16. **A** [capítulo 20, tabla 20-1]. El siguiente paso del médico debe ser preguntar al paciente sobre su relación con sus cuidadores. El abuso de adultos mayores en una verdadera posibilidad en este caso, en especial porque el paciente parece evitar el contacto visual. Evaluar al paciente para descartar trastornos cognitivos o indicar medidas para proteger al paciente (si fuera necesario) puede esperar hasta después de preguntar al paciente sobre sus cuidadores.

17. **B** [capítulo 9, tabla 9-2]. El consumo de cocaína es el causante más probable de la convulsión en esta paciente. La abstinencia de benzodiazepinas como el alprazolam también puede causar convulsiones, pero esta paciente tenía concentraciones medibles de alprazolam en sangre y, por lo tanto, es improbable que esté sufriendo abstinencia. Tanto el uso como la abstinencia de marihuana o de cocaína no se asocian con convulsiones.

18. **E** [capítulo 2, II.B.2.b]. Conforme los niños con enfermedades crónicas como el asma alcanzan la adolescencia, es menos probable que se adhieran a tratamientos que los diferencian de otros adolescentes. La forma más eficaz para incrementar el cumplimiento en estos adolescentes es aumentar la interacción con otros adolescentes con la misma afección. Asustar al niño, recomendarle asesoramiento o ir a la enfermería de la escuela no serán de utilidad si el objetivo es aumentar su apego al tratamiento. Los tratamientos por vía oral para el asma podrían no ser apropiados para este paciente.

19. **A** [capítulo 16, III.D.3.b]. El tipo de medicamento que con mayor probabilidad causó este problema es un antidepresivo, específicamente un inhibidor de la monoaminooxidasa. Estos fármacos bloquean la degradación de tiramina (un vasopresor) en el tubo digestivo, así como a nivel cerebral, lo cual causa aumento de la presión arterial, cefalea occipital y otros síntomas graves tras la ingesta de alimentos ricos en tiramina (como quesos añejos y vino tinto, en este caso).

20. **B** [capítulo 12, II.A.6.c y tabla 12-2]. Estar divorciado y ser hombre son factores de riesgo de suicidio.

21. **E** [capítulo 19, II.A.1]. Puesto que su causa es totalmente fisiológica, los bochornos son los síntomas de la menopausia más frecuentes en las mujeres de 50 años en todas las culturas. El síndrome de "nido

vacío", la depresión, la ansiedad y el insomnio se asocian más con factores sociales y, por lo tanto, pueden diferir entre las culturas.

22. **E** [capítulo 16, III.C.3]. Los pacientes y médicos suelen preferir los inhibidores selectivos de la recaptación de serotonina (ISRS) a los antidepresivos tricíclicos porque los primeros tienen menos efectos adversos y, por lo tanto, se toleran mejor. Ambos grupos de antidepresivos tienen efectos similares en el estado de ánimo y el sueño. Todos tardan 3-4 semanas en actuar y ninguno es eficaz para disminuir la presión arterial.

23. **F** [capítulo 17, II.C; tabla 17-1]. Esta técnica de tratamiento en la cual a un paciente con fobia se le enseñan técnicas de relajación y luego se le expone a "dosis" mayores del estímulo temido se describe mejor como desensibilización sistemática.

24. **B** [capítulo 19, V.A.3]. Puesto que es la que causa menor esfuerzo al paciente, la mejor recomendación del médico es cara a cara y la mujer arriba. Para mejorar la recuperación del paciente, debe instruirse a la pareja que retomen lo antes posible sus actividades habituales (incluido el sexo). Evitar la actividad sexual durante un período prolongado podría retrasar la recuperación del paciente.

25. **C** [capítulo 20, tabla 20-1]. El cuidado personal deficiente, los moretones y las abrasiones en este paciente adulto mayor con demencia indican que está siendo maltratado y mal atendido. Aunque él mismo niega que alguien le ha hecho daño, lo más probable es que su hija sea la persona que comete el abuso. Por lo tanto, la acción más conveniente del médico después de tratar al paciente es contactar con la correspondiente agencia estatal de servicios sociales. Como en los casos de abuso infantil, hablar directamente con el probable abusador sobre la sospecha del médico no es necesario. El paciente tampoco puede enviar a casa al paciente con su posible abusador o con otro familiar. La agencia de servicios sociales se encargará de ubicar al paciente. Si es necesaria, puede hacerse una valoración neurológica posterior (*véase* la pregunta 16).

26. **A** [capítulo 3, figura 3-1]. Los estadounidenses latinos son los que tienen la mayor expectativa de vida.

27. **B** [capítulo 21, I.B.1]. Si bien una cantidad relativa de estadounidenses pueden entender que hablar sobre los problemas emocionales internos con otros es terapéutico, o que los conflictos internos pueden manifestarse como una enfermedad física, un número significativo de estos considera que la enfermedad mental es un signo de debilidad o fallo personal. Muchos también creen que las personas con enfermedad mental tienen autocontrol deficiente. Por estas y otras razones, muchas personas con enfermedades mentales no buscan ayuda.

28. **C** [capítulo 11, tabla 11-4]. En las personas con trastorno delirante, hay presencia de delirios (de tipo persecutorio, la creencia que los vecinos entran a su casa por la noche) sin otros procesos de pensamiento anómalos. La ausencia de síntomas afectivos hace poco probables los diagnósticos de trastorno bipolar y trastorno esquizoafectivo. El aislamiento social, pero sin delirios francos, caracteriza al trastorno de la personalidad esquizoide (*Véase* la pregunta 29).

29. **C** [capítulo 11, tabla 11-4]. Esta mujer, que cree estar embarazada del hijo de una celebridad, probablemente también padece un trastorno delirante, en este caso del tipo erotomaníaco (*véase* la pregunta 28).

30. **A** [capítulo 1]. Es más probable el embarazo y el parto sean la causa de muerte en una mujer de 40 años que cualquier método anticonceptivo.

31. **C** [capítulo 21]. La mejor respuesta del colega es: "Explica a los pacientes que tu enfermedad de la piel no es contagiosa". Es mejor afrontar el problema que actuar como si nada pasara, o decir a los pacientes que no es su problema. Se debe fomentar que el médico siga pasando consulta y que trate abiertamente el problema, en lugar de evitar preguntas utilizando camisas de manga larga o ignorando el tema.

32. **B** [capítulo 23, III.A]. Los estándares habituales de confidencialidad médico-paciente aplican a la mujer que enviudó recientemente, que no ha expresado un plan suicida y que no está en riesgo de quitarse la vida. Por el contrario, la mujer con depresión que le dice a su médico que ha guardado 50 comprimidos de barbitúricos (tiene un plan suicida) y que desea morir está en alto riesgo de cometer suicidio. Otras excepciones a la confidencialidad incluyen a pacientes que cometen abuso infantil, ponen a sus parejas sexuales en riesgo de contraer el virus de la inmunodeficiencia humana (VIH) o que pretenden lastimar a alguien (y lo dicen).

33. **C** [capítulo 23, X.B]. La acción más apropiada para el doctor A es notificar el caso a su superior en el hospital. Notificar el error por un colega es ético, pues los pacientes deben ser protegidos. Hablar nuevamente con el doctor B sobre su error, advertirle, notificar el caso a la policía o recomendar que sea transferido no lograría el objetivo inmediato de proteger a los pacientes.

34. G [capítulo 5, tablas 5-3 y 5-4; capítulo 8, tabla 8-1]. El Mini-Examen del Estado Mental de Folstein se utiliza para monitorizar la mejoría o el deterioro de los pacientes con sospecha de deterioro neurológico. La PET localiza áreas fisiológicamente activas del cerebro mediante la medición del metabolismo de la glucosa. La TC identifica cambios cerebrales con origen orgánico, como la ventriculomegalia. El TAT utiliza dibujos que muestran situaciones sociales ambiguas para evaluar conflictos inconscientes. La entrevista con amobarbital sódico se utiliza para determinar si los factores psicológicos son responsables de síntomas conductuales. El EEG, que mide la actividad eléctrica en la corteza, es de utilidad para diagnosticar epilepsia y diferenciar delírium de demencia. La prueba WRAT se usa clínicamente para evaluar la lectura, la aritmética y otras habilidades escolares en los pacientes. La escala de coma de Glasgow identifica el nivel de consciencia en una escala de 3 a 15.

35. D [capítulo 8, IV.C y tabla 8-1]. El TAT utiliza dibujos que muestran situaciones sociales ambiguas para evaluar conflictos inconscientes de los pacientes (*véase* la pregunta 34).

36. B [capítulo 1, tabla 1-5]. Típicamente, los lactantes comienzan a rodar de espalda a abdomen y de abdomen a espalda a los 5 meses de edad.

37. B [capítulo 9, III.B.4.a]. La intoxicación legal se define por concentraciones de alcohol en sangre de 0.05% a 0.15%, según la ley de cada país.

38. G [capítulo 16, tabla 16-3]. La protriptilina es menos sedante que la doxepina, la nortriptilina, la amitriptilina y la imipramina, y, por lo tanto, es el antidepresivo heterocíclico más adecuado para alguien que debe estar alerta en su trabajo. Si bien la fluoxetina no es sedante, se trata de un inhibidor selectivo de la recaptación de serotonina (ISRS), no un fármaco heterocíclico. La selegilina y tranilcipromina son inhibidores de la monoaminooxidasa.

39. F [capítulo 10, tabla 10-3]. Esta mujer anciana que notifica tener dificultad para dormir por la noche por contracciones musculares de las piernas muestra indicios de trastorno de movimiento periódico de las extremidades, antes conocido como "mioclonías nocturnas".

40. E [capítulo 6, tabla 6-2]. La intelectualización, es decir, usar las funciones mentales superiores para evitar experimentar la ansiedad asociada con la probabilidad de chocar, es el mecanismo de defensa utilizado por este piloto.

41. D [capítulo 1, tabla 1-5]. Típicamente, los niños empiezan a caminar sin ayuda entre los 12 y 15 meses de edad.

42. B [capítulo 17, tabla 17-1; respuesta a la pregunta 1]. La técnica de tratamiento descrita aquí es la biorretroalimentación o *biofeedback*. En este tratamiento, al paciente se le proporciona información fisiológica real sobre el grado de tensión del músculo frontal y aprende a usar técnicas mentales para controlar esta tensión.

43. G [capítulo 10, tabla 10-3; respuesta de la pregunta 19]. Este paciente muestra indicios de un trastorno del sueño conocido como *bruxismo* (rechinar los dientes). Esta afección ocasiona cefalea diurna y se trata con un protector dental nocturno.

44. C [capítulo 9, tabla 9-2]. La taquicardia o frecuencia cardíaca rápida se observa con el consumo de drogas estimulantes, incluyendo la cafeína. Los estimulantes también tienden a incrementar la energía, la presión arterial, la secreción de ácido gástrico, así como a mejorar el estado de ánimo.

45. A [capítulo 1, tabla 1-5]. La sonrisa social típicamente comienza a aparecer a los 2 meses de edad en la mayoría de los lactantes.

46. F [capítulo 8, tabla 8-1; respuesta a la pregunta 34]. La prueba WRAT se usa clínicamente para evaluar las habilidades de lectura, aritmética y otras habilidades escolares en los pacientes.

47. C [capítulo 10, tabla 10-1]. Las ondas lentas son características del sueño delta.

48. A [capítulo 1, tabla 1-5]. Los lactantes pueden rastrear visualmente un rostro humano y los objetos desde el nacimiento.

49. E [capítulo 6, tabla 6-2]. Como el piloto de la pregunta 40, este médico, que ha recibido un diagnóstico de cáncer de páncreas terminal, está usando la intelectualización como mecanismo de defensa (es decir, está empleando su intelecto y conocimientos para evitar experimentar las emociones atemorizantes asociadas con su enfermedad).

50. **A** [capítulo 6, tabla 6-2]. Mediante el paso al acto, los sentimientos no aceptables de ansiedad y depresión se expresan como acciones (robar un auto).

51. **C** [capítulo 6, tabla 6-2]. Mediante la negación, esta mujer se niega a creer el hecho intolerable de tener cáncer de mama.

52. **F** [capítulo 6, tabla 6-2]. Esta paciente utiliza el mecanismo de defensa de formación reactiva, que involucra adoptar un comportamiento (como halagar al médico) que es el opuesto a como uno se siente realmente (es decir, molesta con el médico).

53. **G** [capítulo 14, tabla 14-3]. Esta mujer muestra indicios de trastorno de la personalidad evasiva. Dado que es hipersensible al rechazo, se ha vuelto socialmente introvertida. A diferencia del paciente esquizoide que prefiere estar solo, a esta paciente le interesa conocer personas, pero es incapaz de hacerlo debido a su timidez y sentimientos de inferioridad.

54. **H** [capítulo 14, tabla 14-3]. Este comportamiento está más relacionado con el trastorno de la personalidad histriónica. Las personas con este trastorno dramatizan cuando declaran sus síntomas a los doctores y atraen la atención hacia sí mismos con su vestimenta o su comportamiento.

55. **D** [capítulo 9, tabla 9-2]. El hambre intensa, el cansancio y la cefalea son todos signos de abstinencia de anfetaminas.

56. **B** [capítulo 9, tabla 9-3]. Los antecedentes de insomnio indican que este paciente podría estar recibiendo recetas de un barbitúrico como secobarbital. Sus antecedentes de depresión sugieren que tomó una sobredosis en un intento de suicidio.

57. **C** [capítulo 9, tabla 9-6]. El consumo tanto de PCP como de LSD causa sensaciones de alteración del estado corporal como los descritos por este paciente. Sin embargo, a diferencia del LSD, la mayor agresividad y el nistagmo (es decir, movimientos oculares horizontales o verticales anómalos) son más probables con el consumo de PCP.

58. **C** [capítulo 9, tabla 9-2]. La abstinencia de cafeína y otros estimulantes se asocia con cefalea, letargia, depresión y aumento del apetito (*véase también* la pregunta 55). La dilatación pupilar se asocia con el consumo de estimulantes, no con la abstinencia de estos.

59. **H** [capítulo 5, B tabla 5-4]. La escala de coma de Glasgow (cuya puntuación va de 3 a 15) se utiliza para evaluar el estado de consciencia de los pacientes (*véase también* la pregunta 34).

60. **B** [capítulo 10, I.A.2; tabla 10-1]. Las ondas alfa se asocian con estar despierto, relajado y con los ojos cerrados.

61. **B** [capítulo 19, III.B.3 y tabla 19-3]. Esta mujer tiene síntomas de trastorno de dolor genitopélvico/por penetración, es decir, dolor durante la actividad sexual.

62. **B** [capítulo 3, III.A y tabla 3-1]. Durante los primeros meses de una pérdida importante, las personas a menudo responden intensamente. Podrían incluso tener la ilusión de haber visto a la persona muerta. El médico debe proporcionar apoyo, ya que esta paciente probablemente está experimentando un duelo típico. Si bien sería apropiado el uso limitado de medicamentos para dormir, los antipsicóticos o antidepresivos no están indicados en el manejo del duelo típico.

63. **C** [capítulo 11, tabla 11-2]. El gemelo monocigótico de una persona con esquizofrenia tiene una probabilidad cercana al 50% de desarrollar el mismo trastorno. El hijo de un hombre con esquizofrenia o el gemelo dicigótico de un paciente con esquizofrenia tienen una probabilidad del 10%, y el hijo de dos progenitores con esquizofrenia tiene una probabilidad del 40% de desarrollar la enfermedad. Las situaciones ambientales, como haber sido criado en una institución, no son factores de riesgo para el desarrollo de esquizofrenia.

64. **E** [capítulo 11, tabla 11-1; capítulo 12, tabla 12-1]. Sentirse personalmente responsable de un desastre mayor cuando no tuvo nada que ver es un delirio en este paciente de 49 años con depresión. Sus otras aseveraciones, que indican sentimientos de inutilidad y falta de esperanza, se observan con frecuencia en la depresión, pero no indican pensamientos psicóticos.

65. **B** [capítulo 23, II.E.4]. Los progenitores no pueden negar el tratamiento urgente para salvar la vida de su hijo por ninguna razón. Puesto que no hay tiempo, el tratamiento puede proceder como urgencia. No hay motivo para amenazar a los progenitores con acciones legales.

66. **D** [capítulo 13, tabla 13-2]. Este paciente muestra indicios de trastorno de conversión. Este trastorno involucra síntomas neurológicos sin causa física, que típicamente ocurren tras un suceso estresante. La pérdida sensorial en los pacientes con trastorno de conversión suele aparecer de forma repentina.

Normalmente son chicas jóvenes. Con frecuencia muestran la *belle indifférence*, una extraña ausencia de preocupación sobre el síntoma problemático.

67. **C** [capítulo 24, tabla 24-1]. En Estados Unidos, los hospitales psiquiátricos de largo plazo son propiedad de y están gestionados por los gobiernos estatales.

68. **B** [capítulo 14, III.B y tabla 14-4]. Los pacientes con amnesia disociativa con fuga, un trastorno disociativo, huyen de sus casas y desconocen cómo llegaron al otro destino. Esta pérdida de la memoria y vagabundeo se producen tras un suceso vital estresante, en este caso, la pérdida de su trabajo.

69. **E** [capítulo 4, tabla 4-1; capítulo 14, I.A.C.2]. La enfermedad de Huntington suele aparecer entre los 35 y 45 años de edad. Las enfermedades de Lesch-Nyhan y el síndrome de Rett se manifiestan durante la niñez; por lo general, la esquizofrenia aparece en la adolescencia o la adultez temprana; la enfermedad de Alzheimer con frecuencia suele manifestarse en la vejez.

70. **E** [capítulo 16, II.B.3.a; tabla 16-1]. La pigmentación retiniana se asocia principalmente con el antipsicótico de baja potencia tioridazina.

71. **E** [capítulo 10, tabla 10-1]. El bruxismo (rechinar los dientes) se observa principalmente en la etapa 2 del sueño no REM. La erección del pene o el clítoris, el aumento del pulso y la respiración, el aumento de la presión arterial, los sueños y la atonía del músculo esquelético se observan principalmente en el sueño REM.

72. **B** [capítulo 12, I.B.2]. De los trastornos señalados, la mayor diferencia por sexo en frecuencia de las enfermedades se observa en el trastorno depresivo mayor. Se diagnostica dos veces más en mujeres. No hay diferencias significativas por sexo en la frecuencia de esquizofrenia, trastorno ciclotímico, trastorno de ansiedad por enfermedad o trastorno bipolar.

73. **A** [capítulo 25, IV.E.1.b]. El valor predictivo negativo es la probabilidad de que una persona con una prueba negativa de detección en realidad esté sana.

74. **A** [capítulo 19, tabla 19-2]. La elevación del útero en la cavidad pélvica durante la actividad sexual (es decir, el "efecto tienda") inicia durante la fase de excitación del ciclo de respuesta sexual.

75. **B** [capítulo 19, III.C.5.b]. La pareja sexual, por ejemplo, la esposa, aplica el apretón en esta técnica. Es un método utilizado para retrasar la eyaculación en hombres con eyaculación precoz. En esta técnica, el hombre identifica un punto en el cual aún se puede prevenir la eyaculación. Entonces solicita a su pareja que aplique presión suave en la corona del pene. Así, la erección cede y se retrasa la eyaculación.

76. **C** [capítulo 26, ejemplo 26-2]. El análisis de varianza se usa para estudiar las diferencias entre medias de dos o más muestras de grupos. En este ejemplo, hay tres muestras (es decir, tres grupos de edad).

77. **B** [capítulo 19, III.A.2]. Este hombre tiene un trastorno de la erección adquirido, es decir, problemas de erección que inician tras un período de funcionamiento normal. El consumo de alcohol se asocia con frecuencia con esta afección.

78. **A** [capítulo 25, III.A.6 y ejemplo 25-1]. La razón de posibilidades de 2 en este estudio de casos y controles se calcula de la siguiente manera:

	Exposición a pantallas de computadora de cristal líquido (LCD)	Sin exposición a pantallas LCD
Mujeres con abortos	A = 10	B = 40
Mujeres con embarazos de término	C = 10	D = 80

La razón de posibilidades es = (A)(D)/(B)(C) = (10)(80)/(40)(10) = 2.

79. **E** [capítulo 25, II.A.III.A.4]. En un estudio de cohorte, la tasa de incidencia de una afección (p. ej., de aborto) en personas expuestas respecto a la incidencia en personas no expuestas es el riesgo relativo.

80. **B** [capítulo 25, III.A.5]. El riesgo atribuible es la tasa de incidencia en personas expuestas (5.0/1000) menos la tasa de incidencia en personas no expuestas (0.5/1000) = 4.5. Por lo tanto, 4.5 es el riesgo adicional de adquirir Tb atribuible a vivir con alguien que tiene esta enfermedad.

81. **E** [capítulo 25, III.A.4]. El riesgo relativo es la tasa de incidencia en personas expuestas (5.0/1000) dividido por la tasa de incidencia en personas no expuestas (0.5/1000) = 10.0. Por lo tanto, la probabilidad de adquirir Tb son 10 veces mayores al vivir con alguien que tiene Tb que al vivir en una casa donde nadie tiene la enfermedad.

82. B [capítulo 25, III.A.6]. La razón de posibilidades o razón de riesgo se usa para estimar el riesgo relativo en un estudio de casos y controles.

83. B [capítulo 12, I.A.3.a y tabla 12-2]. Esta paciente probablemente tiene trastorno depresivo mayor. La evidencia es que ha faltado al trabajo, se siente cansada y sin esperanzas, ha perdido más del 5% del peso corporal y tiene problemas para dormir. La ideación suicida se muestra por su referencia a la muerte ("Doctor, el Señor llama a todos sus hijos a casa").

84. E [capítulo 13, tabla 13-1]. Puesto que solo han transcurrido 2 semanas desde que se produjo el suceso traumático, este paciente probablemente curse con trastorno de estrés agudo. El trastorno de estrés postraumático (TEPT) no puede diagnosticarse sino hasta después de al menos un mes de pasado el suceso. El trastorno obsesivo-compulsivo (TOC) se caracteriza por obsesiones y compulsiones, y el trastorno de pánico se caracteriza por ataques repentinos de ansiedad y sensación de muerte inminente. Tanto en el TOC como en el trastorno de ansiedad generalizada y el trastorno de pánico no hay un suceso precipitante evidente.

85. A [capítulo 13, tabla 13-1]. Tras un suceso que amenazó la vida, la hipervigilancia (es decir, saltar al escuchar ruidos fuertes), las reminiscencias o *flashbacks* (reexperimentar el suceso) y la ansiedad persistente sugieren TEPT. El trastorno de estrés agudo solo puede diagnosticarse dentro del primer mes del suceso traumático (*véase* la pregunta 84).

86. C [capítulo 21, tabla 21-5]. Mediante la recapitulación, el entrevistador resume toda la información proporcionada por el paciente con el objetivo de asegurarse que ha sido documentada de manera correcta.

87. B [capítulo 21, tabla 21-5]. "Muchas personas se sienten como tú la primera vez que son hospitalizadas" es un ejemplo de la técnica de entrevista conocida como *validación*. En la validación, el entrevistador da credibilidad a los sentimientos y temores del paciente.

88. E [capítulo 21, tabla 21-5]. "¿Usted dice que siente el dolor más intenso por la tarde?" es un ejemplo de la técnica de entrevista conocida como *espejo*.

89. A [capítulo 21, tabla 21-5]. Comentar sobre el lenguaje corporal que indica ansiedad y notar inconsistencias sobre las respuestas verbales y el lenguaje corporal muestran la técnica de entrevista llamada *confrontación*.

90. D [capítulo 13, tabla 13-1]. Sentirse ansioso de forma repentina, sentir mareos y sentir que no se puede respirar al estar expuesto a un área abierta son manifestaciones de un ataque de pánico con agorafobia.

91. C [capítulo 3, tabla 3-1, tabla 11-1]. En una ilusión, una persona malinterpreta un estímulo externo real. En este caso, el paciente ve a alguien, pero interpreta que esa persona es su padre. Las ilusiones no son raras como parte del duelo normal.

92. F [capítulo 5, tabla 5-1]. La PET puede localizar áreas cerebrales metabólicamente activas en personas que realizan tareas específicas.

93. C [capítulo 5, tabla.5-1]. Los potenciales evocados auditivos, las respuestas del cerebro al sonido medidas por actividad eléctrica, se utilizan para evaluar la pérdida auditiva en los lactantes.

94. C [capítulo 13, III y tabla 13-3]. En la simulación de enfermedad, el paciente finge estar enfermo para obtener un beneficio evidente (en este caso, financiero).

95. B [capítulo 13, III y tabla 13-3]. En el trastorno facticio autoimpuesto, el paciente simula una enfermedad para obtener atención médica. El beneficio que obtiene esta paciente, es decir, la atención de otros por estar enferma, no es tan evidente como en el paciente que finge estar enfermo por simulación de enfermedad.

96. C [capítulo 10, III.B.1.a.3]. El despertar temprano es un tipo de insomnio frecuente en las personas con trastorno depresivo mayor.

97. D [capítulo 10, IV]. Los pacientes con apnea obstructiva del sueño pueden no darse cuenta de que despiertan con frecuencia por la noche al no poder respirar. Roncan ruidosamente y a menudo sufren fatiga crónica.

98. C [capítulo 13, tabla 13-2]. El trastorno conversivo involucra la pérdida radical de una función motriz o sensorial sin origen médico. A menudo se produce una extraña ausencia de preocupación sobre los síntomas (*la belle indifférence*). El trastorno de ansiedad por enfermedad es una preocupación exagerada por la enfermedad o por funciones corporales típicas. Las personas con trastorno dismórfico corporal sienten que hay algo sumamente malo en su apariencia física. En el trastorno de síntomas somáticos, los pacientes tienen síntomas físicos, a menudo durante muchos años, sin origen biológico. El trastorno de ansiedad generalizada se caracteriza por ansiedad crónica, al menos durante 6 meses.

99. A [capítulo 13, tabla 13-2]. Este paciente muestra indicios de trastorno de ansiedad generalizada, una preocupación excesiva de que se tiene una enfermedad grave (*véase* la pregunta 98).

100. A [capítulo 7, IV.B.1.a]. En el condicionamiento operante, un comportamiento no reflejo, como lograr que un perro gire el pomo de una puerta, se aprende mediante el refuerzo, por ejemplo, premiándolo.

101. G [capítulo 7, IV.B.1.a]. En este ejemplo de refuerzo negativo, el paciente aumenta su comportamiento (es decir, asistir a la fisioterapia) para evitar un estímulo adverso (el dolor de su hombro).

102. D [capítulo 14, I.B y tabla 14-1]. Esta mujer probablemente tenga delírium causado por la fiebre alta.

103. B [capítulo 15, III.A.1]. Los tics faciales, las insolencias y los gestos de este hombre son síntomas de síndrome de Tourette.

104. C [capítulo 14, I.D y tabla 14-1]. Esta paciente probablemente padezca enfermedad de Alzheimer. Puesto que su nivel de atención es normal, no se trata de delírium. No hay evidencia de depresión (seudodemencia) y tampoco hay antecedentes de consumo de alcohol que sugieran un trastorno cognitivo mayor inducido por sustancias o medicamentos.

105. C [capítulo 3, II.C]. Esta aseveración es un ejemplo de la etapa del duelo descrita por Kübler-Ross conocida como *negociación*.

106. B [capítulo 17, tabla 17-1]. En el condicionamiento operante, el comportamiento no deseado (morderse las uñas) conlleva un estímulo no placentero (una sustancia de sabor desagradable). De este modo, el comportamiento desaparece.

107. D [capítulo 16, V.B.1]. Puesto que es menos probable que genere dependencia en comparación con una benzodiazepina (como el diazepam), la mejor opción farmacológica para esta paciente con trastorno de ansiedad generalizada (ansiedad crónica) es la buspirona. El litio se utiliza para tratar el trastorno bipolar. Si bien puede ser de utilidad, el antidepresivo tricíclico amitriptilina tiene efectos adversos significativos y, por lo tanto, podría no ser aceptable para la paciente.

108. A [capítulo 24, tabla 24-4]. Estos programas educativos son ejemplos de prevención primaria, es decir, el uso de mecanismos para reducir la incidencia de un problema (es decir, fracaso escolar) mediante la reducción de sus factores de riesgo asociados.

109. A [capítulo 6, III.B.3]. La represión, el mecanismo de defensa que se utiliza cuando se previene que emociones inaceptables alcancen el nivel de consciencia, es el mecanismo de defensa en el cual se basan todos los demás.

110. E [capítulo 21, III.A y tabla 21-5]. Lo más adecuado que el médico debería decir a la paciente es que puede tomarse su tiempo. Entonces, ella podrá continuar cuando haya parado de llorar.

111. D [capítulo 2, III.C.4]. La preocupación de los progenitores es real. Por lo tanto, no hacer más no es una opción aceptable. La recomendación más apropiada es un anticonceptivo de larga acción para esta mujer joven. Los métodos de anticoncepción permanentes, como la oclusión tubárica o la ooforectomía no son adecuados. Impedirle que asista a la escuela por el miedo a un embarazo podría limitar el potencial social, académico y laboral de la paciente.

112. B [capítulo 1, tabla 1-6 y capítulo 8, II.A]. Utilizando la fórmula de cociente intelectual, es decir edad mental [EM]/edad cronológica [EC] × 100 = CI), la edad mental de este niño es de 3 años (EM/6 × 100 = 50). Como un típico niño de 3 años de edad, alguien con edad mental de 3 años podría identificar los colores, pero no podría leer, copiar un triángulo, manejar una bicicleta o comprender la diferencia moral entre el bien y el mal.

113. D [capítulo 23, IV.B.2]. Antes de tratar al paciente de 16 años de edad, el médico debe recomendarle que explique la situación a su(s) pareja(s) sexual(es). No hay necesidad de romper la confidencialidad médico-paciente diciendo a la(s) pareja(s) sexual(es), puesto que la enfermedad no acorta la vida. Los progenitores no requieren ser informados o dar su consentimiento para tratar enfermedades de transmisión sexual en adolescentes. Por lo general, el herpes genital no se notifica a las autoridades de salud estatales o federales.

114. E [capítulo 1, tabla 1-5]. Respecto a su desarrollo físico, social y cognitivo/verbal, respectivamente, este lactante de 9 meses se describe mejor como típico, típico y típico. Los niños pueden sentarse sin ayuda e incorporarse en torno a los 10 meses de edad. A los 7 meses, los niños comienzan a mostrar ansiedad ante los extraños (la niñera es una extraña, puesto que la ve solo una vez a la semana). Los niños normalmente comienzan a hablar con palabras comprensibles en torno al año de edad.

115. E [capítulo 1, tabla 1-6]. Las habilidades motrices de este niño (subir las escaleras un pie a la vez, hacer rayas cuando se le pide copiar un círculo), así como las habilidades sociales (alejarse de y luego acercarse a su madre), indican que este niño tiene cerca de 1.5 años. Respecto a las habilidades verbales, los niños de esta edad pueden utilizar 10 palabras individuales. Los niños de 3 años de edad usan cerca de 900 palabras, comprenden 3 500 palabras y hablan en oraciones completas. A los 4 años de edad, los niños usan preposiciones (como debajo o encima) cuando hablan.

116. B [capítulo 12, tabla 12-2; capítulo 23, III.A]. Una declaración como "tengo un arma en mi casa" debe ser una advertencia para el médico de que este paciente planifica hacerse daño a él mismo o a alguien más. Por lo tanto, la mejor acción del médico es sugerir al paciente que permanezca en el hospital para otra evaluación. Si el paciente se niega, puede ser retenido contra su voluntad por un período limitado. Informar a la esposa del paciente sobre la amenaza, retirar el arma y evitar medicamentos peligrosos son estrategias útiles, pero no prevendrán que ocurra el acto peligroso.

117. D [capítulo 7, IV, tabla 7-2]. El mecanismo que probablemente subyace a la preocupación de este hombre respecto a la compraventa de valores es que gana dinero de manera calendarizada como refuerzo de tasa variable. Puesto que nunca sabe cuántas ventas tiene que hacer para obtener el refuerzo (es decir, el dinero), su preocupación persiste (es decir, resiste a la extinción) los fines de semana, incluso cuando no puede recibir refuerzo porque los mercados están cerrados.

118. B [capítulo 1, tabla 1-6]. La mayoría de los niños de 3 años de edad pueden ir en triciclo, hablar en frases completas y jugar en paralelo (junto a) otros niños. Por lo general, no juegan de forma cooperativa con otros niños sino hasta los 4 años de edad. Por lo tanto, este niño podría requerir evaluación en sus habilidades motrices (es decir, debería saber pedalear un triciclo), pero su desarrollo es normal en habilidades de lenguaje y sociales.

119. C [capítulo 2, II.A.1.e]. El médico debe explicar a este chico de 14 años de edad que la masturbación es normal. Cualquier cantidad de masturbación es normal, siempre y cuando no le impida tener una vida activa y exitosa. Este paciente no tiene alteraciones, por lo que no sería adecuado notificar a sus progenitores, derivarlo al psicólogo, medir sus concentraciones de testosterona o solicitarle que realice algún deporte en la escuela.

120. B [capítulo 2, V.D.2]. Un año desde el último período menstrual suele indicar el final de la menopausia. Es cuando puede suspenderse el uso de anticonceptivos. La edad de la menopausia y la presentación de los bochornos varían considerablemente entre las mujeres y, por lo tanto, no pueden usarse para predecir el final de la fecundidad.

121. B [capítulo 6, tabla 6-2]. Ayudar a otros niños a adaptarse al hospital es un ejemplo del mecanismo de defensa sublimación. En la sublimación, el niño redirige sus propios sentimientos ansiosos inconscientes sobre su hospitalización a un comportamiento socialmente aceptable (es decir, ayudar a otros niños asustados).

122. H [capítulo 24, III.E y tabla 24-6]. Dado que la cobertura de Medicare es de por vida, quien tiene una mayor expectativa de vida es la mujer caucásica no fumadora, por lo cual es probable que utilice más los servicios que un hombre caucásico, una mujer u hombre afroamericanos, o cualquier fumador.

123. D [capítulo 1, tabla 1-6]. Este niño probablemente tenga 36 meses de edad. A los 3 años, los niños pueden utilizar cerca de 900 palabras y apilar nueve bloques. También pueden pasar algunas horas lejos de su cuidadores principales cada día.

124. B [capítulo 23, IX.A.4]. La razón más probable por la que un médico puede ser demandado por mala práctica es tener una mala relación con el paciente. La relación médico-paciente es el factor más importante para determinar si un paciente demanda al médico. Las habilidades médicas o quirúrgicas no están tan relacionadas con las probabilidades de demanda.

125. E [capítulo 23, VII.A.1.a]. La acción más apropiada del médico es seguir las indicaciones de la vecina. En este ejemplo, la vecina puede decidir si seguir el apoyo vital dado que ha asumido el poder de hablar por la paciente debido al documento brindado por ella como poder legal permanente.

126. C [capítulo 24, tabla 24-2 y IV.D]. La mayoría de los estadounidenses pasan los últimos 5 años de sus vidas viviendo solos en sus propias casas. Un número menor de estadounidenses adultos mayores viven en casas de asistencia o con sus familias. Las residencias para enfermos desahuciados son para personas que se espera fallecerán dentro de los siguientes 6 meses. La duración media actual de las estancias hospitalarias es de menos de una semana.

127. B [capítulo 14, I.D.6]. La intervención más eficaz para esta paciente de 85 años de edad con enfermedad de Alzheimer, que vagabundea fuera de casa, es etiquetar todas las puertas. Podría salir hacia afuera porque ya no reconoce hacia dónde dirige cada puerta. Los medicamentos podrían ser de utilidad para los síntomas asociados (p. ej., diazepam para la ansiedad) y para retrasar el deterioro (como el donepezilo, un inhibidor de acetilcolinesterasa), pero no pueden devolver funciones perdidas. El ingreso en una casa de asistencia podría considerarse si el cuidador lo desea. Nunca es apropiado colocar restricciones físicas.

128. D [capítulo 15, II y tabla 15-1]. Dado que el problema de este niño es con figuras de autoridad como sus progenitores y maestros, la mejor descripción para este comportamiento es un trastorno oposicionista desafiante. Lee y se comunica bien, y no hay datos de trastorno por déficit de atención con hiperactividad (TDAH) o de trastorno del espectro autista. Dado que este niño se relaciona bien con otros niños en la escuela, es poco probable que tenga un trastorno de la conducta.

129. E [capítulo 10, V]. La cataplejía, las alucinaciones hipnagógicas y la latencia muy corta del sueño de movimientos oculares rápidos (REM) indican que este paciente padece narcolepsia. Las anfetaminas se utilizan más en el tratamiento de esta enfermedad que las benzodiazepinas, los barbitúricos, los antipsicóticos o los opiáceos.

130. B [capítulo 1, I.D.1 y tabla 1-3]. La acción más apropiada del médico es solicitar a la paciente que le llame cada día durante las próximas 2 semanas para saber cómo se siente. Esta mujer padece tristeza posparto o *baby blues* (es decir, tristeza sin motivo evidente tras un parto normal). No hay un tratamiento específico para esta afección, y los síntomas suelen desaparecer en 2 semanas. Sin embargo, puesto que algunas mujeres con tristeza posparto desarrollan trastorno depresivo mayor, el médico debería hablar con esta paciente todos los días hasta que sus síntomas cedan.

131. A [capítulo 23, VIII.B.1]. Se hacen pocos trasplantes de órganos principalmente porque no hay suficientes personas dispuestas a donar sus órganos al morir.

132. A [capítulo 14, IV.B.3]. Esta joven mujer probablemente padece bulimia nerviosa, un trastorno de la conducta alimentaria caracterizado por atracones seguidos por purgas (vómito), pero peso corporal normal. El crecimiento de las parótidas con abscesos y caries dental se observan en la bulimia como resultado del vómito repetitivo.

133. C [capítulo 2, III.B.3]. El mejor momento en que pueden decirle a un niño que es adoptado es lo antes posible, normalmente cuando el niño comienza a entender el lenguaje. Esperar más aumentaría la probabilidad que alguien más le diga al niño antes de que los progenitores puedan hacerlo.

134. D [capítulo 23, X.B]. Notificar al colega es éticamente necesario, ya que debe ofrecerse protección a los pacientes. Si, como en ese caso, el informante es un médico con licencia, es adecuado notificar al programa estatal de médicos. Si la internista habla con el cirujano sobre sus preocupaciones, no hay garantía de que el cirujano escuche y de que se proteja a los pacientes. No es adecuado notificar el caso a la policía.

135. C [capítulo 14, I.D.3]. La degeneración de neuronas colinérgicas en el hipocampo indica que este paciente probablemente tenía enfermedad de Alzheimer. La manía, la depresión, la ansiedad y la esquizofrenia no se asocian específicamente con las neuronas colinérgicas.

136. C [capítulo1, I.D.2, tabla 1-3; pregunta 130]. El llanto fácil y el exceso de sensibilidad emocional son reacciones posparto típicas, es decir, la tristeza posparto o *baby blues*. Sin embargo, dado que esta paciente tiene síntomas que incluyen ideas suicidas con una duración de 3 semanas, el mejor diagnóstico en este momento es el de trastorno depresivo mayor.

137. A [capítulo 16, III.C y tabla 16-3]. La fluoxetina es el único fármaco indicado en el tratamiento tanto del trastorno depresivo mayor como de la bulimia. El bupropión debe evitarse en los pacientes con trastornos de la conducta alimentaria, ya que reduce el umbral de convulsiones.

138. A [capítulo 1, tabla 1-6]. Los niños sanos de 2 años de edad rara vez pueden permanecer sentados o compartir sus juguetes con otros niños.

139. B [capítulo 1, tablas 1-5 y 1-6]. Los niños típicamente comienzan a gatear con las manos y las rodillas entre los 9 y 11 meses de edad. Los niños sanos se sientan sin ayuda a los 6 meses de edad, caminan sin ayuda a los 12 meses, suben escaleras a los 18 meses y hablan en oraciones de dos palabras a los 24 meses.

140. D [capítulo 24, IV.B.2]. Los hospitales están legalmente obligados a proporcionar atención a cualquiera que necesite cuidados de urgencia, tengan o no los medios para pagarla.

141. C [capítulo 20, IV.B]. El médico debe decirle a la paciente que está preocupado por la paciente y el bebé. Puesto que es una adulta competente, solo la paciente puede contactar a las autoridades para notificar el comportamiento de su novio. Dado que el niño aún no ha nacido, la agencia de protección infantil estatal no puede intervenir. Hablar con el novio no será útil y, de hecho, podría hacer que incremente su comportamiento agresivo. Puesto que la paciente probablemente sepa que la pérdida de su embarazo previo fue por el comportamiento abusivo de su novio (y aun así decidió seguir en una relación con él), es probable que recordarle este hecho no sea útil.

142. B [capítulo 13, tablas 13-1 y 13-2]. La mejor explicación para este cuadro clínico es el trastorno de ansiedad por enfermedad. A pesar de los hallazgos negativos, esta paciente sigue creyendo que tiene lupus y sigue "visitando médicos", es decir, solicita una cita con otro reumatólogo. No hay datos de que esta paciente esté haciéndose la enferma (no hay beneficio evidente de los síntomas) o de que tenga trastorno facticio (no hay evidencia del deseo de ser considerada una persona enferma), ni hay datos de un estresor precipitante que amenace la vida como en el TEPT. El trastorno conversivo no es probable porque los síntomas son crónicos y no neurológicos, y la paciente está preocupada, no indiferente.

143. B [capítulo 4, tabla 4-5]. El neurotransmisor que más probablemente sea metabolizado a 3-metoxi-4-hidroxifenilglicol (MHPG) es la noradrenalina.

144. D [capítulo 3, III, capítulo 13, tabla 13-1]. La descripción más apropiada del comportamiento de este paciente es duelo típico. Pensar ocasionalmente que no se "puede continuar" es frecuente en el duelo típico, y este paciente no tiene planificación suicida. Dado que duerme y come bien, el trastorno depresivo mayor no es probable, y sus síntomas no han durado lo suficiente (2 años) como para diagnosticar trastorno depresivo persistente. No puede diagnosticarse reacción de ajuste si el estresor que precedió a los síntomas fue la pérdida de un ser querido.

145. B [capítulo 23, II.E]. Puesto que la niña se encuentra en la pubertad (la etapa 3 de Tanner del desarrollo sexual; *véase* el capítulo 2), el siguiente paso en el tratamiento es hablar con la niña a solas. Cuando el problema (en este caso, el principio de un posible trastorno de la conducta alimentaria) involucra temas privados en un paciente en la pospubertad, el médico debe hablar primero con la paciente a solas (*véase* el capítulo 21). Es mejor que el médico tome el primer paso en el tratamiento, derivar a un especialista no es adecuado en este momento.

146. C [capítulo 9, tablas 9-3 y 9-5]. Este hombre de 45 años de edad muestra indicios de abstinencia de alcohol. El paso más apropiado en el manejo agudo de la abstinencia de alcohol es administrar una benzodiazepina como lorazepam. Sus antecedentes de consumo de alcohol (referido por su hijo), el inicio retardado (en 3 h) de la agitación y la desorientación, y la presión arterial y pulso elevados, indican que tiene dependencia de alcohol. El haloperidol, el litio y el propranolol son menos útiles para el manejo inmediato. Derivar a Alcohólicos Anónimos es una estrategia típicamente a largo plazo para el manejo de la dependencia de alcohol.

147. D [capítulo 2, V.D.2; capítulo 19, VI.A.3]. En las mujeres en la menopausia, la terapia de reemplazo con estrógenos se asocia más íntimamente con un menor riesgo de osteoporosis. Esta terapia también se ha asociado con mayor riesgo de cáncer de mama (cuando se administra en combinación con progesterona [P]) y cáncer de útero (cuando se utiliza sin P), pero no con la prevención de enfermedad o afecciones psiquiátricas como depresión.

148. D [capítulo 16, tabla 16-3]. Los síntomas ansiosos de este estudiante en una situación pública (es decir, utilizando los baños públicos) pero no en otra situación sugieren que cursa con trastorno de ansiedad social. Este trastorno ha limitado la capacidad del paciente para socializar con libertad. Si bien los antidepresivos heterocíclicos como la imipramina y la clomipramina, y las benzodiazepinas como el clordiazepóxido y el clonazepam, podrían ser de utilidad, la venlafaxina (igual que la paroxetina, la sertralina y algunos IMAO) es el único de los fármacos mencionados que está aprobado para tratar el trastorno de ansiedad social.

149. A [capítulo 14, IV.B.2]. Este cuadro clínico sugiere anorexia nerviosa. El absceso de la glándula parótida es una evidencia de vómito autoinducido. Dado que su IMC es menor de 17, esta chica puede ser diagnosticada con anorexia nerviosa (con vómito autoinducido), no con bulimia nerviosa o trastorno por atracón. Esta paciente no se preocupa excesivamente por su salud como lo haría una persona con trastorno de ansiedad por enfermedad, ni notifica exposición a un estresor reciente que amenazara la vida, como en el caso de alguien con trastorno de estrés agudo (*véase* la pregunta 132).

150. D [capítulo 14, I.D.2.a]. La discapacidad intelectual leve y los rasgos faciales inusuales sugieren que este paciente tiene síndrome de Down. Los pacientes con este síndrome que alcanzan la edad adulta suelen desarrollar enfermedad de Alzheimer. El cromosoma 21 se asocia tanto con el síndrome de Down como con la enfermedad de Alzheimer.

151. E [capítulo 16, tabla 16-2]. Los movimientos anómalos y la galactorrea (líquido a través de los pezones debido a un aumento de la prolactina) son efectos adversos de la risperidona. El aripiprazol, la olanzapina, la ziprasidona y la iloperidona se asocian menos con estos efectos adversos.

152. A [capítulo 16, tabla 16-3]. Como otros ISRS, la sertralina puede ocasionar efectos adversos en la función sexual tales como retraso en el orgasmo. La vilazodona, la mirtazapina, la duloxetina, el bupropión y la venlafaxina tienen menores tasas de efectos sexuales adversos que los ISRS.

153. A [capítulo 16, tabla 16-6]. El temazepam, una benzodiazepina hipnótica, pertenece a la categoría X de la Food and Drug Administration (FDA) de Estados Unidos y debe evitarse en las pacientes embarazadas. Por el contrario, la buspirona, el zolpidem y el bupropión son de categoría B; el zaleplón está en la categoría C.

154. E [capítulo 9, tabla 9-4]. La salivación, el lagrimeo, la taquicardia, la diaforesis, la inquietud y la agitación son todo signos de abstinencia de heroína. Por lo tanto, la madre de este lactante probablemente estuvo consumiendo heroína y este lactante padece abstinencia de esta sustancia. La abstinencia de PCP, cocaína, marihuana y alcohol no causaría este cuadro clínico.

155. C [capítulo14, I.E.2]. Este paciente tiene datos de un trastorno neurocognitivo por cuerpos de Lewy. Los pacientes con este trastorno muestran características de demencia similar a la enfermedad de Alzheimer (es decir, pérdida de la memoria y dificultad con el lenguaje), pero también muestran síntomas de parkinsonismo (temblor fino y alteraciones de la marcha), síntomas psicóticos (alucinaciones visuales), actividad motriz durante el sueño REM (trastorno del comportamiento durante el sueño REM [*véase* el cap. 10]) y reacciones de hipersensibilidad a los fármacos antipsicóticos (rigidez muscular). El delírium es poco probable, puesto que los síntomas se han presentado durante un período prolongado y no hay hallazgos en la exploración física. La enfermedad de Huntington y el síndrome de inmunodeficiencia adquirida (sida) no son compatibles con este caso.

156. B [capítulo 24, IV.A.2 y tabla 24-7]. Si bien el tabaquismo, consumir carne roja, tomar alcohol y trabajar como policía se relacionan con mortalidad a largo plazo, la principal causa de mortalidad en las personas menores de 35 años son los accidentes automovilísticos, especialmente cuando los pasajeros no utilizan cinturón de seguridad. Por lo tanto, la recomendación más importante en el corto o largo plazo para esta paciente es que utilice siempre el cinturón de seguridad cuando viaje en auto.

157. B [capítulo 13, tabla 13-1]. La explicación más probable para el comportamiento de esta estudiante, que inició tras un suceso estresante (irse de casa a la universidad) es una reacción de ajuste (con síntomas depresivos). El comportamiento de esta estudiante no es típico de la nostalgia, ya que sus síntomas afectan su funcionamiento normal (está en riesgo de suspender sus exámenes). La ausencia de un cuadro psiquiátrico previo o ideación suicida, y el hecho de disfrutar el tiempo con sus amigos, indican que sus síntomas probablemente no cumplirían los criterios para un trastorno del estado de ánimo. El hecho de que el factor estresante que ocasionó los síntomas no fue amenazante para la vida descarta el trastorno de estrés agudo.

158. C [capítulo 11, tabla 11-4]. Este hombre de 48 años de edad, que cree que sus compañeros de trabajo conspiran para que lo despidan, probablemente padezca un trastorno delirante de tipo paranoide. Este trastorno se caracteriza por un sistema de delirios crónico y fijo, como la creencia de este paciente en una conspiración inexistente. Dado que no hay otra evidencia de trastornos del pensamiento, se descarta la esquizofrenia. Los trastornos de la personalidad no se caracterizan por delirios francos fijos como el que muestra este paciente.

159. E [capítulo 16, III.B y tabla 16-3]. Esta paciente con hipotensión ortostática y prolongación del intervalo QT probablemente esté usando un antidepresivo tricíclico como la amitriptilina. La fluoxetina, el bupropión, el lorazepam y la sertralina tienen menos probabilidades que la imipramina de causar estos síntomas cardiovasculares.

160. A [capítulo 21, III.B.2]. La respuesta más apropiada del médico a este comentario de la paciente es: "Por favor, hábleme más sobre su relación con su esposo". Antes de recomendar algo a la paciente o sugerir alguna acción, el médico primero debe obtener información sobre el tema.

161. C [capítulo 23, VII.A.1.c]. Lo más correcto que debe hacer el médico es seguir los deseos del paciente y no proporcionarle apoyo vital. La preferencia actual del paciente fue expresada directamente al médico, así que las instrucciones anteriores ya no tienen validez. El capellán del hospital, el comité de ética y la orden legal no son requeridos en esta decisión, puesto que los deseos del paciente fueron expresados directamente y documentados por el médico.

162. D [capítulo 3, tabla 3-1]. Esta mujer muestra duelo típico. En los primeros meses después de la muerte de un familiar cercano, muchos pacientes tienen pensamientos ocasionales de que ellos debieron morir en lugar de la persona amada. Dado que esta paciente está retomando su vida anterior (jugar a las cartas, cocinar), es poco probable que padezca trastorno depresivo mayor. El trastorno depresivo persistente requiere al menos 2 años de síntomas depresivos. La reacción de ajuste no puede diagnosticarse cuando el duelo es una mejor opción diagnóstica (*véase* la pregunta 144).

163. B [capítulo 12, II.B]. El diagnóstico más adecuado para esta paciente con manía es el trastorno bipolar I. Si bien un solo episodio de manía define la enfermedad, esta paciente también tiene antecedentes de depresión. La creencia religiosa de grandiosidad de esta paciente es una ilusión, y las ilusiones no se presentan en la hipomanía (la hipomanía y depresión caracterizan el trastorno bipolar II). Tanto el trastorno psicótico breve como la esquizofrenia requieren además síntomas psicóticos como ilusiones, pero, a diferencia de este caso, las ilusiones de estos trastornos deben ser independientes a cambios del estado ánimo aumentado o reducido.

164. E [capítulo 15, I.C.1]. El cromosoma X se asocia con el síndrome de Rett (*véase* la tabla 4-1), un síndrome genético poco frecuente que provoca deterioro intelectual y comportamiento autista. El síndrome de Rett, que aparece casi exclusivamente en niñas, también se caracteriza por respiración anómala y movimientos de retorcer las manos.

165. D [capítulo 15, tabla 15-1]. Puesto que tiene comportamientos peligrosos que serían considerados ilegales en un adulto, la causa más probable de las dificultades es un trastorno de la conducta. Aunque los niños con trastorno oposicionista desafiante, trastorno por déficit de atención con hiperactividad y reacción de ajuste también pueden mostrar problemas de comportamiento, es poco probable que lastimen mascotas o causen incendios.

166. A [capítulo 2, III.A.4, preguntas 12 y 16]. Lo más adecuado para el médico sería hablar con el paciente a solas. Si bien tanto la madre como el hermano desean ayudar, el médico primero debe conocer la visión del paciente sobre el tema de forma privada y, después, resolverlo. El paciente puede decidir si desea que su madre y hermano se involucren. Los pacientes deben reconocer que hay un problema e indicar que desean cambiar su comportamiento antes de poder intervenir.

167. E [capítulo 1, tabla 1-6]. La razón más probable por la que este paciente no golpearía a otros pacientes en el centro de cuidados de día es que no le gustaría que le peguen a él. Como un niño de 2 años de edad (esta es la edad mental del paciente), el principal interés de este paciente es tener placer y evitar el dolor. Aún no ha desarrollado el superyó (que típicamente se desarrolla después de los 6 años de edad en los niños con inteligencia promedio), así que no se sentiría mal después. Como un niño de 2 años de edad, tampoco le importaría herir a otros pacientes, caerles mal o causar enojo a su maestro.

168. C [capítulo 13, tabla 13-2]. Esta paciente muestra síntomas de trastorno de somatización, específicamente trastorno conversivo. Este trastorno se diagnostica cuando un paciente muestra síntomas neurológicos que no son explicados por hallazgos médicos, sino que ocurren como resultado de un suceso estresante. Esta mujer, que experimentó un suceso vital importante (perder su trabajo) desarrolla lo que parecen ser síntomas neurológicos tales como adormecimiento por debajo de la cintura e incapacidad para caminar. Los hallazgos neurológicos, por otro lado, son inexistentes o inespecíficos; el incremento en los reflejos osteotendinosos que muestra también son frecuentes en personas bajo estrés emocional. Las lesiones graves de la médula son poco probables porque la mujer orina sin problemas. El trastorno facticio se observa en personas que desean ser el centro de atención de otros; la reacción de ajuste sucede cuando una persona tiene síntomas psicológicos (no físicos como este caso) tras un suceso vital estresante.

169. C [capítulo 21, II.A.2 y tabla 21-3]. Esta mujer se encuentra en la etapa de cambio conocida como *preparación*. En esta etapa, el paciente hace pequeñas mejoras en el comportamiento no deseado (en este caso, tomar alcohol). En la etapa de precontemplación, la persona no reconoce o está en negación sobre la necesidad de un cambio de comportamiento. En la etapa de contemplación, el paciente está considerando el cambio, pero es ambivalente sobre hacer el cambio necesario. En la etapa de acción, el paciente hace el cambio necesario en el comportamiento, y en la etapa de mantenimiento el paciente sigue el comportamiento modificado. En la etapa de recaída, el paciente se siente culpable, enojado y decepcionado por haber regresado al comportamiento no deseado.

170. A [capítulo 1, IV.A.3 y IV.C.1]. El médico debería recomendar que la madre diga: "Tengo una enfermedad grave y puedes preguntarme lo que desees". Llorar ante la pérdida potencial de un ser amado es normal, y decir al niño que no llore no es de utilidad; decirle que estará bien o que no le pasará nada no es honesto. Una explicación técnica, como "tengo leucemia, una enfermedad de los glóbulos blancos en la que se multiplican de forma descontrolada", es demasiado complicado para un niño tan pequeño.

171. D [capítulo 16, tabla 16-1]. El bloqueo de los receptores muscarínicos se asocia con visión borrosa, estreñimiento, retención urinaria y boca seca.

172. D [capítulo 16, II.B.3.b]. Los síntomas del paciente tras una semana de tratamiento con haloperidol, consistentes en fiebre, taquicardia, temblor y rigidez, indican que el paciente tiene síndrome neuroléptico maligno, un efecto adverso de los fármacos antipsicóticos.

173. A [capítulo 12, II.A.6.c y tabla 12-2]. El médico debería preocuparse más por la planificación suicida en este paciente. Tener un plan y medios para cometer suicidio son un peligro más inmediato que pensar en el suicidio (ideación suicida). La pérdida de peso, la dificultad para dormir y la falta de energía también se observan en la depresión, pero no se asocian con peligro inminente como la planificación suicida.

174. C [capítulo 18; capítulo 21]. El hijo indicó que su madre sabe leer los labios y la paciente parece entenderlo, es decir, asintió con la cabeza. Por lo tanto, para comunicarse con la paciente, el médico debe hablar primero con la paciente para que le lea los labios y solicitarle a ella que repita lo que dijo. Las personas con pérdida de audición en la edad adulta, como esta paciente de 56 años, típicamente ni aprenden ni utilizan el lenguaje de señas. Escribir la información podría ser incómodo y no es necesario si la paciente sabe leer los labios. No hay razón para evaluar la audición de la paciente.

175. D [capítulo 23, III.A]. El médico debería decirle que debe contactar a los progenitores de la chica lo antes posible. El médico no requiere confirmar que la chica planifica suicidarse antes de contactar a sus progenitores. Las amenazas de suicidio no se deben mantener en secreto, de modo que no hacer nada no es una opción aceptable, incluso si la chica no es su familiar.

176. E [capítulo 23, II.E]. El médico debe organizar una reunión familiar para analizar en conjunto las opciones de tratamiento. Si bien no es necesario que ambos progenitores consientan un tratamiento necesario para la niña, es preferible que estén de acuerdo. No hay necesidad de derivar al padre a terapia familiar ni notificar el caso a servicios de protección de menores.

Índice alfabético de materias

Nota: los números de página seguidos por una *f* indican figuras; aquellos seguidos por una *t* indican tablas.